Historia del autismo

Conversaciones con los pioneros

Adam Feinstein

Edición revisada y ampliada

Versión española de:
Mercedes Belinchón Carmona y
Javier Muñoz Bravo

Autismo Ávila

Edición en español revisada y ampliada por Autismo Ávila, Noviembre de 2016
c/ Agustín Rodríguez Sahagún, 30
05003 Ávila, España
www.autismoavila.org

Traducción: © Mercedes Belinchón Carmona y Javier Muñoz Bravo, Universidad Autónoma de Madrid
Revisión de estilo: © Isabel Hoyos Seijo
Editor de la presente versión española: © Gerardo Herrera, Universidad de Valencia
Maquetación: © Javier Plaza
Diseño de Portada: © Miguel Gallardo

Título de la obra original: A History of Autism. Conversations with the Pioneers / Adam Feinstein.

ISBN de la obra original: 978-1-4051-8654-4 y 978-1-4051-8653-7

Depósito Legal: AV-131-2016

Los beneficios de la venta de esta obra se destinarán al cumplimiento de los fines de la Asociación Autismo Ávila, entidad sin ánimo de lucro que trabaja para una mejor calidad de vida de las personas con autismo.

ISBN de la obra en lengua española: 978-84-940322-7-1

Dedicado a Johnny

Índice

Agradecimientos

En primer lugar y ante todo, tengo una inmensa deuda de gratitud con la Dama Stephanie Shirley. Este libro no habría sido posible sin su extraordinaria generosidad y apoyo al financiar mis viajes alrededor del mundo para hablar con los pioneros del ámbito del autismo.

Debo expresar mi enorme admiración a Uta Frith, quien también formó parte del comité que supervisó la elaboración de este libro y que, siendo como es una de las principales expertas en autismo del mundo, me dio consejos amables combinados con críticas constructivas.

El tercer miembro de ese comité, junto a la Dama Stephanie Shirley y Uta, fue el gerente del proyecto, John Carrington. Su eficaz y agradable gestión de los aspectos financieros del proyecto me resultó de enorme ayuda.

Durante mis viajes he hablado con centenares de personas que me aportaron muchas horas llenas de ideas. Sería imposible darles las gracias a todos ellos, y me disculpo con quienes haya olvidado mencionar.

En Londres, tengo que expresar mi profunda gratitud a Lorna Wing y a su colega Judith Gould por nuestras muchas conversaciones, que me aclararon una enorme cantidad de cuestiones. Además, estoy en deuda con la doctora Wing porque aceptó ser la revisora externa del manuscrito. También le estoy enormemente agradecido a Sir Michael Rutter por las valiosísimas ideas que compartió conmigo, tanto personalmente como por teléfono y por correo electrónico, así como a sus colegas del Instituto de Psiquiatría de Londres, Patricia Howlin y Francesca Happé. Quiero también agradecer a Marc Bush sus aclaraciones sobre los escritos de Hans Asperger anteriores a los de Kanner.

Vaya mi gratitud más profunda a todos los padres que se implicaron junto a Lorna Wing en la creación de la National Autistic Society o NAS (Asociación Nacional de Autismo) y del colegio Sybil Elgar de Londres, y que compartieron conmigo sus recuerdos. Entre ellos, están Michael Baron, Gerald de Groot, Peggie Everard y Wendy Brown. Agradezco también a Norman Green, actual responsable del archivo de la NAS, el haberme permitido amablemente acceder a importantes entrevistas antiguas, y a Richard Mills, director de servicios de la NAS y director de la revista

Research Autism, todas las conversaciones que mantuvimos mientras yo trabajaba en este libro, que me resultaron fascinantes y de gran ayuda.

En otros lugares del Reino Unido, mi gratitud es para con Simon Baron-Cohen, de Cambridge, por las muchas conversaciones clarificadoras que mantuvimos; asimismo, para con Philip Christie, de Nottingham, por sus explicaciones acerca de su propio trabajo y el de su colega Elizabeth Newson. Estoy en deuda con Rita Jordan, de Birmingham, por sus lúcidas opiniones sobre la educación de los niños con autismo, y también con Ros Blackburn por su organizado relato desde dentro sobre cómo vivir con autismo. En Gales, mi agradecimiento sincero es para Hugh Morgan, mi colega de Autism Cymru, y en Irlanda del Norte, para Arlene Cassidy, en ambos casos por compartir sus antiguos recuerdos y por su tremendo y continuado esfuerzo en defensa de las personas con autismo. Estoy muy agradecido a Ruth Hampton, actual presidenta de la Scottish Society for Autism (Asociación Escocesa de Autismo), por su hospitalidad y por ayudarme a organizar las entrevistas con dos psiquiatras escoceses punteros, Sula Wolff y Fred Stone, así como con algunos de los padres implicados en la puesta en marcha de esa asociación, entre los que están Marian Critchley, Robert e Yvonne Philips, Chris y June Butler-Cole y Andrew Lester. Por desgracia, Fred Stone, que me aportó algunos recuerdos fascinantes de su trabajo en el histórico Comité Creak, falleció en junio del 2009, y Sula Wolff, considerada como una de las fundadoras de la psiquiatría infantil británica y una mujer cuyo desbordante entusiasmo y empatía con los niños con autismo eran enormemente contagiosos, falleció en septiembre de ese mismo año. Debo darle las gracias también a Jim Taylor, director educativo del colegio Nuevo Struan de Alloa, por su amable apoyo y sus reflexiones.

En Escandinavia, debo un agradecimiento especial a Christopher Gillberg, de Gotemburgo (Suecia), por su inmensa generosidad con su tiempo, y también a Bent Vandborg Sørensen, de Aarhus (Dinamarca), por la gran bondad y amistad con la que me ofreció sus recuerdos sobre los comienzos del movimiento asociativo del autismo en Dinamarca, así como por facilitarme contactos en otros puntos del país.

En la Europa continental, fui muy afortunado porque pude disfrutar de la ayuda de Kathrin Hippler para organizar mis encuentros en Viena con las colegas de Hans Asperger, Elizabeth Wurst y Maria Theresia Schubert. En esa ciudad, Kathrin me proporcionó también documentos muy valiosos, y una estudiante de doctorado, Roxane Sousek, me aclaró un tema importante. Estoy enormemente agradecido a la hija de Hans Asperger, Maria Asperger Felder, por compartir conmigo en Zúrich muchos de sus recuerdos personales y por permitirme acceder a documentación muy valiosa. Asimismo, debo expresar mi profundo agradecimiento a Gerhard Bosch, de Franckfurt, que falleció en 2011. Cuando le entrevisté, tenía más de 90 años y era probablemente el pionero vivo del autismo más longevo del mundo, pero fue enormemente amable y sacó tiempo para hablarme sobre el trabajo que realizó desde la década de 1950.

En relación con la sección sobre España de la primera edición de este texto en inglés, quiero agradecer también enormemente la amabilidad de Mª Isabel Bayonas, fundadora de la Asociación de Padres de Personas con Autismo (APNA) , por organizar mis entrevistas en Madrid con Ángel Díez-Cuervo, Mercedes Belinchón y Carmen Nieto. Carmen me proporcionó amablemente diversos documentos y otros materiales de utilidad. Le agradezco también a Isabel su hospitalidad y haber compartido conmigo sus recuerdos sobre aquellos primeros y cruciales tiempos en la España de la década de 1970.

El magnífico equipo de investigadores franceses que hay en Tours fue una fuente de camaradería y recuerdos muy valiosos. Aquí tengo que manifestar una especial deuda de gratitud por su amable hospitalidad hacia Gilbert Lelord, el pionero del estudio de las causas biológicas del autismo, y hacia sus colegas Catherine Barthélemy y Monica Zilbovicius. También agradezco las observaciones de Denys Ribas y Roger Misès en París, así como de Jean-Claude Maleval en Rennes, que me aportaron perspectivas alternativas. En Bélgica, Theo Peeters compartió conmigo su amable y empática visión sobre el autismo, al igual que lo hizo su colega en Amberes Hilde De Clerq. Les doy las gracias a ambos, y agradezco también a Irène Knodt-Lenfant, de Bruselas, sus comentarios sobre su vida como madre de un niño con autismo adoptado en Haití y como fundadora de un centro para adultos con este trastorno.

En Italia, Donata Vivanti (destacada activista en el ámbito del autismo) y Michele Zappella (uno de los investigadores y clínicos del autismo más destacados del país), también me proporcionaron información extremadamente útil por la que les estoy muy agradecido.

En EE. UU., el estrecho colaborador de Leo Kanner, Leon Eisenberg, fue para mí una ayuda inmensa, tanto en nuestros encuentros en la Facultad de Medicina de Harvard como en posteriores intercambios por correo electrónico. Sus recuerdos clarificadores sobre su trabajo con Kanner fueron de incalculable valor. Recibí con enorme tristeza la noticia de su fallecimiento en septiembre del 2009. Asimismo, estoy muy agradecido por su amable apoyo y sus ideas a otros tres entrevistados fundamentales de Boston: Margaret Bauman, Thomas Kemper y Helen Tager-Flusberg.

En Huntington (Virginia Occidental), Ruth Sullivan, primera presidenta electa de la ASA o Autism Society of America (Asociación Norteamericana de Autismo) fue una acompañante encantadora y muy informativa, como también lo fue en Fond du Lac (Wisconsin) Darold Treffert, el experto mundial en personas con autismo *savant*. También agradezco muchísimo haber tenido la oportunidad de hablar en Madison con Albert, el hijo de Leo Kanner.

Gary Mesibov me ayudó mucho, tanto en la sede del TEACCH en Chapel Hill (Carolina del Norte), como en numerosos intercambios posteriores. Asimismo, debo agradecerle a Brenda Denzler, colaboradora de Gary, que me organizara una entrevista con los tres hijos de Eric Schopler (Bobby, Tommy y Susie) y con su primera mujer (Betsy), así como con dos de las primeras madres del programa TEACCH, Mary Lou (Bobo) Warren y Betty Camp. A todas esas personas de Chapel Hill a las que entrevisté, así como a Lee Marcus, un psicólogo clínico que también estuvo implicado en los primeros tiempos del programa TEACCH, les agradezco muchísimo que compartieran sus recuerdos conmigo.

En Nueva York, mi más sincero agradecimiento es para Isabelle Rapin, Mary Coleman, Theodore Shapiro y Richard Perry; en Yale (New Haven), para Fred Volkmar y Ami Klin, y en Baltimore, para Susan Folstein, Rebecca Landa, Andrew Zimmerman y también para Andrew Harrison, que me facilitó el acceso a valiosos documentos de Leo Kanner que forman parte de los archivos de la Universidad Johns Hopkins.

Igualmente, agradezco mucho la posibilidad de haber hablado en Chicago con Jacquelyn Seevak Sanders, colaboradora de Bruno Bettelheim y sucesora suya en la dirección de la Escuela Ortogénetica. Peter Tanguay y Manuel Casanova me ofrecieron su valioso tiempo y mucha información en Louisville (Kentucky), y Cathy Lord, de la Universidad de Michigan en Ann Arbor, compartió también conmigo sus experiencias. Les estoy muy agradecido a los tres.

Lee Grossman, presidente de la ASA (Asociación Norteamericana de Autismo), y Jeff Sell, que fue vicepresidente de derechos y políticas públicas de esa asociación, me ayudaron muchísimo al permitirme tener acceso a los documentos de la ASA en la sede de esa organización en Bethesda (Maryland).

En la costa oeste, tengo que agradecerle a Robert Reichle en Seattle que compartiera conmigo sus recuerdos sobre su trabajo con Eric Schopler. En la UCLA, le agradezco a Laura Schreibman que compartiera los suyos sobre Ivar Lovaas, y a Ed Ornitz, Ed Ritvo y Marian Sigman sus observaciones, igualmente valiosas, sobre los estudios pioneros que realizaron.

Quiero también manifestar mi enorme agradecimiento por las aclaraciones que me proporcionó Tony Attwood en Australia sobre muchos temas importantes (especialmente, sobre el síndrome de Asperger).

En Asia, mi más absoluta gratitud es para con Merry Barua, de Action for Autism (Acciones por el Autismo) en Nueva Delhi, por proporcionarme los contactos en India (y por el inmenso trabajo que ella está desarrollando allí), así como para con Qazi Fazli Azeem, de Pakistán. En China, agradezco sinceramente a Sun Dunke, Jia Meixiang, Liu Jing, Guo Yanqing y Sun Menglin su hospitalidad y todos sus comentarios durante mi estancia en Pekín. También, le quiero agradecer a mi guía chino Sun Wei que ayudara a hacerme tan agradable esta visita, y a Tian (Hope) Huiping que compartiera conmigo su experiencia de poner en marcha el primer colegio privado para niños con autismo en China continental, así como su relato tan franco sobre lo que supone ser la madre de un niño con esta condición.

El psiquiatra infantil japonés Tokio Uchiyama me aportó muchos detalles útiles sobre los primeros desarrollos en el campo del autismo en ese país, por lo cual le estoy muy agradecido.

En Oriente Medio, agradezco enormemente los recuerdos que compartió conmigo Edna Mishori, una auténtica pionera en la mejora de los servicios y el conocimiento del autismo en Israel. Asimismo, le agradezco a Talat al-Wazna, secretario general de la Saudi Autistic Society (Asociación Saudí de Autismo), que me ofreciera valiosa información sobre el conocimiento del autismo en ese país y en las naciones árabes emergentes.

Dos de las mujeres con autismo más conocidas mundialmente, Temple Grandin y Donna Williams, me aportaron ideas muy clarificadoras sobre su condición, y por ello les estoy muy agradecido a ambas. Asimismo, le agradezco a Philip Hadley que amablemente me facilitara mi encuentro con Temple.

En Latinoamérica, Judith de Vaillard me proporcionó en Ciudad de México observaciones muy útiles sobre los problemas tan especiales con que se encontraron los pioneros del autismo en ese país, al tiempo que Edna García de Martínez fue sorprendentemente franca al hablar de las dificultades que todavía existen allí. Les estoy muy agradecido a ambas. Quiero hacer llegar asimismo mi agradecimiento a Lilia Negrón, de Caracas, por haberme puesto al tanto de la situación en Venezuela.

Mientras escribía la primera edición de este texto en inglés, trabajé con un equipo excelente de personas de la editorial Wiley-Blackwell. Les estoy muy agradecido a todas ellas: Andrew McAleer, Annie Rose, Karen Shield y mi muy meticulosa correctora de pruebas, Annie Jackson.

La invitación a preparar una edición revisada y en español de *A History of Autism. Conversations with the pioneers* me brindó la posibilidad de entrevistar a un nuevo grupo de padres y profesionales del autismo, así como de consultar nuevas fuentes. De ese modo, he podido conocer mejor la historia del autismo en algunos países hispanohablantes y ampliar o matizar —en algunos casos, de forma muy importante— el relato de esa historia.

Para la revisión de la historia del autismo en Argentina, me entrevisté con Horacio Joffre Galabert, presidente de la asociación APAdeA, y pude contar también con el documentado relato que me proporcionó Miguel Ángel García Coto, promotor él mismo y testigo privilegiado durante las últimas cuatro décadas de muchas de las iniciativas profesionales surgidas en ese país. Para la revisión de la historia y situación en Brasil, recibí información actualizada gracias a Joana Portolese y Daniela Bordini. A todos ellos les agradezco muy sinceramente su disponibilidad y ayuda.

La sección del capítulo 4 y la Adenda final en las que se comenta la historia del autismo en España son las que más cambios incorporan respecto a la edición inglesa, debido a la gran cantidad de datos nuevos que me aportaron numerosas personas en ese país. En Madrid, pude hablar y recoger nuevos datos de Juan Coma y Benito Junoy, dos de los padres que pusieron en marcha algunas de las primeras asociaciones españolas; asimismo, tuve la oportunidad de hablar con Javier Tamarit y Juana María Hernández —dos profesionales que me proporcionaron claves muy útiles para entender el pasado reciente y el presente de los servicios para el autismo— y con Inés Marichalar, esposa del fallecido Ángel Rivière, que me contó anécdotas muy reveladoras sobre este y sobre quien también ha querido dejar su testimonio en este libro: Simon Baron-Cohen, el especialista en autismo reconocido mundialmente con quien Rivière colaboró en algunos estudios.

Gracias a la mediación de Mercedes Belinchón, que me invitó a impartir dos conferencias en la Universidad Autónoma de Madrid, pude recabar también el testimonio de Carmen Martínez Madrid, fundadora del centro TAURE, uno de los primeros centros específicos para niños con autismo del país. Gracias a Miguel de Casas, actual presidente de la confederación Autismo España, conseguí información actualizada sobre los caminos que han llevado a conseguir la aprobación de una Estrategia Nacional en Trastornos del Espectro del Autismo, para la que ha resultado vital la estrecha colaboración de las tres organizaciones nacionales de autismo.

En Guipúzcoa, pude disfrutar durante varios días de la hospitalidad y el optimismo contagioso de Agustín Illera, profesional de la asociación

Gautena y socio también relevante de AETAPI, la Asociación Española de Profesionales del Autismo. Su testimonio y el de otros profesionales como Javier Blecua, Fausto García Rey, Rosa Álvarez, José Luis Cuesta, Marcos Zamora y Amaia Hervás me han permitido entender mejor la compleja situación de los servicios para personas con autismo en distintas comunidades autónomas del estado español de las que apenas hablé en la primera edición de este libro. Específicamente en relación con Cataluña, también Francesc Sistach, director general de Specialisterne España y padre de una hija con autismo, me aportó un sincero testimonio personal, que agradezco mucho. También quiero dar las gracias a la doctora Margarita Alcamí Pertejo, psiquiatra infantil responsable del diagnóstico y atención a niños y adolescentes con autismo en varios hospitales públicos de Madrid, le agradezco de todo corazón que haya buceado en sus recuerdos y archivos personales y que me haya proporcionado datos, en buena medida inéditos, que me han permitido completar la referencia al trabajo pionero de su madre, Jesusa Pertejo.

Quiero agradecer a Mercedes Belinchón y Javier Muñoz Bravo que hayan traducido y trabajado en esta versión española de forma altruista; a Isabel Hoyos su muy meticulosa revisión de estilo y, por supuesto, a Gerardo Herrera y a la línea editorial de Autismo Ávila el haber asumido el riesgo y el esfuerzo de publicar esta segunda edición revisada que permitirá llevar hasta los lectores hispanohablantes las palabras y recuerdos de muchos de los pioneros del autismo en todo el mundo.

También debo agradecer a mi preciosa esposa Kate y a mis también preciosas hijas Lara y Katriona que me hayan dejado el tiempo y el espacio que necesitaba para escribir este libro. Por supuesto, mis últimas palabras de agradecimiento tienen que ser para mi hijo Johnny, quien en el momento de escribir estas líneas, a sus 23 años, se ha convertido en un joven guapo y travieso. Los profesores y cuidadores que le han atendido con tanto cariño y conocimientos en su maravilloso colegio merecen una mención especial.

Adam Feinstein, noviembre de 2016

Nota editorial

La presente edición en español de *Historia del autismo: Conversaciones con los pioneros* contiene algunos cambios respecto a la publicación original inglesa del 2010. Estos cambios son resultado, en primer lugar, de una revisión y actualización del texto por parte del autor, que resultaba inevitable, tanto a la luz de los datos nuevos obtenidos por él, a través de nuevas entrevistas y análisis documentales, como de algunos hechos de relevancia mundial que no podían obviarse (por ejemplo, la publicación de la 5ª edición del Manual Diagnóstico y Estadístico de los Trastornos Mentales por parte de la Asociación Estadounidense de Psiquiatría, a cuyas novedosas propuestas sobre el autismo se dedica una sección en el capítulo 10, o la información sobre la fecha de fallecimiento de algunos de los pioneros entrevistados por el autor).

En estos últimos años, la historia del autismo se ha convertido en un tema de elevado interés; se han publicado numerosos artículos sobre este tema en las revistas internacionales especializadas en autismo, así como otros documentos importantes. El análisis de los registros migratorios, en los que aparecen algunas de las figuras históricas más relevantes del autismo, y de los archivos de registro de hospitales y centros médicos donde estas personas desarrollaron su labor, ha llevado a los investigadores a realizar hallazgos sorprendentes sobre acontecimientos que tuvieron lugar hace ya casi un siglo. Así, varios de los capítulos incorporan importantes novedades en este sentido, con el fin de reflejar no solo el conocimiento que se tiene actualmente, sino también el hecho de que el debate sobre algunas cuestiones fundamentales de los orígenes del autismo sigue muy vivo y abierto.

Por otro lado, con el fin de ofrecer a los potenciales lectores hispanohablantes una historia más completa y ajustada de la historia del autismo, se han revisado y modificado las secciones referidas a España en el capítulo 4 y a Argentina en el capítulo 9, y se ha redactado un capítulo enteramente nuevo (que aparece incluido como Adenda al final del libro) con numerosos detalles y testimonios que no aparecían en la versión original y que se refieren a la puesta en marcha de servicios e iniciativas referidos al autismo en España y en sus distintas comunidades autónomas.

Asimismo, el interés por que este texto también puedan disfrutarlo personas interesadas en su temática, pero aún poco familiarizadas con ella (por ejemplo, estudiantes, profesionales jóvenes y público en general), nos ha llevado también a intentar completar la información ofrecida, tanto en el propio texto como en las notas del autor, mediante la inclusión de diversas notas de los traductores o del editor. Las notas del autor se presentan agrupadas, como en la versión original, en una sección propia al final de la obra; las notas de los traductores y del editor aparecen a pie de página.

Finalmente, en esta versión en español se han aplicado ciertos criterios en cuanto a la terminología utilizada para referirse al autismo y a la discapacidad intelectual que queremos justificar. El relato de la historia del autismo que se recoge en esta obra tiene lugar en una amplia variedad de contextos, tanto geográficos como temporales. La terminología utilizada para referirse al autismo y a la discapacidad intelectual ha ido evolucionando conforme lo han hecho las sociedades y también conforme ha evolucionado el conocimiento que se tiene sobre estas condiciones. Con la mirada actual, muchos de los términos utilizados años atrás para hablar de autismo y discapacidad intelectual resultan muy poco o nada adecuados, tanto por obsoletos como por poco respetuosos hacia las personas con estas condiciones.

Para la edición de este texto en lengua española, se ha asumido el compromiso de utilizar y promover un lenguaje lo más respetuoso posible hacia estas personas y, al mismo tiempo, respetar la terminología utilizada en las citas y testimonios recogidos en la obra original, por ser esta un claro reflejo del sustrato ideológico y social de las diferentes etapas y culturas por las que ha atravesado la historia del autismo. Por estos motivos, ha sido necesario mantener con toda su crudeza términos tales como «subnormal», «anormal», «deficiente mental» o «retrasado mental», y también otros que conceptualmente se han demostrado inadecuados como «autismo infantil» o «psicopatía autista». En determinadas ocasiones, dichos términos no solamente son el reflejo del conocimiento entonces disponible, sino que además hacen referencia a las condiciones diagnósticas de los participantes en las investigaciones concretas de las que se habla en el texto, lo que hace inviable su adaptación a la terminología actual.

Al igual que los términos utilizados en siglos o décadas anteriores no son adecuados hoy en día, es evidente que los términos que se utilizan en la actualidad también tendrán una duración limitada. Ni siquiera el contexto actual es precisamente claro con respecto a la forma más correcta de referirse a las personas con autismo, existiendo un importante debate en torno a esta cuestión. El propio término «trastorno del espectro del autismo» (o TEA) es a menudo cuestionado por quienes prefieren que se hable de «condiciones del espectro del autismo» (o CEA) por considerar que el autismo no ha de ser necesariamente entendido como un trastorno, como algo negativo. Igualmente, un número importante de personas adultas con autismo prefieren que se haga referencia a ellas como «autistas» pues, en línea con lo anterior, no encuentran nada negativo en dicho calificativo y lo consideran tan válido como hablar, por ejemplo, de que una persona es alta o morena. Sin menospreciar las posiciones contrarias ni sus argumentos, en esta obra se ha optado por mantener la terminología utilizada en textos anteriores de esta línea editorial, hablando de «trastorno del espectro del autismo (o TEA) » y de «personas con autismo (o con TEA)», con las excepciones de las citas literales que, al igual que la terminología ya considerada obsoleta o inadecuada, aparecen como parte de citas literales que se recogen entrecomilladas a lo largo de los diferentes capítulos de esta obra.

Autismo Ávila

Prólogo

La Fundación Shirley está centrada en proyectos estratégicos pioneros en el ámbito de los trastornos del espectro del autismo. En el 2007, los consejeros de esta fundación iniciaron el presente estudio. Su objetivo era un trabajo académico que recogiera lo fundamental de los últimos sesenta años, mientras lo ocurrido seguía vivo en la memoria de sus protagonistas. El proyecto fue impulsado por un grupo de voluntarios dirigido por la profesora Uta Frith (una de las pioneras en este campo) y por mí misma, con el empresario John Carrington a la cabeza.

Yo conocía y admiraba al autor, Adam Feinstein, por dos proyectos previos de la Fundación Shirley, su sitio web AutismConnect y Autism Cymru. Feinstein ha viajado por todo el mundo para reunirse con los pioneros de esta temática, así como con sus familias y colaboradores. Marcando distancias respecto a las malas prácticas científicas, sus conversaciones son a la vez cercanas y clarificadoras. Sus propias experiencias personales y profesionales le han aportado un amplio conocimiento que impregna todo el libro.

Mujeres y hombres innovadores, pragmáticos pero a la vez soñadores, han sido los agentes del progreso en el modo de entender los diferentes tipos de autismo que afectan las vidas de más de un millón de familias en todo el mundo. A título tanto personal como colectivo, les doy las gracias a todos ellos y a quienes los acompañan en el intento de desentrañar este trastorno tan desconcertante.

Dama Stephanie Shirley

En memoria de su hijo Giles

Introducción

La primera vez que recuerdo haber oído la palabra *autismo* fue durante un viaje en avión desde el aeropuerto londinense de Heathrow. Yo estaba hablando con un señor francés de aspecto distinguido, que estaba sentado a mi lado, sobre lo que más me preocupaba entonces: nuestro hijo de tres años de edad, Johnny, había dejado de hablar inexplicablemente y se mantenía apartado de sus compañeros de juegos. Mi vecino de asiento se giró hacia mí y me dijo: «Estoy bastante seguro de que su hijo tiene autismo». Yo le escuché hablar educadamente y me guardé su tarjeta de visita sin mirarla. Unos seis meses después, un equipo del Hospital St. George de Londres usó aquella misma palabra como diagnóstico para Johnny. Enseguida empecé a leer todo lo que podía encontrar sobre autismo y, algunos meses más tarde, le eché un vistazo a la tarjeta de visita que aún seguía en el bolsillo de mi chaqueta: el nombre que había en ella era el de Eric Fombonne, a quien ahora considero uno de los principales expertos del mundo sobre autismo.

En el momento de escribir estas líneas, Johnny tiene 23 años de edad y, en los años transcurridos desde entonces, he dedicado la mayor parte de mis energías a intentar comprender este trastorno. Fundé *Looking Up* (literalmente, «buscando»), un boletín internacional mensual sobre autismo, y actualmente edito dos sitios web relacionados con el autismo, *AutismConnect* y *Awares*, ambos gestionados por la organización galesa Autism Cymru.

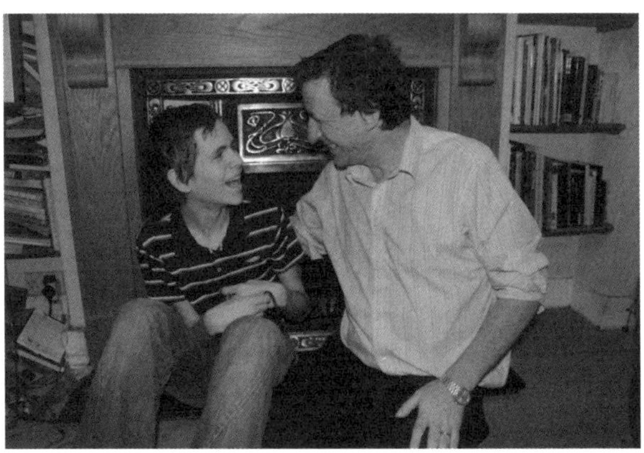

El autor, Adam Feinstein, y su hijo, Johnny (fotografiados por Lara Feinstein)

El presente libro es el resultado de la generosidad de la Dama Stephanie Shirley, una exitosa empresaria británica cuyo hijo Giles, que tenía autismo, falleció a los 35 años de edad. Ella quiso que se escribiera este libro e hizo posible que yo viajara por todo el mundo y hablara con los principales expertos en este trastorno, no solo de Europa y los EE. UU., sino también de China, India, Rusia, Latinoamérica y Australia.

Mi periplo ha sido estimulante y muy emocionante. He hablado con centenares de profesionales y de padres, todos ellos pioneros en este campo. He hecho muchos buenos amigos. Ha sido extraordinario poder hablar con Leon Eisenberg, el colaborador más cercano de Leo Kanner, y con el hijo de Kanner, Albert, así como en Zúrich con María Asperger Felder, la hija de Hans Asperger, y con las colaboradoras de este en Viena. Hubo momentos de claridad repentina y otros muy divertidos. Nunca olvidaré mi cita con Margaret Bauman y Thomas Kemper —dos pioneros mundiales en la neurología del autismo— para desayunar juntos en mi hotel de Boston: nos encontramos con que el sitio que nos habían asegurado que era el más tranquilo de todo el edificio resultó ser probablemente el lugar más ruidoso de todo Massachussetts, porque cada cinco minutos el hotel avisaba por megafonía de la salida de un servicio de autobús hacia el aeropuerto. Por suerte, pude repetir la entrevista más tarde.

Hablar con personas como Temple Grandin y Donna Williams, que tienen autismo y «alto funcionamiento», además de una excelente expresión y gran conciencia de sí mismas, me ha aportado muchas claves sobre la naturaleza de este trastorno. Uno de los ejemplos más extremos de la preferencia por los objetos frente a los seres humanos (que Kanner destacó en su primer artículo de 1943) me la proporcionó Ros Blackburn, una mujer británica con autismo a la que entrevisté en Paddington (al oeste de Londres) no mucho después de un accidente ferroviario que se produjo allí. Le pregunté a Ros si sentía compasión por las numerosas víctimas del accidente, y me respondió que estaba preocupada porque los maletines de los viajeros se habían abierto y los papeles que contenían habían quedado esparcidos por los vagones del tren[1].

El autismo es uno de los trastornos psicológicos más complejos. Muchos académicos consideran que en realidad no se trata de un único trastorno. Lorna Wing, una de las mayores expertas mundiales en autismo, inventó los conceptos de *continuo autista y espectro del autismo* y acuñó también el término *síndrome de Asperger*. Algunos, entre quienes se incluía la propia Wing, insisten en que todas las variantes de esa condición comparten un déficit nuclear: el déficit social. Otros, como Mary Coleman en Nueva York, van más lejos y han llegado a decir que podría haber docenas de trastornos diferentes, relacionado cada uno de ellos con una condición médica distinta.

Probablemente, el autismo ha existido siempre. Al menos, esa sería la suposición más lógica si aceptamos que se trata de un trastorno neurológico y no de uno provocado por malos hábitos de crianza o algún factor ambiental moderno. La historia completa de un trastorno tan complejo necesitaría varios volúmenes, pero este libro no intenta hacer una descripción desde los primeros casos hasta la actualidad. Lo que he pretendido hacer es registrar y analizar mis conversaciones con los pioneros más destacados en este campo, y aportar así una nueva perspectiva sobre la evolución de nuestros conocimientos sobre este concepto.

No es fácil sintetizar el modo en que surgieron las primeras descripciones de los patrones de conducta que actualmente se consideran como característicos del autismo[2]. En un artículo de 1974, Natalia Challis y Horace W. Dewey afirmaban que muchos de los «idiotas sagrados» o «benditos» de la antigua Rusia exhibían patrones de conducta parecidos a los que son característicos del autismo: muchos no habían desarrollado el lenguaje, eran aparentemente insensibles al dolor e indiferentes a las convenciones sociales; algunos tenían epilepsia (algo que se cree que sufren alrededor del 30% de personas con autismo)[3]. También se ha formulado la curiosa hipótesis de que los *changelings** o «sustitutos» de los cuentos de hadas podrían ser, en realidad, niños con autismo.

En el siglo XIX, se empezaron a publicar diversos casos de lo que hoy día podríamos considerar como comportamiento característico del autismo. En 1794, un niño al que más tarde se le acabó conociendo como *Wild Peter* (literalmente, *Pedro el Salvaje*), fue visto desnudo recorriendo de arriba abajo los campos cercanos a la ciudad alemana de Hamelín. Ese niño nunca aprendió a hablar y, aunque tenía un olfato muy fino, era insensible a olores desagradables, como el de sus propios excrementos, una característica que se ve con frecuencia en el autismo.

Uta Frith ha hecho un detallado estudio de Hugh Blair, un terrateniente escocés del siglo XVIII cuyo matrimonio fue anulado con el argumento de que era un «idiota»; sin embargo, tanto Frith como Rab Houston han defendido que Blair, en realidad, tenía autismo. Su conducta ciertamente era extravagante: le gustaba comer teniendo sobre sus hombros un gato con el que compartía la comida y se quedaba embobado mirando cómo caían las gotas de lluvia (como Raymond Babbitt, el personaje con autismo interpretado por Dustin Hoffman en la película de 1988 *Rain Man*)[4]. También el comportamiento del rey Cristián VII de Dinamarca, en el siglo

---

*N.T.: En el folclore celta, las hadas sienten debilidad por los bebés humanos bonitos, los raptan y dejan en su lugar un changeling o sustituto que es el doble exacto del niño robado, pero que no es más que su reflejo y presenta siempre alguna característica que lo delata (normalmente, alguna discapacidad).

XVIII, habría cumplido probablemente los criterios del *DSM-IV* sobre el síndrome de Asperger[5].

Uno de los primeros casos bien documentados de lo que actualmente consideraríamos comportamiento característico del autismo apareció también a finales del siglo XVIII. Víctor, «el niño salvaje de Aveyron», fue descubierto en el Sur de Francia cuando tenía unos 11 o 12 años de edad, mientras buscaba desnudo bellotas para comer. En 1801 se le puso bajo los cuidados del médico francés Jean-Marc Gaspard Itard. Un colega suyo, el famoso Philippe Pinel (al que muchos consideran el padre de la psiquiatría moderna), pensó que Víctor pertenecía a la misma categoría que los idiotas incurables con los que él mismo había trabajado en el Hospital Bicêtre. Sin embargo, Itard no creía que Víctor tuviera un retraso congénito, sino que había perdido sus facultades humanas en su lucha por sobrevivir. Algunos creían que Víctor había sido criado por lobos. Cuando lo encontraron, tenía una gruesa cicatriz en el cuello, como si le hubieran cortado la garganta, lo que parecía indicar que alguien había intentado matarlo, quizá porque su comportamiento, con características del autismo, era tan extraño que quienquiera que viviese con él no sabía cómo manejarlo.

En 1809, John Haslam, que era médico en un hospital inglés, publicó la descripción de un niño que había contraído un sarampión grave cuando tenía 12 meses de edad, y cuya conducta posterior, vista ahora, recordaría a la de un niño con autismo. Otro médico británico, William Howship Dickinson, que trabajó en la segunda mitad del siglo XIX en los hospitales Great Ormond Street y St. George de Londres, publicó tres volúmenes con observaciones dictadas a sus enfermeras y ayudantes sobre distintos casos clínicos, entre los que se incluían veinticuatro niños que presentaban síntomas característicos de los trastornos del espectro del autismo[6].

En 1887, John Langdon Down diferenció entre trastornos de inicio temprano y trastornos de inicio tardío. Darold Treffert, que, entre otras cosas, está considerado en todo el mundo como un experto en el síndrome *savant*[*], cree que Down se refería al «autismo regresivo»[7]. Down escribió también sobre individuos a los que denominó *idiot savant*, que tenían buenas habilidades musicales, artísticas o matemáticas, pese a tener discapacidad intelectual. Actualmente, estas personas reciben con frecuencia un diagnóstico de autismo.

---

*N.T.: Literalmente savant significa sabio. Se denomina síndrome del savant o savantismo al conjunto de habilidades especiales que presentan algunas personas con autismo o discapacidad intelectual. Descrito originalmente en 1978 por Benjamin Rush, el síndrome puede incluir habilidades extraordinarias para el cálculo, la música o el dibujo, así como memorias selectivas prodigiosas para unos pocos temas o hipermnesia. Para más detalles, véase Happé (2010).

En 1898, un psicólogo llamado M.W.Barr describió su encuentro con un hombre de 22 años de edad con discapacidad intelectual, que tenía una memoria muy buena y un habla ecolálica, pero que era muy distinto a algunas de las personas a las que actualmente se considera como autistas *savants*, como, por ejemplo, el pianista Derek Paravicini. Cualquiera que haya visto a Derek se habrá quedado impresionado por el parecido de su personalidad con las conductas y descripciones aportadas por Mark Twain sobre uno de los pianistas *savant* más reconocidos del siglo XIX, Thomas Wiggins Bethune, más conocido como «Tom Wiggins, el ciego»; este pianista había nacido en Georgia (Estados Unidos) de padres esclavos, y se sabía de memoria más de 7 000 piezas musicales, aunque tenía un vocabulario de tan solo 100 palabras. Twain escribió:

> Gobernaba sobre las emociones de su público como un tirano. Las barría con las piezas más enérgicas, como si fuera una tormenta; las adormecía con melodías tan tiernas como las que oímos en los sueños; las alegraba con otras que fluían por el aire encantado, tan agradable y felizmente como el alboroto que organizan los pájaros pinzones en los bosques de California... Y cada vez que el público aplaudía al terminar una pieza, aquel ser inocente se sumaba feliz al aplauso y hacía también chocar sus manos con gran fuerza. No lo hacía por egocentrismo, sino por su tendencia natural a imitar casi cualquier sonido que oía[8].

En el ámbito de la ficción, se ha dicho que tres personajes del siglo XIX se basaron en observaciones de patrones de conducta característicos del autismo: el Barnaby Rudge de Dickens, el Bartleby de Herman Meville y el Sherlock Holmes de Arthur Conan Doyle.

Una académica norteamericana, Majia Holmer Nadesan, cree que las condiciones que permiten diagnosticar autismo a un niño están menos enraizadas en la biología que en las prácticas culturales y la economía de cada época. Según esta autora, en el siglo XIX los criterios para considerar que una persona tenía un trastorno estaban mucho menos matizados y los estándares de normalidad eran mucho más amplios. Hasta finales de ese siglo, según Nadesan, a los niños no se les hacía ningún tipo de evaluación «evolutiva» o psicológica, a no ser que presentaran un trastorno especialmente grave o que sus padres fueran económicamente unos privilegiados[9].

En la primera mitad del siglo XX, quienes trabajaban en el campo del desarrollo patológico infantil empezaron a intentar definir subgrupos dentro de la llamada psicosis infantil. En 1906, Sancte de Sanctis describió en Italia a niños con patrones de conducta que actualmente consideraríamos característicos del autismo. Dos años después, Theodor Heller publicó en Austria seis casos en los que el trastorno había comenzado a los tres o cuatro años de edad, tras un desarrollo típico, derivando en una pérdida rápida del lenguaje y otras regresiones. Ambos autores usaron el término *dementia infantilis*, en línea con el de *dementia praecox* que utilizaba el psiquiatra alemán Emil Kraepelin para designar el trastorno que actualmente conocemos como esquizofrenia.

El término *autismo* (del griego *autos*, que significa yo) fue utilizado por primera vez en 1911 por Eugen Bleuler, director por aquel entonces del Hospital Burghölzli de Zúrich. Uno de sus pacientes más famosos fue el bailarín ruso de ballet Vaslav Nijinsky, y uno de los médicos más famosos de este hospital fue Carl Jung. El término apareció en su artículo «Dementia praecox oder Gruppe der Schizophrenien», que tras ser revisado, apareció publicado en inglés por primera vez en agosto de 1912 en el *New York State Hospitals Bulletin*.

En su trabajo de 1911, Bleuler distinguió dos formas de pensamiento: el pensamiento «lógico» o realista y el pensamiento «autista». Para Bleuler, el pensamiento «autista» no era una patología circunscrita a un grupo de niños que se mostraban aislados de las otras personas y del mundo externo (como plantearía después Kanner en 1943). Más bien, Bleuler consideraba el pensamiento «autista» como una forma normal de pensamiento, tanto en los niños como en los adultos. En su opinión, se hacía evidente en los sueños, el juego de ficción y el estado de ensimismamiento, y también en las fantasías y delirios de las personas con esquizofrenia. A diferencia de Freud, Bleuler creía que la capacidad para concebir alternativas a la realidad no es un proceso primitivo, sino relativamente sofisticado. En su opinión, primero surge el pensamiento orientado a la realidad, y más tarde lo hace el pensamiento «autista». Sin embargo, algunos profesionales franceses siguen convencidos todavía hoy de que el uso del término *autismo* por Bleuler procedía de la contracción de la expresión «autoerotismo» propuesta por Sigmund Freud.

Bleuler acuñó también el término *esquizofrenia*. No coincidía con Emil Kraepelin en que una demencia prematura fuera el resultado final de la demencia precoz, y originalmente incluyó el autismo como una de las que llamó «cuatro esquizofrenias». Este grupo tenía en común las «cuatro aes»: trastorno asociativo, trastorno de los afectos, ambivalencia y autismo. Como ha indicado Uta Frith, está claro que «el pensamiento «autista», tal como lo entendía Bleuler, no tiene nada que ver con el autismo que conocemos hoy en día»[10].

Eugène Minkowski, que presentó el trabajo de Bleuler al público francés en su libro de 1927 *La schizophrénie* (*La esquizofrenia*), y cuyos escritos de los años 1920 reflejaban las mismas tendencias fuertemente psicoanalíticas que persisten todavía en Francia, consideró el autismo no como una retirada hacia el aislamiento ni como una inclinación mórbida a soñar despiertos, sino como un déficit básico de la conexión básica, no reflexiva, que vincula a las personas con su mundo, es decir, como una falta de «contacto vital con la realidad».

Para Minkowski, el autismo era el trastorno que da lugar a la esquizofrenia, no simplemente un síntoma de esquizofrenia. Este autor considera que la caracterización que había hecho Bleuler del autismo daba pie a interpretar este trastorno como una retirada voluntaria del mundo por parte del sujeto (o, si no voluntaria, sí al menos como un mecanismo de defensa). Minkowski acuñó sus propios términos: *autisme riche* (autismo rico) y *autisme pauvre* (autismo pobre). Con el primero, se refería a individuos cuyas fantasías son intensas, y con el segundo, a individuos capaces de tener un buen rendimiento en algún ámbito específico, pero sin fantasía. Lorna Wing me dijo que, en su opinión, esta distinción era absolutamente espuria[11].

En 1920, Lightner Witmer (a quien generalmente se le considera fundador de la psicología clínica) publicó el primer estudio clínico detallado de un caso de psicosis infantil. El niño en cuestión, que mostraba muchos rasgos de lo que hoy en día llamaríamos autismo, no tenía «más deseo que estar solo»[12].

En 1926, una psiquiatra rusa, Grunya Efimovna Sukhareva[13], publicó en una revista alemana un informe sobre seis niños que presentaban lo que ella denominó «trastorno esquizoide de personalidad en la infancia»[14]. Al leer la traducción de este artículo que hizo la psiquiatra de origen alemán Sula Wolff, queda claro que lo que Sukhareva hizo fue describir los déficits nucleares y las características principales del síndrome de Asperger más de una década antes de que esta condición fuera descrita por Hans Asperger en Viena[15].

También a finales de los años 1920, Sterba diagnosticó a un niño «psicosis infantil del desarrollo». Ese niño evitaba el contacto ocular y presentaba «una pobreza sorprendente de imaginación creativa», una «predilección especial por la sistematización» (lo que supone un uso muy temprano y destacable del término que emplea actualmente Simon Baron-Cohen para sustentar su teoría del autismo como un «cerebro masculino extremo»), rituales, inversión de los pronombres y una memoria excelente[16].

En 1933, Howard Potter escribió un artículo sobre niños que, según decía, tenían una forma infantil de esquizofrenia. En ese importante trabajo, Potter señalaba que en cualquier institución para «deficientes mentales» podrían encontrarse niños como esos, que ahora recibirían un diagnóstico de autismo pero que entonces se consideraban «idiotas»[17]. Al año siguiente, Earl describió a un grupo de adolescentes con discapacidad intelectual que habían desarrollado un comportamiento que él calificó de catatónico pero que guardaba importantes similitudes con el comportamiento autista más severo[18] (Lorna Wing ha pensado durante mucho tiempo que muchos de los individuos a los que se les ha diagnosticado una esquizofrenia catatónica tienen en realidad un autismo con rasgos catatónicos)[19].

Justo antes del estallido de la Segunda Guerra Mundial, investigadores de la Universidad de Nimega, en los Países Bajos, describieron a un grupo niños con conductas parecidas al autismo; en realidad, emplearon el término *autista* en el mismo sentido con el que lo conocemos hoy en día[20].

¿Quién fue el primero, Leo Kanner o Hans Asperger? Hasta hace poco, se pensaba que el artículo seminal fue el que publicó Kanner en 1943, y que el artículo de Asperger, que trataba sobre una condición muy similar, se publicó de manera independiente un año después. Sin embargo, como me confirmó en Zúrich su propia hija (véase el capítulo 1), Asperger fue el primero en usar el término *autista*. Lo hizo ya en 1934, lo que, al menos desde un punto de vista cronológico, lo convierte en el pionero[21].

Sin duda, tanto Kanner como Asperger jugaron un papel extraordinariamente significativo en la presentación al mundo de este trastorno tan misterioso, si bien, por diversas razones que se analizarán en el próximo capítulo, los escritos de Asperger tardaron mucho más tiempo en conocerse en el mundo angloparlante. Sir Michael Rutter, uno de los principales expertos mundiales en este campo, cree que Kanner fue el primero en organizar la descripción clínica del autismo de un modo efectivo y eficaz[22]. Sería algo parecido al descubrimiento reciente de que la primera persona que estudió la luna mediante un telescopio no fue Galileo, sino un astrónomo británico prácticamente desconocido llamado Thomas Harriot. Sería difícil argüir que fue Harriot quien hizo la contribución más importante a nuestro conocimiento del cielo nocturno, pero es que, como me dijo Lorna Wing: «Nada es totalmente original. Todos estamos influidos por lo que ha sucedido antes»[23].

Mientras escribía este libro, surgieron también otras asociaciones llamativas. Simon Baron-Cohen, otro de los expertos en autismo más importantes del mundo, me dijo que, aunque por supuesto no compartía la idea de Bruno Bettelheim de que los padres son los culpables del autismo de sus hijos, el controvertido libro de Bettelheim *The Empty Fortress* (*La fortaleza vacía*), fue el que le impulsó a trabajar en este campo: «Bettelheim, obviamente, reflexionó en profundidad sobre conceptos como el del "yo".

Esa idea está todavía viva. A fin de cuentas, la teoría de la mente* trata sobre cómo imaginar los pensamientos de las otras personas y sobre lo que está pasando por la mente de los demás. Eso está relacionado con el concepto de autoconciencia»[24].

El autismo es preocupante para los padres y desconcertante incluso para los profesionales más eruditos, pero también es fascinante. Desde *Rain Man*, se ha convertido en uno de los temas favoritos de los cineastas. Novelas como *El curioso incidente del perro a medianoche,* la tremendamente divertida y muy exitosa novela de Mark Haddon, cuyo narrador es un personaje con síndrome de Asperger, han contribuido a que el público general conozca esta condición.

Mi deseo es que este libro, en la medida en que sigue el recorrido iniciado por Leo Kanner y Hans Asperger por todo el espectro y por los principales hallazgos de las investigaciones realizadas hasta la actualidad, desmonte muchos mitos e ideas erróneas y aporte nuevas ideas sobre una condición que sigue ejerciendo una fascinación tan duradera y enigmática.

*N.T.: El término «teoría de la mente», así utilizado originalmente en el autismo por Frith, Leslie y Baron-Cohen (1985), se traducirá a veces como (capacidad de) «mentalización». De esta manera, no se hablará de la «teoría del déficit de teoría de la mente», sino de la «teoría del déficit de mentalización», tal y como sugiere la propia Uta Frith (ver Capítulo 8). Se mantendrá el término original cuando se trate de citas literales como la incluida en este párrafo.

1

LOS DOS GRANDES PIONEROS

1
Los dos grandes pioneros

«Nada es totalmente original. Todos estamos influidos por lo que ha sucedido antes»
(Lorna Wing, en conversación con Adam Feinstein)

«Y ahora, ¿qué inventarán?»
(Comentario que hizo el productor de Hollywood Sam Goldwyn, cuando le enseñaron un reloj de sol antiguo)

Los dos grandes pioneros en el campo del autismo, los doctores Hans Asperger y Leo Kanner, comenzaron a trabajar en esta área casi al mismo tiempo, en la década de 1930. Eran dos personas muy diferentes y, aunque sus ideas sobre el trastorno que ambos describieron se solapaban en cierta medida, mantuvieron diferencias significativas que deben analizarse, así como acusaciones de plagio y de afinidad con los nazis que también se deben examinar.

El psiquiatra infantil escocés Fred Stone fue uno de los pocos que conoció a ambos. Me dijo: «No podría haber más diferencias entre estos dos hombres. Conocí a Kanner en Edimburgo, a mitad de los años cincuenta. Era un hombre muy pulcro, vestido cuidadosamente, prudente pero simpático. Me caía bien»[1].

Stone conoció a Asperger en un congreso en Viena en los años sesenta: «Él formaba parte del comité de recepción, pero en realidad no recibía a nadie; se limitaba a estar sentado junto a la puerta del auditorio. Yo acababa de oír hablar de su síndrome a los miembros germanoparlantes del comité organizador. No pude relacionarme con él. Creo que quienes dicen que quizá él mismo sufría el síndrome al que después se puso su nombre podrían tener razón»[2].

La mayoría de la gente que conoció a Kanner habla de su encanto y su calidez. Físicamente, con sus grandes orejas y su sonrisa pícara, tenía cierto parecido con el pianista Vladimir Horowitz. Su hijo Albert, un oftalmólogo jubilado de la Facultad de Medicina de la Universidad de Wisconsin, le recordaba como un hombre con muy buen humor, al que le gustaban los juegos de palabras y que resolvía los crucigramas del *New York Times* con una rapidez sorprendente: «Mi padre estaba muy orgulloso de mí. Solía presentarme siempre como "mi hijo Al, que es médico de los ojos, mientras que yo soy médico del Yo"», haciendo una referencia traviesa a la profesión elegida por Al y a sus propias investigaciones psiquiátricas, así como un juego de palabras con la similitud fonética en inglés de «eye» (ojo) y «I» (yo)[3].

Kanner tenía un sentido del humor enormemente contagioso. Un periodista de Baltimore que le entrevistó en 1969 recordaba la conversación que mantuvieron durante dos horas: «Estuvo salpicada de frases en latín, canciones infantiles, charlas sobre viajes y juegos de palabras». Su calidad humana resultó evidente en esa misma entrevista cuando dijo: «Todos los niños, todos los adultos, todos, queremos lo que yo llamo "las tres aes": afecto, aceptación y aprobación. Si un niño tiene eso, todo irá bien, independientemente de su cociente intelectual y de cualquier otra cosa»[4].

Asperger, por su parte, era un caballero a la vieja usanza. Lorna Wing le conoció y habló con él (en inglés) en Londres, a finales de los años setenta, no mucho antes de que él falleciera en 1980. Wing me dijo: «Nos sentamos en la cafetería del Maudsley [el Hospital Psiquiátrico], con unas tazas de té, y hablamos sobre si su síndrome era o no un tipo de autismo y sobre la relación entre sus ideas y las de Kanner. Asperger estaba firmemente convencido de que el suyo era un síndrome diferente, no relacionado con el de Kanner, aunque tuvieran un montón de rasgos en común. Yo le hablé del espectro del autismo. Hablamos muy distendida y cordialmente»[5].

Durante décadas se ha asumido erróneamente que el artículo seminal de Kanner de 1943 («Autistic disturbances of affective contact»), publicado en la revista norteamericana ahora extinta *The Nervous Child*[6], precedió al artículo de Asperger de 1944 «Die 'autistische Psychopathen' in Kindesalter», publicado en la revista *Archiv für Psychiatrie und Nervenkrankheiten*[7]. Sin embargo, en una conferencia impartida cinco años antes de ese artículo de Kanner (el 3 de octubre de 1938, en el Hospital Universitario de Viena), Asperger ya había hablado de niños con «psicopatía autista», interpretando técnicamente esta como un trastorno de la personalidad. Esta conferencia se publicó posteriormente con el título de «Das psychisch abnorme Kind», en el semanario vienés *Wiener Klinischen Wochenzeitschrift*, también en 1938[8].

En realidad, he descubierto que Asperger estuvo utilizando el término *autista* incluso desde antes. Su hija psiquiatra, Maria Asperger Felder, me contó que su padre había empleado este término ya en 1934, en cartas que dirigió a sus colaboradores durante viajes suyos a las ciudades alemanas de Leipzig y Potsdam[9]. En un nuevo texto publicado recientemente sobre su padre, ella cita una carta fechada el 14 de abril de 1934 en la que Asperger discute algunos problemas de los conceptos diagnósticos y sugiere que autista podría ser un término útil[10]. Asimismo, Maria Asperger se refiere a una entrada del diario de su padre, de ese mismo año, en la que parece estar atacando el «fanatismo» de los alemanes que seguían cierto camino, así como a un artículo no publicado de su padre, también de 1934 y que ella conserva, en el que hace una crítica indirecta al régimen nazi de Alemania[11].

Kanner describió a los niños que había visto en su consulta desde 1938, pero Asperger, en realidad, llevaba desde 1930 tratando a sus niños en una institución terapéutica.

Siempre se ha creído que Kanner nunca citó los trabajos de Asperger. Michael Fitzgerald, del Trinity College de Dublín, ha llegado incluso a sugerirme que Kanner «plagió» el trabajo de Asperger. Fitzgerald está convencido de que Kanner, aunque estaba afincado por aquel entonces en Estados Unidos, tuvo que haber oído cosas sobre los escritos y conferencias de Asperger a través de los muchos alemanes y austriacos que migraron a los EE. UU. huyendo de la persecución nazi[12]. Fitzgerald no es el único que piensa así. El experto sueco en autismo Christopher Gillberg me dijo: «Estoy prácticamente seguro de que Kanner tuvo que conocer el trabajo de Asperger, porque él [Kanner] escribió sobre el trabajo de todos los autores que habían dicho algo sobre trastornos con síntomas parecidos al que él había descrito. Kanner no mencionó nunca a Asperger, pero no tiene sentido que no supiera nada de un trabajo escrito en su propio idioma, cuando él estaba tan al tanto de lo que la gente escribía en otras lenguas en la misma época en la que Asperger publicó su trabajo»[13].

Realmente, resulta muy extraño que Kanner no hablara del trabajo de Asperger, sobre todo si se tiene en cuenta que Van Krevelen, a quien Kanner citó con frecuencia en sus artículos, llevaba mencionando el trabajo de Asperger desde los años 1950, y que en 1964 Bernard Rimland, en su libro seminal *Infantile autism: The syndrome and its implications for a neural theory of behavior* (literalmente: Autismo infantil: el síndrome y sus implicaciones para una teoría neurológica de la conducta)*, incluyó una referencia al «síndrome de Asperger» nada menos que 17 años antes de que Lorna Wing acuñara oficialmente ese término. Gillberg me indicó que él y sus colaboradores suecos ya conocían el concepto de «psicopatía autista» en 1973[14].

*N.T.: Este libro fue una publicación de la editorial Appleton Century Crofts con prólogo de Leo Kanner. En el 2014, coincidiendo con el 50º aniversario de su primera edición, se ha publicado una reedición en la editorial Jessica Kingsley Publishers, con prólogos de Margaret Bauman y Temple Grandin.

El artículo supuestamente pionero de Kanner, de 1943, comienza diciendo: «Desde 1938, nos ha llamado la atención un número de niños, cuya condición difiere de manera tan marcada y singular de cualquier otra conocida hasta el momento, que cada caso merece —y espero que recibirá con el tiempo— una consideración detallada de sus fascinantes peculiaridades». ¿Podría ser esa referencia a 1938 una alusión al artículo de 1938 de Asperger, como piensa Michael Fitzgerald?

El colaborador más estrecho de Kanner, Leon Eisenberg (un profesor en la Facultad de Medicina de la Universidad de Harvard ya octogenario, pero todavía lúcido, cuando lo entrevisté) creía que no. Eisenberg me dijo: «Ese "hemos" se debe referir a "él mismo" [Kanner]. Es un plural mayestático. Él no habría omitido deliberadamente el nombre de Asperger si hubiera conocido su trabajo por aquel entonces». Eisenberg cree que la referencia a 1938 es una alusión a la fecha en la que Kanner vio a Donald T., el primero de los 11 niños de su estudio[15].

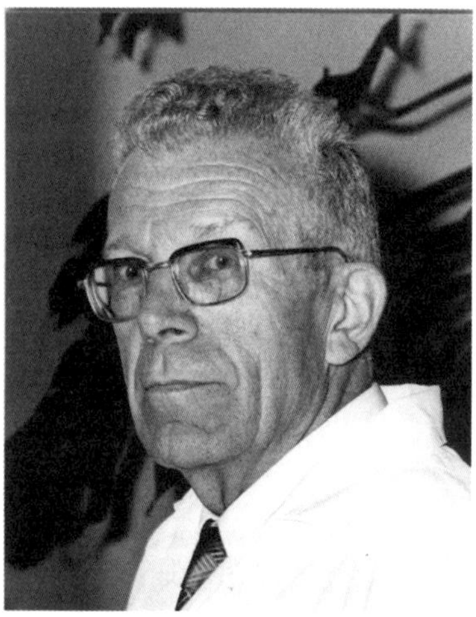

Hans Asperger
(foto cortesía de Maria Asperger)

Asperger, por su parte, hizo diversas alusiones al trabajo de Kanner, a veces, en términos elogiosos. Por ejemplo, en su artículo de 1968, Asperger habla de las excelentes descripciones de Kanner sobre sus niños. Estos dos hombres no se vieron cuando Asperger visitó los EE. UU. en los años setenta. Michael Fitzgerald, en Dublín, piensa que esto podría ser un signo del «azoramiento» de Kanner por haber «plagiado» el trabajo de Asperger. Lorna Wing me comentó que el silencio de Kanner sobre Asperger le resultaba «sospechoso», pero tuvo mucho cuidado al añadir: «Nadie es totalmente original... Asperger quizá había leído el artículo de Eva Sukhareva de 1926»[16].

Si Kanner conocía el trabajo de Asperger, ¿podría atribuirse su supuesto silencio respecto a él a celos profesionales? Una de las principales expertas del mundo en las alteraciones neurológicas y lingüísticas del autismo, la profesora Isabelle Rapin, cree que eso es posible. Rapin me dijo: «El ámbito del autismo está increíblemente politizado aquí, en Estados Unidos. Están "los de dentro" y "los de fuera"»[17].

En el momento en que le entrevisté, el médico alemán Gerhard Bosch era probablemente, a sus más de 90 años, el pionero vivo más anciano del planeta y, como veremos en el capítulo 2, no solo empezó a trabajar en el autismo a principios de los años cincuenta, sino que ya en esa década utilizó el término psicopatía autista de Hans Asperger como diagnóstico para algunas personas con síndrome de Asperger. El doctor Bosch, me dijo que creía que Kanner nunca mencionó los casos de Asperger porque «él [Kanner] estaba trabajando con casos graves. Tenía una imagen distinta del trastorno y creía que Asperger describía una condición muy diferente»[18]. Bosch, que murió en 2011, los conoció a ambos y escribió un capítulo sobre autismo para un texto sobre la psicología del siglo XX editado por Asperger.

Yo mismo he creído durante mucho tiempo que Kanner nunca citó a Asperger. No ha sido hasta muy recientemente, ya en 2016, que he averiguado que Kanner sí citó a Asperger, aunque lo hizo solo una vez en la vida... y de muy mala gana. En 1971, en una crítica del libro *The Autistic Child*, de Isaac Kugelmass, Kanner escribió, en tercera persona y despectivamente: «[Asperger] en aquella época no pudo saber nada de las publicaciones de Kanner. En lugar de eso, describió independientemente lo que llamaba "psicopatía autística", la cual, si tiene alguna relación con el autismo infantil, en el mejor de los casos, es una prima muy lejana...»[19].

Por otra parte, ahora sabemos —gracias a las recientes y valiosas investigaciones de Steve Silberman[20], Donvan y Zucker[21], y John Elder Robison[22]— que dos colegas que Hans Asperger tenía en Viena, Georg Frankl y Anni Weiss, también describieron el autismo (tal y como lo entendemos hoy), pero sin nombrarlo así, en los años treinta, una década antes del célebre artículo de Leo Kanner de 1943 y también antes de la célebre conferencia de Asperger de 1938[23].

Lo que es más importante, Frankl y Weiss emigraron a Estados Unidos y se casaron en Nueva York en 1937, y Weiss trabajó con Kanner en la Universidad Johns Hopkins entre 1938 y 1941. Kanner alabó a Frankl varias veces en sus cartas y, al parecer, los dos hombres se pusieron de acuerdo en utilizar la frase «contacto afectivo» para describir uno de los déficits fundamentales del autismo infantil. Dada su interacción con Frankl, es posible que Kanner fuese consciente del trabajo de Asperger décadas antes de que lo mencionase por primera y última vez en los años setenta, aunque lo único que es seguro es que Kanner, al igual que Asperger, conocía los trabajos de Bleuer (1909) y su uso de la palabra *autismo*.

Pero, ¿quiénes fueron esos dos hombres tan singulares, que llegaron a jugar un papel tan influyente en el conocimiento del autismo?

Hans Asperger nació en una granja de las afueras de Viena el 18 de febrero de 1906. Muy dotado para las lenguas, tenía dificultades para hacer amigos, y se le consideraba «lejano». Su hija, Maria Asperger Fielder, lo describió en términos parecidos en una entrevista con Uta Frith y Christopher Gillberg, lo que llevó a este último a sugerir que el propio Asperger podría haber sufrido el síndrome que lleva su nombre. Cuando yo le planteé esta cuestión a la propia Maria Asperger Felder, ella reconoció que su padre «no necesitaba mucho el contacto social. Se contentaba con su propia compañía. Amaba la naturaleza. Llegó a escalar el Monte Cervino»[24].

En 1932 Asperger fue nombrado director de una unidad de juego terapéutico en la clínica infantil de la Universidad de Viena. Contrajo matrimonio en 1935 y tuvo cinco hijos, de los que dos chicas estudiaron también Medicina. En los últimos años de la Segunda Guerra Mundial, sirvió como médico en Croacia. Como me dijo su hija: «Vio muchos muertos y heridos, y nos habló de sus experiencias años después. Era contrario a las guerras. Era una persona que amaba a la gente y la naturaleza, no un soldado»[25].

En 1944 entró como profesor adjunto en la Universidad de Viena y en 1946 fue nombrado director de la clínica infantil de esa universidad. Fue ahí donde Viktorine Zak, una extraordinaria enfermera colega suya, desarrolló los primeros programas para los niños que hoy diríamos que tienen síndrome de Asperger. Zak utilizaba de forma muy pionera la música, el teatro, el juego y la logopedia para enseñar habilidades sociales a los niños. Murió durante un bombardeo aéreo de los aliados sobre Viena y fue enterrada junto al niño al que llevaba cogido de la mano en el momento de su muerte. En 1957, Asperger obtuvo una cátedra en la clínica infantil de la Universidad de Innsbruck, y desde 1962 mantuvo un cargo similar en Viena.

El mentor de Asperger fue Irwin Lazar, quien inicialmente mostró interés por los escritos de Sigmund Freud y llegó a invitar al psicoanalista a trabajar en su clínica, aunque posteriormente consideró que el psicoanálisis no era apropiado para tratar a los niños. Lazar trabajó con niños y adolescentes víctimas de la Primera Guerra Mundial. Su interés por estos jóvenes traumatizados reflejaba una humanidad que bien pudo haber transmitido directamente a su discípulo. Este adaptó un método llamado en alemán *Heilpädagogik,* que se podría traducir, a grandes rasgos, como pedagogía curativa o rehabilitadora, o tratamiento educativo de los trastornos neuropatológicos infantiles. Dicho término fue introducido en Viena por Clemens von Pirquet; la escuela alemana circunscribía ese enfoque a las personas con discapacidad intelectual, pero el concepto austriaco era más amplio. Cuando Lazar falleció repentinamente en 1932, fue sustituido por Franz Hamburger, cuyo interés por los posibles trastornos afectivos de los niños en el plano biológico de los instintos e impulsos influyó profundamente en el concepto de autismo de Asperger. Uta Frith ha hecho notar que los miembros de ese equipo se reunían una vez por semana para cenar en las casas de unos u otros y que, en esas charlas informales, ella supone que probablemente discutieron las características de los niños «autistas».

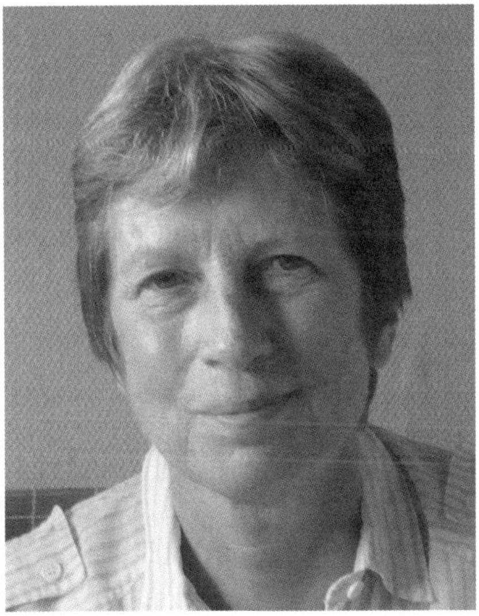

Elizabeth Wurst

Elizabeth Wurst conoció a Hans Asperger en Viena en 1969 y, a partir de entonces y durante los años setenta, colaboró estrechamente con él. Sentados ella y yo en el mismo edificio de la Clínica Universitaria en el que ambos trabajaron juntos, Wurst me dijo: «Asperger era alto y disfrutaba contando historias. Era como un abuelo de pelo blanco, muy paciente y respetuoso. Te hacía sentir bien recibida y se interesaba por lo que tuvieras que decirle. Mi primera impresión fue que disfrutaría trabajando aquí con él»[26].

Según Wurst, una de las primeras cosas que Asperger les preguntaba a los niños era: «¿Sabes qué significa tu nombre?». Para él, era importante saber si el niño o la niña conocían algo acerca de su nombre de pila. «Esa era la forma en que empezaba todas las entrevistas»[27].

Otra de las colaboradoras de Asperger en los años 1970, Maria Theresia Schubert, recordó: «Asperger quería muchísimo a los niños. Les ponía pequeñas tareas: sumas matemáticas, preguntas de cultura general. Los niños lo respetaban, pero él se mantenía a cierta distancia de ellos»[28]. Schubert me dijo también que a Asperger le gustaba decir en broma que ser un poco autista ayudaba a hacer bien las cosas, lo que quería decir, concretamente, que te ayuda a centrarte. Según Schubert: «Mi primera impresión fue que él era muy tolerante. No empujaba a la gente en ninguna dirección y daba mucha libertad a sus subalternos»[29].

Wurst me dijo: «Asperger tenía una memoria muy buena y había leído literatura muy diversa (Goethe, Lessing, y también Sartre y los clásicos). Además, era un enamorado del arte». Sin embargo, a veces también podía ser sumamente severo. En una ocasión, Wurst le pasó un trabajo

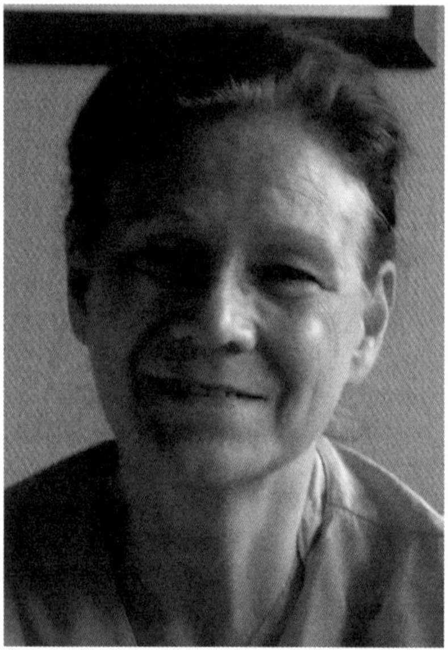
Maria Theresia Schubert

que ella había escrito, y Asperger le dijo: «¿Por qué has malgastado tanto papel en un artículo tan malo? ¿Por qué citas a esas otras personas que escriben sobre autismo? Mis ideas son lo suficientemente buenas»[30]. Schubert recordó también otros ejemplos de su severidad. Una vez, ella se había vestido como la Eliza Doolittle de *My Fair Lady* para una fiesta de disfraces, y Asperger le manifestó su admiración por su traje, aunque añadió: «Pero tienes también que ser como Eliza Doolittle*»[31].

En una entrevista radiofónica en 1974, Asperger declaró que había empezado a ejercer la medicina en 1932, con Franz Hamburger[32]. Hamburger parece que tenía una gran simpatía por el Partido Nazi o, al menos, eso es lo que se desprende claramente de una conferencia que dio como presidente de la Universidad de Viena en 1939, publicada en el *Journal of the American Medical Association,* en la que afirmó: «El nacionalsocialismo supone una revolución en cada esfera de nuestra civilización y cultura. No hay aspecto de la cultura occidental que no se vea afectada por él... Actualmente, la medicina ha avanzado más allá de sus viejas fronteras y ha salido de su cascarón gracias a la filosofía y a las obras del Führer»[33].

El claro posicionamiento pro nazi de Hamburger, unido al entusiasmo declarado por Asperger hacia las *Jugendbewegung* (un movimiento juvenil similar a los *Boy Scouts*), han llevado a algunos críticos a afirmar que el propio Asperger era afín a los nazis. Sobre este asunto, existen testimonios y evidencias que apuntan en direcciones muy diferentes. Por ejemplo, uno de los más destacados defensores de esa idea fue Eric Schopler, el gran pionero del autismo en los EE. UU., que puso en marcha el programa educativo TEACCH en Carolina del Norte en los años setenta y que era también un refugiado de la persecución nazi. Lorna Wing, que fue la primera en presentar el trabajo de Asperger al mundo angloparlante

*N.T.: Referencia a la obra *My Fair Lady*, a su vez basada en la obra de teatro Pigmalión, de George Bernard Shaw, en la que, por una apuesta, un fonetista enseña a hablar adecuadamente a una mujer de baja extracción social. Probablemente, Asperger, con su comentario, advertía indirectamente a Schubert de que debía intentar, como la protagonista de la obra, aprender de su maestro.

en 1981, me contó que Schopler estaba totalmente convencido de que Asperger, o era miembro de las Juventudes Hitlerianas o, como mínimo, mantenía estrechos vínculos con los nazis[34]. He hecho un amplio estudio de todas las conferencias de Asperger y no he encontrado absolutamente ningún indicio, en ningún sitio, de alabanzas al movimiento de las Juventudes Hitlerianas, solo menciones a lo mucho que disfrutó en las *Jugendbewegung,* lo que ocurrió mucho antes y no tenía nada que ver con los nazis.

Resulta importante destacar las condiciones políticas y sociales que había cuando Asperger impartió su conferencia de 1938. El año anterior, la Asociación de Neurología y Psiquiatría de Viena creó una comisión para estudiar el problema de la revisión de las leyes sobre la locura en Austria. En el programa de normas patrocinadas por esta asociación ocupaba un lugar prominente la creación de instituciones estatales de confinamiento para los psicópatas, quienes suponían una carga pública aunque no entraban en la definición legal de «locura». Un tal profesor Berze señaló en una conferencia impartida en esa asociación que, entre los psicópatas de tipo *borderline* (que, cuando no tenían otras enfermedades mentales, no se podían considerar como locos), había criminales con discapacidad intelectual que constituían una amenaza permanente para la sociedad. Los psiquiatras vieneses no solo recomendaban la detención de esos psicópatas peligrosos, sino un seguimiento sistemático de todas las personas con psicopatía.

En 1939, desde Berlín, se comenzó a preparar el programa de «eutanasia infantil» para el exterminio sistemático de cualquier niño con discapacidad intelectual. Una circular secreta de agosto de 1939 obligaba a médicos y matronas a informar de todos los casos de «idiotez» y de diversas «deformidades» a las oficinas de salud pública[35]. Una vez informados de los casos, estos se remitían a las llamadas «salas para niños especiales» que se encontraban dentro de los hospitales o en instituciones separadas. En el Reich había al menos treinta de estos centros de asesinato clandestino de niños con discapacidad[36]. Uno de ellos, el Spiegelgrund, fue el segundo en número de niños asesinados y se encontraba dentro de las instalaciones del hospital psiquiátrico Steinhof de Viena[37].

Hans Asperger trabajó como Director del Departamento de Ortopedagogía en la Clínica Infantil de la Universidad de Viena, bajo la dirección de Franz Hamburger. Algunos críticos han sostenido que sus tesis eran congruentes con el enfoque eugenésico que propugnaba Hamburger.

Esto podría ser un malentendido. Los nazis se habían anexionado Austria en marzo de 1938, y parece claro que Hans Asperger temió que les obligaran a adoptar las leyes eugenésicas (que ya estaban en vigor en Alemania) y a exterminar, entre otros, a los enfermos mentales y los «subnormales». De hecho, su hija afirma que su padre fue testigo directo de algunos incidentes desagradables durante sus visitas a Alemania en los primeros años 1930.

Un estudiante de doctorado, Marc Bush, ha llevado a cabo un análisis estilístico muy detallado de los artículos de Asperger entre 1938 y 1944 y considera que Asperger los escribió deliberadamente con un vocabulario «de estilo nazi» para engañar a los nazis y proteger así a los niños que estaban a su cargo en Viena. «Esto explica por qué el artículo de 1938 o el estudio de seguimiento de 1944 de Asperger no llegaron a ser conocidos en los EE. UU., donde uno esperaría que los hubieran mencionado los brillantes científicos germanoparlantes que migraron allí: estos los consideraron virtualmente como propaganda nazi y nunca los citaron. Sin embargo, nada podría estar más lejos de la realidad»[38].

Elizabeth Wurst, la colaboradora de Asperger, me contó: «Asperger tenía una posición muy clara contra los nazis. Intentó dejar clara esa posición. Dos de sus colaboradores emigraron a los EE. UU., y cuando él mismo visitó ese país, se reunió con ellos y hablaron de los viejos tiempos. Si hubiera tenido algún problema con las personas judías de su equipo, no los habría visitado allí, en Norteamérica»[39].

Una lectura en profundidad del artículo de 1938 de Asperger arroja algunas pistas fascinantes sobre por qué lo escribió precisamente de esa forma, y también sobre cómo se malinterpretó su vocabulario. El artículo comienza con lo que parece un elogio al Tercer Reich, y después se refiere a la necesidad de evitar «la transmisión de material genético enfermo» (lo que, aparentemente, entra de lleno en el terreno del pensamiento nazi sobre la eugenesia). Sin embargo, como ha señalado muy bien Marc Bush, prácticamente a continuación, Asperger empieza a defender y elogiar a los niños (con psicopatía autista) que tenía a su cargo. Él habla sobre «lo mucho que podemos hacer para ayudar» a esos niños «que no son normales»:

> Y si los ayudamos con toda nuestra devoción, serviremos también supremamente a nuestro pueblo, no solo evitando a la comunidad de nuestra nación la tensión que podrían suponer sus acciones delictivas y antisociales, sino también intentando asegurarnos de que encuentren su lugar como trabajadores en el organismo vivo de nuestra nación[40].

Asperger continúa destacando el valor que los niños con «psicopatía autista» tienen para la sociedad:

> Afirmamos —no apoyándonos solo en argumentos teóricos, sino en la experiencia de haber trabajado con muchos niños— que tanto las características

positivas de este chico como las negativas son aspectos necesarios, conectados de forma natural, de lo que realmente es una personalidad homogéneamente establecida. Podemos explicar también esto de la siguiente manera: las dificultades que este chico experimenta consigo mismo y con sus relaciones con el mundo son el precio que tiene que pagar por sus dones especiales[41].

Asperger terminaba su conferencia de 1938 con las siguientes palabras:

No debemos renunciar nunca a la educación de los individuos que no son normales, ya que sabemos que, en esas personas, pueden aparecer de repente (por ejemplo, en la pubertad) habilidades y fortalezas que no habíamos sospechado que existieran en esos niños o de las que no nos habríamos percatado de que tuvieran alguna importancia[42].

La Gestapo fue dos veces a la clínica de Asperger para arrestarlo, pero en ambas ocasiones Hamburger lo protegió. ¿Por qué fue la Gestapo a por Asperger, si no era judío? Wurst especula: «Él dirigía un hospital con niños de los considerados "anormales". Algunos tenían síndrome de Down. La cuestión es si se negó a entregárselos a los oficiales. Quizá fue eso lo que ocurrió[43]. ¿Podría haber habido también algunos nazis entre quienes escucharon su conferencia de 1938? Su hija, Maria Asperger, me dijo que a ella eso le parecía posible[44].

El propio Asperger dio la pista principal sobre las razones de la visita de la Gestapo en una entrevista radiofónica que le hicieron en 1974:

En la *Heilpädagogik,* teníamos mucho contacto con niños con trastornos, con deficiencia mental. No teníamos más opción que la de reconocer su valor y quererlos. ¿Cuál era su valor? Ellos forman parte de la población, son indispensables para algunos trabajos y también lo son desde el punto de vista de la ética, que nos enseña cómo los humanos estamos comprometidos los unos con los otros. Es totalmente inhumano (y, como hemos visto, tiene consecuencias terribles) que la gente acepte la idea de que hay vidas que no valen nada... Como yo nunca acepté esa idea (ni, por tanto, notifiqué a la Oficina de Salud nazi qué niños deficientes mentales estaban a mi cargo), eso me colocó en una situación realmente peligrosa. Tengo que agradecerle enormemente a mi mentor Hamburger que, pese a que era un nacionalsocialista convencido, me salvó dos veces de la Gestapo con su sólido apoyo personal. Él conocía mi posición, pero me protegió con todas sus fuerzas, y por eso lo tengo en el mayor aprecio[45].

Maria Asperger Felder me dijo que su padre nunca se afilió al Partido Nazi. Asimismo, me dijo que no sabía cómo consiguió mantener su cargo sin haberse afiliado a ese partido[46].

Tal y como he reflejado en estas páginas, las investigaciones y los testimonios de personas cercanas a Hans Asperger y de él mismo que he recogido durante varios años me han llevado a considerar que Hans Asperger no tuvo ninguna conexión con los nazis. Sin embargo, parece que, tres cuartos de siglo después de los acontecimientos, este episodio concreto de la historia del autismo no está completamente escrito, pues sigue apareciendo nueva información que es necesario tener en cuenta.

El investigador Herwig Czech[47], en un trabajo de revisión de los archivos nazis, ha encontrado documentos que demuestran que en 1942 Hans Asperger formó parte de una comisión, compuesta por siete miembros, encargada de evaluar a 220 niños internados en el hospital infantil Gugging de Viena. De ellos, 35 fueron enviados por mandato de esta comisión al programa de eutanasia que tenía lugar en el Spiegelgrund, donde murieron a los pocos meses. El caso mejor documentado y que más ha transcendido es el de una niña de tres años llamada Herta Schreiber. Con fecha 27 de junio de 1941, tras evaluar a esta niña, Asperger firma un informe en el que dice que presenta «trastorno de la personalidad, retraso motor severo, idiotez», que «la madre tiene que cuidar a otros cinco niños sanos» y que «la niña supone una carga insoportable, con lo que es absolutamente necesaria su derivación al Spiegelgrund»[48]. Apenas dos meses después, el 2 de septiembre de ese mismo año, Herta Schreiber murió en el Spiegelgrund. Otros estudiosos de la historia del autismo, como James C. Harris[49] —alumno de Leo Kanner— y Donvan y Zucker[50], se han hecho eco de estos hallazgos en sus trabajos.

Sobre esto, Uta Frith, destacada investigadora del autismo nacida en Alemania y de origen judío, me dijo:

> Yo estaba en el congreso celebrado en el 2010, y bastante molesta por el enfoque relativamente emocional (es decir, poco riguroso desde el punto de vista histórico) con que se examinaban acontecimientos históricos que a duras penas podemos llegar a entender. En mi opinión, más que dividir a la población entre héroes y santos, hay que considerar que todo el mundo (incluyendo los que no tomaban parte activamente) fue culpable de los que hoy entendemos como crímenes. La gravedad de esos crímenes dependía, por supuesto, del puesto que cada persona ocupaba en la sociedad y de lo que se esperaba que cada una de esas personas hiciera. ¿Por qué pretendemos que Hans Asperger sea una excepción?
>
> Recuerdo, aunque de forma un tanto vaga, un alegato en concreto presentado en el congreso, en el que se citaba una carta de derivación, firmada por Hans Asperger. En ella, derivaba a una niña con una grave discapacidad (y cuya madre era desesperadamente pobre y luchaba por criar a varios hijos) a una clínica de nombre tristemente famoso, en la que posteriormente falleció. Asperger tenía que haber sabido que las posibilidades de supervivencia eran bajas, y probablemente la madre también lo sabía. Me pareció que en este caso existía el peligro de dar un tratamiento sensacionalista a algo que podría verse

como un acto de misericordia, o más bien, como una acción que solo podría comprenderse (si no disculparse) a la luz del contexto histórico. Es difícil imaginar lo que debía de ser vivir y ser un médico en esa época. Alemanes y austríacos han sufrido (y siguen sufriendo) intensamente por la culpa colectiva.

Este caso del que recuerdo que se habló en el congreso de ninguna forma excluye el que Asperger estuviera al mismo tiempo protegiendo a los niños para que no se los transfiriera a esas clínicas. No obstante, es mucho más difícil documentar esto último»[51].

Después de la guerra, Asperger viajó por todo el mundo; no solo por Europa (habló de su nuevo síndrome en Holanda en 1949), sino más lejos. Pasó seis semanas en EE. UU. en los años 1950 y en 1965 dio una charla en Tokio, en la recién creada Asociación Japonesa de Psiquiatría del Niño y el Adolescente[52]. Su hija me contó que había quedado hechizado por los jardines japoneses, «sobre todo, por los ancianos que combinaban las hojas de las flores y creaban formas maravillosas»[53]. También viajó a América Latina con su esposa y, como gran admirador de la cultura inca, visitó el Machu Picchu en Perú[54].

Sin embargo, los escritos de Asperger no se citaron en un importante congreso de Psiquiatría que se celebró en Zúrich en abril de 1957. El francés Gilberg Lelord, veterano experto en autismo, asistió a ese congreso y me dijo que eso podía haber sido consecuencia de la Segunda Guerra Mundial: «Asperger fue sin duda una víctima de la guerra; los artículos en alemán no eran populares por aquel entonces»[55].

Después de su jubilación, Asperger siguió yendo a su clínica una vez por semana, los miércoles, para dar una clase sobre la *Heilpädagogik*, fundada en Austria. Según Schubert: «A él no le interesaba la psicoterapia. Estaba convencido de que la enseñanza era lo que podía ayudar a los niños. La palabra más interesante en la *Heilpädagogik* era "integración". Él quería integrar cinco disciplinas: educación, pediatría, psiquiatría, psicología y sociología. Eso es lo que significaba *Heilpädagogik*»[56].

***

Leo Kanner, que pronunciaba su nombre como «Konner», y del que su hijo Al me contó que siempre le divertía que el cartero, en Estados Unidos, le llevara cartas dirigidas a Lee O'Connor[57], nació el 13 de junio de 1894 en un pueblecito llamado Klekotow. Sus padres, judíos ortodoxos, le pusieron de nombre Chatskel Leib Kanner. Klekotow (actualmente, Klekotiv) era un pueblo cercano a la ciudad ucraniana de Brody. Desde 1872 hasta el final de la Primera Guerra Mundial, Brody marcó la frontera entre la Galicia Austriaca y el Imperio Ruso. Los judíos representaban aproximadamente el 70% de la población y el yiddish era la lengua mayoritaria. Kanner pasó los primeros años de su vida en Klekotow y en Brody. Describía a su padre como alguien con pocas habilidades sociales, dedicado obsesivamente al estudio del Talmud y ansioso por aprender enormes cantidades de otros datos, frecuentemente inútiles. Su madre disfrutaba mucho cuando su marido hacía divertidas exhibiciones de su memoria en público. En realidad, en la actualidad el padre de Kanner bien podría haber recibido un diagnóstico de síndrome de Asperger. El propio Kanner también era capaz de recitar de memoria poemas muy largos, pero, a diferencia de su padre, tenía buenas habilidades sociales.

Leon Eisenberg, estrecho colaborador de Kanner en Baltimore, me confirmó esta observación sobre la memoria prodigiosa de este, cuando me contó lo siguiente: «Era un hombre muy singular. Por las tardes, daba clases a grupos de maestros. Les pedía que todas las semanas se sentaran en los mismos sitios para poder relacionar sus nombres con sus caras. Yo he visto a Kanner ir por la calle ocho años después de haber dado un curso y recordar perfectamente a una alumna con la que se encontró, y también a los alumnos que se sentaban junto a ella. Esa memoria pudo haber sido una parte importante de su capacidad para reconocer a los primeros once niños con autismo infantil precoz sobre los que escribió, porque los estuvo viendo durante un periodo de varios años y usó su impresionante memoria para reconocer lo que tenían en común, a pesar de las diferencias que presentaban (recuerdo en particular a uno que había aprendido las aproximadamente 25 preguntas y respuestas del catecismo presbiteriano cuando tenía ocho o nueve años, y a otro, que no sabía hablar pero que tenía una sorprendente inteligencia manipulativa, lo que dejaba claro que había un niño tras aquella apariencia muda)»[58].

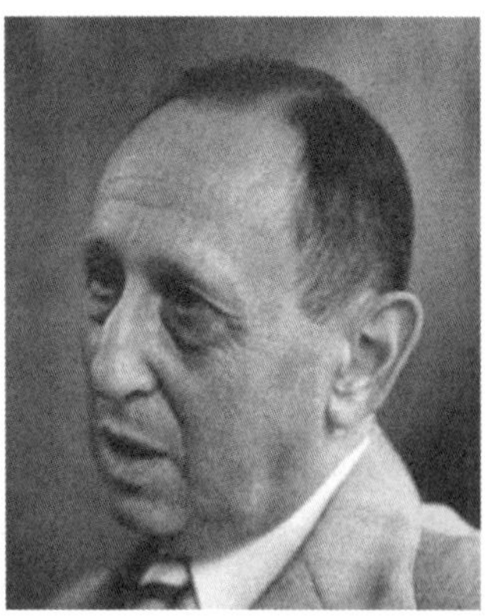

Leo Kanner (foto cortesía de la Universidad Johns Hopkins)

Leo Kanner podría haber sido fácilmente escritor en vez de psiquiatra infantil. En 1906, cuando todavía era un niño, se trasladó a Berlín para vivir con su tío. Escribió su primer poema a los 10 años de edad, inspirándose en el emotivo enfoque sobre la soledad infantil que hace Hector Malot en *Sans famille* (*Sin familia*), un libro que el pequeño Leo había comprado por media corona. Sus padres y amigos —que le escuchaban recitar sus versos— lo animaban a seguir escribiendo poesía. También sus profesores de secundaria en Berlín lo animaron a seguir una carrera literaria, y durante un tiempo él intentó seguir sus consejos. Berlín, en los años previos a la Primera Guerra Mundial, era un lugar de encuentro para los jóvenes que aspiraban a ser escritores o artistas; allí vivían y trabajaban muchos representantes de los principales movimientos de la época (impresionismo, expresionismo, surrealismo). Impresionados por el informe sobre una conferencia que Kanner les había enviado para su publicación, en el periódico *Berliner Morgenpost* le proporcionaron las entradas para asistir a conferencias y lecturas de destacados críticos y figuras literarias para que él hiciera las reseñas en el periódico. Por esas recensiones, Kanner recibía la modesta cantidad de 5 marcos, pero su auténtica recompensa era tener la oportunidad de oír a escritores de la talla de Gerhardt Hauptmann leyendo sus obras[59].

En 1917, aunque ya estaba estudiando Medicina, Kanner escribió un poema titulado *El hombre loco y su imagen en el espejo*, en el que un loco, temiendo que su propia imagen en el espejo pudiera acabar con él, destroza el espejo con un golpe demoledor. El poema se había inspirado en la descripción que había hecho su profesor de psiquiatría sobre uno de sus pacientes[60].

Kanner ganó cierta reputación como crítico literario gracias a sus reseñas, pero sus esperanzas de desarrollar una carrera literaria creativa se frustraron, porque nadie quiso publicar sus poemas. Kanner recordaba con nostalgia aquellos años en Alemania, aunque en 1978 le dijo a un periodista del *Baltimore Sun* que aquella decisión le salvó la vida: «Si yo hubiera seguido en la literatura, me habría quedado en Alemania, y me habrían matado en el Holocausto»[61]. Algunas fuentes indican que la madre y tres hermanas de Kanner fueron asesinadas por los nazis, aunque en su autobiografía no publicada, *Freedom from Within* (literalmente: La libertad desde el interior), él no habla sobre el destino de su madre; solo dice que su padre falleció justo antes de que estallara la Segunda Guerra Mundial, que una de sus hermanas se trasladó a Bélgica, que un hermano (Max) emigró a EE. UU., y que otro (Josef) dejó Europa para irse a Palestina[62].

Kanner estudió en la Facultad de Medicina de la Universidad Friedrich Wilhelms de Berlín. Cuando empezó la Segunda Guerra Mundial en 1914, debido a su origen austriaco, fue reclutado por el Ejército Real e Imperial de Austria y Hungría y destinado al servicio médico del 10º Regimiento de Infantería. Cuando terminó su servicio militar, siguió en la Facultad de Medicina hasta un nuevo periodo de servicio militar en el ejército de la monarquía de los Habsburgo. Obtuvo la nacionalidad prusiana en 1919 y en los inicios del año siguiente comenzó a trabajar como auxiliar médico en el hospital universitario Charité [Caridad] de Berlín, en el equipo de Friedrich Kraus. Kraus le encargó que trabajara sobre los sonidos cardiacos normales y su relación con los electrocardiogramas. Por aquel entonces, la cardiología era lo que más le interesaba a Kanner[63]. Tras completar su doctorado en 1920, además de trabajar como médico, siguió escribiendo poesía y participando en las actividades artísticas y culturales del Berlín de la época.

Aunque comenzó impartiendo clases de electrocardiografía en la Universidad de Berlín, a Kanner ya le interesaba mucho la psiquiatría. Como recordaba en una entrevista de 1972 en Louisville (Kentucky): «Tuve la suerte de tener un profesor excelente, Karl Bonhoeffer, que es muy conocido en la historia de la psiquiatría. Era una persona muy noble... No estaba de acuerdo con el régimen de Hitler, y su hijo y su yerno fueron enviados a campos de concentración»[64].

En aquellos momentos, sin embargo, Kanner ya tenía una esposa y una hija pequeña a las que mantener, y con el aumento de la inflación en Berlín, decidió dejar Alemania e irse a EE. UU. en enero de 1924. En la misma entrevista de 1972, recordaba lo siguiente: «Ejercí la medicina tres años durante el periodo de la terrible inflación alemana; entonces ¡era multimillonario!». Dio la casualidad de que uno de sus alumnos en ese curso de electrocardiografía en Berlín quería afincarse en Aberdeen (Dakota del Sur). Kanner recordaba en 1972: «[ese alumno] era bastante solitario y le invitamos varias veces a cenar con nosotros. Un día nos dijo que, antes de llegar a nuestra casa, tenía que hacer algo en el Consulado Americano, y le pregunté si podía ir con él. Así lo hice. Me hizo esperar, y finalmente llegó con un formulario de declaración jurada ya sellado, para mí y mi esposa, y me dijo: "Creo que deberíais escapar de esta inflación tan terrible. ¿Por qué no os vais a América?"»[65].

Kanner empezó a trabajar como auxiliar médico en el Hospital Estatal de Yankton, en Dakota del Sur. Publicó un artículo sobre la parálisis general entre los nativos americanos que trató allí, y al año siguiente, otro sobre la sífilis. Tuvo incluso la oportunidad de reunirse con el gran psiquiatra alemán Emil Kraepelin, que estaba visitando EE. UU. Al mismo tiempo, su interés por las artes seguía siendo muy fuerte. A veces, su pasión por la ciencia y por la literatura coincidían: en 1925, el *Journal of Abnormal and Social Psychology* publicó su artículo: «A psychiatric study of Ibsen's Peer Gynt» (literalmente: «Un estudio psiquiátrico sobre el Peer Gynt de Ibsen»).

En 1924, Kanner publicó su primer libro, *Folklore of the teeth* (literalmente: El folclore de los dientes), basándose en las notas que había confeccionado para las clases que impartió a sus alumnos dentistas en Alemania. Más tarde, afirmó que escribir ese libro le había ayudado a aprender inglés. Hablaba también fluidamente polaco, francés, lituano, yiddish, hebreo y ucraniano, además de su alemán nativo, pero conservó hasta el final de su vida un fuerte acento alemán cuando hablaba en inglés.

En octubre de 1928 comenzó a trabajar en la Clínica Psiquiátrica Henry Phillips de la Universidad Johns Hopkins de Baltimore, bajo la dirección del psiquiatra suizo Adolf Meyer*. Dos años después, puso en marcha la primera clínica psiquiátrica dentro de un hospital universitario de todo el mundo.

Los primeros meses de Kanner en la Johns Hopkins empezaron con mal pie. Después de que Paul Schilder diera una conferencia acerca de las investigaciones sobre el hipotálamo (especialmente, acerca del metabolismo de la glucosa y la conducta sexual), Adolf Meyer le preguntó al público: «¿Algún comentario?». El joven Kanner se puso de pie, felicitó a Schilder por su conferencia y, a continuación, comentó humorísticamente que por fin había entendido por qué la gente llamaba a sus seres queridos «*honey*» o «*sugar*»**: que esto era por la cercanía en el hipotálamo de las áreas del sexo y de la glucosa. El público se rio estrepitosamente, pero al profesor Meyer no le divirtió lo que consideró una intervención de Kanner imperdonablemente grosera y repitió la pregunta: «¿Algún comentario?»[66].

Aunque Kanner y Meyer llegaron a admirarse mutuamente, mi examen de los archivos de Kanner en la Johns Hopkins reveló que las cartas de este pidiéndole a su jefe un aumento de sueldo cayeron en saco roto, aun después de que Kanner hubiera ganado fama internacional por la publicación de su libro de 1935 *Child Psychiatry* (*Psiquiatría infantil*) y por sus diagnósticos y tratamientos de los trastornos mentales infantiles[67].

¿Qué influencia tuvo Meyer sobre su joven pupilo? Meyer fue el fundador de la escuela psicobiológica en psiquiatría, por lo que consideraba que los problemas psiquiátricos de cada persona eran únicos y no podía aceptar los esquemas de clasificación de Kraepelin o Bleuler. Meyer rechazaba también las afirmaciones freudianas sobre la existencia de factores psicodinámicos ocultos como causa de los trastornos mentales. Kanner, en la primera edición de su libro *Child Psychiatry*, de 1935, se refiere brevemente al

*N.T.: Adolf Meyer fue un psiquiatra suizo (1866-1950) que trabajó desde 1910 en la clínica psiquiátrica de la Universidad Johns Hopkins. Es conocido por introducir el término «higiene mental», entendido como la posibilidad de alcanzar y mantener la salud mental. Asimismo, se le considera como el padre de la Terapia Ocupacional por sus contribuciones sobre el pensamiento ocupacional.

** N.T.: Literalmente «miel» y «azúcar»; equivalente en español a «bombón» o «ricura».

«autismo» (en el sentido en el que lo utilizaba Bleuler) como un «trastorno de la relación madre-hijo»[68].

En su libro de 1941 *In Defense of Mothers* (*En defensa de las madres*), Kanner escribió:

> Si Ud. quiere seguir adorando al Gran Dios del Inconsciente y a sus presuntuosos intérpretes, no hay nada que se lo impida. Pero no deje que sus hijos paguen las consecuencias de sus excursiones al reino de la fantasía. Porque esto no es más que una fantasía no probada, arbitrariamente llamada «psicología», absolutamente alejada de la vida real, desdeñosa de los hechos y sucesos reales, y que en realidad se basa en una especie de fantasiosa «interpretación de un inconsciente mitológico»[69].

Por otro lado, sorprendentemente, Kanner dijo en su entrevista radiofónica de 1972: «Ha habido psicoanalistas excelentes. No se me ocurre una persona mejor, que haya hecho más por los niños, que Anna Freud. No obstante, también está ese ejemplo horrible de Melanie Klein, que veía todo solo desde una perspectiva: la suya»[70].

En muchos sentidos, Kanner mantenía una actitud anticuada respecto a su práctica clínica. Una vez, durante una visita a Omaha, Nebraska, le preguntaron qué edad tenía. Contestó: «¡Soy una reliquia del siglo diecinueve!». También dijo en una entrevista de 1976: «La gente habla sobre los distintos enfoques desde los que abordar la cuestión: el enfoque organicista, el psicoanalítico, el sociológico... Pero no eres tú quien aborda a los pacientes; son ellos los que te abordan a ti porque te necesitan»[71].

Mucho antes de trabajar en el tema del autismo, demostró un profundo interés por los niños con discapacidad intelectual, en una época en la que la mayoría de los psiquiatras no los admitían en sus clínicas. Significativamente, en los años 1930, realizó un estudio de seguimiento de 166 pacientes que habían sido sacados de colegios estatales de Maryland específicos para alumnos con discapacidad intelectual, gracias a mandatos judiciales de *habeas corpus** conseguidos por abogados en las dos décadas previas. Kanner consiguió localizar a 102 de esos pacientes, de los cuales solo 34 habían alcanzado unos resultados moderadamente buenos. La inmensa mayoría, como descubrió, habían trabajado como empleados en servicios domésticos antes de ser despedidos por no hacer bien su trabajo y de terminar en los barrios bajos de su ciudad. Cuando Kanner reveló en 1938 lo que realmente estaba ocurriendo, su artículo recibió una enorme atención de los medios de comunicación, dando lugar a acciones legales que terminaron con la práctica que permitía a los abogados dejar a las

*N.T.: El habeas corpus es una figura jurídica que persigue evitar que las personas puedan ser privadas de su libertad sin justificación.

personas con discapacidad intelectual totalmente desatendidas por la comunidad[72].

Asimismo, Kanner sintió siempre gran simpatía por los oprimidos políticos. Leon Eisenberg me habló del trabajo de Kanner a favor de las víctimas de la persecución nazi: «Durante los años 30, en los que aún era posible ayudar a los judíos a abandonar la Alemania de Hitler, Kanner los defendió muy activamente. Para conseguir un visado, el inmigrante potencial necesitaba un certificado de algún ciudadano norteamericano de buena posición que no solo afirmara que ayudaría al inmigrante a conseguir trabajo, sino que garantizara que el inmigrante no acabaría siendo una carga para el erario público. Por tanto, Kanner tuvo que asumir la responsabilidad económica de las personas a las que respaldó para que fueran admitidas en el país»[73].

Eisenberg me indicó también que esa fue una época de gran confusión entre la comunidad judía de EE. UU.: «Los Estados Unidos tenían sus propios antisemitas. Algunos judíos acomodados y conservadores temían que la llegada de más judíos a tierras norteamericanas aumentara el antisemitismo; el intento de Kanner de conseguir una ayuda económica adicional por parte de los judíos acaudalados de Baltimore tuvo muy poco éxito»[74].

Además, Eisenberg me contó que Kanner había llevado a los Estados Unidos a destacados médicos austriacos y alemanes y que les había conseguido trabajos como auxiliares en hospitales estatales. «Aunque estaban sobrecualificados para aquellos trabajos, le estaban muy agradecidos por haberles salvado la vida... No sé cuántos refugiados trajo Kanner. Una vez le oí decir que doscientos, que es una cantidad realmente increíble para un solo hombre»[75]. Eisenberg me habló también de los esfuerzos de Kanner por ayudar a las víctimas de la represión de Franco tras la Guerra Civil española.

***

Es muy probable que Asperger precediera a Kanner en su descripción de los rasgos del autismo. Sin embargo, el artículo de Kanner de 1943 «Autistic disturbances of affective contact» («Trastornos autistas del contacto afectivo»), publicado originalmente en la revista norteamericana ahora extinta *The Nervous Child*, fue el que representó un punto de inflexión. Michael Rutter cree que el artículo de Kanner fue el más importante: «La verdad es que no tengo muy buena opinión de los escritos de Asperger. ¡Son tan inconexos y desorganizados! ¿Quién de los dos fue el primero? Bueno, depende de qué signifique eso. ¿Fue Darwin la primera persona en ocuparse de la evolución? Desde luego que no. Pero lo que Darwin hizo fue proporcionar un enfoque organizado sobre el asunto. Pienso lo mismo sobre Kanner»[76].

En su crucial artículo de 1943, Kanner consideró cinco rasgos para el diagnóstico: una profunda carencia de contacto afectivo con otras personas; un deseo ansiosamente obsesivo de mantener invariables las rutinas y el entorno del niño; una fascinación por los objetos, que se manipulan con habilidad desde el punto de vista de la motricidad fina; mutismo o un tipo de lenguaje que no parece dirigido a la comunicación interpersonal, y por último, un buen potencial cognitivo, que se evidencia a través de extraordinarias capacidades memorísticas o en la habilidad en pruebas manipulativas como el tablero de formas de Séguin (un instrumento ampliamente utilizado para evaluar las capacidades infantiles mediante tareas no verbales tales como colocar formas geométricas comunes en huecos que tienen esa misma forma, en un puzle).

Kanner también destacó el inicio de la condición desde el nacimiento o antes de los 30 meses. Por esta razón, rechazó considerar que los niños «se aislaban». Para él, en realidad los niños nunca habían estado implicados en el mundo social. Los 11 niños que examinó en su artículo original de 1943 tenían dificultades para relacionarse con otras personas, una condición que Kanner llamó «soledad autista extrema». Este era, para Kanner, el rasgo definidor del autismo.

La mayoría de los niños presentaban también un retraso en el lenguaje o un lenguaje inusual (repetían ecolálicamente lo que oían o invertían los pronombres). Odiaban los cambios en sus rutinas, en la disposición de los muebles o en los itinerarios seguidos para ir de un lugar a otro. Asimismo, tenían problemas sensoriales. La mayoría de ellos eran muy hábiles en tareas tales como clasificar animales o memorizar direcciones u horarios de tren.

Extrañamente, sin embargo, Kanner no pensaba que el síndrome específico que estaba describiendo fuera un tipo de discapacidad intelectual; él creía que la mayoría de los 11 niños tenían una inteligencia «normal» o por encima de lo normal, lo que es bastante desconcertante, en parte por su conocimiento experto de la discapacidad intelectual y en parte también porque sus descripciones de estos primeros 11 niños incluyen rasgos de alteración cognitiva.

«Esta es una cuestión interesante», me dijo Lorna Wing. «Solo estoy especulando, pero quizá Kanner pensaba que los problemas cognitivos se derivaban de los emocionales, que la alteración social explicaba todo lo demás y que, en realidad, si prescindías de esa alteración, lo que te encontrabas era que, en el fondo, eran brillantes. Él creía firmemente que tenían ese potencial de una inteligencia normal o superior. Y yo supongo que esto encajaba en su firme creencia de entonces de que no había ningún problema orgánico y que la única dificultad que tenían era la falta de instinto social»[77].

Leon Eisenberg, colaborador de Kanner, me dijo: «En esto, él fue más allá de la evidencia de que disponía. Él hablaba de una fisonomía inteligente, como la apariencia de una mirada inteligente, en vez de la mirada embotada que uno asocia con el retraso mental. Y los niños sabían completar puzles y recordaban los lugares e iban al mismo lugar de la casa, aunque no hablaran. Pero creo que él extrapolaba más allá de los datos y que algunos de esos niños no solo tenían un retraso verbal sino también una discapacidad cognitiva»[78].

Michael Rutter cree que Kanner, en ese trabajo, se centró demasiado en las habilidades inusuales de los niños. «Con la ventaja que da mirarlo retrospectivamente, sin duda vio en esas habilidades más de lo que podía justificar. Desde entonces, hay un montón de evidencia sobre la realidad de las habilidades *savant* que él identificó, de modo que esto ha resistido la prueba del tiempo»[79].

Ami Klin, del Centro de Estudios Infantiles de Yale (New Haven), coincide con esa apreciación: «A Kanner le impresionaba que algunos de aquellos niños tuvieran habilidades especiales. Dos años después que él, un neurólogo estupendo, Kurt Goldstein, eligió a uno de los niños que había visto Kanner y escribió una monografía completa en la que demostraba que había cosas especiales que ese niño podía hacer, pero también que estaban rodeadas por un mar de discapacidad»[80]. Klin me dijo que él tenía la sensación de que los antecedentes del estudio de 1979 de Lorna Wing y Judith Gould, que marcó un hito histórico, podían remontarse al artículo de Goldstein de 1945.

El hijo de Kanner, Albert, me dijo que su padre llevaba a algunos de los primeros 11 niños a su propia casa; el propio Albert jugaba con ellos en el suelo de su cuarto de estar y nunca les notó nada extraño[81].

El grupo original de Kanner estaba sesgado, y quizá fue esto lo que le llevó a su sorprendente conclusión sobre la inteligencia normal o casi normal de estos niños. Como me hizo notar el experto sueco Christopher

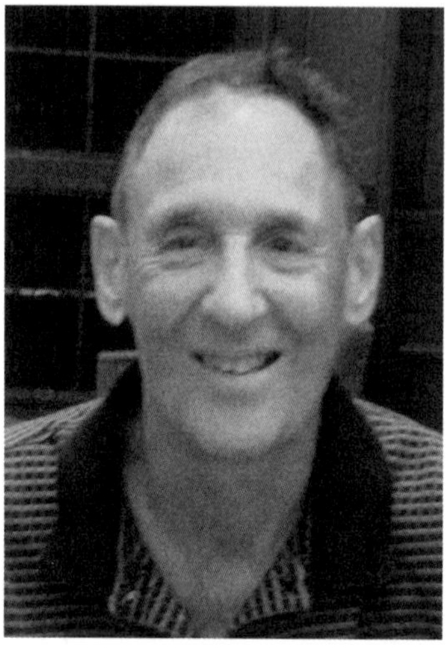

Albert Kanner

Gillberg: «Los primeros casos de Kanner eran superselectos; los niños procedían de clases altas, porque sus padres eran los que conocían los escritos de Kanner. Por eso, este sacó la impresión de que el autismo en su totalidad se daba en las clases más acomodadas»[82].

Lauretta Bender, psiquiatra del Hospital Bellevue de Nueva York, insistió mucho en esta misma cuestión en 1959. Ella escribió: «No está claro qué es lo que quería decir Kanner al afirmar que hay evidencia de que los niños con autismo tienen un mayor potencial intelectual, a no ser que se estuviera refiriendo a los antecedentes familiares de esos colegas, profesores y sofisticados intelectuales que habían elegido ir a su consulta»[83].

Aparentemente, Kanner rechazó esta afirmación cuando le dijo a Bernard Rimland que su clientela procedía «tanto de los barrios bajos como de los barrios más privilegiados»[84]. Sin embargo, Gillberg indica: «Hay algo muy perspicaz en la observación de Kanner de que los niños parecían ser muy inteligentes, porque con frecuencia lo son, aunque en áreas muy restringidas»[85].

Puede resultar extraño que tanto Asperger como Kanner eligieran emplear el término de Bleuler *autismo*, especialmente porque Kanner estaba convencido de que lo que él había descrito era un síndrome distinto. Sin embargo, Marc Bush me indicó que era muy probable que ambos autores hubieran estudiado los mismos textos, por ejemplo, la quinta edición del *Manual de Psiquiatría* de Bleuler de 1930.

Christopher Gillberg me dijo que él creía que los dos eligieron el término *autismo* porque los psiquiatras de 1930 y 1940 estaban influidos por la terminología de Bleuler y Kraepelin. «Siempre intentaban usar términos ya existentes para describir los diversos trastornos. Había llevado tiempo el que la mayoría de la gente aceptara que ese término de Bleuler, autismo, se utilizara para describir un síntoma de la esquizofrenia, así que cuando Kanner pensaba en niños solitarios y desvinculados, aunque creyera que se trataba de un síndrome distinto, veía conexiones con la definición de Bleuler sobre el autismo. La definición de Bleuler se refería exclusivamente al pensamiento egocéntrico (y muchos de nosotros hoy en día consideramos que ese es un rasgo nuclear de autismo). Las conexiones entre autismo y esquizofrenia quizá son más plausibles de lo que se creía en los años 1970. La revista de Kanner llevó por título *Journal of Autism and Childhood Schizophrenia* (literalmente: Revista sobre autismo y esquizofrenia infantil)[86].

La psicóloga norteamericana Louise Despert, cuyas ideas (como me recordó Lorna Wing) ejercieron una potente influencia sobre Kanner durante algún tiempo, describió sus primeros casos de esquizofrenia infantil en 1938. ¿Tal vez, en su propio artículo de 1943, Kanner se refería a los estudios iniciales de Despert y no a los de Asperger? Seis años más tarde, encontramos a Kanner escribiendo lo siguiente: «El aislamiento emocional extremo respecto a otras personas, que es la característica principal del autismo infantil precoz, guarda un parecido tan fuerte con el retraimiento en la esquizofrenia, que la relación entre ambos trastornos merece ser considerada seriamente». Sin embargo, todavía él seguía insistiendo en que su síndrome era distinto[87].

Como veremos, la confusión que Kanner tenía presente entre autismo y esquizofrenia infantil la compartieron profesionales de todo el mundo durante muchos años. Incluso Hans Asperger llegó a escribir lo siguiente en un breve y poco conocido artículo de 1938: «En estas situaciones de personalidad alterada hay un continuo, y no una clara línea divisoria, con la esquizofrenia, cuyo principal síntoma, además, es el autismo, en el sentido de que se pierde totalmente el contacto con el entorno»[88].

Seis años después, en su artículo de 1944, Asperger escribió: «El término *autismo* acuñado por Bleuler es sin duda una de las aportaciones lingüísticas y conceptuales más importantes de la nomenclatura médica». Ahora bien, al igual que Kanner, Asperger diferenció entre la esquizofrenia de Bleuler y el autismo:

> Los pacientes esquizofrénicos viven frecuentemente en un mundo imaginario de cumplimiento de sus deseos y de manía persecutoria [...] Sin embargo, ese tipo de pensamiento no juega ningún papel en los niños que aquí nos interesan. Mientras que el paciente esquizofrénico parece mostrar una pérdida progresiva de contacto social, los niños de los que estamos hablando carecen de ese contacto desde el principio. El autismo es el rasgo primordial en ambos casos. Impregna totalmente el afecto, el intelecto, el deseo y la acción [...] Sin embargo, a diferencia de los pacientes esquizofrénicos, nuestros niños no muestran una desintegración de la personalidad. Ellos, por tanto, no son psicóticos, sino que muestran una psicopatía más o menos grave[89].

Kanner fue consciente del peligro potencial de utilizar el término *autismo* para describir la conducta tan peculiar que él había observado a finales de los años 30 y principios de los 40. En una conferencia importante pero olvidada que dio en Nueva York en 1965, declaró que «después de darle muchas vueltas» había decidido introducir la expresión *autismo infantil precoz* para «acentuar así el momento de las primeras manifestaciones y la limitada *accesibilidad* de los niños»[90]. En esa conferencia, Kanner quiso citar a Bleuler, que había escrito:

> Naturalmente, hay cierta retirada implícita de la realidad en el pensamiento fantasioso de la gente normal que «construye castillos en el aire». Aquí, lo que hay esencialmente es un acto deliberado mediante el cual la persona se entrega a una fantasía. La persona sabe que se trata solo de una fantasía y que esta se desvanecerá tan pronto como la realidad lo exija. No cabe llamar «autismo» a los resultados de estos mecanismos, en la medida en que no se asocian a una retirada definitiva del mundo exterior.

Comentando estas palabras de Bleuler, Kanner le dijo a su audiencia de Nueva York: «Esta definición no explica el estatus de nuestros pacientes por una razón: «retirada» implica que alguien deja de tener una participación anterior; estos niños, sin embargo, nunca habían participado»[91].

Resulta muy interesante, vistos los estudios recientes que indican que se puede diagnosticar el autismo más tempranamente de lo que se creía antes, que Kanner explicara ya en 1965 lo siguiente:

> [Estos niños] han iniciado su existencia sin los signos universales de responsividad infantil. Esto queda demostrado en los primeros meses de la vida por la ausencia de la habitual respuesta anticipatoria cuando alguien se les acerca para cogerlos, y por la ausencia de ajuste corporal a la persona que les coge. Pero ellos no están aislándose del mundo externo como tal. Aunque les resulta ajeno el contacto afectivo y comunicativo con las personas, desarrollan relaciones notables y no precisamente torpes con el entorno inanimado. Se apegan tenazmente a algunas cosas, las manipulan hábilmente, entran en éxtasis cuando los juguetes se mueven o giran a su alrededor, y se enfadan cuando los objetos no responden como esperan. Están tan interesados en el mundo exterior que miran todo con una tensa alerta para asegurarse de que todo lo que los rodea se mantiene estático, de que cada experiencia se repite en todos sus detalles, con una similitud fotográfica y fónica total.
>
> Nada de esto parece encajar en los criterios de Bleuler para el autismo. Aquí no hay una retirada, en el sentido habitual del término, sino una forma particular de contacto con el mundo exterior, que es el rasgo central de la enfermedad [sic]... Sin embargo, aun siendo muy consciente de todo esto, no he sido capaz de encontrar una expresión concisa que pudiera ser equivalente o igual de apropiada para esta condición. Después de todo, estos niños comienzan en un estado que, en cierta forma, se parece al resultado final de una retirada más tardía, y lo que muestran es un alejamiento (al menos de la parte humana del mundo exterior). Identificarlos con algún nombre me pareció claramente

preferible porque, como han demostrado hechos posteriores, se corría el riesgo de que este síndrome, que es diferente, acabara mezclado con un montón de categorías generales[92].

***

Tal y como señaló en el *Journal of Autism and Childhood Schizophrenia* de 1971 Arns van Krevelen, de la Facultad de Medicina de la Universidad holandesa de Leiden (quien fue el primer psiquiatra infantil europeo en publicar un caso de autismo infantil precoz, en 1960), las descripciones clínicas de los casos de Kanner y Asperger «difieren considerablemente» entre sí. Según él: «Kanner describió procesos psicóticos caracterizados por una evolución. La psicopatía autista de Asperger representaba rasgos que eran estáticos»[93]. Hoy en día, tienden a enfatizarse más las semejanzas que las diferencias. El término *autismo de Kanner* se ha utilizado frecuentemente para indicar a niños con una constelación de rasgos clásicos y «nucleares» que recuerdan con un nivel de detalle asombroso a los identificados por Kanner en su descripción inicial. Asperger, en su artículo de 1944, afirmó que los niños sufrían una alteración fundamental que ocasionaba sus muy característicos problemas.

Asperger observó que el síndrome era mucho más frecuente en niños que en niñas. De hecho, fue más lejos, llegando a decir, en su artículo de 1944, que «la psicopatía autista es una variante extrema de inteligencia masculina, tiene un carácter masculino». Este concepto lo ha utilizado Simon Baron-Cohen, profesor en la Universidad de Cambridge, en su teoría del autismo como «cerebro masculino extremo», pero Jacques Constant ha señalado que la noción de Asperger estaba en línea con la ideología sexista que imperaba en la época en la que Asperger trabajó y escribió. Como indica Constant, en aquella época, las mujeres quedaban relegadas a la cocina, la iglesia y el cuidado de los niños, y ese espíritu —insiste Constant— impregnó los textos de Asperger[84].

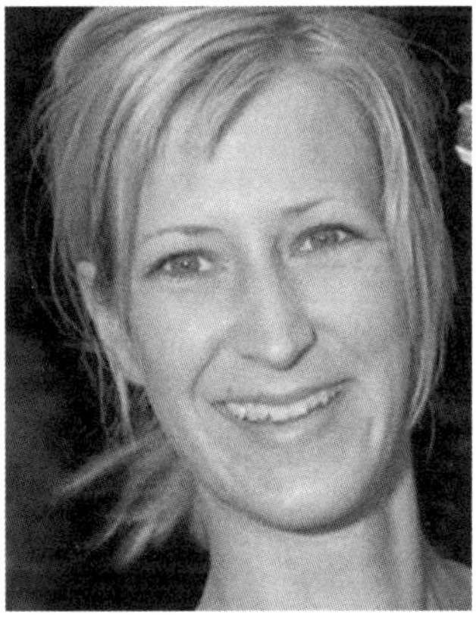

Kathrin Hippler

Kathrin Hippler, que trabaja con Elizabeth Wurst y que ha realizado una gran cantidad de investigaciones importantes en esta área, coincide en que los artículos de Asperger están escritos en el estilo anticuado propio de aquella época: «Dijo expresamente que las niñas no tienen muchas ideas originales»[95]. En contraste, Wurst señaló que Asperger trabajaba en su clínica junto a dos doctoras, incluyéndola a ella misma. «En este aspecto, fue un pionero en su época. Allí teníamos mucha libertad»[96].

Jacques Constant ha sostenido también que uno de los catalizadores del interés de Asperger por el autismo fue su observación de que los niños que él llevaba a campamentos de verano en las montañas, en vez de compartir su amor por la naturaleza, reaccionaban con terror[97]. Cuando le planteé esta idea a la hija de Asperger en Zúrich, se mostró escéptica y me dijo que nunca había tenido noticia de que su padre hubiera llevado a esos niños al campo[98].

El artículo de Asperger de 1944 trata solo de cuatro niños de entre 6 y 11 años de edad, aunque un colega suyo, el doctor de origen sueco Günter Krämer, ha declarado que en realidad el trabajo de Asperger estaba basado en la investigación de más de 400 casos. A los niños que presentaban la condición descrita por él Asperger los llamó «pequeños profesores», dada su habilidad para hablar con gran detalle de sus temas favoritos. Él hizo el seguimiento de uno de los niños, Fritz V., hasta la edad adulta. Fritz V. se hizo profesor de astronomía y rectificó un error del trabajo de Sir Isaac Newton que en realidad había detectado ya cuando era niño.

Inicialmente, a Asperger le enviaban los niños desde las guarderías y los colegios. Tanto Wurst como su colega vienesa Kathrin Hippler coinciden en que es sorprendente que Asperger no se interesara por seguir la evolución de los niños en los años posteriores, como sí hizo Kanner. ¿Fue quizá porque creía que la condición se trataba de un trastorno de la personalidad estable? Wurst aceptó esta posibilidad: «Asperger estaba más interesado en lo que les ocurría a los niños en ese momento, para entender qué les sucedía: en ese momento, no quince años después»[99]. Sin embargo, María Asperger Felder me dijo que, en la época en la que falleció, su padre se encontraba planeando realizar más estudios de seguimiento[100].

Una de las jóvenes austriacas que en 1952 llevaron a la clínica de Asperger en Viena para que este la atendiera fue Elfriede Jelinek. Esta mujer, que tenía entonces 6 años de edad, llegó a ganar el Premio Nobel de Literatura en 2004. En una entrevista realizada en 1995, tan extensa como un libro, la solitaria Jelinek dijo: «Sí, fui una paciente de Asperger. No una autista de Asperger, aunque, ciertamente, no andaba muy lejos de serlo». Echando la vista atrás, ella consideraba que la decisión de llevarla con Asperger había sido «un crimen»: «En vez de llevarme a jugar con los niños de mi edad, mi madre me llevó junto a neuróticos y psicópatas graves»[101]. Finalmente, Asperger diagnosticó que la joven Elfriede era presa de una agitación para la que debía encontrar una válvula de escape. A los 18 años, Jelinek sufrió una grave crisis nerviosa, antes de encontrar en la escritura esa válvula de escape.

Asperger creía que el síndrome que él había descrito no se podía identificar en la infancia o, al menos, nunca antes del tercer año de vida o más. Decía que se podía adquirir un dominio total de la gramática antes o después, pero que había problemas para utilizar adecuadamente los pronombres, sustituyéndose las formas de segunda o tercera persona por la primera. El lenguaje hablado no era «normal» y tendía a ser pedante, consistiendo con frecuencia en largas disquisiciones sobre los temas predilectos del niño en cuestión. Los gestos eran limitados, aunque también podían ser exagerados, torpes e inadecuados respecto al habla al que acompañaban. Quizá la característica más obvia era la alteración de la interacción social recíproca, debida fundamentalmente a la incapacidad de comprender y usar las reglas no escritas y no dichas que gobiernan la conducta social. Asperger también mencionó algunas otras habilidades y algunos problemas: los niños tenían excelente memoria literal y se iban interesando cada vez más intensamente en uno o dos temas (como la astronomía, la geología, la historia del ferrocarril, la genealogía de la realeza, los horarios de los autobuses, los monstruos prehistóricos...), hasta que llegaban a excluir cualquier otro.

A diferencia de Kanner, Asperger consideraba que la condición que él mismo había descrito era un trastorno de personalidad de origen orgánico. De hecho, Sula Wolff, que tradujo el artículo de Sukhareva de 1926 en el que esta autora describió a seis niños que actualmente se considera que tenían síndrome de Asperger (véase la introducción de este libro), a menudo mencionaba el «trastorno de personalidad esquizoide» en un sentido virtualmente idéntico al síndrome de Asperger. Wolff nunca usó este término en el sentido en el que Melanie Klein utilizaba el de *paranoide-esquizoide*. De hecho, Wolff me comentó: «No, mi concepto de "trastorno de personalidad esquizoide" no tiene nada que ver con Melanie Klein, por quien nunca he sentido respeto. Mi uso de estos términos está en línea con las clasificaciones del *DSM* [de la Asociación Estadounidense de Psiquiatría] y del *CIE* [de la Organización Mundial de la Salud]. [...] Mis niños podían ser tanto anormalmente sensibles como crueles»[102].

Este último adjetivo es muy significativo. Uno de los aspectos de los escritos de Hans Asperger sobre los que Wolff ha hecho más énfasis ha sido la capacidad de las personas con este síndrome para mostrar malicia. Tanto Elizabeth Wurst como Maria Theresia Schubert recordaban ejemplos en los que los niños que estaban en la clínica de Asperger mostraban su deleite por las desventuras de otros. Sin embargo, el profesor Simon

Baron-Cohen, que ve habitualmente adultos con síndrome de Asperger en su clínica de Cambridge, manifiesta un desacuerdo rotundo: «Tengo que decir que yo he visto lo contrario. Algunos hablan con una franqueza que puede ser hiriente, pero no creo que sea por maldad. Simplemente, ellos valoran mucho la verdad y un cierto sentido de la justicia. Valoran la lealtad y tienen realmente un código moral que puede llevarlos a actuar en el modo en que ellos querrían que se los tratase y que se tratara a todo el planeta»[103].

Baron-Cohen citó el caso de Gary McKinnon, un *hacker* informático con síndrome de Asperger que en enero del 2009 ganó un recurso contra su extradición a EE. UU. desde el Reino Unido, después de que Baron-Cohen declarara que sufriría muchísimo si fuera encarcelado: «McKinnon es un hombre centrado en la verdad. Uno puede confiar en los hechos. Las relaciones sociales pueden ser muy escurridizas, pero los hechos son previsibles. Y él quería saber si el gobierno norteamericano ocultaba información. Su motivación era el deseo de ayudar»[104].

También en este caso Sula Wolff veía las cosas de un modo muy diferente: «Asperger consideraba la condición que él había descrito como un trastorno de personalidad, y mi posición ha sido siempre que eso es así. Al mismo tiempo, podemos considerar que el síndrome de Asperger está dentro de los "trastornos del desarrollo". No tiene por qué haber una contradicción. Mi impresión es que las personas con síndrome de Asperger, a no ser que tengan también una psicosis, entienden perfectamente lo que están haciendo, pero a la hora de actuar se basan exclusivamente en su propio razonamiento anormal (con frecuencia, paranoide) y no tienen la capacidad ni de comprender ni de empatizar con la situación de las personas a las que hacen daño o de la sociedad en general»[105].

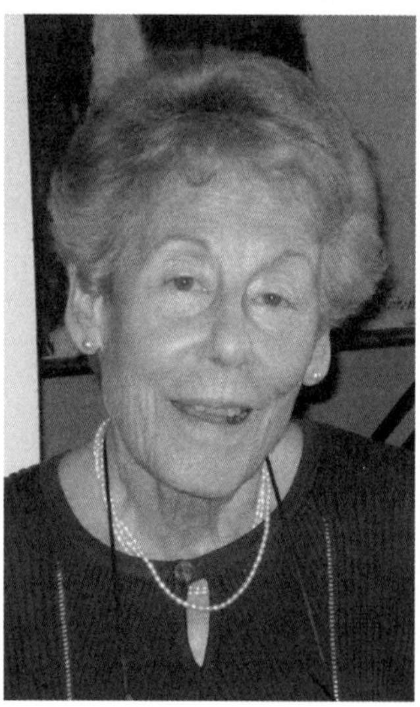

Sula Wolff

Wolff añadió: «Al sustituir el concepto "trastorno de personalidad" por el mucho más aceptable de "trastorno del desarrollo", Lorna Wing hizo ciertamente un favor a las personas afectadas y a sus familias. Pero no creo que ni el trabajo de Asperger ni el de Sukhareva convirtieran en ningún caso a los afectados en "moralmente sospechosos". En los actuales sistemas de clasificación, el espectro de la esquizofrenia no tiene nada que ver con el grupo sociopático de los trastornos de personalidad»[106].

Lorna Wing escribió: «No hay dudas sobre que el síndrome de Asperger puede ser considerado como una forma de personalidad esquizoide. La duda es si esta clasificación tiene alguna utilidad»[107]. Wing señaló también que el psiquiatra alemán Ernst Kretschmer había descrito clínicamente algunos casos de adultos considerados esquizoides, uno o dos de los cuales «recordaban fuertemente» al síndrome de Asperger, pero que él «no aportó suficientes detalles como para poder confirmar el diagnóstico»[108].

En su artículo de 1944, de un modo un tanto sorprendente, Asperger se refiere a los graves problemas de aprendizaje de los niños descritos por él: «Tenían una forma de aprender muy particular», recordaba Elizabeth Wurst. «Por ejemplo, no les gustaba aprenderse las cosas de memoria»[109]. Asperger también se refirió al *Humorlosigkeit* (falta de sentido del humor) de esos niños. Maria Theresia Schubert cree que con ello Asperger se estaba refiriendo a que no comprendían el humor, a que interpretaban las palabras en su sentido literal[110].

Hacia 1969, también sorprendentemente, Asperger dejó de emplear el término *psicopatía autista*. Su artículo de 1968 se refiere a los *Aspergersche Kinder* («niños de Asperger»] y a los *Kannersche Kinder* («niños de Kanner»). Kathrin Hippler me comentó: «A finales de los años sesenta, Asperger se dio cuenta de que la gente cada vez hablaba más de conducta antisocial y trastorno de personalidad, y que él no quería que esto se confundiera con su síndrome, lo que podría haber ocurrido si hubiera seguido empleando el término *psicopatía*. Quizá también lo que ocurrió es que se dio cuenta de que había dos tipos de autismo»[111].

Hippler añadió que una razón por la que Asperger abandonó el término *psicopatía* pudo haber sido que él considerara muy importante que su síndrome no tenía nada que ver con la psicosis: «Él siempre diferenció su síndrome de la esquizofrenia. Tomó el término de Bleuler, pero solo por el retraimiento social que mostraban los niños»[112].

Wurst opina lo mismo. Me dijo: «Asperger sabía que había niños con un bajo nivel de inteligencia y conductas parecidas, pero se centró en los niños que tenían buenos niveles intelectuales. Sabía mucho sobre [los trabajos de] Kanner, pero le fascinaban los niños que tenían intereses restringidos. Le encantaba hablar con ellos y saber lo que pensaban»[113].

La principal diferencia entre sus casos y los de Kanner, según Wurst, era que los suyos tenían una inteligencia creativa. «También tenían un buen nivel de lenguaje (aunque peculiar) y a veces sus movimientos eran torpes, mientras que la motricidad de los niños de Kanner generalmente era buena. Los dos grupos tenían problemas sociales»[114].

Christopher Gillberg es uno de quienes creen que el aclamado artículo de Kanner de 1943, a diferencia del de Asperger, complicó en cierto modo la investigación sobre el autismo, en vez de constituir la primera y más valiosa presentación de esta condición ante el mundo. A lo que Gillberg se refiere es al énfasis que puso Kanner en la frialdad y el carácter desapegado de los padres de los niños descritos en su estudio original. Asimismo, fue Kanner quien acuñó la expresión *madre nevera*, mucho antes de que Bruno Bettelheim utilizara ese concepto de un modo tan dañino que provocó sentimientos de culpa en muchísimos padres y madres de todo el mundo. De hecho, tan tardíamente como en 1960, en unas declaraciones a la revista *Time*, Kanner dijo que los niños con autismo eran los hijos de «padres fríos y racionales que solo se descongelaban el tiempo necesario para hacer un hijo»[115].

Michael Rutter no está de acuerdo con que la alusión de Kanner a la frialdad de los padres representara un peligro grave: «Lo que tenemos que diferenciar es la evidencia de un fenotipo ampliado. Kanner cambió de arriba a abajo su primera interpretación, lo que es un indicador de su integridad»[116]. Por «fenotipo ampliado», Rutter se refiere al importante hallazgo (obtenido en 1977 en un estudio sobre gemelos que hizo junto con Susan Folstein) de que los familiares de personas con autismo pueden presentar también rasgos típicos del autismo[117].

Para entender por qué Kanner escribió sobre los padres en la forma en que lo hizo en 1943, es esencial recordar el clima que se vivía en EE. UU. en aquella época. Había una oposición muy fuerte en algunos círculos a cualquier sugerencia de que los genes podían influir en la conducta, porque se consideraba que aquello recordaba a las horribles leyes racistas de los nazis. Dicho sea de paso, esto también explica por qué el enfoque psicoanalítico fue adoptado durante tanto tiempo en Francia: los psiquiatras colaboracionistas con el gobierno de Vichy fueron quienes adoptaron el enfoque organicista, genético; los profesionales de la Resistencia adoptaron el psicoanálisis.

En aquel entonces, se seguían discutiendo acaloradamente esas dos posiciones. En julio de 1942, cuando los responsables de la psiquiatría americana conocieron el programa eugenésico de los alemanes, la revista oficial de la Asociación Estadounidense de Psiquiatría publicó dos artículos debatiendo una posible «solución final» para los discapacitados de Estados Unidos. En el artículo de fondo de la revista (presentado originalmente en la reunión anual de esa Asociación), Foster Kennedy, profesor de Neurología en la Universidad de Cornell, defendió que debía matarse a todos los niños mayores de 5 años con discapacidad intelectual demostrada («debilidad mental»), con el fin de liberarlos de «la agonía de vivir» y de evitar a sus padres gastos y angustia. «En mi opinión, la eutanasia cumple una función para quienes no tienen cura posible: errores de la naturaleza que deberíamos darnos prisa en quitar de nuestra vista, que no deberíamos ver en absoluto»[118].

Frente a esta posición, Leo Kanner se mostró contrario a la eutanasia pero favorable a la esterilización. Él argumentaba que esas personas podían ser útiles de alguna forma tanto a la sociedad (por ejemplo, trabajando como basureros o carteros) como a sus padres, dando sentido a sus vidas, precisamente por el hecho de tener que cuidar de ellos. Sorprendentemente, sin embargo, nadie reparó en la falta de ética que implicaba enviar a la muerte a las personas con discapacidad.

Aunque el artículo de Kanner de 1943 sostiene aparentemente que los padres de los niños con autismo son fríos y desapegados, él siempre defendió que en realidad nunca había culpado a los padres. En ese sentido, resulta llamativo que sintiera la necesidad de anunciar en la reunión de 1969 de la National Society for Autistic Parents (Asociación Nacional de Padres de Autistas), posteriormente Autism Society of America (ASA o Asociación Estadounidense de Autismo), lo siguiente: «Por este medio, yo os absuelvo como padres». En esa famosa conferencia, dijo también lo siguiente:

> Se me ha malinterpretado muchas veces. Desde mi primera publicación hasta la última, me he referido a esta condición con términos tan poco dudosos como «innata». Pero al describir algunas características de los padres se me ha malinterpretado con frecuencia y se me ha atribuido el haber dicho que «toda la culpa es de los padres». Aquellos de vosotros que sois padres y habéis venido a verme con vuestros hijos sabéis que no es esto lo que he dicho. De hecho, he intentado aliviar la angustia de los padres cuando ellos se han angustiado como consecuencia de esta especulación[119].

Leon Eisenberg ha insistido en que Kanner, en su artículo de 1943, «sugirió, de una forma muy audaz para la época, que había un problema innato en el contacto afectivo. Kanner pensaba, y él mismo me lo comentó, que la idea de que fuera innato —es decir, congénito— y quizá genético (aunque sin determinar), retrasó la aceptación de la existencia del autismo, porque por aquel tiempo la psiquiatría tenía una orientación totalmente psicogénica; la gente hablaba de la psicosis de Margaret Mahler mucho más que del autismo de Kanner, porque la condición descrita por Mahler era psicodinámica», y eso encajaba en el espíritu de aquella época[120].

¿Cómo explicar entonces que Mahler afirmara en sus memorias que Kanner la apoyaba y elogiaba de forma exagerada?[121]. En la edición de 1972 de su libro *Psiquiatría infantil*, Leo Kanner cita de manera generosa la clasificación de las psicosis infantiles hecha por Mahler, que distinguía, «por un lado, los casos de autismo infantil precoz y, por otro, los casos de psicosis simbiótica infantil»[122]. En la edición de 1973 de su libro *Childhood psychosis: Initial studies and new insights* (*Psicosis infantil: primeros estudios e ideas recientes*), Kanner escribió lo siguiente:

> La frialdad emocional de una familia típicamente autista sugiere un factor experiencial dinámico en la génesis del trastorno del niño. La mecanización de los cuidados y la casi total ausencia de efusividad al coger al niño podrían ejemplificarse con el caso de Brian. [...] Su madre, graduada en Psicología, decidió que los niños tenían que cogerse «científicamente», solo a las horas programadas, y no cuando gritaban. Además, intentaba «evitarle infecciones» evitándole el contacto humano[123].

Kanner llegó a indicar que los psiquiatras coinciden por lo general en que «la privación emocional tiene profundas consecuencias sobre el desarrollo psicobiológico»[124]. Citaba, entre otros, a Bowlby y a Gesell. Quizá este capítulo es una reformulación de un artículo suyo muy anterior, tal y como han sugerido autores a los que él mismo citó en los años cuarenta y cincuenta. Sin embargo, sorprende que Kanner incluyera estas afirmaciones en un libro que iba a aparecer con su nombre en una fecha tan tardía como 1973.

Por otro lado, la situación es bastante más compleja de lo que esto parece sugerir. En los archivos del Hospital Johns Hopkins he encontrado algunas evidencias del deseo de Kanner de manifestar su rechazo desde fecha muy temprana (1937) hacia el «abuso» en el que habrían incurrido colegas suyos psiquiatras y pediatras al acusar a los padres de los «defectos» de sus vástagos. Él, además, escribió en 1941 un libro titulado *En defensa de las madres*, elocuentemente subtitulado *Cómo criar hijos a pesar de los más "fervientes" psicólogos.* Posteriormente, como veremos en el siguiente capítulo, Kanner declaró su firme desacuerdo con el libro *La fortaleza vacía*, publicado por Bruno Bettelheim en 1967 y en el que se culpaba a los padres, llamándolo «el libro vacío».

En una conferencia de 1972, Kanner afirmó:

> No puedo dejar de ver del todo esta conducta tan fascinante y patológica como un derivado de las dificultades de las madres para relacionarse con sus hijos [...] Los padres se han rebelado contra la suposición de que son culpables y de que se les haya hecho sentir culpables; han estimulado que haya más investigación y se han unido para ayudarse a sí mismos y para ayudar también a quienes puedan estar interesados en este tema[125].

En una entrevista que le hicieron en Louisville ese mismo año, aún se le pudo oír a Kanner decir lo siguiente:

> [El autismo infantil precoz] es un síndrome singular. Los antecedentes de los distintos casos son muy variados y cada caso es único, pero todos ellos son casi fotográficamente, si no idénticos, sí muy, muy, muy parecidos... [En mi estudio de 1943] vi a 11 niños y comenté esto. Eso fue todo. Durante los primeros 10 años, mi trabajo no tuvo mayor repercusión, lo que me dio la oportunidad de estudiar más a estos niños a medida que ellos seguían viniendo a mi consulta. Pero en los años cincuenta llegó un momento en el que la gente tuvo una reacción enorme, parecida a la que actualmente se produce ante el concepto «síndrome de disfunción cerebral mínima»[126].

En esa misma entrevista de 1972, Kanner recordó un artículo que escribió para el Congreso Internacional de Psiquiatría celebrado en Zúrich en 1957 y que tituló «Specificity of early infants» (literalmente: La especificidad de los niños pequeños). En 1972, Kanner decía: «los diagnósticos se hacen mucho mejor que en los años cincuenta, cuando a cualquier niño que mostraba alguna peculiaridad se lo identificaba con el "autismo infantil", y se creó aquella expresión horrible (¡dios mío, cómo la odio!): *los autistas*»[127].

Kanner siempre sostuvo que a él lo que más le interesaba eran los seres humanos como individuos. Le gustaba citar la siguiente observación, extraída de un tratado sobre mineralogía y geología del poeta alemán Goethe, cuyo retrato colgaba sobre su escritorio junto a otro de Adolf Meyer: «La historia de la ciencia es la ciencia misma; la historia de un individuo es ese individuo».

2

LA DÉCADA DE 1950

2
La década de 1950
Las semillas del conocimiento

Después de que Leo Kanner publicara en 1943 el artículo en el que definía por primera vez el síndrome al que llamó «autismo infantil precoz», la gente se sintió fascinada por esa condición. Eso dio lugar a algunos estudios clarificadores, pero también a algunas confusiones muy extendidas.

Profesionales muy reputados de todo el mundo comenzaron a mencionar un caso tras otro con este trastorno, a pesar de que sostenían que este era raro. En 1952, el psiquiatra holandés Arn van Krevelen se refirió al caso de una niña de 4 años de edad diciendo que se parecía tanto a los casos de Kanner como «una gota de agua a otra»[1].

El pionero alemán Gerhard Bosch, mientras trabajó en el departamento de psiquiatría infantil y adolescente de la Universidad de Frankfurt entre 1951 y 1962 (primero como psiquiatra en formación y después ya como titular), presentó en 1953 en esa ciudad su primer caso de lo que llamó «autismo primario». Bosch, a sus 90 años de edad, me dijo: «Yo sobre todo trataba casos como los de Kanner, pero poco después empecé a ver pacientes que se parecían más a los casos de Asperger. Los artículos de Asperger se habían publicado en Alemania por aquellos años, y yo presenté mi primer caso de "psicopatía autista" en 1958 en Marburgo»[2].

Peter Tanguay, el veterano investigador canadiense del autismo, me dijo que la curiosidad que suscitó el primer artículo de Kanner podía deberse en parte a que «la gente pensó que era una forma de analizar las relaciones entre padres e hijos»[3]. De haber sido así, habría habido un problema: el artículo original de Kanner había aumentado las sospechas (ya de por sí bastante fuertes en el espíritu psicoanalítico dominante en aquellos tiempos) de que la frialdad de los padres podía ser de algún modo la responsable del trastorno de sus hijos. Aunque Kanner afirmó explícitamente en su artículo de 1943 que consideraba que el autismo era una condición «biológicamente innata»[4], su énfasis pareció diluirse en medio de la pasión psicodinámica de esos años.

Kanner hizo poco por enfriar esa pasión. En su artículo de 1949, mencionó el «hecho sorprendente» de que su «búsqueda de niños con autismo con padres poco sofisticados» no había tenido éxito. Asimismo, aludió a la «destacable» ausencia de problemas mentales en los padres y familiares de los niños[5]. Esta afirmación contrasta significativamente con los resultados de un estudio realizado en el 2008 en la Universidad de Carolina del Norte que muestran que los padres de los niños con autismo tienen un 50% más de probabilidades de sufrir trastornos psiquiátricos[6].

La idea de que los padres son responsables del autismo de sus hijos continuó presente en los escritos de Kanner y en los de su estrecho colaborador Leon Eisenberg, aunque con matices. En el estudio de seguimiento que ambos publicaron en 1956 («Autismo infantil precoz, 1943-1955»), escribieron lo siguiente:

> La frialdad emocional de una familia típicamente autista sugiere un factor experiencial dinámico en la génesis del trastorno de los niños. [...] Es difícil evitar la conclusión de que esta configuración emocional en el hogar juega un rol dinámico en la génesis del autismo. Pero también nos resulta igualmente claro que este factor, aunque sea importante en el desarrollo del síndrome, no es suficiente por sí mismo para explicar todas sus manifestaciones. Parece que, de algún modo, los niños son ya diferentes desde el comienzo de su vida extrauterina[7].

Estos dos autores observaron también que las formas de ser de los padres podían verse agravadas por la falta de respuesta de sus hijos con autismo, en vez de lo contrario[8].

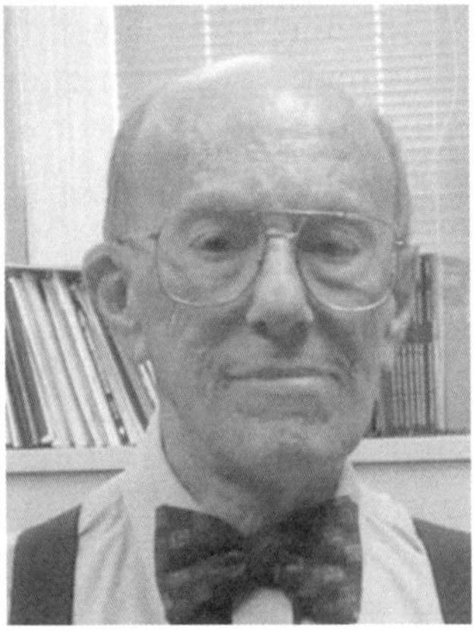

Leon Eisenberg

Eisenberg también me dijo que él había hecho un seguimiento de la muestra original de Kanner para un artículo publicado en 1956 ya en solitario, y que había informado de la situación clínica de esos casos en la adolescencia[9]. «Ni yo les traté, ni tampoco lo hizo Kanner. Él solo los había visto en la consulta. Mi impresión fue que, independientemente del "tratamiento" que recibieran, la presencia o ausencia de un lenguaje comunicativo a los 5 años de edad era lo que predecía si su evolución iba a ser buena o mala»[10].

No obstante, Eisenberg publicó otro artículo un año después, en 1957, en el que hablaba de la frialdad de los padres de los niños con autismo. Puso como ejemplo a un hombre que se vio implicado en un accidente de tren. Cuando los bomberos llegaron a su vagón para sacarlo de allí, se lo encontraron sentado tan feliz entre los escombros, escribiendo a máquina[11].

Eisenberg me insistió en que él, en ese artículo, se refería no a una relación causal entre padres e hijos, sino simplemente a un factor contribuyente. Sin embargo, como escribió Bernard Rimland en su rompedor libro de 1964 *Infantile autism: The syndrome and its implications for a neural theory of behavior*, sobre el que hablaremos más en los próximos capítulos:

> Parece asumirse implícitamente que la particular forma de ser de los padres constituye una evidencia a favor solo de la parte «ambiental» de la controversia. Aparentemente se asume que las personalidades de los padres son demasiado específicas como para estar biológicamente determinadas y que no pueden transmitirse genéticamente[12].

Rimland señaló también que los trabajos de William Goldfarb, René Spitz, Margaret Ribble y John Bowlby sobre el síndrome de «hospitalismo» o de «deprivación materna» se mencionaban con frecuencia como evidencia análoga de que el autismo infantil precoz era psicogénico. Sin embargo, esta analogía era débil, porque los síntomas que caracterizaban a estos niños no se parecían a los del autismo[13].

Otra cuestión controvertida fue la continua confusión entre autismo y esquizofrenia. Como ha dicho Michael Rutter: «Todo era esquizofrenia en aquel tiempo. Había una inobservancia absoluta de las distinciones diagnósticas, pero Kanner era un clínico muy hábil y se saltó astutamente las tendencias de su época»[14].

Pese a ello, Kanner escribió en 1949 lo siguiente sobre los niños con autismo: «Posiblemente algunos de ellos tengan un daño cerebral. Tal vez todos ellos sean esquizofrénicos. Pero sea cual sea la categoría en la que se les sitúe, presentan una constelación fenomenológica *sui generis*»[15].

Lorna Wing cree que esta confusión que tenía Kanner se debió en buena medida a la influencia de Louise Despert, una psicóloga a la que Kanner admiraba. En 1938, antes de la publicación del artículo de Kanner de 1943, Despert había presentado algunos casos clínicos entre los que había algunos que quizá eran de esquizofrenia, pero al menos uno (HL) presentaba síntomas conductuales que recordaban mucho al autismo. En 1947, Despert describió a otro grupo de «niños esquizofrénicos» a los que clasificó como de inicio «agudo» o «insidioso». Los cuatro niños incluidos en el grupo «insidioso» presentaban rasgos propios del autismo[16].

La publicación del *DSM-I* en 1952 por parte de la Asociación Estadounidense de Psiquiatría (su primer *Manual Diagnóstico y Estadístico sobre los Trastornos Mentales*) no ayudó a clarificar esta cuestión, ya que en él se afirmaba expresamente que la manifestación primaria de la esquizofrenia infantil era el autismo. En ese Manual, el autismo no aparecía clasificado como una condición separada, sino que las conductas relacionadas con ese trastorno aparecían recogidas en el diagnóstico de reacción esquizofrénica infantil (véase el capítulo 7).

Peter Tanguay me dijo: «La esquizofrenia adulta no se entendía muy bien, no digamos ya la infantil. Hasta la publicación del artículo de Kolvin de 1971 no hubo realmente evidencia de que el autismo y la esquizofrenia eran condiciones diferentes»[17]. De hecho, no fue sino en 1980, cuando se publicó la tercera edición del *Manual Diagnóstico y Estadístico sobre las Enfermedades Mentales* de la Asociación Estadounidense de Psiquiatría, cuando el autismo se separó formalmente de la esquizofrenia, mediante la creación de la categoría general de «Trastornos Generalizados del Desarrollo».

Ed Ornitz, investigador pionero del autismo, que trabajó desde la década de 1960 en la Universidad de California en Los Ángeles, me comentó que había hecho un estudio en 1984 que mostraba que tres niños diagnosticados de autismo habían recibido en la edad adulta un diagnóstico de esquizofrenia. «Se pueden encontrar pacientes esquizofrénicos con rasgos autistas tales como no relacionarse del todo o no tener buen contacto ocular. Aunque no sea el caso de la mayoría, puede haber una relación fenomenológica entre ambas condiciones, por lo que la cuestión principal es: ¿existe alguna relación causal? ¿Hay alguna etiología genética común? Me parece que es esto lo que hay que investigar»[18].

En realidad, hubo mucha menos confusión en Europa que al otro lado del Atlántico, en los Estados Unidos de América. Algunos investigadores, como por ejemplo Van Krevelen, Grewell, Poppella y Schachter, publicaron trabajos en los años cincuenta en los que sugerían que el autismo era un síndrome distinto a la esquizofrenia. Rimland mencionó un interesante estudio de Nesnidalova y Fiala realizado en 1961 en Checoslovaquia[19], en el que afirmaban categóricamente: «A través del estudio de nuestros casos y de la bibliografía, hemos validado la autenticidad del diagnóstico diferencial del autismo infantil precoz de Kanner respecto al de esquizofrenia infantil»[20].

En su importante conferencia de 1965 en Nueva York, el propio Kanner le dijo al público:

> Mientras que a la mayoría de los europeos les parece bien caracterizar nítidamente el autismo infantil como una enfermedad *sui generis*, hay una tendencia en este país [EE. UU.] a verlo como una alteración evolutiva, atribuible exclusivamente a determinantes emocionales maternos. Por otro lado, se ha convertido en costumbre el diluir el concepto original de autismo infantil, diagnosticándolo en diversas condiciones que muestran aisladamente alguno de los síntomas individuales que componen el síndrome en su conjunto.
>
> Casi de la noche a la mañana [añadía Kanner] el país parece haberse llenado de infinidad de niños autistas y, hasta cierto punto, esta tendencia se ha hecho también evidente en el extranjero. Se califica enseguida de autistas a niños con deficiencia mental que muestran conductas fuera de lo común, y, en base a ideas preconcebidas, se insta a los padres a someterse ellos mismos a prolongadas psicoterapias que se añaden al tratamiento de los supuestos problemas emocionales subyacentes del propio niño[21].

Kanner denunció otros usos abusivos del término *autismo* durante los años cincuenta. Mencionó, por ejemplo, que la propuesta de Grewel de llamar «pseudo-autismo» a condiciones con rasgos parecidos a los autistas pero que no son un «verdadero autismo», había llevado a utilizar el término de cualquier modo. «A condiciones variopintas como el hospitalismo, la depresión anaclítica o la ansiedad por separación se les ha aplicado la etiqueta de pseudo-autismo»[22].

Kanner comentó que se había puesto de moda:

> [...] crear una «papelera» pseudo-diagnóstica en la que echar indiscriminadamente un montón de condiciones heterogéneas. El autismo infantil está mezclado en esa papelera con todo lo demás [...] Esta falta de precisión hace desaparecer toda curiosidad por los criterios diagnósticos, que pasan a ser estorbos inútiles en el camino a una terapia que se aplica a todos los contendientes, como si sus problemas fuesen idénticos. La carreta terapéutica se ha puesto delante de los bueyes diagnósticos pero, en la mayoría de las ocasiones, se ha terminado por prescindir de los bueyes[23].

Kanner añadió, ya en 1965: «Podemos afirmar sin reservas que, tanto si consideramos el autismo como un tipo de esquizofrenia como si no, constituye una enfermedad claramente distinguible»[24].

Kanner llamó la atención sobre algunos intentos por describir condiciones específicas sacadas del «paquete esquizofrénico», incluyendo la creación por Margaret Mahler del término *psicosis infantil simbiótica*, en 1949, o la discusión de Bergman y Escalona, en ese mismo año, sobre «niños con una sensibilidad especial a la estimulación sensorial». Igualmente, mencionó la presentación que hicieron Robin y Vitale en 1954 de una serie de «niños con patrones de intereses limitados»[25].

El propio Rimland defendió firmemente que el autismo «puede y debe ser diferenciado» de la esquizofrenia. A él le sorprendía mucho que estas dos condiciones se confundieran tanto, y decía que eso le recordaba a la historia de dos hombres que tenían un aspecto indistinguible... salvo por el hecho de que el que era alto y delgado tenía una barba roja y solo una pierna. Insistía en que el interés de la distinción no era solo académico: el tratamiento de la una y de la otra debían ser muy diferentes[26]. Este asunto ha resurgido hace pocos años a raíz de que se descubriera que se había internado en los hospitales psiquiátricos del Reino Unido a personas con síndrome de Asperger tras haberles diagnosticado erróneamente esquizofrenia. Un ejemplo dramático fue el de Piers Bolduc, un británico al que mantuvieron durante 14 años en el hospital psiquiátrico de alta seguridad de Broadmoor por un diagnóstico erróneo de esquizofrenia cuando era adolescente, y al que administraron neurolépticos y fármacos inhibidores selectivos de la recaptación de serotonina que lo afectaron cognitivamente. Ahora se encuentra internado en un hospital psiquiátrico privado. Su madre, Cris, dice: «Después de media vida encerrado, está totalmente desconectado del mundo exterior. Lo vi por última vez en 1998»[27].

La idea a la que finalmente llegó Kanner es que la esquizofrenia se diferenciaba del autismo en que sus síntomas más severos aparecen después de un periodo de normalidad; en otras palabras, lo más característico de la esquizofrenia es la retirada del mundo que sigue a un periodo de normalidad, mientras que los niños con autismo que él había visto nunca habían participado en el mundo. La peculiar inversión de pronombres observada en el autismo, al igual que las habilidades especiales, también estaban ausentes en la esquizofrenia. Eisenberg, además, destacó la ausencia de alucinaciones en el autismo.

El psiquiatra infantil sueco Christopher Gillberg me dijo: «El autismo consiste en no saber cómo entablar relaciones sociales cuando eres aún muy pequeño. Eso es muy diferente de la esquizofrenia, aunque hay ciertas similitudes entre ambas condiciones en cuanto a sus perfiles neuropsicológicos (por ejemplo, el déficit en mentalización). No están tan alejadas como solemos creer, pero son diferentes en cuanto a su inicio y algunos de sus síntomas»[28].

Por el contrario, Sula Wolff, que fue la psiquiatra que tradujo el artículo de Eva Sukhareva de 1926 y ha seguido asociando el síndrome de Asperger al trastorno esquizoide de personalidad, me dijo que en realidad la gente empezó a separar el autismo de la esquizofrenia infantil después de que ella y Jonathan Chick publicaran algunos artículos a finales de los sesenta. «Hoy día, la gente ha empezado a reconocer que hay algunos factores genéticos comunes y que quizá haya un cierto solapamiento»[29]. Wolff nació en Alemania pero huyó a Gran Bretaña para escapar de los nazis. Recordaba con frecuencia que creció en Berlín como una «niña del asfalto» que jugaba en las calles con los golfillos de la ciudad, y que observaba sus conductas con los ojos de la niña que era, pero con una fascinación que nunca la ha abandonado. Esta encantadora mujer, que siempre conservó un sentido del humor agudo y travieso y una gran curiosidad, está considerada, junto a Michael Rutter, como una de las fundadoras de la psiquiatría infantil.

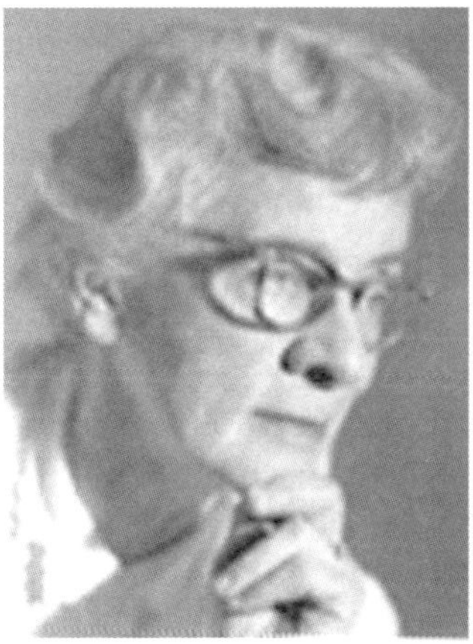

Lauretta Bender

La etiqueta diagnóstica «esquizofrenia infantil» fue acuñada en realidad después de que Lauretta Bender, una de las personalidades más interesantes que trabajaban en ese ámbito en los años cincuenta, publicara en 1947 un artículo en el que expresaba su opinión de que el autismo constituía la forma más temprana de la esquizofrenia adulta. Bender trabajaba en el hospital psiquiátrico Bellevue de Nueva York. Según me dijo Leon Eisenberg: «Ella era una mujer extraordinaria, pero que iba bastante por libre. Trataba la esquizofrenia infantil con electrochoque, lo que a la mayoría nos parecía escandaloso, y afirmaba que algunos de aquellos niños se curaban. Una vez escribí un artículo en el que mencionaba varios estudios del psiquiatra infantil E. R. Clardy. Este trabajaba en el hospital estatal de Rockwin (que daba apoyo al de Bellevue) y describió cómo llegaban allí esos niños. Los consideraba psicóticos y pensaba que probablemente estaban peor que antes del tratamiento. Bueno, yo no estaba allí. No vi a esos niños ni antes ni después, pero ese comentario me suscita dudas sobre las afirmaciones de Bender acerca de su recuperación»[30].

Einsenberg me comentó que Bender usó también LSD con aquellos niños: «Lauretta Bender hizo todo tipo de cosas. Alcanzó el éxito en su carrera, mucho antes de que se hubiera oído hablar de ensayos clínicos controlados y aleatorizados. No veía la necesidad de hacer ensayos clínicos con los fármacos, porque estaba convencida de que sabía qué era lo que funcionaba. Lauretta era una psiquiatra a la antigua usanza. Kanner, en realidad, también lo era (nunca hizo ensayos clínicos), pero él nunca se implicó demasiado en los tratamientos, porque a la mayoría de sus casos los veía solo como consultor[31].

El psiquiatra infantil escocés Fred Stone llegó a conocer también a Bender. «Leyendo sus artículos, me formé sobre ella la opinión de que era alguien detestable», me dijo Stone. «Fui a un congreso internacional en España o Portugal (una reunión de cinco días que fue la peor organizada que he visto en mi vida). Después de dos días de pasarlo mal, decidí que ya era suficiente, y cuando estaba sentado solo en el patio de butacas se fueron sentando junto a mí otras tres personas. Al final, decidimos que para distraernos iríamos a la playa a darnos un baño. Esas tres personas eran Lauretta Bender, Mildred Creak (miembro del muy celebrado «Comité de los Nueve Puntos») y Kenneth Cameron, un escocés que dirigió el Hospital Maudsley antes que Jim Anthony. ¡Nos pasamos el resto del congreso sin hacer otra cosa más que gandulear! Y con tanto baño, relajación, comida y bebida, mi corazón se ablandó respecto a Lauretta Bender después de que me hablara de su vida y de su carrera, y que me contara que su marido (Paul Schilder) había muerto atropellado por un coche»[32]. Lo que ocurrió fue que Schilder había ido a visitarla al hospital en 1940 tras el nacimiento de su tercer hijo, y fue atropellado al salir de la clínica. Bender no volvió a casarse hasta que tuvo 70 años, enviudando de nuevo tan solo cinco años después.

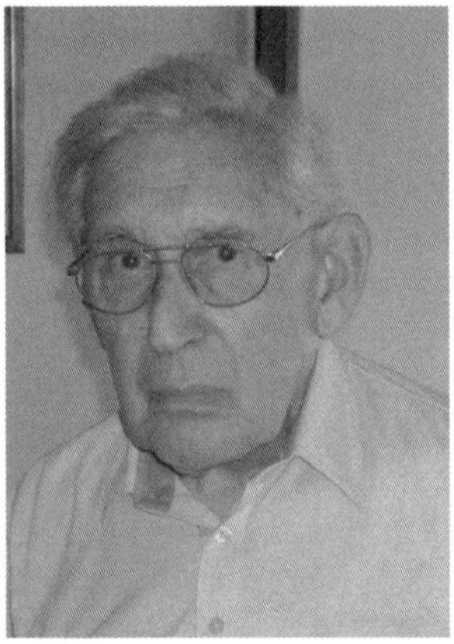
Fred Stone

Stone añadió: «Llegamos a tener una relación muy franca ¡una vez que ella superó el hecho de que yo había sido uno de sus enemigos! Quería que yo entendiera cómo había llegado a ser lo que era. Me decía: "Si tú fueras el responsable de los pacientes del Bellevue como soy yo, harías todo lo que pudieras para intentar hacer más fácil la vida de sus familias. Son como niños psicóticos sin diagnosticar. Tenemos que crearles de algún modo un entorno que no sea punitivo y que pueda serles útil, y a veces lo conseguimos sin que sepamos por qué"»[33].

Stone me dijo que en esos años había una ignorancia clínica casi total. Aunque no recordaba a Bender hablando mucho sobre autismo por aquel entonces, sostiene que fue ella la responsable de que Mildred Creak organizara el «Comité de los Nueve Puntos», del que formó parte el propio Stone (y del que hablaremos más extensamente en el capítulo 7). «Creo recordar a Lauretta diciendo: "Alguien tiene que llegar hasta el fondo y nadie lo está haciendo"; y Mildred dijo que lo haría ella misma»[34].

En 1959 Bender escribió un artículo titulado «Autism in children with mental deficiency» (literalmente: Autismo en niños con deficiencia mental). En dicho artículo, afirmó que había bastante evidencia de que varios trastornos biológicos conocidos podían dar lugar a patrones de comportamiento característicos del autismo muy difíciles de diferenciar de los estados llamados «autistas». Bender citaba a Kanner cuando este decía: «Posiblemente algunos de estos niños tienen daño cerebral. Posiblemente todos son esquizofrénicos»[35].

Bender señaló que Clemens Benda (su casi homónima)*, había demostrado que niños que habían sufrido anoxia o encefalitis infecciosa podían también ser «autistas». Benda argumentaba que con frecuencia resultaba imposible diferenciar entre niños «idiotizados» y «autistas», incluso al final de su proceso.

Por aquel entonces, con términos que recuerdan mucho a los psicoanalistas de antes y a los de ahora, Bender añadía: «He argumentado durante mucho tiempo que el autismo es un *mecanismo de defensa* (las cursivas son mías), que con frecuencia se da en jóvenes con esquizofrenia y en niños que o tienen daño cerebral, o están traumatizados severamente, o están deprivados emocionalmente; ese es el modo en que estos niños se retiran o protegen a sí mismos de la desorganización y ansiedad que les provoca su patología básica». Bender decía que optó por utilizar los términos *pseudoretrasado* y *pseudoneurótico*, porque consideraba que el pensamiento y los patrones de conducta característicos del autismo eran síntomas secundarios o defensivos[36]. Sin embargo, decía también que en la mayoría de los niños a los que había seguido desde la primera infancia hasta la adolescencia o la edad adulta, no había sido posible «que salieran de su conducta autista, teniendo que ser atendidos muchos de ellos en instituciones»[37].

Bender hizo que se prestara atención a dos informes de W. R. Keeler sobre los patrones de conducta característicos del autismo presentes en niños ciegos prematuros con fibroplasia retrolental derivada del hecho de haber sido cuidados en incubadoras con alta saturación de oxígeno. En su propia experiencia, decía Bender, había visto patrones de conducta característicos del autismo en niños con casi todos los tipos de trastornos. En relación con quienes ella había diagnosticado de esquizofrenia, escribió: «[la esquizofrenia] se da en familias con considerables capacidades intelectuales, pero también en familias en las que hay una fuerte tendencia tanto a la deficiencia mental como a la esquizofrenia»[38].

*N.T.: «Bender» y «Benda» suenan prácticamente igual en inglés.

Anticipándose a un estudio pionero de Stella Chess que se publicó doce años después, Bender dijo también haber visto dos casos de niños cuyas madres habían tenido rubeola durante el primer trimestre de embarazo, «con microcefalia, retraso mental, cataratas y ceguera parcial asociados»[39].

Aunque consideraba un concepto valioso el síndrome de autismo infantil precoz de Kanner, Bender sostenía que el término identificaba a un grupo muy limitado de niños, procedentes del sofisticado estrato social del que provenían los pacientes que habían consultado a Kanner, pero no una entidad clínica o etiológica. Ella insistía en que era poco aconsejable limitar el concepto y los conocimiento del autismo solo a ese grupo, porque así se limitaría el alcance de los estudios científicos y la evaluación de los niños con problemas emocionales y mentales que se dirigían a ella y a otros especialistas buscando ayuda[40].

Bender afirmaba que autismo no es sinónimo de psicosis, y que tampoco indicaba un tipo específico de enfermedad mental. Según ella, los pensamientos y acciones «autistas», o bien son una forma primitiva de conducta (una parte del proceso normal de desarrollo que persiste en el tiempo y acaba resultando exagerada), o bien representan, por medio de la retirada social, una defensa frente a la desorganización y la ansiedad que provocan en los niños patologías muy diversas genéticas, cerebrales, de los órganos perceptivos o de sus relaciones sociales. El término *autismo* nos da algunas pistas —añadía Bender— sobre la forma de funcionar de los niños a los que se les aplica, pero nos dice poco sobre su causa y pronóstico final[41].

Una de las madres más conocidas que buscó los servicios de Lauretta Bender en los años cincuenta fue Jacqueline Susann, autora de la novela *El valle de las muñecas.* Esta novelista y su marido y representante, Irving Mansfield, tuvieron un hijo llamado Guy, que nació en 1946 y al que se le diagnosticó autismo a los 3 años de edad. Barbara Seaman, autora de una biografía sobre Jacqueline, afirma que esta llevó a Guy al Hospital Bellevue de Nueva York para que lo viera Lauretta Bender, y que esta le dijo: «No he visto ni un solo caso en el que haya pensado que la conducta de la madre es la causante del autismo de su hijo»[42]. Bender recomendó un tratamiento de electrochoque para Guy, aunque el niño solo tenía 3 años. Dejaron al niño en manos de Bender, una decisión que Mansfield siempre lamentó profundamente. Él comentó que «[ese tratamiento] destruyó a Guy. Volvió a casa sin ninguna expresión, casi sin vida». Al año siguiente, internaron a Guy en una institución, en la que continúa a fecha de hoy. Un ejemplo que ilustra gráficamente el estigma asociado al autismo en aquella época es que Susann y Mansfield nunca le hablaron a nadie del trastorno real de su hijo. A sus amigos les dijeron que Guy era asmático y que habían tenido que llevarlo a un colegio de Arizona de clima más saludable. Susann ha dicho que durante el resto de su vida se sentirá atormentada por la culpa de haber internado a su hijo en un centro[43].

Temple Grandin, la mujer viva con autismo más famosa del mundo, catedrática de Ciencia Animal en la Universidad del Estado de Colorado, recibió en 1949 un primer diagnóstico de daño cerebral por parte del neurólogo infantil Bronwyn Cruthers, afincado en Boston. Mientras cenábamos en un restaurante chino de Londres, Grandin me dijo que, a comienzo de la década de 1950, fue su madre, la actriz Eustacia Cutler, quien se aseguró de que se obligara a la niña a relacionarse con su hermana y con su niñera: «A mí solo se me permitía volver a mi autismo una hora al día después de cenar. Fue un entrenamiento estupendo. Ahora veo a un montón de niños de los que no se espera que hagan nada. Yo era una "autista de Kanner" típica. No fui capaz de hablar hasta los 3 años y medio, chillaba y daba vueltas a los objetos. Pero me enseñaron a entender el tiempo y la hora. Cuando tenía 5 años, me regalaron un despertador y esperaban que lo utilizara (cosa que hice)»[44].

Grandin recordó que le dijeron a su madre que podía internarla en una institución. «Pero mi madre fue a un hospital en el que había un montón de niños con retraso y se dio cuenta de que ella podía trabajar conmigo, porque yo tarareaba a Bach»[45].

En el colegio, sus compañeros la llamaban «retrasada». Actualmente, Grandin es una mujer con mucho éxito que diseña numerosos ranchos para ganado vacuno en EE. UU. (incluido el del actor John Wayne), y que ha escrito tres libros muy vendidos. Pero durante muchos años, se resistió a hablar de su autismo por miedo a que la gente pensara que estaba loca. «Todavía hoy me encuentro con gente que no sabe nada sobre el autismo», me decía mientras mostraba una envidiable habilidad motriz manejando los palillos chinos durante la cena[46].

El consenso que había todavía en 1950 era que el autismo era una condición extremadamente rara. En 1958, el propio Kanner escribió que había visto menos de 150 casos de autismo en 19 años (menos de ocho pacientes al año), pese a que su clínica de Baltimore servía, como él decía, «como una especie de lugar de clarificación diagnóstica» a la que iban pacientes de todos los EE. UU. y de lugares incluso tan lejanos como Sudáfrica. Bernard Rimland comentó que Kanner le había informado a él personalmente de que solo 1 de cada 10 niños que le llegaban diagnosticados por otros profesionales como «autistas» eran realmente auténticos casos de autismo[47].

Pero Kanner se enfadó muy pronto por el modo abusivo en el que, en su opinión, se utilizaba el término que había acuñado. En 1956, incluso, decidió reducir los criterios diagnósticos del autismo infantil precoz, limitándolos a los dos principales (la soledad y el deseo de mantener el entorno sin cambio) y prescindiendo de las alteraciones del lenguaje. Cuando le pregunté a Eisenberg qué fue lo que motivó este cambio, me contestó de forma bastante vaga: «Yo seguía las indicaciones de Kanner. No fue algo sobre lo que discutiéramos mucho»[48].

Helen Tager-Flusberg —una de las personas vivas que más sabe en el mundo sobre trastornos del lenguaje y autismo— fue más rotunda. Me dijo que Kanner claramente creía que el lenguaje no era un déficit central en el autismo[49].

También Michael Rutter se mostró un poco confundido por la decisión de Kanner y Eisenberg de eliminar el criterio de las alteraciones del lenguaje. «No tengo ni idea de por qué lo hicieron», me dijo Rutter. «Kanner, en sus primeros artículos, había descrito esas alteraciones. Todos los datos mostraban que, fueran cuales fueran los mecanismos implicados (y todavía los desconocemos), la alteración del lenguaje es un rasgo importante del autismo»[50]. El propio Rutter, como veremos más adelante, realizó diversos estudios en los años sesenta que indicaban que eso era precisamente lo que ocurría.

La cuestión de la etiología comenzó a ser abordada seriamente por primera vez en la década de 1950. Sorprendentemente, aunque 2 de los 11 casos originales de Kanner tenían epilepsia, él no propuso buscar una causa orgánica para su síndrome. Eisenberg me dijo que Kanner no pensó en una posible etiología específica hasta que el estudio de Stella Chess en 1971 mostró que es frecuente que los niños con rubeola congénita tengan autismo. «Por primera vez, Kanner aceptó que había niños con autismo que sufrían una lesión cerebral. Ese era un argumento de peso para aducir que podía existir una causa clara», decía Eisenberg[51].

Por el contrario, Gerhard Bosch me dijo que, ya en los años cincuenta, él mismo había asumido que el autismo (y el síndrome de Asperger) tenían una base orgánica. «El hecho de que en estas personas se dieran con frecuencia ataques epilépticos me sugería que se trataba de un problema neurológico»[52].

La genética parecía jugar un papel importante en el autismo, dada la evidencia obtenida en estudios importantes con gemelos. El interés por esa cuestión se disparó a raíz del descubrimiento en 1953 de la estructura de doble hélice del ADN por parte de Francis Crick y James

Watson. Casi medio siglo después, en el 2007, Watson declaró ante un público estadounidense que los científicos están estudiando el genoma y la genética del autismo porque solo desde hace poco ya es posible hacerlo. En relación con el fenotipo autista, añadió que todavía tendremos que esperar para poder entender su definición y estructura[53].

El primer estudio sobre autismo en gemelos idénticos fue realizado por W.R. Keeler en 1957. A este trabajo le siguió otro de A. H. Chapman en 1956 sobre dos niñas gemelas idénticas. En su libro de 1958 *A physician looks at psychiatry* (literalmente: Un médico que se asoma a la psiquiatría), el psiquiatra francés Jacques May describió a sus propios hijos, gemelos idénticos con autismo que no habían desarrollado el lenguaje. Kanner hizo solo una mención a los casos de gemelos en el artículo que publicó en 1956 con Leon Eisenberg, aunque, como señala Rimland: «El hallazgo de al menos once parejas de gemelos monocigóticos concordantes parece bastante significativo, desde el punto de vista de la etiología biológica del trastorno»[54].

En aquellos años, sin embargo, el espíritu dominante era contrario a las tesis genéticas. Esto era en cierta forma comprensible, dado que la Segunda Guerra Mundial estaba aún muy presente en la memoria y había un fuerte deseo de marcar distancias con las políticas nazis sobre la eugenesia y la creación de una «raza superior». Así, la idea de que los genes podían influir en el comportamiento era ampliamente rechazada en la mayoría de los lugares, lo que favorecía los planteamientos psicoanalíticos. Pero hay otra explicación sobre la debilidad de las propuestas genéticas y la fortaleza del enfoque psicoanalítico en EE. UU. y en otras partes del mundo. Como observó Nolan Lewis en 1954: «Parece que muchos de los prejuicios contra la herencia genética provienen de una intuición en el ámbito del cumplimiento de los deseos y es la idea de que la aceptación de la influencia genética puede provocar una actitud de desesperanza terapéutica»[55].

Hubo también otras teorías. Algunos estudios de los años cincuenta sugirieron que los síntomas propios del autismo que mostraban los niños podían relacionarse con una situación de post-encefalitis o de lesión del sistema nervioso central. Los investigadores comenzaron a mostrar interés por la neurología del autismo, pero, al no haber ninguna clase de equipo que permitiera realizar un escaneado cerebral, el principal obstáculo era la falta de cerebros para su examen *post-mortem*. Uno de los pocos artículos que informó en esa década de ese tipo de examen fue el de R. J. Schain y H. Yanner en 1960[56]. Trataba sobre el caso único de un niño que presentaba una reducción de las células del hipocampo, un hallazgo también conocido en la epilepsia y otros trastornos cerebrales. El problema era, como lo sigue siendo hoy en día, determinar si ese hallazgo era específico del autismo, porque se sabe que casi un tercio de las personas que tienen autismo sufren crisis epilépticas. Una cuestión intrigante del artículo de Schain y Yanner es su especulación acerca de que el sistema límbico (del que forma parte el hipocampo) pudiera estar alterado en el autismo. Esto está siendo objeto de mucha investigación actualmente, sobre todo en relación con otra área del sistema límbico, la amígdala.

Otro tema de investigación en la década de 1950 fue el de las causas perinatales. Varios estudios sugirieron que el autismo podía deberse tanto a una falta de oxígeno como a un exceso de este durante el parto.

Las observaciones sobre conductas inusuales siguieron acumulándose. Es interesante que, ya en 1949, Bergman y Escalona se dieran cuenta de las respuestas inusuales que daban ante los estímulos sensoriales niños que se parecían mucho a los descritos por Kanner[57]. Más de 60 años después, el comité responsable de la elaboración del *DSM-5*, la última clasificación de la Asociación Estadounidense de Psiquiatría, ha incluido las anomalías sensoriales en su nueva definición de autismo.

La insensibilidad al dolor o al frío y el calor habían sido descritas ya en aquellos años; en un caso muy intrigante descrito por Eveloff en 1960, una niña con autismo no podía comprender por qué no podía coger el bastón pintado en un maniquí muy realista, a pesar de que ella restregaba una y otra vez sus manos sobre la superficie del objeto. En 1956, Goldfarb habló de la preferencia de los niños con autismo por utilizar sus sentidos proximales (tocar, chupar y oler objetos), un rasgo que Eric Schopler analizó más en profundidad pocos años después en la Universidad de Chicago[58].

La psiconalista Margaret Mahler, algunas de cuyas ideas nos parecen en la actualidad claramente pintorescas y completamente equivocadas, dio cuenta de un fenómeno que es común a muchos niños con autismo: «una incapacidad peculiar para diferenciar entre seres vivos y objetos inanimados»[59].

Ed Ornitz vio por primera vez a un niño con autismo en los años cincuenta, en el Centro de Estudios Infantiles de la Universidad de Yale. Me dijo: «Uno de mis profesores (un psiquiatra muy experimentado) empezó hablándome de la vida inconsciente. Por aquel entonces (año 1958), Yale estaba totalmente dominado por el psicoanálisis. La mayoría de los profesores eran psicoanalistas. Uno de los niños que yo trataba hacía aletear sus manos, mantenía fija la mirada en algún punto y empezaba a hacer muecas cuando en la habitación se producían ruidos inusuales para él, como el del aire acondicionado. Cuando mi tutor mencionó el inconsciente, le respondí: "¿Realmente podemos relacionar las conductas de este niño con el inconsciente?". Recuerdo claramente que se volvió hacia mí y me respondió: "Ed, ¿tú no crees en el inconsciente?" Y yo no pude evitar responderle: "¡Claro que creo en el inconsciente, pero no lo adoro!"»[60].

Tratamiento

La cuestión del tratamiento de los niños con autismo también empezó a discutirse en los años cincuenta. En 1954, Kanner escribió que, de sus primeros 42 casos con autismo infantil, «29 no avanzaron nada» después de recibir psicoterapia. Los otros 13 niños que habían mejorado lo suficiente como para ir al colegio «eran niños que no habían recibido nada que pudiera considerarse una buena psicoterapia o, simplemente, una psicoterapia»[61].

A medida que los investigadores empezaron a buscar tratamientos biomédicos (y que algunos, como Lauretta Bender, los encontraran en sitios más bien raros), los pedagogos empezaron a estudiar distintas formas de educar a los niños con este síndrome, lo que planteó muchos retos tanto a los propios niños como a los maestros.

Una de las pioneras más destacadas fue la belga Jeanne Simons, quien empezó a trabajar con un primer grupo de niños con autismo en el centro especializado Children's House (la Casa de los niños) de Washington en 1949, solo seis años después de que Kanner introdujera por primera vez el término *autismo infantil precoz*. Kanner le aportó a Simons las directrices con las que esta creó en 1955 el Centro Linwood para niños con autismo en la ciudad de Ellicot (Maryland). Este centro fue uno de los primeros colegios específicos para estos niños en todo el mundo y estuvo funcionando durante los siguientes 25 años. Alcanzó un gran prestigio nacional e internacional gracias al llamado Método Linwood, basado en proporcionar a los niños con autismo una intervención temprana, intensiva y prolongada en el tiempo.

En su libro de 1987 *The hidden child: The Linwood Method for reaching the autistic child* (literalmente: El niño escondido: Método Linwood para llegar al niño autista), escrito junto a Sabine Oishi, Simons escribió: «En este modelo eran básicos la confianza en el valor de los individuos, fuera cual fuera su situación, y el respeto al potencial saludable que existe incluso en los seres humanos más discapacitados»[62].

Simons entró en contacto con el autismo cuando formaba parte como trabajadora social psiquiátrica del equipo diagnóstico de la Casa de los

Niños. Encontró la razón de su vida al conocer a Lee, un chico de 13 años hijo de un colega suyo, al que Kanner había diagnosticado autismo y al que habían internado en un centro hacía años. «Aquel caso me cayó como llovido del cielo», declaró al *Baltimore Sun* en 1994. «Alguien tenía que hacer algo. No había ninguna ayuda para las madres. Yo fui la primera en no culparlas»[63].

Simons creía que los niños con autismo como Lee necesitaban desesperadamente que alguien los ayudara, no que los encerraran bajo llave para siempre y los mantuvieran sedados en instituciones estatales lúgubres e impersonales. En 1955, encontró una derruida mansión de piedra de 14 habitaciones en lo alto de una colina de la ciudad de Ellicott; se las arregló para pagar 500 dólares como entrada por esa casa de tres pisos con goteras en los techos, y la transformó en un hogar y un colegio acogedores para niños con autismo.

Acarreaba carbón para calentarse y sacaba agua de un pozo, tenía un auxiliar y contaba también con la ayuda del conductor de un autobús que transportaba a los niños que asistían al centro desde las 9 de la mañana hasta las 3 de la tarde (11 de ellos, con edades entre los 3 y los 5 años). Los padres pagaban los costes de las clases, pero solo si podían hacerlo. Para poder mantener su centro, Simons trabajaba como terapeuta en el cercano Hospital Taylor Manor y pedía donativos.

Ruth Sullivan, la primera presidenta electa de la Autism Society of America (Asociación Estadounidense de Autismo) y hasta el año 2007 directora del Centro de Servicios para el Autismo de Huntington (en Virginia del Este), me dijo: «Simons acogió a niños que habían sido desechados por todos y que nadie más habría aceptado, y consiguió que hicieran progresos»[64].

Sullivan dijo también que la clave del éxito de Simons era que «sentía un respeto enorme por los niños, por los seres humanos. Hizo lo que ahora llamaríamos terapia conductual, y la gente iba a verla y a observarla respetuosamente»[65].

Jeanne Simons había nacido en Laeken (Bélgica) y era la segunda de siete hermanos. Cuando el ejército alemán invadió el país en 1914, se vio obligada a trasladarse con su familia a Holanda.

Creció en La Haya y en 1933 se graduó en educación en la Escuela de Magisterio de esa ciudad. También se formó en el método Montessori. En 1940, mientras las fuerzas de Hitler avanzaban por Europa, trabajaba como niñera y ayudó a escapar a Suiza al hijo pequeño de un diplomático estadounidense destinado en Holanda. Simons acompañó al niño hasta los EE. UU. en el último barco que pudo salir desde Italia, dejando en Holanda a su familia y a su novio. Una sobrina suya, Helene van Oijen, señaló que los muchos niños con autismo que ella llegó a conocer a lo largo de su vida acabaron siendo su familia sustituta[66].

Durante los años de la guerra, Jeanne Simons trabajó en Washington con niños en situación de pobreza, antes de trasladarse a Boston. En 1949, se graduó en Trabajo social en la Universidad de Boston, especializándose en psiquiatría y asesoramiento familiar en la zona de Boston. Entre 1950 y 1955 dirigió terapias de grupo en la Casa de los Niños de Washington y estudió también en la Universidad de Maryland.

Además de educar a los niños, el Centro Linwood participó en diversos proyectos de investigación. Uno de los más importantes fue un estudio de tres años de duración (1965-1968) que dirigió Charles Ferster, del Instituto de Investigación de la Conducta de Washington. Otro estudio clave fue el que realizó el propio Leo Kanner después de evaluar a todos los niños atendidos en el Centro Linwood en dos visitas que hizo a este centro en 1966 y 1968. Las conclusiones de Kanner, junto con las notas de la propia Jeanne Simons, se publicaron en 1973. Los datos son extraordinarios: de los 34 niños que Kanner examinó en 1966 y 1968, 10 habían alcanzado lo que Kanner llamó en 1973 «un estado de recuperación total o casi total»[67].

Esta afirmación contrasta llamativamente con el estudio de seguimiento que habían publicado Kanner y Eisenberg en 1956. En ese artículo, informaban de que habían podido seguir durante cuatro años o más a 63 de los primeros 80 niños con autismo descritos por Kanner, hasta que cumplieron 15 años. De 3 de ellos dijeron que tenían un resultado «bueno», ya que su rendimiento era bueno, tanto social como académicamente; 14 tenían un resultado «bastante bueno», y podían ir a la escuela más o menos en el curso que les correspondía, si bien tenían una personalidad claramente desviada; 46 (el 73%) tenían un resultado «pobre» caracterizado por discapacidad intelectual y/o conductas psicóticas. Treinta y uno de estos niños no desarrollaron el lenguaje hasta los 5 años de edad, pero solo uno de ellos empleó posteriormente el habla para comunicarse y pudo alcanzar un ajuste bastante bueno[68].

Uno de los aspectos más fascinantes del estudio en el Linwood fue la decisión de Kanner de dividir a los niños en cinco grupos nosológicos: autismo «auténtico», esquizofrenia, problemas evolutivos y conductuales derivados de causas orgánicas (como problemas y retrasos neurológicos) o de causas psicógenas (como problemas en el entorno emocional que producen un desarrollo y conductas desviados), y por último, demencia infantil o enfermedad de Heller (llamada en el *DSM-IV Trastorno desintegrativo infantil*, en el que, a un desarrollo aparentemente normal durante los primeros dos años y medio de vida, le sigue una regresión rápida).

Simons se jubiló como directora clínica del Linwood en 1980, pero continuó pasando consulta, trabajando en un libro y dando charlas y conferencias por todo el mundo. El centro que fundó hace ya medio siglo continúa ofreciendo una amplia oferta de servicios para niños con autismo y sus familias. Falleció el 8 de marzo de 2005, a los 95 años de edad.

El otro gran pionero de la educación en los años cincuenta fue el psicólogo infantil Carl Fenichel, quien fundó en 1953 el Centro de Educación y Tratamiento League en Brooklyn (Nueva York). Fenichel, que siempre creyó que el autismo tenía una causa biológica, pensaba también que los niños debían permanecer en sus hogares y que los padres debían colaborar en su tratamiento. En la histórica primera (y única) edición del Leo Kanner Colloquium on Child Development, Deviations and Treatment (un congreso sobre el desarrollo infantil, sus alteraciones y tratamientos), celebrado en 1973 en Chapel Hill (Carolina del Norte), Fenichel declaró:

> Hace veinte años, cuando nuestro centro estaba en sus inicios, nos denunciaron por intentar que los padres se implicaran de algún modo en los tratamientos. Se suponía que aquellos niños tenían que mantenerse alejados de sus hogares. [Bruno] Bettelheim dijo: «Tenéis un programa bastante bueno, pero no funcionará ni en un millón de años, porque es un programa que solo se aplica durante el día. Los niños, al finalizar la jornada, tienen que irse a casa con sus padres, que son quienes realmente han causado su enfermedad. Todo lo que hagáis lo arruinarán los padres»[69].

Cuando se le preguntó a Fenichel cómo de fiables eran los diagnósticos de autismo en esa época, en la que parecía haber división de opiniones entre los conferenciantes que participaron en ese congreso respecto a que la condición fuera dividida en subgrupos, su respuesta fue curiosa:

> Nosotros habíamos hecho añicos esas etiquetas en nuestro centro 18 años antes [en 1955], tras dos años de decir que solo aceptábamos a niños etiquetados como autistas, esquizofrénicos, psicóticos o simbióticos. Encontramos que esas etiquetas no significaban nada. [...] Aprendimos más sobre aquellos niños trabajando con ellos día a día. Demasiada gente se cree que por ponerle una etiqueta al niño ya se sabe cuáles son sus necesidades. Pero yo creo que ese es un proceso peligroso, engañoso y destructivo[70].

Fenichel añadió:

> Reconozco que no podemos curar a muchos de estos niños. Pero si conseguimos que el 80% de ellos pueda pasar el resto de sus vidas dentro de su comunidad, siendo muchos de ellos productivos y pagando impuestos, en vez de ser una carga para el estado, esto tendrá un valor económico además de humanitario[71].

Demetrious Haracapos, una de las personas que trabajó con Fenichel en el Centro League de Nueva York a finales de los años cincuenta y principios de los sesenta, lo recuerda como un hombre «que tenía una sonrisa cálida y un espeso pelo canoso, y que era muy empático con la gente de su alrededor»[72], así como «argumentando con vehemencia» en contra de los planteamientos de Bruno Bettelheim. Haracapos, que ahora trabaja en el Centro de Autismo de Aarhus, en Dinamarca (véase el capítulo 4), me dijo que admiraba enormemente a Fenichel: «Tuvo una actitud humanista, combinada con un enfoque de educación especial que era muy poco frecuente en aquella época»[73].

3

LA ACUSACIÓN A LOS PADRES

3
La acusación a los padres

En la década de 1950, los profesionales comenzaron a ponerse de acuerdo respecto a ese trastorno identificado hacía poco, que confundían ampliamente con la esquizofrenia infantil. La década de 1960 estuvo marcada por una influencia funesta que todavía hoy sigue dominando en algunas partes del mundo.

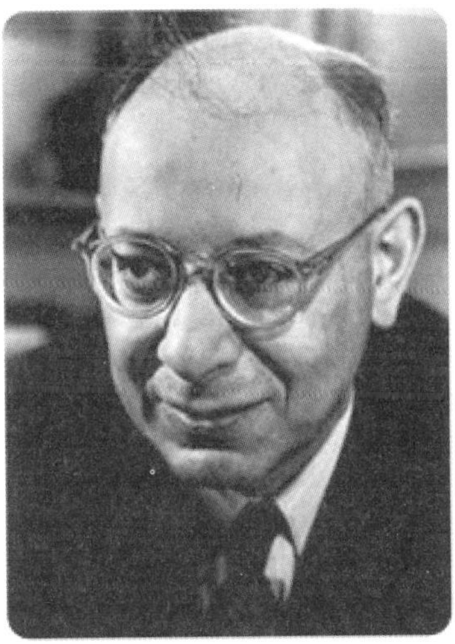

Bruno Bettelheim

Cuando el libro de Bruno Bettelheim *La fortaleza vacía: El autismo infantil y el nacimiento del yo*, que había sido publicado originalmente en 1967 y que culpaba a los padres del autismo de sus hijos, se convirtió en un aclamado éxito de ventas, hubo consecuencias en todo el mundo. Por ejemplo, ese libro fue el primero publicado sobre autismo en español, y durante años provocó multitud de malentendidos en España. En la actualidad, unas tres cuartas partes de los psiquiatras franceses continúan tratando el autismo con métodos psicoanalíticos, aunque al menos a mí me parece que la mayoría de esos psiquiatras no son exactamente admiradores de Bettelheim. Sally Ozonoff, una destacada investigadora del autismo en el Instituto MIND de Sacramento (California), me dijo que uno de los libros que le recomendaron leer cuando era estudiante, a principios de los años ochenta, fue precisamente *La fortaleza vacía* de Bettelheim[1]. En esa misma década, ese era también el único libro sobre autismo que se podía encontrar en las bibliotecas públicas de Dinamarca[2].

Bettelheim llegó a los EE. UU. después de haber pasado nueve meses en campos de concentración nazis entre 1938 y 1939. Esta experiencia le hizo dar un pésimo y dañino giro mental cuando llegó a EE. UU. en 1944 para ser director de la Escuela Ortogénica Sonia Shankman de Chicago: Bettelheim empezó a pensar que los niños «autistas» se comportaban como los presos de los campos nazis y que sus madres eran como los oficiales de esos campos.

El Holocausto tuvo un efecto muy diferente en Hans Asperger y en Bruno Bettelheim. Tal y como vimos en el capítulo 1, parece que Asperger veía a los niños que estaban a su cuidado como víctimas potenciales de los nazis, que necesitaban ser protegidas, y de quienes él destacaba tanto sus cualidades positivas como sus rarezas. Sin embargo, Bettelheim veía una equivalencia negativa entre la reacción que mostraban los presos de los campos de concentración ante esa situación tan extrema y los mecanismos de defensa que desplegaban los niños con autismo como respuesta a lo que, según él, era una situación igualmente extrema.

Como decía Bettelheim en *La fortaleza vacía*:

> En los campos de concentración nazis, fui testigo, con absoluta incredulidad, de la falta de reacción de algunos prisioneros ante las experiencias más crueles. [...] No sabía, y nunca lo hubiera creído, que iba a observar una conducta similar en entornos terapéuticos mucho más benignos, como consecuencia de lo que los niños habían experimentado en el pasado[3].

Bettelheim creía que los niños con autismo tenían una realidad interior comparable a la realidad exterior de los prisioneros y que, al igual que estos, dirigían toda su energía a una retirada defensiva. Su ausencia de lenguaje, decía él, debía interpretarse como una «defensa contra su sufrimiento emocional y la reducción subsiguiente de su yo»; el autismo infantil, concluía, era «un estado mental que se desarrolla como reacción a la sensación de estar en una situación extrema, sin la más mínima esperanza»[4].

La catastróficamente errónea noción de «madre nevera» (cuyo origen está en los primeros escritos de Kanner, pero que fue «refinada» por Bettelheim) ejerció una influencia nociva que se ha seguido defendiendo obstinadamente, no solo en los EE. UU., sino en todo el mundo. ¿Cómo un solo libro pudo llegar a ejercer una influencia tan poderosa sobre tantos profesionales y padres?.

Bettelheim era austriaco, como Hans Asperger y Leo Kanner. Había nacido en el seno de una familia judía de clase media-alta, en la Viena de fin de siglo. Aunque Bettelheim describió a su madre como una mujer cariñosa que le leía cuentos y le cuidaba cuando estaba enfermo, su más reciente biógrafo, Richard Pollack, cree que su conducta de adulto reflejaba su hostilidad hacia ella, y que fue ella quien influyó tanto en su conocida opinión de que el autismo de los hijos se debe al rechazo de las madres como en su comparación de estas con las brujas devoradoras de niños y los guardianes de las SS[5]. También puede ser relevante el hecho de que el padre de Bettelheim contrajera una sífilis que le arruinó la vida y lo condujo a una muerte perturbadora que produjo una profunda impresión en su hijo. Es interesante señalar que una de las primeras psicoanalistas infantiles, Edith Buxbaum, era prima de Bettelheim y una de sus amigas más cercanas.

Después de la Primera Guerra Mundial, como cuenta él mismo, Bettelheim dejó de leer literatura de evasión, en favor de textos que «sugirieran cómo podían rectificarse los horrores del mundo en general». Como explicó en uno de sus últimos ensayos, *Essential books of one's life* (literalmente: Libros esenciales en la vida), sus nuevos héroes intelectuales ya no eran Goethe o Schiller sino los filósofos alemanes Theodor Lessing, Friedrich Albert Lange y Hans Vaihinger en su primera etapa. Concretamente Vaihinger, que era un reconocido especialista en Kant, defendía que aunque las ficciones no se confundieran con las proposiciones verdaderas, podían funcionar «como si lo fueran»[6].

La anexión de Austria por parte de los nazis se produjo en marzo de 1938. El 2 de junio de ese año, a Bettelheim lo subieron a un tren con destino al campo de concentración de Dachau, donde se convirtió en el prisionero número 15029. Tanto él como sus compañeros de cautiverio estuvieron bajo amenazas continuas de tortura o muerte. El 23 de septiembre de 1938 fue trasladado al campo de Buchenwald. Allí, según su amigo Ernst Federn, tuvo la suerte de sobrevivir, debido en parte al curioso respeto que mostraban los guardianes de las SS por las gafas de Bettelheim. (No obstante, Bettelheim siempre negó esto, diciendo que en realidad sus gafas aumentaban el riesgo para él, porque le hacían parecer un intelectual[7]).

El 20 de abril de 1939, para celebrar su quincuagésimo cumpleaños, Adolf Hitler anunció que liberaría a unos cuantos presos en una especie de amnistía. Bettelheim fue uno de ellos. Los nazis lo liberaron el 14 de abril avisándole de que volvería a ser detenido si no conseguía abandonar el país en el plazo de una semana. Bettelheim comentó después que no tenía ni idea de por qué fue uno de los elegidos para aquella excarcelación.

Bettelheim viajó en barco a Nueva York, sumándose al flujo de intelectuales europeos que huyeron de la persecución nazi y reforzaron las instituciones académicas estadounidenses en los años cuarenta. Tuvo un primer contrato como profesor de Historia del Arte en el Instituto Rockfort de Illinois, llegando a participar en el llamado «Estudio de los 8 años o de las 30 Escuelas», que analizó el nivel de conocimientos de arte de los centros escolares estadounidenses. En 1943, consolidó su prestigio con la publicación de «Individual and mass behaviour in extreme situations» («El comportamiento individual y de masas en las situaciones extremas»*), un artículo en el que indicaba que los prisioneros de los campos de concentración acaban de hecho convertidos en niños[8]. Bettelheim decía que, en vez de combatir a sus captores, se peleaban unos contra otros, y que fantaseaban y admiraban e incluso emulaban a los nazis. Así, eran «instrumentos más o menos dóciles de la Gestapo». Este artículo de Bettelheim, que fue el primer ensayo sobre los campos de concentración nazi que leyó mucha gente en EE. UU., causó una enorme conmoción. Acabó siendo de lectura obligatoria en varias disciplinas y produjo una fuerte impresión en pensadores de izquierdas como Theodor Adorno y Max Horkheimer.

Unos pocos meses después, la Universidad de Chicago le pidió a Bettelheim que se encargara de la Escuela Ortogénica para niños «emocionalmente trastornados», lo que hizo en 1944. El término *ortogenic*, que ya no se usa en inglés (en español sería *ortogénico,* pero tampoco se utiliza), se acuñó en 1896 para referirse a algo que contribuye a una buena salud. Cuando este centro se abrió en Chicago durante la Primera Guerra Mundial, su principal misión fue tratar a niños pequeños con deformidades físicas y otras dificultades similares, si bien tenía entre su personal a psicólogos y a otros profesionales interesados en la evaluación psicológica y los trastornos mentales.

Richard Pollack, el biógrafo más reciente de Bettelheim, insiste en que este mintió sobre su currículo y que era falsa su afirmación de que cuando volvió a Viena había vivido con dos niños con autismo como parte del tratamiento de estos. De hecho, según Pollack, a quien únicamente acogió Bettelheim en su casa de Viena fue a Patricia Lyne, quien no podía haber sido diagnosticada de autismo en los años treinta, dado que ni Hans Asperger ni Leo Kanner habían introducido aún el término en su sentido moderno[9].

Pollack tiene razones personales, muy poderosas y trágicas, para querer demostrar que Bettelheim mintió: su hermano pequeño, Stephen, estuvo en la Escuela Ortogénica durante cinco años, antes de fallecer durante unas vacaciones en 1948 al caerse por la rampa de un granero jugando al escondite. Cuando Pollack fue a ver a Bettelheim para hablarle de su hermano, este le dijo que su padre [el de Pollack] era un *schlemiel* (en yiddish, un pobre ingenuo), y que su madre se hacía la víctima. Después, les dijo directamente que el niño se había suicidado, y que sin duda la

*N.T.: Texto traducido al castellano en Proshansky, H. y Seidenberg, B. (1973). *Estudios básicos de Psicología social* [pp. 767-779]. Madrid: Ed. Tecnos.

madre tenía buena parte de culpa, porque lo había rechazado desde que nació. «¿Qué les pasa a estas madres judías?», parece ser que exclamó Bettelheim[10].

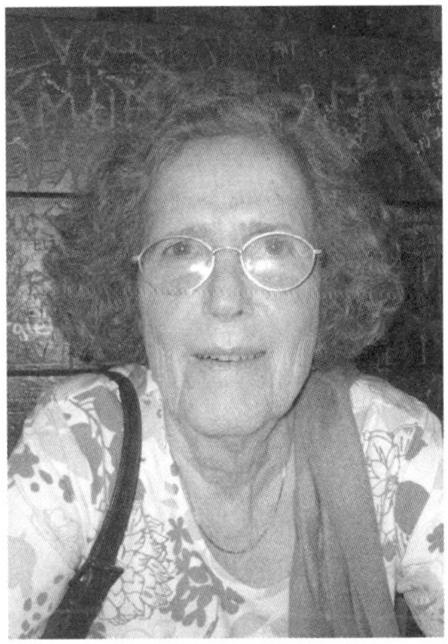

Jacquelyn Sanders

Sin embargo, en una carta a la revista *New York Review of Books* de noviembre del 2003, Jacquelyn Seevak Sanders, que fue ayudante de Bettelheim en esa escuela entre 1952 y 1965 y directora del mismo entre 1973 y 1992, escribió: «Durante trece años trabajé muy estrechamente con Bettelheim, por quien sentía adoración, y después de él, me hice cargo de la empresa durante veinte años». Sanders dijo que había revisado todas las anotaciones hechas por Bettelheim en la escuela, incluso su correspondencia, «ya sin "adoración", sino críticamente; y no encontré ninguna evidencia de que falsificara o exagerara su currículum». Mantiene que los documentos falseados a los que se refiere Pollack se encontraron en una carpeta en el Instituto Rockford, mientras que la carrera de Bettelheim realmente empezó en la Universidad de Chicago. En aquel tiempo, insistió Sanders, todavía era costumbre no pedir el currículo cuando alguien ocupaba un puesto académico. Buena parte de la formación de Bettelheim era en filosofía y estética [como rama de la filosofía], y sus colegas de la Universidad de Chicago conocían muy bien esos antecedentes. Sanders añadió que en 1944 nadie podía tener méritos para dirigir una residencia para niños con trastornos, y que además *terapia ambiental* era un término demasiado nuevo como para que nadie hubiera podido hacer un currículo en eso[11].

Desde que se hizo cargo de la dirección de la Escuela Ortogénica, el enfoque de Bettelheim fue firmemente psicoanalítico y rápidamente consiguió ardientes defensores. El momento era propicio para un psicoanálisis fervientemente freudiano.

En la década de 1930, habían cruzado el Atlántico nuevas propuestas sobre cómo tratar a los niños con trastornos emocionales. En aquellos tiempos surgieron nombres que luego serían legendarios: Melanie Klein, Anna Freud, Maria Montessori, Jean Piaget... Bettelheim se interesó por Sigmund Freud, John Dewey, Erik Erikson y August Aichhorn, aunque la historiadora y socióloga Chloe Silverman cree que también le interesaron los estudios de René Spitz sobre el desarrollo atípico del ego de los niños internados en instituciones, así como los experimentos de Harry Harlow con crías de monos[12].

Richard Pollack recoge las declaraciones de Jean O'Leary, una joven terapeuta en aquellos tiempos: «Bettelheim me dio una religión de la que ahora me río, porque el psicoanálisis dejó de jugar un papel importante en mi vida. Sin embargo, en aquella época, el psicoanálisis me proporcionaba un sistema, un modo de valorar las cosas»[13].

También Eric Schopler, que creó en 1972 el programa TEACCH en Carolina del Norte (en buena medida, como reacción a los métodos de enseñanza de Bruno Bettelheim), reconoció la popularidad de este. Recuerda que sus clases estaban siempre llenísimas. «Enseñaba teoría de la personalidad basándose en Freud y en las fases psicoanalíticas: anal, fálica, etc.)»[14].

Schopler recordó que, en una de esas clases, una de las asistentes empezó a hacer punto. «Eso molestó muchísimo a Bettelheim. Casi enseguida, interrumpió su conferencia y le dijo: "Señorita, ¿no se ha dado cuenta de que estar sentada aquí haciendo punto es una expresión de la hostilidad que siente hacia su padre? Esto quizá se debe a que usted tiene algunas ideas sexuales sobre él desde que era niña y ahora está intentando transferirme a mí en esta clase la contrarreacción". La alumna en cuestión se llevó un disgusto enorme pero, una semana después, apareció de nuevo, se sentó en el mismo asiento y, en cuanto Bettelheim comenzó su clase, empezó a hacer punto otra vez. En aquella ocasión, Bettelheim le dijo: "¿No se da usted cuenta de que hacer punto no es más que una forma sublimada de masturbación? Usted está aquí, sentada frente a toda la clase, masturbándose". Entonces la alumna, indignada, lo miró y le respondió: "Doctor Bettelheim, ¡cuando hago punto, hago punto, y cuando me masturbo, me masturbo!"»[15].

En el verano de 1955, Bettelheim pidió a la Fundación Ford financiación para estudiar específicamente el autismo y la dinámica del desarrollo temprano del yo. Les propuso admitir en la Escuela Ortogénica a 15 niños con autismo de entre 6 y 8 años de edad y hacerles un seguimiento durante siete años. En el formulario de la solicitud de la ayuda, Bettelheim expuso a la Fundación Ford que, además de tratar a sus pacientes con autismo, lo que pretendía era explorar qué es lo que los padres podían haber hecho «mal» al criarlos. Bettelheim nombraba a Leo Kanner, pero no citaba ninguno de los seis artículos sobre autismo que Kanner había publicado ya en aquel tiempo. La beca de la Ford le fue concedida en su totalidad.

El aspecto más controvertido de su centro, por supuesto, era la insistencia de Bettelheim en que los padres, y especialmente las madres, eran culpables del autismo de sus hijos, y que por esa razón debía separarse a los niños de ellos.

Conviene recordar que el propio Leo Kanner, en sus primeras valoraciones, había descrito a los padres y madres de los niños con autismo como personas frías, solitarias, intelectuales y obsesivas que no sabían demostrar calidez y afecto en las interacciones con sus hijos. Kanner parecía estar sugiriendo que un entorno social así no podía generar un vínculo saludable entre padres e hijos; sin embargo, no creía que los padres fueran la única causa del autismo. Él consideraba el posible origen del trastorno como una consecuencia de la interacción entre una predisposición genética al autismo, biológicamente determinada, y unas condiciones sociales desfavorables creadas por los padres.

Bettelheim fue mucho más allá. Propuso que, a diferencia de los padres de niños sin autismo, los padres de los niños con autismo tienen una patología psicológica que les hace reaccionar anormalmente ante las conductas normales de sus hijos. Esto, decía él, pone en marcha un círculo vicioso porque, durante el proceso del desarrollo, los niños responden a las amenazas reales o imaginarias aislándose y teniendo cada vez menos capacidad de respuesta, y a su vez, las madres de los niños con autismo responden patológicamente a la falta de respuestas por parte de estos. El resultado, según él, es una intensificación del aislamiento y una repetición del ciclo, hasta que los niños se refugian en lo que Bettelheim llamaba un «trastorno autista crónico». Así pues, el concepto de autismo de Bettelheim era muy distinto del de Kanner: mientras que Kanner consideraba la condición como un síndrome conductual singular, Bettelheim lo veía como un trastorno específico causado por una crianza patológica.

Se trataba, según creía Bettelheim, de un trastorno que solo podía curarse separando a los niños de sus padres, un proceso al que sus críticos acordaron denominar, con un neologismo bastante brutal, *parentectomía*. Algunos colaboradores de Schopler en el TEACCH me dijeron que, cuando este visitó la Escuela Ortogénica, oyó decir que Bettelheim señalaba con frecuencia una estatua de piedra grande y abstracta que representaba a una madre y le decía a los niños: «Así es como es vuestra madre: fría y dura». Sin embargo, Jacquelyn Sanders —que relevó a Bettelheim en la dirección de ese centro en 1973— me dijo mientras tomábamos algo en una cafetería en Chicago: «Lo que Bruno escribió y dijo no es lo que él pensaba realmente. Yo estaba sentada junto a él cuando le hablaba a los padres, y no había nadie que pudiera igualarlo en empatía. Había algunos padres a los que aterrorizaba, pero otros, sin embargo, sentían verdadera devoción por él»[16].

De lo que se trataba, según me dijo Sanders, era de que los niños estuvieran en un ambiente distinto al de su casa para que vieran que la vida podía ser mejor. «Estos niños llevaban unas vidas desgraciadas; sus padres los llevaban a la Escuela Ortogénica solo cuando ya estaban desesperados. Veían que los niños sacaban provecho de la escuela, y los niños podían seguir allí durante su adolescencia hasta que estaban preparados para reincorporarse a la sociedad y mantener una relación mejor con sus padres. En aquellos años no había muchos servicios, pero el problema era que los separábamos de sus padres. Podía parecer que se los quitábamos, pero no creo que fuera eso lo que hacíamos. Bruno no se abalanzaba sobre los niños y se los llevaba sin más; todo lo que se hacía era con el permiso de los padres»[17].

En 1950, el psicólogo evolutivo y psicoanalista germanoestadounidense Erik Erikson había sostenido también que los orígenes del autismo estaban en las relaciones madre-hijo. Sin embargo, a diferencia de Bettelheim, Erikson atribuyó el autismo a la reacción de las madres ante los síntomas de sus hijos. Escribió: «Estos niños pueden muy temprana y sutilmente dejar de responder a la mirada, la sonrisa y el contacto físico de sus madres, y esa reserva inicial, a su vez, hace que las madres se replieguen inconscientemente»[18].

En claro contraste con esto, Bettelheim consideraba que había algo que precedía a la falta de respuesta de los niños hacia sus madres. Según una de sus primeras colaboradoras, Karen Zelan: «Es posible que Bettelheim no compartiera la idea de Erikson de que las madres se repliegan inconscientemente. Aunque hubiera podido haber cierto repliegue inconsciente, a Bettelheim le impresionaba más la inseguridad y la necesidad de los padres de defenderse de sus hijos recién nacidos casi desde el primer momento»[19].

Zelan decía que Bettelheim se basó en los trabajos de Piaget para comparar el desarrollo de los niños «normales» con el de Marcia, una preadolescente de 12 años con autismo que asistía a la Escuela Ortogénica. Bettelheim escribió que, una vez se inicia el proceso de desarrollo, ocurre con frecuencia que los niños con autismo alcanzan los hitos de desarrollo típicos mucho más rápidamente de lo que suelen hacerlo otros niños. Citando las observaciones publicadas en 1952 por Piaget sobre sus propios hijos, Bettelheim escribió que, en menos de seis meses, los dibujos de Marcia habían pasado de ser garabatos a ser dibujos de círculos, luego de caras y luego de la figura humana entera, un avance que a cualquier niño «normal» le habría costado varios años[20].

Cuando me reuní en Boston con Leon Eisenberg, el colaborador de Leo Kanner, Eisenberg se refirió a Bettelheim con el adjetivo «sádico»* y añadió que Kanner compartía esa opinión. «En una conferencia, vi a Bettelheim humillar a una persona que le hizo una pregunta, de un modo tal que daba vergüenza verlo»[21].

Pollack ha dicho que Bettelheim podía ser cruel, que pegaba con frecuencia a sus pacientes y que uno de sus empleados llamó a su método de educación «el método *nazisocrático*»[22].

Jacqueline Sanders admitió que Bettelheim era autoritario: «Golpeaba a los niños. Yo le criticaba que nunca escribiera sobre eso. Otra gente, para controlar a los niños, usaba camisas de fuerza, habitaciones de aislamiento o medicación. Yo creía que era preferible una bofetada»[23]. Sanders señaló también que ella misma obtuvo su doctorado en la UCLA en los años sesenta, cuando Ivar Lovaas usaba como terapia el electrochoque. «Esa terapia tenía muchos problemas, pero era preferible a que los niños se golpearan y se abrieran la cabeza»[24].

En una carta que publicó en el *New York Review of Books* en noviembre del 2003, Sanders escribió que no lamentaba haber pegado a los niños cuando estos se daban fuertes cabezazos contra el suelo y ella no podía controlarlos, o cuando arrojaban cubitos de hielo a la cara de alguien, o cuando le pegaban una patada en la espinilla. Sanders decía que era un método muy eficaz para proteger a todos, incluidos los propios niños. Sin embargo, añadía, abandonó esta práctica cuando se dio cuenta de que podía disparar las fantasías masoquistas de los niños[25].

Sanders me confirmó que su relación con Bettelheim fue problemática y que tuvo todo tipo de broncas con él: «Era un profesor típicamente machista. Hizo algunas cosas maravillosas por mí, fue la persona más empática que he conocido en mi vida y tenía un talento indiscutible para la enseñanza. Pero, por otro lado, no hizo nada para promocionarme profesionalmente. Como yo no quise verlo durante algún tiempo, se puso furioso conmigo. Solía decir: "Yo no puedo leer la mente de los demás, bastante complicado me resulta ya leer la mía"»[26].

Sanders me dijo sin embargo que, fuera del colegio, Bettelheim era un hombre «muy elegante y culto, y con un gran sentido del humor. Era galante y podía embelesar a cualquiera. Era un ser humano complejo que podía ser muy ingenioso y un compañero muy divertido. Pasaba una increíble cantidad de tiempo en el colegio. Los domingos se iba a jugar al ajedrez con los chicos. Disfrutaba con los regalos de cumpleaños y les

*N.T.: En la versión original: «a sadistic so-and-so».

hacía regalos a los niños. Ellos sentían por él afecto y miedo a la vez. A veces cometía errores y eso, dado el poder que tenía, podía acarrear graves consecuencias»[27].

En 1967, Bruno Bettelheim publicó *La fortaleza vacía*, que trataba sobre cómo tres niños con autismo severo fueron tratados con éxito en la Escuela Ortogénica mediante la teoría psicoanalítica y la terapia ambiental. El libro recibió críticas entusiastas en el periódico *New York Times* y en otros sitios. Un profesional de la salud mental de Connecticut declaró: «las enseñanzas de Bettelheim son útiles para cualquiera que se interese por la humanidad; son absolutamente esenciales para cualquiera que se preocupe por la actual crisis de pobreza y desigualdad que existe en Estados Unidos»[28]. La tesis de Bettelheim de que el origen del autismo estaba en la relación de los niños con sus «madres nevera», pronto se convirtió en la explicación más aceptada sobre las causas de este trastorno, tanto a nivel popular como en muchos círculos profesionales.

¿Cómo consiguió tanta popularidad? En los años sesenta, antes incluso de la publicación de ese libro, Bettelheim se había convertido en una autoridad en el país gracias a la publicación de artículos suyos en diversas revistas; por ejemplo, la historia de «Joey, el niño mecánico», uno de los casos analizados en *La fortaleza vacía*, se había publicado en 1959 en la revista *Scientific American*. La hipótesis de Bettelheim era que Joey había sido abocado a su autismo por unos padres insensibles —especialmente, la madre—, y porque sus intentos por hacerse «humano» habían fracasado. Muchos colegas suyos, al parecer, tenían la sensación de que él había llegado a ser tan famoso y respetado entre el público no especializado que, si le hubieran criticado por la pobreza de su fundamentación académica, habrían sido acusados de celos profesionales.

Por el contrario, la neuróloga estadounidense Mary Coleman me dijo que la angustia que le producía a ella el modo en que los padres, y especialmente las madres, estaban siendo culpabilizados por Bettelheim fue uno de los primeros catalizadores de su propio interés por el autismo. Coleman consideraba el enfoque psicoanalítico como «extremadamente antifemenino»[29].

Probablemente, la falta de base científica de la terapia ambiental de Bettelheim (que era evidente en *La fortaleza vacía*) fue ignorada por la mayoría de la comunidad psicoanalítica debido a su concepto tradicional de que el paciente es quien guía el tratamiento y de que «conocer al otro» es algo contingente a «conocerse a sí mismo». Asimismo, su pasado en el Holocausto también le había proporcionado un cierto estatus. En palabras de Chloe Silverman:

> Como superviviente [de los campos de concentración nazis], Bettelheim disfrutó de una autoridad única, casi antropológica. Como testigo, podía hablar de los motivos subyacentes al fascismo y al autoritarismo, y como profesional, podía defender una teoría que transformaba el poder negativo de los campos de concentración en una intuición terapéutica positiva, del mismo modo que Lovaas había sugerido que a él los testimonios sobre el fascismo le habían hecho darse cuenta de lo maleable que puede ser el psiquismo humano. [...] Las afirmaciones de Bettelheim sobre las posibilidades terapéuticas de un «entorno total» y su papel central en el desarrollo de la autonomía humana conectaban con el movimiento contemporáneo favorable a la terapia ambiental, así como con el interés público por el papel del entorno social en el modelado de la experiencia subjetiva[30].

Jacqueline Sanders habló con Bettelheim de los campos nazis. Como recordaba durante nuestra conversación en Chicago: «Bettelheim me decía que había visto cómo el ambiente puede llegar a destruir psicológicamente a las personas. Pero que, igual que se pueden destruir, se pueden reconstruir. La cuestión es cómo diseñar un ambiente que sea lo opuesto a un campo nazi»[31]. El especialista francés en autismo Gilbert Lelord me dijo: «En aquellos años, los biólogos estaban también impregnados de psicoanálisis, tanto aquí, en Francia, como en los EE. UU. Miraban nuestro trabajo [estudios con electroencefalogramas realizados a niños autistas] con un cierto recelo»[32]. Lelord me dijo también que en 1970 había dado una conferencia sobre sus hallazgos electroencefalográficos en un congreso multitudinario celebrado en la isla tunecina de Djerba. «Pero mi investigación no se tomó en serio entonces»[33]. Según él, los estudios de Ed Ornitz, Ed Ritvo y Peter Tanguay fueron los que más contribuyeron a cambiar aquella situación.

Lelord me dijo también que, a su pesar, tenía que reconocer que Bettelheim había ayudado a que hubiera cierta conciencia pública sobre el autismo. «Kanner no tenía ni idea de cómo manejar los medios de comunicación», me dijo Lelord. «Sin embargo ese fue el principal mérito de Bettelheim, aunque, por supuesto, algunas de sus ideas eran erróneas»[34].

Todo esto explica por qué muchos profesionales aceptaron el trabajo de Bettelheim. Sin embargo, no todos lo hicieron. Lee Marcus, un psicólogo que trabajó con Eric Schopler y Robert Reichler a principios de los años setenta, cuando el programa TEACCH estaba empezando en Carolina del Norte, cree que la influencia de Bruno Bettelheim no fue, en realidad, tan poderosa como se considera hoy día. Según él: «Bettelheim estaba considerado como un hombre brillante que escribía bien sobre los cuentos infantiles*. La gente lo escuchaba cuando hablaba sobre autismo, y

*N.T.: Bettelheim publicó en 1975 *The Uses of Enchantement* (trad. Cast. *Psicoanálisis de los Cuentos de Hadas*. Barcelona: Ed. Crítica, 1977), véase más adelante.

quienes ya estaban predispuestos a esa forma de pensar veían reforzadas sus ideas»[35].

Tampoco cree Marcus que la Escuela Ortogénica tuviera una influencia tan fuerte en aquella época. «Sin embargo, Bettelheim tenía una especie de influencia *Svengali** sobre sus alumnos. Era una figura simbólica poderosa, aunque sus métodos no fueron ampliamente adoptados. Muchos profesionales culpaban a los padres del autismo de sus hijos, pero eso no se debía necesariamente a Bettelheim. El enfoque dominante era psicodinámico; cualquiera que hubiera sido entrenado para pensar que los problemas surgen de las relaciones y dificultades con los padres llegaba a la misma conclusión. Los escritos de Margaret Mahler sobre la simbiosis, y la idea de que tú no te puedes despegar de tu hijo, fueron, en mi opinión, incluso más dañinos.

Ninguna de aquellas ideas extravagantes tuvo en cuenta la posibilidad de que algo fuera mal en el cerebro de los niños con autismo. Lo atractivo de la idea de que este trastorno sea un trastorno emocional es que deja abierta la posibilidad de que se pueda reparar. Pero se trata de una idea errónea: las personas con trastornos emocionales los tienen de por vida, y eso no tiene arreglo»[36].

¿Y qué pasa entonces con los padres? La insistencia de Bettelheim en que ellos son los culpables fue, por supuesto, extremadamente hiriente y dañina. Un documental excelente del 2002 titulado *Refrigerator mothers* (literalmente: Madres nevera) no deja dudas sobre las heridas que provocó en las madres el diagnóstico de sus hijos. Muchas de ellas se tuvieron que psicoanalizar[37].

Sin embargo, hubo también un modo diferente, perversamente opuesto, de entender el mensaje de Bettelheim. Donata Vivanti, la presidenta italiana de Autismo Europa, me comentó en el 2007, durante el congreso organizado por esa asociación en Oslo, que muchas madres italianas fueron felices asumiendo la idea de que ellas eran las culpables hasta cierto punto del autismo de sus hijos, porque eso les hacía tener la esperanza de que, si ellas cambiaban, la condición de sus hijos podría mejorar; por el contrario, si el trastorno era genético o neurológico, esa esperanza sería mucho menor[38].

---

*N.T.: Svengali es un personaje de ficción en la novela Trilby de George du Maurier, de 1894. Es un hipnotizador que hace que el personaje del título se convierta en una cantante famosa. La palabra «Svengali» se usa para referirse a una persona que, a veces con mala intención, controla a otra persona mediante la persuasión o el engaño. El Svengali puede fingir amabilidad y utilizar la manipulación para conseguir que la otra persona se entregue a su autoridad.

Jacqueline Sanders se muestra de acuerdo con esto: «Sé que hay padres que sin duda preferirían que el autismo se debiera a algo que ellos hubieran hecho y no a algo orgánico, porque así podrían arreglarlo»[39]. Sanders también recordó que un padre le había dicho que, tras leer *La fortaleza vacía*, se sintió impelido a llevar a su hijo al colegio de Bettelheim porque aquel libro era el primero que había descrito a su hijo con exactitud. Sin embargo, a su esposa, el libro le hizo sentirse culpable»[40].

Una de las personas ajenas a la Escuela Ortogénica a la que se le permitió tener acceso al centro y al propio Bettelheim fue el director de cine francés Daniel Karlin. El resultado fue una miniserie de televisión notable, de 1974, titulada *Portrait de Bruno Bettelheim* (Retrato de Bruno Bettelheim) y un libro incluso más notable, titulado *Un autre regard sur la folie* (Una mirada distinta sobre la locura)[41].

Bettelheim le habló a Karlin de Marcia, una niña que se describe de forma muy destacada en *La fortaleza vacía*. En ese libro, Bettelheim afirmaba que el marcado interés que mostraba Marcia por el clima se debía en parte al miedo que le tenía a su madre y también a los profesionales de la Escuela Ortogénica, quienes, según creía la niña, querían devorarla*. Bettelheim le dijo a Karlin que la madre de Marcia:

> [...] habría preferido que Marcia no existiera, para así no tener que estar atada a su marido y a su hija; el padre también habría preferido que Marcia no existiera, para que su mujer se hubiera podido dedicar enteramente a él. Desde su más temprana infancia, por tanto, Marcia recibió inconscientemente, a través de las emociones de sus padres, el mensaje de que todos estarían mejor si ella no existiera. El autismo infantil es, en realidad, la forma más cercana en que alguien puede llegar a un estado de no existencia estando vivo, si es que a eso se le puede llamar vivir[42].

Clara Clairborne Park, en su celebrado libro de 1967 *Ciudadela sitiada*, en el que contó su lucha por encontrar ayuda para Jessy, su hija con autismo, en los EE. UU. de los años sesenta, escribe que ella entendía muy bien por qué algunos padres les pueden parecer a los profesionales fríos e insensibles.

> Los profesionales nevera crean padres profesionales, si los padres son lo suficientemente fuertes como para mantener el control de sí mismos. Yo fui a la consulta muy emocionada, a punto de temblar, llorar y deshacerme en gratitud. Pero fui recibida absolutamente sin ninguna reacción, ni siquiera con reproches. Así que, por supuesto, contuve mis emociones de golpe y respondí al profesionalismo con profesionalismo[43].

*N.T. Se hace aquí un juego de palabras con el inglés «weather» (clima) y «we/eat/her» (literalmente: nos la comemos, la devoramos).

Park y su marido, David, pasaron el invierno de 1972 en París. «Allí nos encontramos con que todo el mundo acababa de descubrir a Freud y todas las revistas tenían explicaciones freudianas para todo lo que pasaba», me dijo David. «Aquello resultaba divertido, pero tenía también su lado sombrío. Poco antes de que nosotros llegáramos, había habido una huelga general de los trabajadores de televisión. La programación habitual había sido suspendida y la empresa tuvo que buscar algo que retransmitir. Y lo que ocurrió fue que Bettelheim fue invitado a dar algunas charlas sobre autismo, y toda Francia le oyó contar sus historias. Mientras estuvimos allí, nos encontramos con varios padres que no habían podido obtener de los profesionales de la psiquiatría ningún consejo serio. No sé cuánto tiempo duró esa situación, antes de que los profesionales se dieran cuenta del hecho de que, ni en aquellos momentos ni quizá tampoco ahora, hay un solo caso de autismo documentado en la literatura que pueda atribuirse directamente a una crianza abusiva por parte de los padres»[44].

James T. Fisher ha observado que, tres años antes de que se publicara *La fortaleza vacía*, Virginia Mae Axline publicó un libro que resultó ser un éxito de ventas: *Dibs: In search of self. Personality development in play therapy* (*Dibs: En busca del sí mismo: desarrollo de la personalidad mediante la terapia de juego*). El libro contaba la historia de un niño pequeño con autismo llamado Dibs, que sufrió una transformación gracias a la psicoterapia, pasando de ser un niño aislado, ecolálico y problemático a lo que Fisher consideró «la criatura de seis años de edad más consciente de sí misma y más parecida a un adulto que se pueda encontrar en los anales de la literatura norteamericana»[45].

Como indica Fisher, hay capítulos de ese libro dedicados íntegramente a exponer las «extravagantes deficiencias de la madre de Dibs, una "madre nevera" típica que, pese a su sofisticado vocabulario, era más muda emocionalmente que Dibs»[46]. Fisher describe a Virginia Mae Axline:

> [...] como Bruno Bettelheim pero sin la carga sombría de la obra de este, lo que puede explicar por qué ese libro ha conseguido trascender los debates sobre el autismo y continúa leyéndose como una guía útil para los admiradores de la terapia de juego. A medida que poco a poco fueron emergiendo las discrepancias sobre la biografía de Bettelheim y los informes sobre su tratamiento abusivo de los niños, en las décadas siguientes a la publicación de *La fortaleza vacía* se fue minando su imagen de guía visionario de los niños con autismo, si bien las ideas que defendió se mantuvieron mucho tiempo en circulación, tanto a través del trabajo de Axline como del de otros divulgadores[47].

Fisher tenía la impresión de que fue la afinidad de Axline por el modelo terapéutico asociado al psicólogo estadounidense Carl Rogers (más humanista y centrado en las personas) y por otros modelos posfreudianos, lo que le permitió mantenerse inmune a la reacción que hubo en su momento contra Bettelheim. Así, *Dibs* siguió leyéndose como una historia asumible incluso por quienes no compartían sus ideas psicoterapéuticas. Pero, como añade Fisher, es importante recordar que «hasta los freudianos más militantes del ámbito del autismo fueron alabados en los años sesenta... por figuras que en alguna ocasión habían sido hostiles a la "irreligión" del psicoanálisis»[48].

La propia Sanders reconoció que Bettelheim: «llevó a veces las cosas demasiado lejos y las presentó de una forma errónea, por lo que recibió muchas críticas. Pero él disfrutó con eso, era un gran publicista»[49].

Daniel Karlin le preguntó directamente a Bettelheim por el porcentaje de niños que se iban de su colegio habiéndose curado. Esta fue la respuesta de Bettelheim:

> Eso depende, por supuesto, de la gravedad del trastorno original. Tenemos menos éxito con los niños autistas no verbales. En realidad, ningún niño con autismo tiene una auténtica comunicación, pero algunos de ellos por lo menos dicen y pueden entender unas cuantas palabras. Eso no es comunicación, pero al menos producen sonidos. Con los niños que carecen completamente de lenguaje, solo hemos tenido éxito en aproximadamente la mitad de los casos. Con los que hablan y hablan bien, la cifra puede llegar al 70%. El resultado global para el conjunto de los niños, teniendo en cuenta que el autismo es la enfermedad mental más grave en la infancia, está por encima del 85% [50].

En *La Fortaleza vacía*, Bettelheim compara sus resultados con los del estudio de seguimiento de pacientes con autismo realizado por Leon Eisenberg. Bettelheim plantea que Eisenberg había dividido a los pacientes en tres categorías, según su evolución: «pobre» (los que no habían salido en absoluto de su autismo), «regular» (los que se habían situado en el nivel correspondiente a su edad en algunas cosas y establecían un contacto significativo con los demás, aunque todavía se considerara desviado), y «bueno» (los que social y académicamente tenían éxito y habían sido aceptados por sus iguales, aunque todavía pudieran considerarse un poco peculiares). Bettelheim asumió como hipótesis las tres categorías de Eisenberg y las utilizó para valorar así favorablemente los resultados de su propio método:

> Hubo 8 de nuestros 40 [niños] cuyos resultados finales fueron «pobres» porque, aunque mejoraron, no consiguieron alcanzar el ajuste social mínimo como para permanecer en sociedad. En 15 casos, el resultado fue «regular» y en 17 fue «bueno». Así, aunque Eisenberg informa de solo un 5% de buenos resultados, nuestra experiencia muestra que un tratamiento intensivo puede elevar esta cifra hasta el 42%. Mientras él solo informa de un 22% de casos con una mejora «regular», nosotros podemos informar de un 37%. Más importante aún, mientras él encuentra un 73% de resultados «pobres», nosotros tenemos solo un 20%[51].

Bettelheim consideró que las discrepancias entre sus resultados y los de Eisenberg proporcionaban una evidencia concluyente de que, puesto que la terapia de corte psicoanalítico había sido más exitosa, las causas últimas del autismo eran más psicológicas que fisiológicas.

Sin embargo, Eisenberg me dijo: «Prácticamente todos los investigadores que estaban en activo en los años cincuenta informaron de resultados bastante pobres en los niños autistas a los que se evaluó de nuevo en la adolescencia. Nadie más que los seguidores incondicionales de Bettelheim creyeron sus resultados. Hablando claramente: Bettelheim fue un monstruo sádico y no merece que lo tomemos en serio como científico»[52].

La evidencia de que el autismo está relacionado de algún modo con cómo se comportan los padres no es en absoluto convincente. Ya en los años sesenta se publicaron estudios que demostraban que no había diferencias entre los padres de niños con autismo y los de niños con otras dificultades o sin ninguna dificultad.

Pero Bettelheim sistemáticamente se negó a aceptar cualquier hallazgo de investigación que contradijera su teoría psicogénica. Como ha escrito Kenneth Kidd: «Bettelheim usó el autismo como una especie de "trastorno primigenio" a partir del cual él podía explicar todas las formas de abuso. Al hacer esto, ignoró buena parte de la literatura clínica, que ya estaba aconsejando prudencia respecto a la lógica psicogénica»[53].

En 1972, Marian DeMyer, psiquiatra de la Universidad de Indiana, hizo un estudio muy cuidadoso con tres grupos de padres: padres con algún hijo con autismo, padres de niños sin trastorno alguno y padres con hijos con daño cerebral. Los test de personalidad demostraron que los tres grupos eran indistinguibles. El estudio fue publicado ese año en el *Journal of Autism and Chilhood Schizophrenia*, pero Bettelheim lo ignoró completamente[54].

En realidad, como ha señalado Michael Rutter, las hipótesis psicogénicas nunca han sido refutadas. En los años sesenta, el propio Rutter realizó estudios que indicaban que no había evidencia de que las causantes del autismo fueran las madres emocionalmente frías. Sin embargo, como él mismo me dijo: «En mi opinión, mucha gente ha cometido un error al ir de una afirmación que es indiscutiblemente verdadera —como es la de que no existe evidencia convincente de que el autismo esté causado por unas malas prácticas parentales— a la afirmación de que eso ha sido refutado, lo que es algo muy diferente. Las hipótesis psicogénicas, en realidad, nunca se han refutado. Simplemente se fueron desvaneciendo, por una parte, por la falta de evidencia convincente y, por otra, por la conciencia de que el autismo es un trastorno neuroevolutivo de algún tipo. La afirmación de Bernard Rimland de que esas hipótesis se habían refutado es errónea»[55].

Bernard Rimland, como veremos en el Capítulo 4, tenía un hijo con autismo y en 1964 escribió un libro titulado *Infantile Autism* con el objetivo de rebatir los argumentos psicogénicos y demostrar que el autismo tiene un origen biológico.

Jacquelyn Sanders me dijo que Bettelheim le reconoció a ella en privado que podía haber una causa orgánica en el autismo. «Pero la situación de la ciencia en aquella época era tal que no podíamos encontrar dicha causa. Bettelheim empezó a trabajar en la Escuela Ortogénica en 1944, un año después de que Kanner publicara su estudio con solo 11 casos. Realmente no había aún mucho en que basarse. Lo que pensábamos era que nuestros niños no tenían un componente orgánico, pero no había forma de saberlo. Después ha habido alguna evidencia clara e incontestable, pero entonces realmente no la había»[56].

En *La Fortaleza vacía*, Bettelheim ataca tanto a Leo Kanner como a Bernard Rimland. Bettelheim afirma abiertamente que el error original de Kanner fue considerar el autismo como un trastorno biológico. En opinión de Bettelheim, al mantener eso Kanner ignoraba una de las —en su opinión— principales lecciones de Freud: al no cuestionar los motivos subyacentes que impulsan las conductas de los individuos y creer que la persona actúa sin pensar en sus acciones al menos en algún nivel, es fácil caer en la trampa de atribuir la causa a un defecto personal intrínseco. Bettelheim argüía que Kanner había tenido acceso a la información que le habría permitido llegar a una conclusión más meditada que la de asumir que el autismo era un trastorno innato. Asimismo, criticó la hipótesis de Kanner de que el autismo es un trastorno que está presente desde el nacimiento, haciendo notar que la mayoría de los informes que encuentran que los síntomas de autismo empiezan a ser evidentes hacia los 2 años de edad eran coherentes con su propia teoría y experiencia.

Bettelheim atacó igualmente a Bernard Rimland por sugerir que el autismo es un trastorno neurológico innato. A este respecto, escribió: «Creo también que el autismo es básicamente una alteración de la capacidad de establecer contacto con el mundo, y que por eso suele empezar a manifestarse durante el segundo año de vida, que es cuando normalmente se produce un contacto más complejo con el mundo»[57]. Bettelheim argumentaba que, incluso aunque se descubriera finalmente una causa orgánica, esta no invalidaría su explicación psicológica del trastorno, puesto que es bastante fácil asumir que, en determinados periodos de la vida, algunos sistemas neurológicos deben ser estimulados para poder mantener su desarrollo típico. Según él, si el ambiente emocional de un niño era pobre, eso explicaría por qué su sistema nervioso central se volvía disfuncional[58].

En *La fortaleza vacía*, Bettelheim al menos coincide con Rimland en que no se gana nada culpando a los padres, dado que sus acciones no son deliberadas. Sin embargo, su colaboradora Jacquelyn Sanders me dijo: «Bettelheim no tuvo ningún escrúpulo en hacer que los padres se sintieran culpables si eso servía para que se comportaran mejor»[59].

Antes de la publicación de *La fortaleza vacía*, Rimland había escrito a Bettelheim pidiéndole su colaboración para obtener muestras de sangre de niños con diagnóstico de autismo infantil. Bettelheim respondió a esta petición diciendo:

> Lamento informarle de que soy muy crítico respecto al enfoque desde el que usted está estudiando el autismo infantil. En mi opinión, su libro contiene errores de bulto y afirmaciones falsas. Por tanto, me permitirá que no le preste mi ayuda para un estudio con niños autistas que considero mal planteado y basado en juicios erróneos y sesgados[60].

En esa misma carta a Rimland, Bettelheim le decía también:

> Puesto que usted parece estar convencido de que el autismo infantil es una enfermedad innata e incurable, sin tener en cuenta la evidencia contraria que pueda haber, creo que carecerá de interés que discutamos los resultados del tratamiento que aplicamos en nuestro centro. Bastará con que le diga que más de un 85% de nuestros primeros alumnos se han ajustado bien a la vida, y que eso incluye a algunos colegas míos y de usted, doctores en Psicología[61].

Bettelheim, enfadado, rechazaba también la propuesta que le hacía Rimland de que cada uno de ellos escribiera una sección en el libro del otro. Así, Bettelheim le escribió:

> Los sentimientos son poco importantes para usted, pero para mí son lo más importante a la hora de tratar con los seres humanos. La razón más importante [de mi negativa] es que detesto discutir. Estoy firmemente convencido de que el progreso científico se consigue mejor manteniendo cada uno sus propias opiniones y dejando que las generaciones presentes y futuras decidan sobre sus méritos[62].

En 1973, Bettelheim se jubiló en la Escuela Ortogénica (también llamada a veces «el castillo de Bruno») y se trasladó a California. Allí escribió la obra por la que es más conocido, además de por *La fortaleza vacía,* un libro llamado *Psicoanálisis de los cuentos de hadas*. En ese libro, sostiene que cuentos infantiles tan crueles como *Hansel y Gretel* o *La bella durmiente* son vías de escape necesarias para los miedos y la ansiedad de los niños.

Cuando, en 1985, Anne Donnellan y su comité editorial prepararon la primera obra retrospectiva importante sobre los estudios del autismo (*Classic readings in autism* [Textos clásicos sobre autismo]), consideraron como «clásicos» (es decir, que fueron significativos en su tiempo o que habían resistido el paso del tiempo[63]) tan solo dos artículos sobre autismo de los años cincuenta. Uno de ellos fue el artículo de Bruno Bettelheim «Joey, el niño mecánico», que había publicado en 1959 la revista *Scientific American*[64]. Pero Bettelheim negó a Donnellan el permiso para reeditar ese artículo. Algunos autores han especulado que eso se debió a que por aquellas fechas a Bettelheim le llovían las críticas y se sentía dolido porque su reputación estaba siendo vapuleada. Sin embargo, la propia Donnellan me dio otra versión que arroja una luz mucho más cálida sobre los verdaderos motivos de la negativa de Bettelheim: «Él, en realidad, lo que hizo fue rechazar a la Asociación Estadounidense de Autismo (a la que yo había cedido los derechos de autor del libro), porque esta asociación había apoyado a Lovaas y a otros en la aplicación del electrochoque a los niños»[65].

Bettelheim se negó hasta el final de su vida a cambiar sus ideas sobre el autismo. A finales de la década de 1980, visitó Gran Bretaña y dio una conferencia multitudinaria en Westminster (Londres). Entre los asistentes se encontraba una joven Francesca Happé, actualmente una de las mayores expertas en autismo del mundo. Happé me dijo: «Bettelheim habló de la Escuela Ortogénica de Chicago. Mencionó que, cuando los niños estropeaban las paredes, los profesionales cubrían las zonas estropeadas con pan de oro para que los niños se dieran cuenta de lo infinitamente preciosos que eran para ellos y de que no les escatimaban nada. Según decía, después de que hicieran eso, los niños no volvían a dañar las paredes nunca más. Fue una idea bonita. Bettelheim, en realidad, no mencionó el autismo en ningún momento de su conferencia. Sin embargo, alguien del público le preguntó: "¿No dijo usted que las madres son las culpables del autismo de sus hijos?" Y entonces él respondió: "Sí, lo dije y lo mantengo"»[66].

Bettelheim se suicidó a los 86 años de edad, atándose una bolsa de plástico alrededor de la cabeza, el 13 de marzo de 1990, el mismo día en que, 52 años antes, los nazis entraron en su Austria natal. Poco después, empezaron a publicarse en los periódicos montones de cartas de antiguos alumnos suyos de la Escuela Ortogénica en las que afirmaban que Bettelheim había abusado física y emocionalmente de los niños que estaban a su cargo.

Alida Jatich, que fue paciente de Bettelheim durante siete años y ahora es programadora informática en Chicago, publicó un artículo en el semanario *The Chicago Reader* en el que afirmó que Bettelheim, una vez, la sacó chorreando de la ducha y la arrastró desnuda mientras la abofeteaba repetidamente delante de sus compañeras de dormitorio. Jatich decía que Bettelheim había «tiranizado, atemorizado y aterrorizado» a los niños de su escuela, a los padres, a los profesionales, a sus alumnos universitarios y a cualquier persona que tuviera contacto con él[67]. Ronald Angres, otro paciente suyo, en un artículo enviado en 1990 a la revista *Commentary*, afirmó que Bettelheim insultaba a los niños «solo con el fin de romper la confianza que pudieran tener en sí mismos. Yo viví aterrorizado por sus golpes, aterrorizado por sus pisadas en el dormitorio»[68]. Algunos de los adultos que Bettelheim decía haber «curado» de sus graves discapacidades evolutivas, incluyendo autismo, sostienen que ellos, en realidad, entraron en la escuela solo con problemas de conducta.

Por el contrario, uno de los amigos más cercanos de Bettelheim, el psicoanalista de Los Ángeles Rudolf Ekstein, declaró:

> Él me dijo que, si has estado en un campo de concentración, no puedes escapar nunca de la crueldad. Pero cambió radicalmente cuando empezó a trabajar en su escuela para niños con trastornos. Aquel era un entorno protector en el que se cuidaba a la gente, exactamente lo opuesto a los campos nazis. Las puertas estaban cerradas al exterior, pero siempre abiertas en el interior[69].

Ekstein añadió que algunas personas veían a Bettelheim «como una especie de dios, aunque ya no era posible ser un dios»[70].

Jacquelyn Sanders recuerda a Bettelheim incluso afectuosamente, pero con reservas: «Pienso que aprendí un montón de cosas útiles sobre la enseñanza de los niños autistas. Útiles, claro, si tenías la idea de que el autismo lo engendraban los padres. Esta posición creó mucho antagonismo; su rechazo absoluto por parte de gente como Rimland fue insultante»[71].

Otros psicoanalistas freudianos, e incluso científicos que no eran psiquiatras, imitaron a Bettelheim y culparon a las pobres madres por el autismo de sus hijos. La investigaciones del psicólogo Harry Harlow con crías de mono separadas de sus madres también les convencieron de que el autismo estaba causado por «madres nevera».

Sin embargo, las enseñanzas erróneas de Bettelheim tuvieron una consecuencia positiva. Algunos padres, en EE. UU., se sintieron impelidos a unir sus esfuerzos para combatir esas ideas y, para hacerlo, crearon la National Society for Autistic Children (Asociación Nacional de Niños con Autismo), reconvertida más tarde en la Autism Society of America (Asociación Estadounidense de Autismo). En el primer congreso que organizaron en 1969, muchos ponentes lanzaron críticas furibundas contra Bettelheim. Y, como alusión chistosa a su hipótesis sobre las madres nevera, parece ser que los identificadores personales de los asistentes tenían forma de pequeñas neveras.

Laura Schreibman menciona la campaña maravillosa, muy enérgica y tenaz, que hizo una madre que descubrió, para su indignación, que los únicos libros que había sobre autismo en la biblioteca de su ciudad eran dos libros de Bettelheim: *La fortaleza vacía* y *Love is not enough* (literalmente: El amor no es suficiente). Cuando en la biblioteca se negaron a retirar de los anaqueles esos libros ofensivos, ella misma los cogió y los tiró a la calle. Cada vez que la biblioteca los reponía, ella o algún otro padre los volvía a coger y a tirar a la calle[72].

Bettelheim generó muchos admiradores y defensores en todo el mundo. Entre los psicoanalistas que se interesaron por estudiar los datos de Leo Kanner, además de Bettelheim, se contaban Margaret Mahler en Nueva York y Donald Meltzer en Londres. Como ya vimos en el capítulo 1, el propio Kanner escribió aprobatoriamente sobre la clasificación de las psicosis infantiles hecha por Mahler, que distinguía, por un lado, los casos de autismo infantil precoz y, por otro, los casos de psicosis simbiótica infantil.

Donald Meltzer fue un psicoanalista nacido en Nueva York que en 1954 se trasladó a Londres para trabajar con Melanie Klein en el Instituto Tavistock de esa ciudad. Su modelo de formación en psicoterapia psicoanalítica fue adaptado en muchos sitios de Francia, sobre todo por Wilfred Bion, así como en Italia y Argentina. Su libro de 1975 *Exploración del autismo* documenta sus experiencias en el tratamiento de niños con este trastorno[73]. Metzler postulaba que un mecanismo muy temprano del desarrollo tanto normal como psicótico —que él denomina «identificación proyectiva»—, no funciona bien en el autismo. Creía que esas personas no avanzaban en el proceso de «paranoia primordial» y que, como nunca llegan a crear un enemigo, nunca son perseguidos, y por eso nunca desarrollan un ego.

Otra autora psicoanalista muy destacada e influenciada por Bettelheim, Mahler y Metzler fue Frances Tustin. Tustin comenzó su formación como psicoterapeuta en la Clínica Tavistock a principios de los años cincuenta. Oyó hablar de autismo por primera vez en una conferencia que dio Marion Putnam por invitación del por entonces director de la Tavistock, John Bowlby. En 1953, Tustin estuvo un tiempo en el Centro James Jackson Putnam de Roxbury (Massachusetts), tratando mediante el psicoanálisis a niños con autismo. De regreso a Londres, aplicó entusiastamente el método kleiniano de análisis a esos niños. Su idea era que los niños con autismo levantan mecanismos de defensa contra la ansiedad que les provoca la experiencia traumática de la separación corporal brutal de los objetos. Tustin no publicó su primer libro, *Autism and childhood psychosis* (*Autismo y psicosis infantil*) hasta 1972[74]. En ese libro se recogen por primera vez sus propuestas sobre los estados mentales «autistas» y la génesis de las diversas formas de psicosis infantil. Sin embargo, Tustin posteriormente lamentó la elección del título de su libro, porque temía que sugiriera que ella no consideraba que los niños con autismo fueran psicóticos. Esta autora utilizó la terminología kleiniana, pero también adoptó términos de Bettelheim y Mahler, así como del pediatra y psicoanalista Donald Winnicott.

Tustin gozó de una gran popularidad en todo el mundo, y continúa teniéndola actualmente, más de dos décadas después de su fallecimiento en 1994. Casi hasta el final de su vida, Tustin se esforzó por diluir la idea de que el autismo es congénito, insistiendo por el contrario en que se trata de un trastorno neurológico causado por el trato cruel de unos padres que están demasiado ocupados como para querer y cuidar a sus bebés[75].

No obstante, a pesar de estas ideas, parece que Tustin adoptó un enfoque diferente en la práctica. La Dama Stephanie Shirley llevó a Giles, su hijo con autismo, al centro de Tustin en Tring (Herfordshire, cerca de Londres) para que recibiera tratamiento allí. Ella recordaba: «Tustin nunca me culpó del autismo de Giles. De hecho, me dijo que su objetivo era hacer que Giles fuera menos agresivo conmigo, y eso fue exactamente lo que hizo»[76].

La sombra de Bruno Bettelheim sigue ocupando un lugar importante a nivel mundial. Sorprendentemente, no fue hasta 1998 que la IACAPAP (la asociación internacional que acoge y representa a 60 asociaciones de psiquiatras, pediatras, psicólogos y educadores) anunció finalmente en un congreso celebrado en Venecia (Italia) que «los padres no son en absoluto responsables del autismo de sus hijos». Los organizadores italianos de aquel congreso declararon: «Es un momento histórico para nuestro país, porque las teorías psicogénicas, desacreditadas hace tiempo en los países anglosajones, son todavía las que están más de moda en Italia. Hasta ahora, solo las asociaciones de padres se han esforzado en promover una visión distinta sobre este trastorno»[77].

En Italia, la prestigiosa *Enciclopedia Rizzoli-Larousse* recogía aún en su edición del 2001 la definición siguiente, increíblemente obsoleta:

> El autismo es la naturaleza fundamental de la constitución esquizoide que puede desembocar en una esquizofrenia clara [...] Los niños autistas pueden curarse más o menos del todo si reciben un tratamiento adecuado y son apoyados por sus familiares (estos son con frecuencia la causa del síndrome,

> especialmente cuando se pasan de la raya e insisten en una educación hiperperfeccionista). Sin embargo, incluso cuando el problema está resuelto, puede haber todavía dificultades para conseguir establecer una conexión normal y relaciones interpersonales tranquilas.

Cabe agradecer que los editores de esta enciclopedia aceptaran sustituir esta definición del autismo por otra que lo considera un trastorno neurológico.

Francia sigue manteniendo todavía un enfoque psicoanalítico. Aunque, como veremos en un capítulo posterior, muchos profesionales franceses realmente excelentes se resisten a este enfoque, no es eso lo que ocurre en otros países francoparlantes. Por ejemplo, el psicoanálisis sigue siendo el enfoque dominante en la zona francófona de Suiza.

También, hace poco leí a una madre de Marruecos —que, como es sabido, fue antiguamente una colonia francesa— que describía muy claramente la situación en ese país: «¿Cuándo se producirá una apertura científica? Los psiquiatras infantiles de aquí me hacían siempre las mismas preguntas: ¿Rechacé mi embarazo? ¿Tuve crisis nerviosas? ¿Cómo reaccioné ante la discapacidad de mi hijo? Sus insinuaciones sobre mi maternidad imperfecta me hicieron llorar durante horas»[78].

Uno de los que más apoyan actualmente las ideas psicoanalíticas sobre el autismo es Roger Misès, un destacado psiquiatra infantil que redactó en 1993 la Clasificación francesa de los trastornos mentales en la infancia y la adolescencia (*Classification française des troubles mentaux de l'enfant et de l'adolescent* [CFTMEA]). Misès me dijo: «El pensamiento de Bettelheim realmente no era psicoanalítico, sino muy personal. Bettelheim creía que era posible reparar el daño que el ambiente había hecho a los niños. En la época en la que él estuvo trabajando en la Escuela Ortogénica, yo le pedía a todo el mundo que colaborara para ayudar a aquellos niños. Y exactamente eso era lo que planteaba Bettelheim. Sus resultados de investigación, sus estrategias y sus técnicas se complementaban entre sí. Fui uno de sus defensores, porque él fue el primero en fundar una institución donde todo el mundo trabajaba a favor de los niños con autismo, y eso era positivo. Sin embargo, su política de aislar a los niños de sus padres era totalmente inaceptable»[79].

Sorprendentemente, la sugerencia de Bettelheim de que un entorno familiar anormal puede desempeñar cierto papel en el autismo ha tenido también el apoyo de David Amaral, profesor de psiquiatría en la Universidad de Davis (California) y director de investigación desde 1998 del Instituto MIND en Sacramento. Amaral sugiere que, tal vez, los sistemas cerebrales se pueden ver afectados por otros factores menos biológicos que los genéticos o los inmunológicos.

«Un entorno social temprano empobrecido, como el de los orfanatos, podría ser uno de esos factores», me dijo Amaral. «La falta de estimulación social durante un periodo de la vida tan crítico puede afectar a las regiones cerebrales implicadas en la conducta social. Así, aunque es absolutamente cierto que en general lo que causa el autismo no es la frialdad emocional de unas "madres nevera", si se miran las cosas con una perspectiva amplia cabría considerar que situaciones como las de un orfanato, en las que no se da una crianza normal de los niños por parte de sus madres, podrían tener un impacto biológico en el cerebro y provocar autismo. La conducta afecta al cerebro, tal como lo hace la biología. Y si la familia no se implica emocionalmente con el bebé, eso se puede llevar por delante lo que de otro modo sería un efecto positivo. Evidentemente, con esto no trato de volver a la idea de las madres nevera. Pero decir que [en el origen del autismo] solo está la biología y no el entorno familiar no puede ser cierto»[80].

Otro experto destacado, Simon Baron-Cohen, aunque tampoco culpa a los padres, reconoce, como ya vimos[81], que los escritos de Bettelheim fueron los que le animaron a entrar en el campo del autismo. Tras graduarse, en 1981 Baron-Cohen se fue a trabajar a un centro de autismo cuya directora era Francis Tustin, una de las seguidoras más destacadas de la visión psicoanalítica sobre el autismo (un dato más sobre cuánto tiempo duró este enfoque en el Reino Unido).

Baron-Cohen me comentó: «Aquí estamos, en el 2009, y [los psicoanalistas] han desarrollado una teoría llamada "el Yo ausente". Sería interesante buscar las conexiones históricas entre Bettelheim y la nueva teoría de Uta Frith. Después de todo, la teoría de la mente se refiere a lo que pensamos sobre lo que piensan otras personas y lo que puede haber en sus mentes. Eso está relacionado con el concepto de autoconciencia. Si piensas en lo que los demás piensan sobre ti, en cómo te ven los demás (y la teoría de la mente trata en buena medida de la autoconciencia), eso se podría relacionar con la idea de Bettelheim de que las personas con autismo no tienen conciencia de sí mismas»[82].

Michael Rutter, sin embargo, me dijo que él no sentía mucho respeto por Bettelheim: «Fue un hombre complicado. No solo estaba equivocado, sino que era poco honesto, y esa es una crítica más dura»[83].

4

LA DÉCADA DE 1960

4
La década de 1960
Los padres dan la batalla

«El autismo es un caso absolutamente único en la historia de la medicina, debido a las contribuciones tan importantes que han hecho los padres en este campo».
(Mary Coleman, en conversación conAdam Feinstein en Nueva York)

«Tengo la impresión de que, en todo el mundo, hay más pasión en las organizaciones dedicadas al autismo que en las de cualquier otra discapacidad».
(Ruth Sullivan, en conversación con Adam Feinstein en Huntington, Virginia Occidental)

Escuchar durante años que eran responsables del autismo de sus hijos empezó a hacer mella en los padres en todo el mundo. No obstante, sin dejarse intimidar, decidieron dar la batalla, y desde 1960 comenzaron a crear asociaciones que, en primera instancia, protegieran los intereses de sus hijos y difundieran el conocimiento de un trastorno que había empezado a ser objeto de investigaciones rigurosas pero seguía sumido en teorías confusas. Según la National Autistic Society de Gran Bretaña, en el 2009 había un total de 90 asociaciones de autismo en 56 países del mundo. Este capítulo pretende describir, desde sus comienzos, la historia de algunas de las asociaciones más importantes.

«Aquellos fueron días muy negros para las familias que tenían hijos con alguna forma de autismo», escribió en su diario personal Lorna Wing, destacada psiquiatra y especialista británica en autismo, y madre también de una hija con autismo.

> A finales de los años cincuenta, la gente en general desconocía completamente el autismo y ocurría lo mismo también con la mayoría de los profesionales, incluidos los psiquiatras y los psicólogos. Entre los pocos que sí se mostraban interesados y al tanto, muchos compartían la teoría de que los niños eran potencialmente normales pero que se habían vuelto solitarios porque sus padres eran fríos, distantes y excesivamente intelectuales. Resultaba difícil o imposible conseguir un diagnóstico y no había ninguna ayuda ni apoyo para los padres. Si los niños presentaban discapacidad intelectual o conductas disruptivas, se les podía excluir de la educación escolar, y tampoco había prácticamente ningún colegio especial para niños con autismo[1].

Wing indicó también que, en aquella época, nadie sabía nada sobre los adultos con autismo. En realidad, ni siquiera se aceptaba que existieran, puesto que la condición todavía se consideraba un trastorno infantil. Los servicios eran inexistentes. «En aquellos días, la vida de la mayoría de los padres con hijos con trastornos autistas era sombría y solitaria, sin ninguna fuente de información, ayuda o apoyo»[2].

Sin embargo, como me dijo también Wing, la situación empezó a cambiar en la década de 1960, básicamente por dos razones:

> Una fue el desarrollo de investigaciones científicas y objetivas sobre los trastornos autistas, que demostraron que los niños tienen limitaciones que subyacen a sus peculiares patrones de conducta. El enfoque de los pioneros de estas investigaciones era muy diferente al de las «teorías de salón» desarrolladas anteriormente. La segunda fue la creación en Gran Bretaña de la NAS[3].

También en 1961 y en el Reino Unido, el conocido como Comité Creak estableció un conjunto de nueve puntos como base para el diagnóstico (o al menos, el cribado) del autismo. Este conjunto de criterios representó un hito histórico; sin embargo, en su informe, el Comité siguió refiriéndose a esta condición como «esquizofrenia infantil», algo que discutiremos en detalle en el capítulo 7.

Mildred Creak fue una figura extraordinaria en la historia de la psiquiatría infantil, no solo en su Gran Bretaña natal. Nacida en Manchester en 1898, hizo la carrera de Medicina en el Hospital Universitario Colegio de Londres al final de la Primera Guerra Mundial, aunque por aquel entonces había pocas plazas para mujeres que ejercieran la medicina. Creak, que era cuáquera, trabajó entre 1924 y 1928 como asistente médico en The Retreat (El Refugio), un hospital psiquiátrico que gestionaban los cuáqueros en York. Su experiencia previa trabajando con niños la llevó de vuelta a Londres y a ocupar una plaza en el Hospital Psiquiátrico Maudsley, donde en 1929 se acababa de abrir un servicio infantil. Allí, Creak contribuyó a sentar las bases clínicas y académicas del que ahora es uno de los centros de estudio de los trastornos psiquiátricos infantiles más importantes de Gran Bretaña.

Poco después de que empezara la Segunda Guerra Mundial, el Maudsley fue trasladado al Hospital Mill Hill, en el norte de Londres. Creak trabajó allí antes de alistarse como médico en el Women's Army Corps (el cuerpo femenino del ejército británico). Durante la guerra, prestó parte de sus servicios en la India. Cuando acabó la contienda, le ofrecieron de nuevo un puesto en el Maudsley, pero ella lo que quería era trabajar en un hospital infantil. En 1946, le ofrecieron el primer puesto como médico en el servicio de psicología médica del Hospital for Sick Children [literalmente: Hospital para Niños Enfermos] de la calle Ormond, donde ella ya había trabajado antes como voluntaria. Desde 1946 hasta su jubilación en 1963, jugó un papel fundamental en el establecimiento de la práctica de la psiquiatría clínica en contextos pediátricos.

A principios de los años sesenta, Creak presidió el grupo de trabajo que fijó los nueve puntos que habrían de servir como criterios para el diagnóstico del autismo. En parte, este trabajo se basó en una serie de 100 casos estudiados por la propia Creak. Esta autora sugirió que el autismo, lejos de estar causado por los errores de los padres (como todavía creían muchos profesionales), se debía primariamente a factores genéticos o, como ella decía, «constitucionales».

Tras su jubilación, Creak dio clases en Perth, en el Oeste de Australia, donde hay una unidad para niños con autismo que lleva su nombre. Falleció en 1993, en el Reino Unido, a los 95 años de edad.

En los años sesenta, Neil O'Connor y Beate Hermelin, una destacada pareja de investigadores del Medical Research Council (Consejo de Investigaciones Médicas) de Londres, iniciaron sus rompedores estudios psicológicos sobre los niños con autismo (véase el capítulo 6). También en los 60, uno de los fundadores de la psiquiatría infantil en el Reino Unido, Michael Rutter, comenzó a interesarse por el autismo y escribió una serie muy completa de estudios de seguimiento clínico de niños con ese trastorno. Rutter y sus colaboradores analizaron los perfiles psicológicos de los niños y encontraron que era buenos en algunas cosas pero que tenían muchas dificultades en otras. Las ideas de Rutter eran estrictamente evolutivas y neurológicas y ejercieron una gran influencia sobre sus compañeros de profesión.

En 1965, Rutter propuso la hipótesis de que «el déficit básico del autismo infantil es una incapacidad para comprender los sonidos». Según esta hipótesis, decía Rutter, el trastorno de lenguaje en el autismo «es la alteración primaria. Esta alteración se parece bastante a otros trastornos evolutivos que implican también problemas de comprensión, como la llamada "disfasia receptiva" o "impercepción auditiva congénita"»[4]. La inmensa contribución de Rutter al campo del autismo se examinará también más adelante en este capítulo y en el capítulo 6. Como veremos, él llegó muy pronto a la conclusión de que en el autismo existen múltiples déficits centrales.

En 1962, el psiquiatra alemán Gerhard Bosch publicó un libro muy importante, *Der frühkindliche Autismus*[5]. Como vimos en el capítulo 2,

Bosch fue el auténtico pionero del autismo y el síndrome de Asperger en Alemania, ya que presentó sus primeros casos de autismo a principios de los años cincuenta.

El libro de Bosch da una enorme importancia a las alteraciones del lenguaje en el autismo, años antes de que este tema se convirtiera formalmente en objeto de investigación en el mundo anglosajón, si bien el autor evita cuidadosamente considerar estas alteraciones como el déficit nuclear.

El libro, además, incluye algunos estudios de casos maravillosamente descritos de niños con autismo, así como algunas intuiciones reveladoras. Resulta de particular interés el apéndice escrito en 1969 para la edición inglesa del libro. En ese apéndice, Bosch escribe: «en el propio curso de mis investigaciones, me ha sido necesario usar el término *autista* en un sentido más amplio que el que permite la definición del síndrome de Kanner»[6]. Es tentador ver en esta cita una alusión temprana a lo que, en 1979, Lorna Wing y Judith Gould dieron en llamar *espectro del autismo* (*autistic spectrum*).

Más fascinante incluso es el hecho de que Bosch incluyera en su apéndice una sección sobre «Las diferencias entre los síndromes de Asperger y Kanner», nada menos que 14 años antes de que Lorna Wing acuñara oficialmente el término *síndrome de Asperger*. En esa sección, Bosch muestra su desacuerdo con la sugerencia de Arn van Krevelen de que el síndrome descrito por Kanner es un proceso que se desarrolla de modo patológico o «que se ha detenido». Bosch expresa sus dudas sobre la idea de que se pueden trazar distinciones tan claras entre esas dos condiciones, añadiendo que su experiencia es que «se dan habilidades intelectuales altas y habilidades especiales aisladas también en casos que muestran síndrome de Kanner, donde el nivel general y la inteligencia suelen ser bajos»[7].

En una observación sorprendentemente anticipatoria sobre cuestiones que siguen suscitando dudas hoy día, pero que fue escrita hace más de 40 años, Bosch declaró:

> El síndrome de Asperger supone el riesgo de que el concepto de autismo abarque a personas que tienen un poco de miedo al contacto con otras personas, que están poco seguras de sí mismas o que son esquizoides y peculiares; así, el concepto se diluiría y se generalizaría de un modo equívoco[8].

Bosch, que en el momento en el que le entrevisté tenía más de 90 años, me dijo en Frankfurt que creía que el síndrome de Asperger pertenece al espectro del autismo, porque «en ambos casos, la alteración afecta a las mismas áreas cerebrales»[9].

La edición inglesa del libro de Bosch incluye un prefacio de Bruno Bettelheim, y no solo cita con frecuencia, sino que comparte, muchas de las ideas expresadas por ese autor en *La fortaleza vacía* (el propio Bettelheim, en 1967, le dedicó elogiosamente a Bosch una sección del capítulo final de *La fortaleza vacía*). Sin embargo, hay que destacar que Bosch nunca llegó tan lejos como para aceptar la posibilidad de que los padres pudieran ser los causantes del autismo de sus hijos. En su apéndice de 1969, escribió: «Creo que no es probable que el autismo infantil esté causado exclusivamente por factores psicosociales [...] Solo conozco un caso que me haya hecho pensar que los factores psicogenéticos son directamente, o en buena medida, los únicos responsables»[10].

Bosch me dijo también que, aunque consideraba que Bettelheim era un hombre inteligente y un buen profesor, «fue una mala idea culpar a los padres del autismo de sus hijos. Yo nunca encontré evidencia de esto»[11].

En el 2004, Bosch y un joven colaborador suyo en Frankfurt, Sven Bölte, publicaron un extraordinario estudio de seguimiento durante 40 años de dos niños a los que Bosch había diagnosticado autismo y de un niño al que había diagnosticado síndrome de Asperger. Particularmente interesante resulta el caso de ese niño con Asperger, llamado Richard L., que cuando tenía 6 años había empezado a construir un mundo imaginario al que llamaba «Resteten», y que en el 2001, en el estudio de seguimiento, manifestaba una capacidad considerable de empatía con los personajes de ficción (sobre todo, con los de la historia infantil suiza *Heidi*), pero no con las personas reales[12].

En 1966 y 1967, Victor Lotter, que trabajaba en la Unidad de Psiquiatría Social del Consejo de Investigación Médica del Instituto de Psiquiatría de Londres, publicó por primera vez un artículo que aportaba los resultados de un estudio epidemiológico sobre autismo. El estudio había sido realizado con una muestra amplia de niños de todos los niveles de inteligencia que vivían en un área geográfica muy concreta: el antiguo condado inglés de Middlesex. Lotter usó como criterios diagnósticos los dos que habían modificado Kanner y Eisenberg en su artículo de 1956: la ausencia profunda de contacto afectivo y una conducta repetitiva y ritualizada que podía ser bastante sofisticada. Asimismo, utilizó estos dos criterios en 1967 para clasificar a los niños con autismo en dos grupos: «nuclear» y «no nuclear». No consideró que la edad de inicio fuera esencial. El estudio de 1966 encontró una prevalencia del 4,5 por 10 000[13].

Lorna Wing conoció bien a Lotter. Me dijo: «Era un hombre encantador, pero un poco pedante. Se aferraba a sus ideas. Cuando en 1979 nosotras [Judith Gould y la propia Wing] llevamos a cabo nuestro estudio en

Camberwell, le enviamos nuestros datos y comprobamos que él seguía criterios mucho más estrictos que los nuestros. Era su estilo»[14].

Otro de los primeros estudios epidemiológicos sobre los trastornos infantiles, aunque no examinaba específicamente el autismo, fue el que realizaron Michael Rutter y Jack Tizard en la isla de Wight, también en los años sesenta. «Nosotros estábamos muy interesados en proporcionar servicios», me contó Rutter. «Y elegimos la isla de Wight porque tenía una población suficientemente grande (unos 100 000 habitantes, en aquella época) y también porque las autoridades locales fueron muy colaboradoras»[15].

En 1966, John Wing —marido de Lorna Wing— editó una importante colección de ensayos sobre autismo[16]; en aquella época, él era más conocido que Lorna, y ella lo convenció para que editara esa colección. Sin embargo, fue el libro que publicó la propia Lorna cinco años después (*Autistic children: a guide for parents*)[17] el que se consideró como el referente principal en la materia, tanto en el Reino Unido como en el resto del mundo, y el que proporcionó el tan necesario antídoto al enfoque de las «madres nevera» de Bruno Bettelheim.

Al otro lado del Atlántico, a principios de los años sesenta, Ed Ornitz se había trasladado a la UCLA (la Universidad de California en Los Ángeles) desde el Centro de Estudios Infantiles de Yale. Allí, trabajaron juntos Ornitz, Ed Ritvo y Peter Tanguay. Los dos Ed y Tanguay se dieron cuenta de que tenía que haber algo neurológicamente diferente en los niños que ellos veían, a pesar de que el clima psicoanalítico seguía siendo muy fuerte en Los Ángeles. Ornitz me dijo: «A diferencia de los investigadores de hoy en día, yo estaba abierto a la idea de que tienes que empezar a investigar cuando los niños son muy pequeños. En Yale, me había quedado fascinado con los nuevos trabajos de William Dement sobre la fase REM del sueño en esos niños, y empecé a estudiar a los niños con autismo desde esta perspectiva. Ed Ritvo ya estaba en la UCLA y Peter Tanguay llegó poco después. Pasamos muchas noches sin dormir poniéndoles electrodos a estos niños y analizando sus registros electroencefalográficos y de potenciales evocados relacionados con eventos. Nuestro primer trabajo sobre el sistema vestibular y el autismo estuvo motivado por algunos de los datos que obtuvimos sobre los movimientos oculares rápidos durante la fase REM en esos niños. Encontramos diferencias significativas entre los niños con autismo y los de control, y eso era importante para nosotros, porque sugería problemas en el funcionamiento del tronco cerebral. A partir de ahí, fuimos capaces de avanzar en los estudios sobre el sistema vestibular hasta aportar evidencia neurofisiológica de la disfunción del tronco cerebral en el autismo[18]. Sin embargo, los estudios de ese área cerebral dejaron de interesar a medida que los temas cognitivos empezaron a destacar»[19].

En los años sesenta, empezaron a surgir también otras evidencias importantes que indicaban claras anomalías biológicas en el autismo. Ya en 1961, Daniel Freedman, que trabajaba en Yale, publicó datos de investigación que mostraban elevados niveles del neurotransmisor serotonina en las plaquetas sanguíneas de las personas con autismo.

Sin embargo, las ideas estrafalarias sobre el autismo seguían intactas. La novela de ciencia ficción *Tiempo de Marte*, de Philiph K. Dick, que se publicó en 1964, cuenta la historia de un niño con autismo que viaja en el tiempo hacia atrás y hacia delante sin poder evitarlo[20].

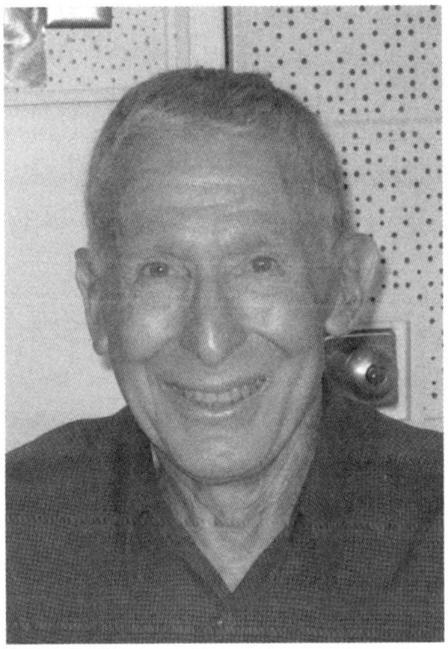

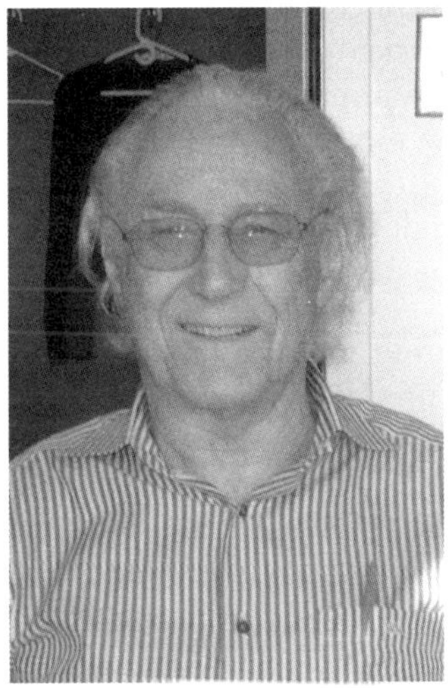

Ed Ornitz (izquierda) y Ed Ritvo

Algunas de las impresiones más vívidas y brillantes sobre cómo era la vida de una familia con un hijo con autismo en la Gran Bretaña de principios de los años sesenta se pueden encontrar en el libro de James Copeland *For the love of Ann* (literalmente: Por el amor de Ana)[21]. El libro cuenta la historia de una niña con autismo de Salford (norte de Inglaterra) que en 1958 tenía 6 años cuando un médico le dijo a sus padres, Jack e Ivy Hodges, que tenía una psicopatía esquizofrénica. Veinte años después, Ann se había convertido en una joven «charlatana y encantadora, que adora a sus padres y a sus hermanos, y que se enfrenta con entusiasmo al mundo y sus retos». Sin embargo, sus rasgos propios del autismo se mantenían. Por supuesto, no todos los niños con autismo progresan tanto, pero la historia de Ann no solo dio esperanza a mucha gente en todo el mundo, sino que proporcionó una información inestimable sobre una condición que por aquel entonces todavía se conocía muy poco. Un estímulo parecido para los padres fue el que provino de las anotaciones hechas por una madre suiza, Karin Stensland Junker, en su muy interesante autobiografía de 1961, *De ensanma*[22], traducida al inglés tres años después con el título de *The child in the glass ball* (literalmente: El niño encerrado en una bola de cristal)[23].

Algunos educadores ya se habían puesto de acuerdo a finales de los años cincuenta sobre los retos que en el Reino Unido implicaba la enseñanza a los niños con autismo, aunque el término *autismo*, como tal, no era el que habitualmente se usaba para esta condición. Margaret Golding, una de las pioneras en esta área, dijo que su propia trayectoria personal le recordaba la descrita en la *Guía del autoestopista galáctico* de Douglas Adam*. Durante el Segundo Congreso Mundial de Autismo celebrado en Sudáfrica en el 2006, Golding me comentó: «[Mi vida] resultaba tan extraña e impredecible que el único consuelo posible parecía ser el de las palabras escritas en la contraportada de aquella edición del libro: "Don't Panic!" [¡Que no cunda el pánico!]. Un viaje espacial resulta casi trivial comparado con el fascinante mundo del autismo que se ha desplegado ante mí en los últimos 49 años»[24].

Golding me dijo que su recorrido personal comenzó en 1957 cuando, siendo una joven profesora en un internado de educación especial de Londres para niños en edad preescolar con problemas sociales y de aprendizaje, conoció a un niño cuyo carácter y personalidad peculiares no se debían a que hubiera estado en un orfanato o hubiera tenido experiencias de privación como las de otros niños.

> Este niño parecía proceder de una familia normal que le atendía de un modo normal y, sin embargo, no era un niño con un desarrollo normal. Era un misterio absoluto para nosotros. Entraba en pánico sin motivo aparente y usaba de manera perseverativa y continua series de palabras que repetía con voz chillona. Era incapaz de interactuar y jugar normalmente con los otros niños, y gritaba si ellos se le acercaban demasiado... Se consideró que este niño era «muy desobediente» y «difícil». Los profesionales del centro tenían la sensación de que estaba «muy mimado» y de que sus padres le habían permitido «dedicarse a sus cosas al margen de todo», por lo que la actitud general hacia Paul era hostil y punitiva. Tenía cuatro años de edad y empeoró[25].

En 1959, una compañera de Golding, que había llegado a ser la supervisora de enfermeras de un pequeño hospital para niños «psicóticos», la invitó a echar un vistazo a sus instalaciones. El centro en cuestión era el Hospital High Wick de Hertfordshire, en el norte de Londres, y había sido fundado porque los trabajadores sociales psiquiátricos

*N.T. *Guía del autoestopista galáctico en España y Guía del viajero intergaláctico en Latinoamérica* (título original: *The Hitchhiker's Guide to the Galaxy*) es una serie de comedias de ciencia ficción creada por Douglas Adams. Publicada por Ed. Anagrama (compactos), 2005.

estaban preocupados por la falta de servicios para esos niños. En aquel tiempo, en el Reino Unido, los niños «psicóticos», junto con los que tenían discapacidad intelectual, se consideraban «no educables» y, por lo tanto, no tenían acceso a la educación. El superintendente médico del High Wick, George Stroh, era psiquiatra infantil y psicoanalista freudiano, como el resto de sus colegas: el hospital mantenía contacto con Anna Freud, y otros psicoanalistas famosos como Donald Winnicott colaboraban también en la atención a los padres y la formación de los profesionales.

A Golding le ofrecieron el puesto de responsable pedagógica en el High Wick: «Pronto me resultó imposible conciliar el sueño por las noches», recordaba Golding:

> Recuerdo muy bien que me iba a coger setas a primera hora de la mañana o a hacer cualquier cosa con tal de no tener que levantarme y enfrentarme a aquellos niños tan extraños, que parecían no responder en absoluto a las actividades que yo programaba tan cuidadosa y amorosamente [...] La idea que teníamos en general era que había que mantener a los niños tranquilos y no alterarlos, confiando en que, gracias a las terapias (a las que se sometían tanto ellos como sus padres), podrían salir de su estado «psicótico» o «esquizofrénico»[26].

Lusia Arendt, sucesora de Golding en High Wick, le contó a Lorna Wing cómo intentaban que los niños regresaran a su infancia a fin de que pudieran reiniciar su desarrollo. Una de las técnicas que empleaban era darles biberones para que bebieran de ellos. Arendt me contó que los niños los utilizaban para lanzar chorritos de leche hasta el techo[27].

***

Por lo general, se asume que la primera asociación nacional de autismo del mundo se fundó en Inglaterra en 1962, aunque los daneses no están de acuerdo con eso. Cuando empezaron los primeros movimientos para formar una asociación nacional de autismo en Londres, hubo una oposición inmediata por parte de quienes pensaban que el autismo debía incluirse en el paraguas de la discapacidad en general y no en una categoría separada. Una de las principales fundadoras de la Asociación Nacional de Niños Autistas de Gran Bretaña (reconvertida después en National Autistic Society –Asociación Nacional de Autismo– o NAS) fue Lorna Wing.

Wing me contó: «Judy Fryd, una de los fundadoras de MENCAP* [la asociación para la discapacidad intelectual], pensaba que nosotros debíamos integrarnos en su organización. Pero Helen Allison y Michael Baron [otros dos padres] tenían muchas ganas de mantener unido al grupo de padres de niños con autismo en una organización distinta. Lo comenté con un colega mío, Neil O'Connor, y él se mostró de acuerdo». Wing destacó que, tiempo atrás, los padres de niños con parálisis cerebral se habían ido de MENCAP para formar la que entonces se llamó Spastics Society (literalmente: Asociación de Espásticos). «Así que nosotros seguimos su ejemplo y creamos nuestra asociación en 1962 [...] Hubo mucha hostilidad por parte de Mencap, y se murmuraba a nuestras espaldas que no tendríamos éxito, pero de hecho sí que lo tuvimos, incluso más allá de nuestros sueños más locos»[28].

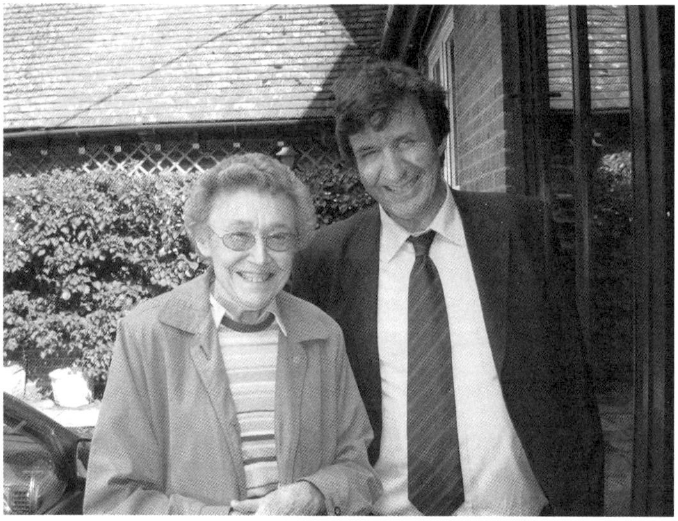

Lorna Wing y Adam Feinstein

El trabajo de Michael Baron como abogado del National Childbirth Trust [una entidad británica de utilidad pública que ofrece información y ayuda durante el embarazo, el parto y los primeros meses de vida del niño] supuso que los padres fundadores de la NAS pudieron usar para sus reuniones las oficinas en Londres de esa entidad. Lorna Wing comentó también que muchos padres estaban muy incómodos con el nombre original de su organización (Society for Psychotic Children [literalmente: Asociación

*N.T.: La asociación MENCAP, denominada inicialmente 'The National Association of Parents of Backward Children" (literalmente "Asociación Nacional de Padres de Niños Retrasados") fue puesta en marcha en 1946.

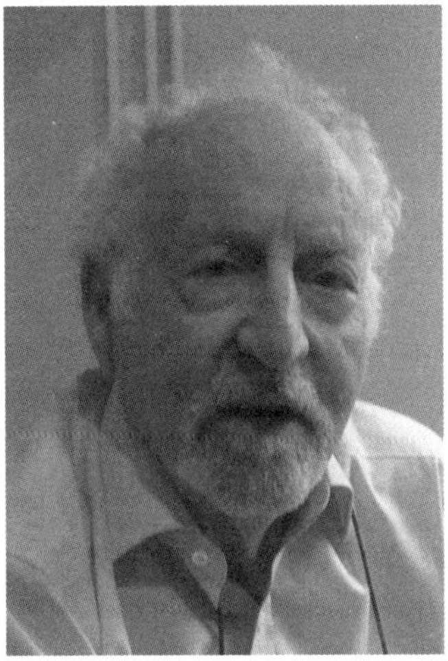

Michael Baron

para Niños Psicóticos]), «sobre todo porque, a los ojos de mucha gente lega en la materia, el término *psicótico* estaba relacionado con *psicopatía*, y todo lo que sugería esa palabra resultaba desagradable. La alternativa fue *autista*, aunque algunos pensaban que era un término demasiado restringido, lo que no deja de ser interesante, vistos los desarrollos posteriores [...] Tuvimos una reunión en la que discutimos sobre esto con mucha intensidad, con mucha emoción; finalmente, se aprobó que la asociación se llamara Society for Autistic Children (literalmente: Asociación para Niños Autistas), pero solo después de un intenso debate»[29].

Otra de las primeras madres, Peggie Everard, que más tarde llegó a ser secretaria general de la NAS, recordaba que había cierto desacuerdo sobre los objetivos de la asociación cuando se reunían informalmente: algunos querían que el dinero se dedicara íntegramente a la investigación pero otros, como Helen Allison, se mostraron inflexibles en que el dinero se canalizara hacia áreas prácticas tales como la educación[30].

En octubre de 1961, Helen Allison participó en un programa de radio de la BBC, *Woman's hour* [literalmente: La hora de la mujer], que atrajo la atención de una inmensa cantidad de público hacia el autismo. En noviembre de 1962, se publicó en el periódico londinense *Evening News* una crónica sobre autismo escrita por Colin Frame. El artículo llevaba un título desafortunado, «Children in chains» (literalmente: Niños encadenados), pero de nuevo sirvió para aumentar el conocimiento del trastorno.

Michael Baron, que sería el primer presidente de la NAS, me dijo que fue en ese mismo año, en 1962, cuando él y Helen Allison —en la cocina de cuya casa tuvieron lugar algunas de las primerísimas reuniones— redactaron «un documento muy ambicioso y enloquecidamente optimista al que denominamos "El proyecto". Planteaba crear un colegio y servicios para los adultos. Un amigo mío me dijo que nunca conseguiríamos todo aquello»[31].

Baron añadió: «Por aquel entonces, conocí en un congreso de MENCAP a dos padres que tenían hijos afectados por la talidomida y que estaban intentando reunir dinero para esa causa. Esos padres me ofrecieron organizar carreras de coches benéficas. También financiaron la película de televisión *Child draw nearer* [*Niño, acércate*] con guión de la novelista británica Bernice Rubens y emitida en 1964, que atrajo a muchos más padres»[32].

A pesar de que el número de estudios y publicaciones de investigación sobre el autismo iba en aumento, Wing recordaba una divertida muestra de la ignorancia que aún había en aquellos años: cuando, en 1962, consiguió convencer a un periódico para que le publicaran su primer artículo, este apareció con el título «Los problemas de los niños *artistas*». Más en serio, el mismo año, otro artículo periodístico se quedó sin publicar para que su lugar lo ocupara otro sobre la crisis de los misiles cubanos.

Hubo otros problemas «de crecimiento». Michael Baron recordó «una carrera de coches desastrosa en la que no quedó dinero para los premios, porque todo se había gastado antes. Como todo se había hecho con nuestros nombres, empezaron a llegarnos las notificaciones judiciales. Por aquel entonces, yo era el presidente de la NAS y me pasé varias noches sin poder dormir. Por suerte, mi mujer telefoneó a un tío suyo de Dinamarca, que era rico, y él puso el dinero para los premios. A partir de ahí, se interesó mucho por el autismo en Dinamarca»[33].

El siguiente objetivo de la NAS fue la educación. En realidad, el Colegio Sybil Elgar de la NAS no fue el primer centro para niños con autismo puesto en marcha en Gran Bretaña. Maggie Golding había estado implicada en un proyecto anterior, aunque en aquel tiempo los niños no estaban aún identificados como «autistas». Como veremos más adelante en este capítulo, se dijo que Golding había influido mucho en que Sybil Elgar se interesara por el autismo, aunque también es cierto que en muchos sitios había ciertas reservas respecto a la formación psicoanalítica que había recibido Golding en High Wick.

Como ha explicado Golding, a finales de los años cincuenta no había información actualizada sobre el autismo, ni programas o congresos educativos, ni otras personas que trabajaran en este campo. En 1961, Golding recibió en el Hospital High Wick la visita de Louis Minsky, un psiquiatra infantil especializado en el trabajo con niños sordos. Minsky estaba participando en el Hospital Belmont —que era una institución para los niños con discapacidad intelectual de Surrey, al sur de Londres— en un proyecto cuyo objetivo era identificar a los niños con sordera que habían sido erróneamente ingresados en ese hospital. A medida que avanzaba en su trabajo, fue dándose cuenta de que había otro grupo de niños que no eran sordos pero que tenían un comportamiento difícil y disruptivo. Muchos de ellos parecían tener una buena inteligencia, aunque funcionalmente se comportaban como personas con discapacidad intelectual[34].

Minsky se dirigió entonces a la Invalid Children's Aid Association (ICAA; literalmente: Asociación de Ayuda a Niños Inválidos, actualmente ICAN), que en aquel tiempo era una de las instituciones benéficas con mayor poder económico del Reino Unido y contaba entre sus patrocinadores con la princesa Margarita de Inglaterra. La ICAA aceptó en 1962 abrir un internado trimestral para estos niños; el centro se llamó Edith Edwards House y se nombró a Golding directora. A los primeros alumnos, que llegaron desde un centro de rehabilitación del Hospital Belmont, se les unieron pronto alumnos procedentes de todo el sur y suroeste de Inglaterra[35].

Golding me comentó: «Cuando la Edith Edwards House celebró su fiesta de inauguración con las autoridades y los vecinos, la publicidad decía "¡Una escuela para los niños sin amor!". ¡Yo estaba horrorizada!». Por otro lado, escribió:

> Nunca me sentí cómoda con la idea de que los padres son la causa de la condición de sus hijos. Yo me daba cuenta de que muchos de esos padres tenían otros hijos con desarrollos bastante normales, y que sufrían enormemente con la conducta de sus hijos autistas.... En la Edith Edwards House pude estar más cerca de los padres y me llenaba de admiración el modo en que algunos de ellos reivindicaban el derecho de sus hijos a la educación[36].

Sin lugar a dudas, la auténtica pionera en el campo de la educación de personas con autismo en Gran Bretaña fue Sybil Elgar, quien falleció en el 2007 a los 92 años de edad. Lorna Wing dijo sobre ella: «Elgar fue la primera profesora especializada en autismo en el Reino Unido y una fuente de inspiración para todos los que la conocimos, en una época en la que el autismo todavía estaba mal definido y era objeto de muchos malentendidos»[37].

Elgar nació en Londres. Su padre era maquinista y su madre trabajaba en la fábrica Pathé News. Su interés por ayudar a los niños comenzó mientras se formaba en el método Montessori, después de que en 1958 una visita a un hospital de Londres para «niños con trastornos emocionales graves» la dejara profundamente impresionada. No podía olvidar lo aburrido que resultaba aquel lugar y lo desdichados que eran allí los niños. En 1960, Elgar volvió a visitar el hospital y, viendo que no había cambiado nada, decidió montar su propio colegio, inicialmente en el sótano de su propia casa.

Helen Allison dijo en una entrevista en 1998 que creía que había sido Maggie Golding (que entonces se llamaba Maggie Chojko) «quien había animado a Sybil a que hiciera un curso sobre el método Montessori y se interesara por el autismo. Por eso le debemos tanto a Maggie»[38].

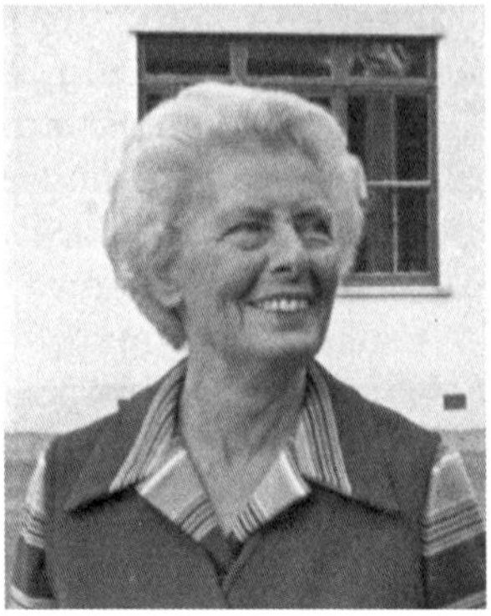

Sybil Elgar (foto cortesía de la NAS)

Lorna Wing se deshace en elogios hacia Sybil Elgar: «Con paciencia, intuición y cierto grado de experimentación, Elgar desarrolló un enfoque estructurado de enseñanza, dándoles a sus alumnos instrucciones sencillas y claras y ayudas visuales para asegurarse de que entendían lo que se les pedía. Sus métodos iban a contracorriente respecto a las ideas sobre educación dominantes en aquel tiempo; sin embargo, todos los alumnos de su clase hicieron progresos sustanciales»[39].

Poco después, Helen Allison, Lorna Wing y Peggie Everard se entrevistaron con Elgar. Por entonces, Elgar trabajaba como profesora de un grupo de seis niños con discapacidad intelectual en el sótano de su casa de la calle Saint John's Wood, al norte de Londres. Como recordaba Allison en una entrevista en 1998: «Resultaba completamente obvio que Sybil no sabía nada sobre autismo, pero había algo en ella, quizá su sentido práctico, que nos hizo sentir que podría ser valiosa»[40].

Allison añadió que Elgar aceptó cambiar y empezar a enseñar a niños con autismo, por lo que envió a su hijo Joe a la clase de Elgar en Saint John's Wood. «Elgar comenzó a impartir sus clases sola, en el sótano de su casa, y fue ahí donde le dije que corriera las cortinas porque me preocupaba que Joe pudiera romper los cristales de las ventanas; [cuando ella lo hizo] él, se puso a romper todas las bombillas. Mi hijo, además, rasgaba papeles continuamente. Al cabo de quince días, Sybil escribió: "No puedo hacer nada por este pequeñín". Entonces decidió probar una estrategia diferente, haciéndole recoger del suelo los papeles y usando sus materiales del método Montessori. Otros padres me preguntaban por qué estaba yo tan contenta, y entonces yo les hablaba de Sybil [...] Ella sufrió una inspección de las autoridades locales pero, después, los niños le llegaban a montones. Después de todo aquello, era lógico que la invitáramos a ser la directora de nuestro primer colegio»[41].

El marido de Sybil Elgar, Jack, fue quien encontró el local para este primer colegio en Florence Road (Ealing, en West London): un albergue cercano a las vías del tren, que estaba a la venta. Pronto, algunos personajes famosos aceptaron participar en nuestra campaña de recogida de fondos, como por ejemplo los conocidos actores de cine David Tomlinson (que había trabajado en *Mary Poppins* y tenía un hijo con autismo, Willy) y Robert Morley (que actuó en *La reina de África*). Morley no tenía ninguna relación personal con el trastorno pero era un buen amigo de Tomlinson.

Baron recordaba que el edificio de Florence Road «costó 14 000 £. La fundación Sembal Trust nos dio el dinero. Sabíamos que los niños podían recibir subvenciones de las autoridades locales, de modo que nos preparamos para solicitar las ayudas. Sybil vivía en el último piso del número 10 de la calle Florence Road. Nosotros compramos el 12 y, cuando creamos una fundación llamada Ealing Autistic Trust, compramos también el número 8, que acabó siendo una especie de servicio de internado de la escuela. Éste fue el primer centro residencial para niños autistas, antes de Somerset Court»[42].

El Colegio Sybil Elgar abrió en 1965. Entre sus visitantes más famosos se cuentan tres componentes de los Beatles. Gerald de Groot, otro de los padres fundadores de la NAS, me dijo que estos tres ídolos del pop insistieron en que no se diera publicidad a su visita; habían planeado estar solamente una hora, «¡pero terminaron quedándose toda la tarde jugando con los niños en el suelo!»[43]. John Lennon no solo donó 1000 £ al colegio, sino que convenció a otras personas para que también donaran dinero.

Otro visitante importante en aquel tiempo fue Eric Schopler, que había trabajado durante un breve periodo con Bruno Bettelheim en Chicago, pero a quien le horrorizaba la idea de culpar a los padres. Se trasladó a Chapel Hill (Carolina del Norte) donde, al poco tiempo, creó el programa TEACCH (siglas en inglés de Tratamiento y educación para niños con autismo y otras dificultades comunicativas). Por invitación de Lorna Wing, Schopler dio la conferencia inaugural en el primer congreso de la NAS, que se celebró en el complejo vacacional Pontin's Holiday Camp.

Los primeros pioneros británicos afirman que muchas de las ideas y principios en los que se basa el TEACCH los adoptó Schopler a partir de lo que vio en sus viajes a Londres en los años sesenta. También Richard Mills, director de investigación de la NAS y de Research Autism (literalmente, «Investigación del autismo», una sociedad benéfica independiente que apoya la investigación imparcial sobre la efectividad de las intervenciones en autismo), me dijo que Schopler le había comentado en el 2004, en Tokio, que muchas de las ideas que inspiraron el TEACCH procedían del colegio de Sybil Elgar, «aunque una de las diferencias fundamentales fue la decisión de Schopler de vincular su programa a la universidad, para asegurar así que la práctica reflejaba la investigación empírica»[44].

Hugh Morgan, actual director ejecutivo de la asociación Autism Cymru de Gales (véase el capítulo 9), me dijo: «Sybil Elgar demostró saber "leer" con una sensibilidad asombrosa los patrones de pensamiento y aprendizaje de los niños con autismo. Hay que recordar que, en aquella época, los niños con autismo ni estaban identificados ni, por supuesto, tenían un diagnóstico, de modo que no había ningún libro con reglas o normas en el que Sybil pudiera basarse (a diferencia de lo que ocurre hoy). Por tanto, Sybil elaboró su propia metodología de enseñanza, y esta todavía impregna muchos de los enfoques que se usan en la educación de los niños con trastornos del espectro del autismo»[45].

Morgan consideraba a Elgar una «mujer formidable y muy cariñosa. Ella fue quien sentó las bases de los principios para trabajar con personas con autismo que siguen siendo el referente de las prácticas actuales. Tengo pocas dudas de que, con el paso de los años, su impacto e influencia se han ido subestimando mucho. Sin embargo, tengo una carta de Eric Schopler en la que me transmite hasta qué punto Sybil Elgar fue una inspiración para él»[46].

Otra de las pioneras en el campo de la educación del autismo en el Reino Unido, Wendy Brown (promotora de los colegios específicos para autismo Helen Allison y Broomhayes, y primera presidenta de la Association of Headteachers for Children with Autism [literalmente: Asociación de Directores de Colegio para Niños con Autismo]) me dijo: «Todos y cada uno de nosotros nos subimos a los hombros de Sybil para llegar a donde estamos. La gente no es siempre consciente de la enorme deuda que tenemos con ella. Para las personas con autismo y síndrome de Asperger, para los profesionales y para los padres, Sybil fue quien supo por dónde empezar y quien nos indicó la dirección correcta. Su metodología pionera se ha copiado ampliamente [...] Y era una época en que la gente era muy estricta en cuanto al tema de la severidad de la sintomatología o los déficits autistas [...] Beate Hermelin me dijo una vez: "Lo mejor de Sybil es que daba muchos abrazos sin hacer alarde de ello. Si abrías la puerta de pronto, te la encontrabas abrazando a un niño"»[47].

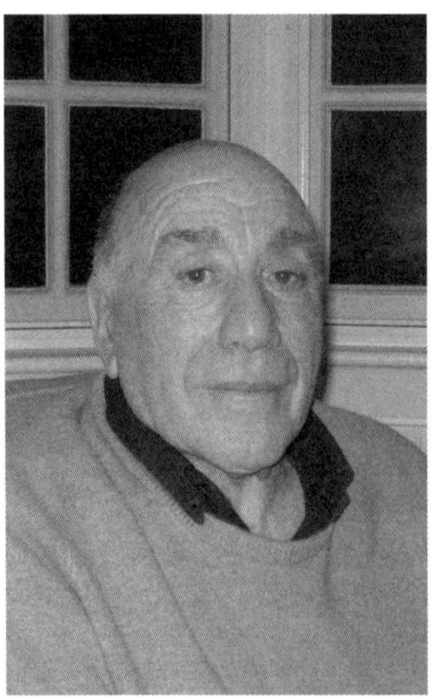

Gerald de Groot

Gerald de Groot es otro gran admirador de Sybil Elgar, aunque su hijo Mark entró en contacto con ella más tarde. Mark recibió su diagnóstico de Mildred Creak en su clínica del Gran Hospital de Londres de la calle Ormond en 1962, un año después de que el comité Creak publicara sus famosos Nueve Puntos. Creak observó con mucha atención a Mark a través de un espejo de doble dirección y después le dijo a de Groot: «Probablemente es autista»[48], una elección del término que resulta significativa dado que el informe del comité presidido por

Creak, que se había publicado un año antes, hablaba de «esquizofrenia infantil», y no de autismo.

Durante unos cuantos años, el hijo de de Groot estuvo con Alice Hoffman en Finsbury Park, al norte de Londres. Hoffman había fundado en 1955 un colegio para niños excluidos de la educación ordinaria. Con el tiempo, aquel colegio se convirtió en un centro de día para adultos con autismo. Según me comentó de Groot: «Hoffman era una persona muy extraña. La mayoría de los niños a los que atendía por aquella época tenían autismo. Después, se convirtió a la Cienciología y yo saqué a Mark de su centro»[49].

Por el contrario, de Groot recuerda a Sybil Elgar con una admiración enorme: «Sybil tenía un talento inmenso. Se dio cuenta de que los niños con autismo necesitaban un enfoque estructurado e individualizado. El TEACCH y el resto de sistemas, en realidad, son solo variantes de la metodología de Sybil. Además de su metodología, estaba su personalidad. Tenía la personalidad más fuerte que te puedas imaginar. ¡No podía soportar ninguna oposición o idea alternativa sobre absolutamente nada! Pero, vete a saber cómo, niños que se comportaban como animales salvajes le respondían a ella como hipnotizados. Esto era muy llamativo. Sybil tuvo un efecto estupendo sobre el hijo de Helen Allison y, sin Allison, creo que yo nunca habría estado ni en la NAS, ni en el centro Sybil Elgar, ni en el Somerset Court»[50].

David Tomlinson —que jugó un papel fundamental para la financiación inicial del colegio de Sybil Elgar— recuerda en su autobiografía la primera vez que llevó allí al actor Robert Morley, buen amigo suyo:

> Morley, desde el primer momento, se unió a los niños poniéndose a su altura y revolcándose con ellos por el suelo a sus anchas. Estaba tan impresionado y asombrado por la Sra. Elgar como lo estaba yo. Mientras ella hablaba con nosotros, los niños se le acercaban y le pedían un abrazo. Los niños autistas, que suelen evitar el contacto físico de cualquier tipo, querían que ella les abrazara, y ella, por supuesto, lo hacía sin dudar, sin importarle que nos interrumpieran. Robert se preguntaba: "¿Tú crees que los hipnotiza?" [...] Siempre que yo la veía, lo primero que me decía era: "Necesito más dinero, ya sabes" [...] Robert no dudaba en tomar prestado el cesto de donativos de la Sra. Elgar y se lo devolvía lleno, añadiendo incluso algún dinero suyo. Pero ese cesto no duraba mucho tiempo lleno. Los milagros no son baratos, y la Sra. Elgar se dedicaba a los milagros[51].

De Groot llegó a conocer muy bien a Tomlinson. «Yo creo que el personaje que interpretó en *Mary Poppins* da cierta idea de cómo era él realmente. Era también un imitador extraordinario. Una vez, me llamó imitando la voz de Sybil Elgar y yo realmente me creí que estaba hablando con Sybil… ¡hasta que empezó a reírse!»[52].

La investigación desempeñó un papel cada vez más importante en la NAS. Wing comentó: «A la asociación realmente le agradaba mucho encontrar niños y adultos que quisieran participar en estudios. Aunque nosotros empezamos siendo un grupo de padres, desde muy pronto animamos a los profesionales a unirse a nosotros. Al poco tiempo, había casi tantos profesionales como padres»[53].

Michael Rutter se unió a la asociación prácticamente desde el principio. Él me contó: «En cuanto hubo un sistema de admisión formal al Colegio Sybil Elgar, empecé a ir allí regularmente para evaluar a los niños candidatos»[54]. Él recordaba a Sybil Elgar como una «mujer muy fuerte», pero ambos trabajaron muy bien juntos. «Fue una época muy armoniosa y feliz»[55].

Rutter destacó el coraje de los padres en aquellos momentos. «Actuaron muy valientemente cuando decidieron que ellos solos no podían controlar el proceso de admisiones. Eso tenían que hacerlo las autoridades locales. Fue una decisión muy valiente, porque cabía la posibilidad de que personas que habían dedicado mucho tiempo y energía a montar el colegio se encontraran con que sus hijos no fueran admitidos en él»[56].

Otro lugar importante de actividad en el Reino Unido durante los años sesenta fue Nottingham, en la región inglesa Midlands del Este. La Nottinghamshire and District Society for Autistic Children (Asociación para Niños Autistas del distrito de Nottinghamshire), llamada más tarde NoRSACA (Nottinghamshire Regional Society for Children and Adults with Autism / Asociación Regional de Niños y Adultos con Autismo de Nottinghamshire) se creó en 1968, cuando un grupo de padres insatisfechos se asociaron con dos destacados psicólogos, John y Elizabeth Newson, que trabajaban en la Unidad de Investigación sobre el Desarrollo Infantil de la Universidad de Nottingham. Los Newson estaban interesados en el autismo desde hacía tiempo, en parte por sus propios intereses profesionales y en parte también por las dificultades que tenía su hijo Roger, quien tiene autismo pero es actualmente un muy exitoso profesor en la LHSTM, siglas en inglés de la Escuela de Higiene y Medicina Tropical de Londres.

Dos años más tarde, en 1970, la NoRSACA abrió un colegio, el Sutherland House. Su director actual, Phil Christie, que dirige también los servicios infantiles de NoRSACA, me dijo que la piedra angular del enfoque de su colegio fue la convicción de Elizabeth Newson de que, para entender el autismo, es vital comprender la «alteración de la empatía social». Sutherland House introdujo la interacción musical, por influencia —según me dijo Christie— de los escritos de Colwyin Trevarthen y Daniel Stern sobre la intersubjetividad[57]. Christie me dijo también que Newson fue «una de las personas que antes creyó en la necesidad de colaborar con los padres, especialmente mediante la observación basada en el juego»[58].

Newson atrajo mucho la atención de los medios, por un lado, por un controvertido estudio que, según ella, demostraba que la violencia en la televisión podía influir en los telespectadores, pero, por otro, por su diagnóstico de una niña, Nadia Chomyn, nacida en Nottingham de padres ucranianos, que empezó a hacer unos llamativos dibujos de animales que guardaban un sorprendente parecido con las pinturas de las cuevas rupestres[59]. Nadia dejó de pintar más o menos cuando empezó a hablar, dando pie en algunos sectores a lo que Christie llamó «la romántica y peligrosa idea» de que a los niños con autismo no hay que enseñarles habilidades funcionales, porque podrían perder su talento artístico[60].

***

También fueron llegando profesionales de fuera. Lorna Wing me comentó que Bernie Rimland la visitó en su casa de Reino Unido «y que [después] él empezó a organizar la asociación de autismo de los EE. UU.». Wing también me dijo: «Teníamos algunos buenos amigos en Francia que tenían hijos con autismo. Estaban dispuestos a poner en marcha algo, y Francia comenzó a moverse pronto. Pero, por lo general, en Francia [los profesionales] estaban locos ¡y los padres sabían que estaban locos! Siempre han tenido que enfrentarse a esa terrible tendencia psicoanalítica. Recuerdo haberme reunido con profesionales del campo del autismo que mantenían posiciones psicoanalíticas y, sencillamente, resultaba imposible entendernos. Los escandinavos también se pusieron en marcha bastante pronto»[61].

Ciertamente, los padres escandinavos empezaron pronto. La asociación Autism Denmark (Autismo Dinamarca) se fundó en 1962, poco después de que se creara la británica. Bent Vandborg Sørensen, actual presidente de la Denmark's Association of Special Schools and Treatment Centers for Children with Autism (Asociación Danesa de Colegios Especiales y Centros de Tratamiento para Niños con Autismo) y director también del Colegio Langager de Aarhus, me dijo: «El primer presidente de la asociación danesa, James Gjoel, solía decir que los promotores de las asociaciones británica y danesa, siempre que se encontraban, discutían sobre cuál de sus asociaciones había sido la primera. Nunca se ponían de acuerdo. En sus inicios, esas dos asociaciones tenían puntos de vista muy diferentes sobre algunas cosas. Por ejemplo, la danesa, a diferencia de la británica, era muy proclive a lo que actualmente se llama "comunicación facilitada" (que por aquel entonces aquí, en Dinamarca, se denominaba "*competencia oculta*")»[62].

Una de las mujeres más destacables en el campo del autismo en Dinamarca (y, en realidad, en todo el mundo) fue Birte Hoeg Brask, más conocida como Trille («trino» en inglés). Su marido, Børge Houmand, fue el principal organizador del movimiento de resistencia contra los nazis en Dinamarca. La pareja se conoció en Copenhague en dicho movimiento y se trasladó desde allí a Aarhus cuando terminó la Segunda Guerra Mundial. Brask acabó siendo la responsable de la psiquiatría infantil de esa ciudad. En 1972, publicó uno de los primeros estudios epidemiológicos sobre autismo (véase el capítulo 7).

«Como ser humano era fascinante», me dijo Vandborg Sørensen, que trabajó con Brask durante 10 años. «Sabía muchísimo. Trille y Børge tenían una enorme red de amigos en el mundo del arte y la literatura. Profesionalmente, ella nos inspiraba mucho a todos porque sus intuiciones sobre los niños con autismo eran impresionantes. Te escuchaba con mucha atención, pero no siempre aceptaba lo que decías... ¡y no se lo callaba! Era muy tímida y rechazaba las invitaciones a dar charlas. No le interesaba exhibirse de esa forma. Sin embargo, mantenía una relación estrecha con profesionales extraordinarios como Lorna Wing»[63].

Elsa Hansen, otra figura clave en el autismo danés, fundó en 1964, en Copenhague, el Colegio Sophia. Este colegio, que empezó en una pequeña casa, fue el primero en todos los países nórdicos para niños psicóticos, a muchos de los cuales actualmente se les daría un diagnóstico de autismo. Hansen, madre de una niña con autismo, se inspiró parcialmente en Sophie Madsen, una modista que montó un pequeño hogar de acogida para niños conflictivos, y le puso su nombre al colegio. Otra fuente importante de inspiración fue el Centro League de Carl Fenichel en Nueva York (véase el capítulo 2). Demetrious Haracopos, un grecoamericano que empezó a trabajar con Elsa Hansen en el Colegio Sophia de Copenhague en 1968, cuando llegó a esta ciudad, me dijo que Hansen había visitado el Colegio League en los años cincuenta y que se había quedado muy impresionada por lo que vio allí. «Su visita a Brooklyn la animó a montar el Colegio Sophia», me dijo Haracopos, que trabajó en el Centro de Autismo de Aarhus[64] hasta su muerte, en el 2011.

Hansen usó los Nueve Puntos de Mildred Creak como criterio para los diagnósticos, aunque Vandborg Sørensen me dijo que el último de estos puntos estaba mal traducido al danés en esa época: «En danés, decía: "*Hay* islotes de habilidad en el autismo", y no "*Puede haber*", como había dicho Creak»[65].

En la década de 1960, los escritos de Hans Asperger ya se conocían en Dinamarca, dado que las publicaciones en alemán eran muy leídas allí. Sin embargo, las ideas psicoanalíticas seguían siendo muy valoradas. «La influencia de Bruno Bettelheim se sentía con mucha fuerza no solo en Aarthus, sino en casi toda Dinamarca. Incluso tan tardíamente como a finales de los 1980, los principales libros sobre autismo que se podían encontrar en las bibliotecas públicas eran los de Bettelheim», me dijo Vandborg Sørensen[66].

En las décadas de 1970 y 1980, hubo un desacuerdo profesional sobre la conceptualización del autismo entre los que eran los dos centros principales de psiquiatría infantil, Copenhague y Aarhus. En Copenhague, muchos continuaron siendo firmemente psicoanalíticos. Sin embargo, como me dijo Vandborg Sørensen: «Las ideas de Hansen no eran psicoanalíticas sino educativas; ella creía en los entornos fuertemente estructurados y también en la comunicación facilitada. En Aarhus, Brask y sus colegas se apoyaron mucho en Lorna Wing y Michael Rutter, del Reino Unido»[67].

Sørensen recordó un congreso organizado por el Ministerio de Educación: «Hansen habló en primer lugar y, al terminar su conferencia, según iba bajando del escenario, le dijo con toda claridad a los asistentes: "Ahora, me voy a sentar en la parte de atrás de la sala para no tener que oír la charla sin sentido de Birte Brask". Su enfrentamiento era increíblemente personal. Esta anécdota solo es una muestra de lo difícil que era en aquella época la colaboración entre los profesionales más destacados en el campo del autismo»[68].

También recordaba Sørensen otro congreso, a mediados de los años setenta, en el que él estaba hablando con Demetrious Haracopos cuando «de pronto, alguien empezó a tirarme de la chaqueta por detrás. Era uno de mis colegas, un psiquiatra infantil, que me decía: "Nosotros no hablamos con esa gente". Esto, una vez más, ilustra lo difícil que resultaba colaborar en aquellos años»[69].

Vandborg Sørensen destaca que la situación actual en Dinamarca es muy diferente: «Ahora, la relación entre profesionales es muy amigable y cooperativa»[70].

Después de que británicos y daneses mostraran el camino a seguir creando asociaciones nacionales de autismo, en todo el mundo se empezó a hacer lo mismo. En 1963, un año después de que se fundara la asociación danesa, nació la Irish Society for Autistic Children (Asociación Irlandesa de Niños Autistas), que en 1992 cambió su nombre por el de Irish Society for Autism (Asociación Irlandesa de Autismo). Sin embargo, de forma un tanto extraña (pero parecida a lo que le ocurrió a su homóloga de Irlanda del Norte, véase el capítulo 9), la explosión inicial de entusiasmo decayó, y sus servicios acabaron siendo lamentablemente inadecuados, especialmente para los adultos, que aún continúan siendo atendidos en hospitales psiquiátricos del todo inapropiados.

En abril de 1981, nueve miembros de la asociación irlandesa (padres, profesionales y dos niños con autismo) visitaron las instalaciones de La Bourguette, una granja cercana a Aix-en-Provence (en el Sur de Francia), así como los centros Somerset Court, Longford Court y Anglesea Lodge del Reino Unido. La televisión nacional emitió una llamada a favor de los niños con autismo en *Youngline*, un programa infantil muy popular. Gracias a ello, se recaudó una suma importante de dinero que le permitió a la asociación hacer una exitosa oferta para comprar la granja Dunfirth, una propiedad cercana al puente Johnstown, al norte del Condado de Kildare (a unos 40 kilómetros aproximadamente de Dublín). La compra se completó en julio de 1982. Los residentes de la granja Dunfirth participan en las labores de la granja, así como en trabajos de alfarería, cerámica, grabado de madera y fabricación de velas.

A pesar de todo ello, en el 2001, un grupo de trabajo irlandés sobre autismo (el Irish Task Force on Autism) elaboró un informe muy duro sobre la calidad de los servicios para niños y adultos con autismo en Irlanda. El informe afirmaba que los padres, a quienes hasta entonces se había mantenido al margen, debían jugar un papel activo en los procesos de toma de decisión, desde el momento mismo en que sus hijos recibían un diagnóstico. Se grabó a una madre irlandesa diciendo que la habían estado mandando de acá para allá, desde el Departamento de Salud al de Educación y viceversa, sin que nadie asumiera ninguna responsabilidad ni le diera ninguna solución.

En Escocia, un grupo de padres formó en 1968 la Scottish Society for Autistic Children [Asociación Escocesa de Niños Autistas]. En aquellos años, lo que destacaba eran las escuelas que se basaban en el pensamiento espiritual del filósofo y pedagogo austriaco Rudolf Steiner, que aceptaban niños con problemas tanto físicos como mentales. Tan importante fue su atractivo en todo el mundo, que el psiquiatra infantil escocés Fred Stone me contó que, cuando fue a Israel en los años cincuenta, conoció a varias familias israelíes que habían decidido enviar a sus hijos a Escocia para que se educaran en una de esas escuelas[71].

Curiosamente, Mark Frankland, un corresponsal británico galardonado por sus crónicas, que llevó a su hermano adoptado con autismo Freddie a una de las nuevas comunidades Rudolf Steiner Camphill fundadas en

Escocia a principios de los años sesenta, comentó que al superintendente de las Escuelas Camphill* en aquel tiempo, Thomas Weihs (un vienés de origen judío), le atraía mucho menos la dimensión espiritual católica de esas comunidades que su práctica de lo que Camphill llamaba «educación curativa», que básicamente era, como observaba Frankland, una versión «a la inglesa» de la *Heilpädagogik* practicada en Austria, entre otros, por Hans Asperger[72].

Ian, el hijo de Marion Critchley, recibió un diagnóstico de autismo a los cinco años de edad por parte de Sula Wolff en Edimburgo, en 1970. En nuestra conversación del 2007 en Edimburgo, Critchley me dijo: «En aquel momento, no sabíamos absolutamente nada»[73]. Wolff la remitió a May Morrison, una de las fundadoras de la asociación en Edimburgo, y a la escuela de la Comunidad Camphill de Aberdeen. «Era un sitio muy bueno y allí Ian se convirtió en un hombre encantador (ahora tiene 48 años). No era un sitio específico para tratar el autismo. De hecho, ellos ni siquiera usaban el término *autismo* ni tampoco etiquetaban las otras discapacidades. Había una gran limpieza en su modo de mirar a las personas. Veían el potencial de Ian y hacían que ese potencial se manifestara»[74].

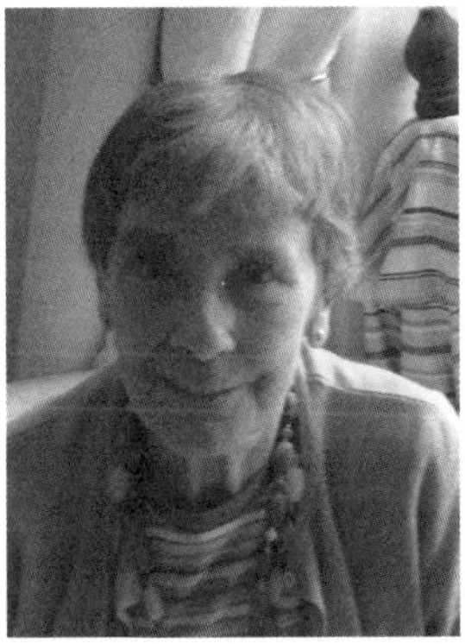

Marion Critchley

Otra pareja de padres pioneros, Bob e Yvonne Phillips, enviaron también a su hijo con autismo, Keith, a la escuela Rudolf Steiner de Aberdeen; sin embargo, Keith no estuvo bien allí. Los Phillips me dijeron que la filosofía de Rudolf Steiner y la de la Asociación Escocesa de Autismo eran «polos opuestos», porque la asociación era una firme defensora de una escolarización específica para el autismo[75].

Critchley recordaba que en los inicios de aquella asociación era muy difícil encontrar financiación. porque «nadie tenía ni idea de qué era el autismo. Después de una semana de colecta benéfica en la Universidad de Edimburgo, conseguimos un cheque de 50 £, pero creo que en realidad gasté mucho más que eso en llamadas telefónicas buscando dinero»[76].

*N.T.: El movimiento Camphill, plasmado en lo que podríamos llamar la creación de comunidades terapéuticas educativas, fue creado en 1939 en la ciudad escocesa de Aberdeen por un grupo que incluía al pediatra austriaco Karl Köning (1902-1966). Sus dos principios rectores son que todos los seres humanos tienen una personalidad sana con independencia de sus características físicas (lo que incluye aquellas que identifican una discapacidad evolutiva o mental), y que el papel de la educación es reconocer, alimentar y educar ese interior esencial. La base de estos principios procede de la obra del antropólogo y filósofo Rudolf Steiner (1861–1925).

El desconocimiento sobre el autismo era generalizado. Cuando el hijo de Chris y Jane Butler-Cole, Tommy, mostró retrasos evolutivos y problemas de conducta, les dijeron que no era «educable». Un profesional, incluso, les dijo que cuando Tommy fuera mayor, podría no haber aprendido aún a asearse y, torciendo el gesto, añadió: «entonces sabréis quiénes son de verdad vuestros amigos»[77]. Por suerte, empezaron a ver a Sula Wolff, quien les dijo que Tommy tenía «síntomas autistas» y a raíz de eso entraron en contacto con la asociación de autismo. «Fue un gran consuelo encontrar a otros padres con una situación similar y ver que ¡conseguían reír!»[78].

Ruth Hampton pertenece a la Asociación Escocesa de Autismo desde sus comienzos y fue su presidenta hasta marzo del 2005. Según ella: «Los padres nos reuníamos en las casas de unos u otros hasta que finalmente alquilamos una oficina en la Plaza Picardy de Edimburgo». Hampton recordaba que en Escocia, en aquella época, al autismo se le llamaba esquizofrenia infantil. «Eso era una batalla continua para los padres. Había algunas personas, como Sula Wolff y Fred Stone, que los defendían y ayudaban, pero incluso así fue durísimo para los padres»[79].

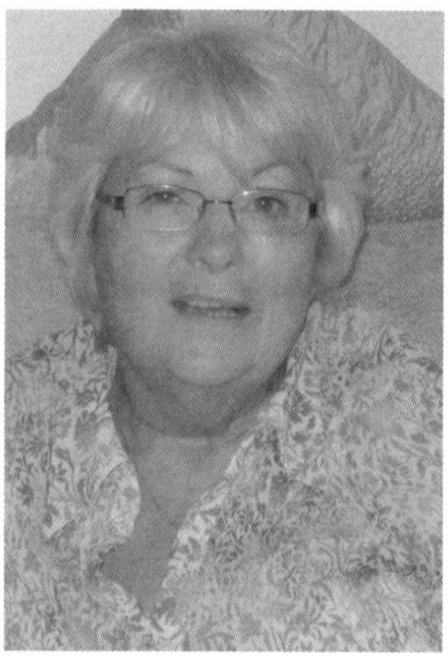

Ruth Hampton

Hampton me dijo también que a la mayoría de los padres les gustaba tener una etiqueta diagnóstica para sus hijos, pero otros eran reticentes simplemente porque no sabían lo que era el autismo. «También los profesionales eran reticentes a diagnosticar ese trastorno, porque se sabía muy poco sobre cómo tratarlo. Lorna Wing y Helen Allison, en Londres, fueron algunas de las pioneras en cambiar aquella forma de pensar»[80].

El primer logro de la Asociación Escocesa fue el Colegio Struan House, que abrió sus puertas en marzo de 1977 en Alloa (centro de Escocia) con solo tres niños. Un segundo colegio, el New Struan, sigue en funcionamiento desde 1997 y atiende a 36 niños. El centro de recursos para adultos Balmyre, también en Alloa, abrió en 1983 y ofrece servicios residenciales y diurnos.

Jim Taylor, que llegó a la dirección del Colegio Struan en 1983 y es actualmente el director pedagógico del New Struan, recordaba que en la década de 1980 las autoridades eran muy poco proclives a pagar una escolarización específica para los niños con autismo. Taylor me contó: «Por eso, en aquellos primeros tiempos fueron los padres y los profesionales quienes tuvieron que sacar adelante la puesta en marcha de esos centros. Para la administración, el autismo era prácticamente inexistente. Nosotros sabíamos lo que era, pero el resto de la gente tendía a no reconocer que se trataba de un trastorno diferente»[81].

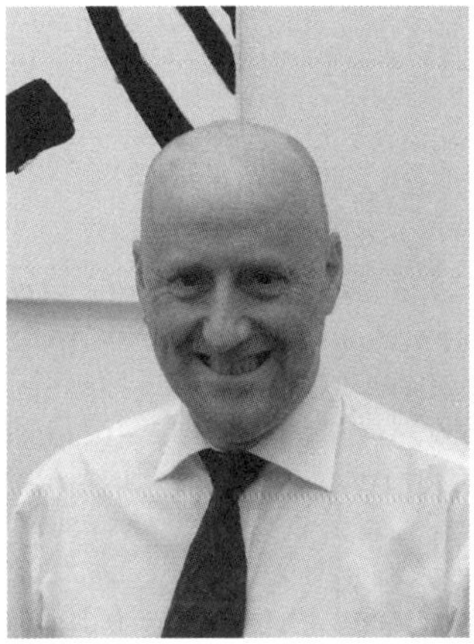

Jim Taylor

Taylor recordaba haber participado a principios de los 90 en un debate en Radio Scotland, de la BBC, en el que un destacado miembro de la administración de Strathclyde* anunció: «No tenemos a nadie con autismo en esta región». Taylor me dijo también: «No estamos hablando de una historia antigua. No hace tanto, en los años noventa, la gente todavía se negaba aquí a considerar el autismo como un síndrome diferenciado»[82].

Taylor me comentó que uno de los principales retos a los que tuvo que enfrentarse la asociación, ahora denominada Scottish Society for Autism (Asociación Escocesa de Autismo) fue «encontrar el suficiente equilibrio entre padres y profesionales. Al principio, predominaba el punto de vista de los padres, pero personas como Andrew Lester, uno de los primeros presidentes de la Asociación, tuvieron una habilidad excepcional para actuar a la vez como padres y como profesionales»[83].

La descentralización y el traspaso de competencias en el Reino Unido han llevado a Escocia numerosas iniciativas en el campo del autismo (al igual que a Gales y a Irlanda del Norte, véase el capítulo 9). Jim Taylor se muestra optimista al hablar de esto. Considera que, en la actualidad, a pesar de las críticas procedentes de algunos sectores, en Escocia, el nivel de la educación de los niños con autismo es alentadoramente bueno: «[Esta educación] se basa en el Curriculum for Excellence, que es el mejor documento que conozco, aunque no se escribiera originalmente pensando en el autismo»[84].

Andrew Lester, cuya hija Amy tiene autismo, forma parte de la asociación desde 1983 y en el pasado fue uno de sus presidentes. Lester recuerda que algunas de las asociaciones de autismo de Escocia se sentían agraviadas por la Asociación Escocesa y querían afiliarse a la NAS de Londres: «Más que nada, había un choque de personalidades y también un cierto temor a que nuestra asociación creciera y les dejara fuera. Yo no veía las cosas de ese modo; nos veía más bien como una organización paraguas que podía ayudar a las otras asociaciones a poner en marcha servicios a nivel local»[85].

*N.T.: Strathclyde era una antigua región escocesa con capital en Glasgow.

***

Mientras tanto, al otro lado del Atlántico, los padres estadounidenses de niños con autismo, enfurecidos por las acusaciones de Bruno Bettelheim contra ellos, se reunieron para crear un frente común. La primera asociación local de autismo en los Estados Unidos de América se fundó en Albany (Nueva York) en 1963.

En 1967, Amy Lettick —una maestra extraordinaria y madre de un niño con autismo— fundó Benhaven, un centro pensado inicialmente como colegio, cuyo objetivo era atender a niños con autismo cuyas dificultades les impidieran recibir una educación adecuada en las escuelas públicas y privadas existentes. En los diez años siguientes, a medida que fueron surgiendo nuevas necesidades, se añadieron servicios residenciales, programas de formación vocacional y centros de día para adultos.

Otra de las líderes del movimiento norteamericano fue Ruth Christ Sullivan, actualmente directora del Autism Services Center (Centro de Servicios para el Autismo) de Hungtington (Virgina Occidental). Su hijo Joseph recibió el diagnóstico en 1963 y, más tarde, se convirtió en uno de los dos modelos de personas con autismo que inspiraron el personaje de Raymond Rabbit, el hombre *savant* con autismo interpretado por Dustin Hoffman en la película *Rain Man*, por la que el actor ganó un Oscar en 1988.

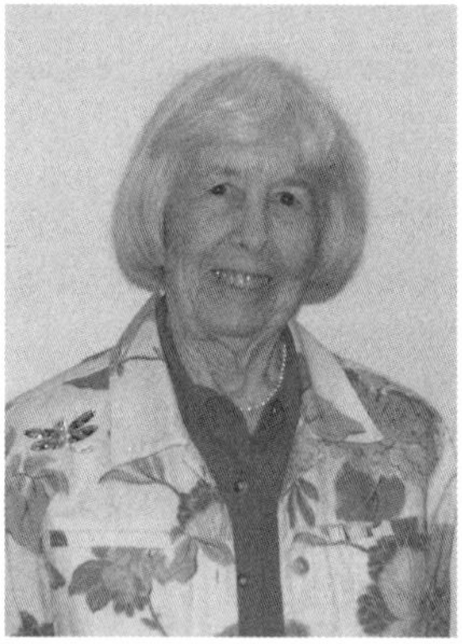

Ruth Sullivan

«Cuando Joe recibió su diagnóstico, ni siquiera los psiquiatras sabían prácticamente nada sobre el autismo» me dijo Sullivan (84 años de edad en el momento de nuestra entrevista, pero llena de energía y con un aspecto increíblemente juvenil). «Joseph era un caso de autismo típico. Por suerte, el psiquiatra al que consulté era un joven intelectual que leía revistas científicas y sabía algo sobre aquello a lo que llamaban autismo. Nunca habló de "madres nevera"»[86].

El movimiento para crear una asociación nacional comenzó realmente en 1964, después de que Bernard Rimland publicara su libro *Infantile Autism* y de que padres de todos los Estados Unidos comenzaran a escribirle. Sullivan me dijo: «En la carta que le escribí yo misma, le dije que quería crear una organización nacional, y él me respondió proponiendo que nos reuniéramos en Teaneck».

Esa primera reunión organizativa tuvo lugar en noviembre de 1965 en Teaneck (Nueva Jersey). «Nos reunimos en la sala de estar de la casa de Herb y Roslyn Kahn, y fue una situación asombrosa», recordó Sullivan. «Los acuerdos [a los que llegamos] fueron muy básicos»[87].

El primer congreso de la America's National Society for Autistic Children (Asociación Nacional Estadounidense de Niños con Autismo) se celebró en julio de 1969 en el Hotel Sheridan Plaza de Washington DC. Fue una ocasión histórica, no solo porque los ojos de todo el mundo estaban pegados a las pantallas de televisión en blanco y negro para ver a Neil Amstrong pisar por primera vez la luna, sino también porque fue en ese congreso donde Leo Kanner «libró» formalmente a los padres de responsabilidad en el autismo de sus hijos al declarar: «Padres, yo os absuelvo».

Sullivan me comentó: «Me habían dicho que no le pidiéramos a Kanner que hablara, porque uno de sus colaboradores había dicho que estaba ya muy mayor. Por esa razón, le invitamos a que participara informalmente en nuestra cena de clausura, pero, al final, ¡resultó que nos pasamos toda la noche hablando con él! Kanner era un hombre muy simpático, que parecía apreciar realmente a los padres. Por aquel entonces, los profesionales no solían ser amables con los pacientes. Las enfermeras ni siquiera les decían a los pacientes cuál era su temperatura o su presión arterial. Que Kanner estuviera allí y fuera tan cariñoso con los padres resultó muy chocante»[88].

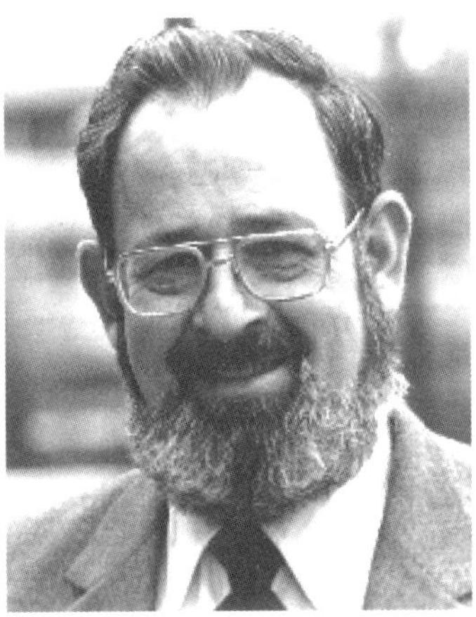

Bernard Rimland

En ese mismo congreso de 1969, Ruth Sullivan fue elegida primera presidenta de la Asociación Nacional Estadounidense de Niños con Autismo. En ese congreso inaugural también estuvieron Bernard Rimland (que les había llamado y ayudado en la organización desde su oficina de San Diego), Eric Schopler (creador del Programa TEACCH en Carolina del Norte), Ivar Lovaas (de la UCLA) y Clara Claiborne Park, cuyo libro de 1967, *Ciudadela sitiada*, que cuenta los primeros ocho años de vida de Jessy, su hija con autismo, había levantado oleadas de entusiasmo por toda Norteamérica. Schopler y Lovaas pasaron después muchos años evitando cuidadosamente coincidir el uno con el otro (véase el capítulo 5).

Park y su marido, David, editaron durante varios años el boletín de la nueva asociación. David Park me dijo: «La única iniciativa mía que recuerdo fue un sistema para intentar conseguir financiación al que llamamos NSACK. Era una bolsa de papel que se colgaba en la cocina de la casa y en la que, siempre que se compraba alcohol, se depositaba una suma idéntica de dinero. El sistema tenía el doble mérito de apoyar a la asociación y, a la vez, de desincentivar el elevado consumo de alcohol»[89].

Otro de los participantes más importantes en el congreso inaugural de Washington fue Ed Ritvo, un investigador de la UCLA que formó parte del primer equipo de asesores de la nueva organización. Ritvo me dijo que no todo funcionó tan bien como al principio. Según me contó, la asociación entró muy pronto en conflicto con su fundador: «En un momento dado, Rimland incluso demandó a su propia organización»[90].

La tensión continuó durante las dos siguientes décadas, recordaba Ritvo. En los 1980, Rimland consiguió que, en un congreso de la que, por entonces, ya había sido redenominada Autism Society of America (Asociación Estadounidense de Autismo), se aprobara una propuesta que establecía que a todos los niños con un diagnóstico de autismo se les sometiera automáticamente a un tratamiento de vitamina B12. Cuenta Ritvo: «Yo me levanté y dije que aquella era una organización dirigida por padres, que no había evidencia de que la vitamina B12 funcionara y que nosotros no queríamos aceptar ese tratamiento. Rimland replicó: "Si queréis seguir a Ritvo, entonces dimito". Como los delegados dudaban, presenté mi dimisión, pero entonces hubo otra votación, yo fui reelegido, y Rimland, expulsado. Estuvo enfadado por esto hasta el día de su muerte»[91].

A pesar de esto, muchas otras personas con las que he hablado han elogiado a Rimland de forma muy entusiasta por su enérgica lucha a favor de los niños con autismo y sus familias. En 1967 fundó el Autism Research Institute (Instituto de Investigación sobre Autismo) en San Diego, California. Dicho instituto desarrolló y difundió investigaciones sobre autismo, así como métodos de diagnóstico y tratamiento del trastorno.

Ruth Sullivan me dijo: «Bernie se apasionaba con todo lo que hacía. Le interesaba la ciencia. Su hijo era unos cuatro años mayor que el mío. Trabajamos muy bien juntos. Yo era la persona que organizaba y hacía la propaganda, pero él fue el auténtico fundador de la Asociación Estadounidense de Autismo. Fue él quien realmente consiguió que los profesionales se juntaran para hablar de autismo. Yo fui su mano derecha en aquel primer congreso. Allí, Rimland dijo: "Tendríamos que tejer una tela tan fuerte que nadie la pudiera desgarrar". Sin embargo, está claro que los padres se pueden destrozar entre ellos y que eso puede pasar también en el autismo. En todas las organizaciones humanas hay conflictos, y tengo la impresión de que, en todo el mundo, hay más pasión en las organizaciones dedicadas al autismo que en las de cualquier otra discapacidad»[92].

En aquella época, era muy difícil tener autismo en los EE. UU., pese a todos los esfuerzos que hicieron los padres para mejorar lo que les había tocado en suerte. Como me dijo Sullivan: «Ni siquiera las instituciones estatales las querían [a las personas con autismo], porque eran muy difíciles de manejar. Tenían que quedarse en casa. Escribí dos libros sobre lo que se estaba haciendo a favor de los niños con autismo en todo el país. No queríamos que nuestros hijos autistas estuviesen internados en centros; queríamos que asistieran a las escuelas estatales. No queríamos una escolarización privada. Sin embargo, hasta que no se aprobó en 1975 la Education for All Handicapped Children Act (literalmente: Ley de Educación para todos los niños con discapacidad), no se abrieron las primeras unidades de educación especial»[93].

Un ejemplo de hasta qué punto el autismo seguía siendo gravemente malinterpretado en los EE. UU. a finales de los años sesenta se puede ver en uno de los primeros personajes con autismo que aparecieron en una película estrenada en 1969 y protagonizada por Elvis Presley y Mary Tyler Moore: *Change of Habit* (literalmente: Cambio de hábito). En esta película, Presley, que hacía de médico, sugiere que el autismo de una niña está causado por el rechazo de su madre y recomienda «reducir su rabia». Eso, a su vez, consiste en apagar los gritos de la niña abrazándola fuertemente mientras Elvis repite las palabras: «Te quiero, Amanda, te quiero», hasta que finalmente Amanda resulta curada. Esencialmente, eso es una versión del enfoque conocido como «terapia del abrazo forzado», que durante algunos años continuó siendo muy utilizada en los niños con autismo en todo el mundo (véase el capítulo 6).

Los años sesenta vieron también nacer la musicoterapia específica para niños con autismo, mucho antes de lo que generalmente se cree, gracias al trabajo pionero de Paul Nordoff —un titulado en el Conservatorio de Música de Filadelfia y en la Juilliard Graduate School de Nueva York— y de Clive Robbins, un maestro especializado en educación especial. Estos dos hombres se conocieron en 1958 e iniciaron su trabajo conjunto en Norteamérica en 1961, en proyectos piloto del Day Care Unit for Autistic Children (Centro de Día para Niños Autistas) del Departamento de Psiquiatría Infantil de la Universidad de Pensilvania y la Fundación Devereux. Trabajaban con niños con autismo, trastornos emocionales, retrasos evolutivos y discapacidades múltiples. Nordoff, que era un compositor experimentado y un pianista brillante, aportó técnicas y recursos nuevos para cubrir las necesidades especiales de una gran cantidad de niños con discapacidad. En 1962, el America's National

Institute of Mental Health (Instituto Nacional de Salud Mental de Estados Unidos) financió el primer proyecto para estudiar musicoterapia dirigida a niños con autismo. Durante los años sesenta, Nordoff y Robbins viajaron por diversos lugares antes de establecerse en Londres en 1974. Tras el fallecimiento de Nordoff, tres años después, Robbins siguió trabajando junto a su esposa, Carol, poniendo en marcha centros de musicoterapia en muchos países del mundo.

***

Australia fue otro lugar donde el movimiento asociativo empezó muy pronto. En 1966, un pequeño grupo de padres de Nuevo Gales del Sur creó Autism Spectrum Australia (Espectro del Autismo Australia, «ASPECT», por sus siglas en inglés), como respuesta a la falta de recursos educativos y de tratamientos con que cubrir las necesidades específicas de los niños y adultos con autismo y de sus familias. Llamada inicialmente Autism Association of New South Wales (Asociación de Autismo de Nueva Gales del Sur), sus primeros servicios fueron educativos: una clase para seis niños en un local alquilado. Por aquel entonces, el autismo estaba considerado en Australia como un problema de salud mental y la segregación era la política más defendida. El conductismo dominaba la agenda educativa.

La asociación fue creciendo y abriendo más colegios: el Colegio Forestville en 1971, Annandale en 1974, Newcastle en 1977 y Kingsgroove y Randwick en 1978. Los servicios para adultos se introdujeron en 1982. Hubo padres que también fueron pioneros muy pronto en otros estados de Australia; por ejemplo, en 1967, en el estado de Victoria se creó la asociación Autism Victoria.

Nueva Zelanda tiene una historia curiosa en lo que se refiere al nacimiento de las primeras asociaciones. El catalizador fue la visita de una celebridad británica. Mildred Creak llegó en 1966 y se encontró con un país en el que los profesionales sabían muy poco sobre autismo y los servicios eran prácticamente inexistentes. Creak evaluó a niños en las ciudades de Wellington, Christchurch, Palmerston North y Dunedin, confirmó el diagnóstico de autismo e informó a las familias de que los padres habían creado asociaciones de autismo en Gran Bretaña, en los EE. UU. y en algunas partes de Australia.

Uno de los padres neozelandeses, Marion Bruce, conoció a sus contrapartes de Australia un año después, y en 1969 nueve familias se reunieron en Christchurch (Nueva Zelanda) y acordaron constituirse en un subgrupo de la IHC o Intellectual Handicapped Children (Niños con Discapacidad Intelectual), una organización no gubernamental neozelandesa que proporcionaba apoyos y atención a las personas con este tipo de discapacidad. La asociación que crearon, llamada actualmente Autism New Zealand (Autismo Nueva Zelanda), tiene ahora más de 4000 miembros (entre padres y cuidadores, centros escolares y otros profesionales), así como 15 sucursales en todo el país.

***

En la Europa continental, los franceses siguieron manteniendo ideas atrasadas; de hecho, muchos profesionales siguen haciendo responsable a los padres del autismo de sus hijos y actualmente hay aún cerca de un 75% de niños con autismo atendidos en hospitales psiquiátricos. Esto explica que muchos padres lleven a sus hijos al otro lado de la frontera, a Bélgica.

La primera asociación parcialmente relacionada con el autismo que se fundó en Francia a principios de los años sesenta fue ASITP, siglas en francés de Association au service des inadaptés ayant des troubles de la personnalité (literalmente: Asociación al servicio de los inadaptados con trastornos de personalidad). En 1963, ASITP abrió en París el primer hospital de día para niños (el Hospital Santos Dumont), con el propósito de evitar que los niños tuvieran que separarse de sus familias.

Uno de los especialistas en autismo mejor informados de Francia, el profesor Gilbert Lelord, comenzó a trabajar en este campo en Tours a principios de los años cincuenta, en una época en la que el enfoque psicoanalítico estaba en su momento más álgido. Lelord, en el momento de la entrevista un octogenario encantador y de modales exquisitos, me dijo: «Para algunos (por suerte, no para todos), era un sacrilegio incluso sugerir que podía haber causas orgánicas en el autismo. Consideraban el autismo como un trastorno psicológico y sociológico que no debía ser abordado con un lenguaje médico. No aceptaban ni que se intentara examinar físicamente a los niños autistas»[94].

Lelord parece haber tenido una intensa curiosidad científica desde muy pronto. Cuando era niño les preguntó a sus padres por qué nadie había inventado aceite de hígado de bacalao con sabor a menta. Pionero indiscutible en el campo del autismo, fue uno de los primeros científicos en el mundo en hacer estudios electroencefalográficos rigurosos en niños

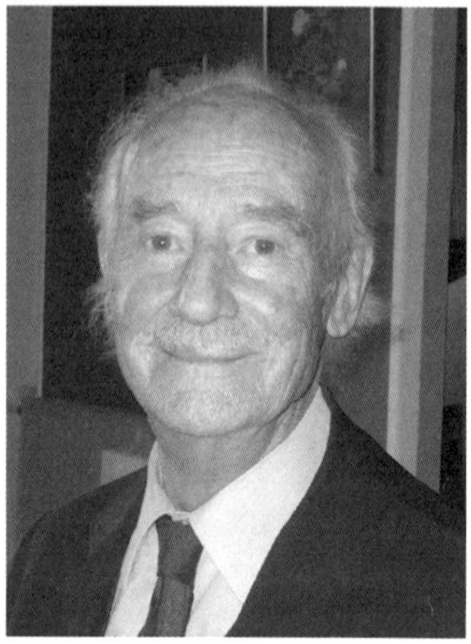
Gilbert Lelord

con autismo, en medio de la perplejidad —y a veces, de la oposición feroz— de la mayoría de sus colegas de aquellos tiempos. Me dijo que desde el principio él había estado convencido de que el trastorno era orgánico. Como discípulo del experto en afasia Alain Joinine, se sentía «impresionado por lo parecidos que eran los niños autistas y los niños afásicos»[95].

En 1969, Lelord empezó a colaborar en Tours con la neuróloga Catherine Barthélemy, quien a su vez trabajaba con el psiquiatra infantil Dominique Sauvage. «Formaban un equipo espléndido», me dijo Lelord. El propio Lelord y Barthélemy desarrollaron una técnica llamada *thérapie d'échange* (terapia de intercambio), diseñada para estimular la comunicación a través del juego.

En 1983, los padres y los profesionales urgieron a los miembros de la ASITP a crear ARAPI, siglas en francés de la Association pour la recherche sur l'autisme et la prévention de inadaptations (literalmente: Asociación para la investigación del autismo y la prevención de la inadaptación). De forma significativa, esta asociación se creó en Tours —centro de la investigación biológica del autismo— y no en París, donde aún estaban muy influenciados por el pensamiento psicoanalítico. ARAPI difiere de ASITP en que vincula a padres y profesionales e interviene en la producción de conocimiento científico.

En 1985, dos asociaciones —AIDERA (Association Ile-de-France pour le dévelopment de l'education et la recherche sur l'autisme [Asociación Isla de Francia para el desarrollo de la educación y la investigación sobre el autismo]) y Pro Aid Autisme (Pro Ayuda al Autismo)— decidieron crear centros con la orientación del Programa TEACCH. Sin embargo, ASITP no hizo lo mismo. En 1989, se escindió en dos organizaciones con alineamientos ideológicos distintos: Sésame Autisme y Autisme France. Las cuarenta familias que constituyeron Autisme France condenaron la definición del autismo de los psiquiatras franceses (que lo identificaban con una psicosis causada por los padres), declararon abiertamente que el trastorno era biológico y promovieron intervenciones conductuales. En 1991, Autisme France obtuvo financiación de una de las empresas más grandes de Francia, la Fundación France Télécom, lo que la ha convertido en una de las asociaciones de padres más activas del país en todos los ámbitos[96].

Debido a la presión de las asociaciones francesas de padres, en 1994 y 1995 se publicaron tres informes por encargo de Simone Weil, por entonces Ministra de Salud y Asuntos Sociales. Estos informes dieron lugar al Decreto Weil nº 9512 del 27 de abril de 1995, que proponía un plan de acciones a cinco años para mejorar la atención de las personas con autismo. Los informes proponían cambios que coincidían con las demandas de las asociaciones de padres y con el modelo estadounidense, e incluían la realización de diagnósticos tempranos, la evaluación de tratamientos más rigurosos y la modificación de los programas de intervención mediante la adopción de un enfoque más educativo y conductual en el que colaboraran los padres. Asimismo como resultado de la presión de las asociaciones de padres, el autismo quedó reconocido oficialmente en Francia como una discapacidad en la llamada Acta Chossy del 11 de diciembre de 1996, que tomó su nombre del parlamentario que la presentó, Jean-François Chossy.

A pesar de todo eso, el 4 de noviembre de 2003, el Comité de Derechos Sociales del Consejo de Europa consideró que Francia había incumplido las obligaciones educativas previstas en la Carta Social Europea en relación con las personas con autismo. Esta decisión dio pie a una queja presentada por Autismo-Europa contra Francia en la que se denunciaba, por un lado, la falta de provisión de atención educativa a las personas con autismo y su falta de integración en la educación ordinaria y, por otro, la escasez de centros educativos especializados. Además de la escasez de plazas educativas para el alumnado con autismo, el Consejo de Europa indicó también que Francia utilizaba una definición de autismo más restrictiva que la adoptada por la Organización Mundial de la Salud.

En Francia hay muchos padres activos que defienden su postura, como Paul y Chantal Tréhin, padres de Gilles, un artista *savant* con autismo y mucho talento. Paul ha desempeñado un papel directivo tanto en Autismo-Europa como en la World Autism Organization (Organización Mundial del Autismo), mientras que Chantal se ha destacado por su oposición a las ideas psicoanalíticas en Francia y por impulsar las asociaciones de padres en ese país.

Uno de los atropellos contra los que luchan los padres franceses es el empleo continuado de un enfoque llamado *le packing* (literalmente, empaquetamiento) que consiste en cubrir a los niños con autismo durante un tiempo de entre 30 minutos y una hora con sábanas mojadas previamente enfriadas en un frigorífico. Esta técnica (al menos, en relación con el autismo) fue desarrollada por Pierre Delion, un psiquiatra y psicoanalista del Hospital Regional Universitario de Lille (norte de Francia), sugiere que los niños, cuando están «empaquetados» de ese modo, sufren una regresión en la que pueden sustituir la relación que tuvieron con sus madres de recién nacidos por un entorno seguro, y que cuando se usa esta terapia con niños con autismo que se autoagreden, el tratamiento les permite librarse progresivamente de sus mecanismos patológicos de defensa[97].

Curiosamente, el gobierno francés ha financiado investigaciones sobre este método. Theo Peeters, en Bélgica, me contó también que una variante de dicho método se usa en la caribeña isla francesa de Martinica: allí, a los niños con autismo se les entierra en arena hasta la nariz[98].

En el año 2000, una madre francesa se organizó para llegar hasta donde hiciera falta y forzar a las autoridades a proveer de servicios apropiados a su hijo con autismo. Annie Beaufils, que vive en la pequeña ciudad de Barjas, hizo una huelga de hambre durante más de 30 días en un intento de convencer a las autoridades de que su hijo de 15 años, Geoffrey, necesitaba un tratamiento adecuado. A Annie los médicos le habían dicho tajantemente que el autismo de su hijo estaba causado por el hecho de que ella lo había rechazado consciente o inconscientemente. Horrorizada, buscó en otros sitios pero en vano. Al final, consiguió el compromiso de que se le ofrecería a Geoffrey ser tratado en un IME (un servicio médico-educativo extrahospitalario). Por primera vez en 33 días, Annie Beaufils abrió la boca y mordisqueó una galleta.

Max Artuso, presidente de Autismo Francia, me comentó que el caso de Geoffrey estaba lejos de ser un caso aislado. En octubre de 1994, Autismo Francia editó un Libro Blanco en el que se solicitaba a las instituciones que eliminaran los métodos de tratamiento «ineficaces o dañinos» para los niños con autismo a los que atendían, y especialmente los planteamientos psicoanalíticos. Artuso me comentó también que el sistema educativo francés es el responsable de que Francia siga estando tan atrasada en este tema. Él tiene la impresión de que la psiquiatría es todavía la que manda, que la educación especializada aún es una disciplina marginal y que las personas con autismo siguen a merced de un sistema que es, si no obsoleto, sí desde luego inadecuado.

Las raíces históricas del enfoque psicoanalítico en Francia, como vimos en el capítulo 1 (pág. 32), surgieron del miedo a que cualquier otro enfoque pudiera recordar al nazismo. Gilbert Lelord acepta esta hipótesis. Me dijo: «La genética tiene todavía tiene esa especie de resonancia de "raza superior". Los psicoanalistas que insistían en que todo era mental contaban con armas muy poderosas»[99].

Bernardette Rogé, una psicóloga que trabaja en la Universidad de Toulouse, es otra autoridad en autismo reconocida internacionalmente. Rogé define el autismo como una patología del desarrollo y está convencida de que puede tomar formas clínicas muy diferentes, dependiendo de la severidad de los síntomas (sobre todo, de la alteración cognitiva y lingüística), la diversidad de la etiología, y la existencia de anomalías cromosómicas. En el 2006, el Ministerio francés de Salud le pidió a Rogé que introdujera la prueba de cribado M-CHAT en la valoración de los niños a partir de los 2 años de edad (véase el capítulo 7).

***

La historia del autismo en España es fascinante. En sucesivos viajes míos a este país pude entrevistar a muchos de sus protagonistas, antes y después de la publicación de la primera edición en inglés de este libro, y comprobar de primera mano que esa historia ha sido desde sus inicios tan poliédrica y coral que merece contarse en detalle. Por ello, en esta sección presentaré únicamente un resumen muy breve de esa densa y singular historia, y recogeré en la Adenda que se incluye al final de este volumen el grueso de los testimonios y datos que he podido recabar.

Según me indicó Mercedes Belinchón[100], profesora de psicología en la Universidad Autónoma de Madrid y una de las expertas en autismo más destacadas de España, las primeras iniciativas y servicios específicos relacionados con el autismo y las psicosis infantiles surgieron en la década dc 1960 y primera mitad de los años setenta. Sus promotores fueron profesionales sensibles, formados en muchos casos fuera del país y procedentes en su mayoría del ámbito médico, tales como Jesusa Pertejo (promotora desde 1957 de diferentes servicios y grupos de apoyo a padres con hijos con discapacidad intelectual y autismo en la provincia de Valencia, en Levante); Joaquín Buñuel y Edwing Staffer (pareja de psiquiatras que fundó en 1969 la llamada Institución Neuro-Psico-Pedagógica Guru, en Barcelona); Ángel Díez-Cuervo (neuropediatra y experto en epilepsias, que comenzó a diagnosticar casos de autismo en 1961 e impulsó la puesta en marcha en Madrid en 1973 del centro TAURE —siglas de Terapia, Autismo y Rehabilitación— y de otros muchos servicios más adelante); Juan Llauder y Teresa Oubeira (fundadores, también en 1973, del Centro Neuro-Psico-Pedagógico El Pelouro, en un área rural de la provincia de Pontevedra, en Galicia) y Sarrias Batista (que en Barcelona fundó, en 1974, el centro Carrilet —dirigido técnicamente

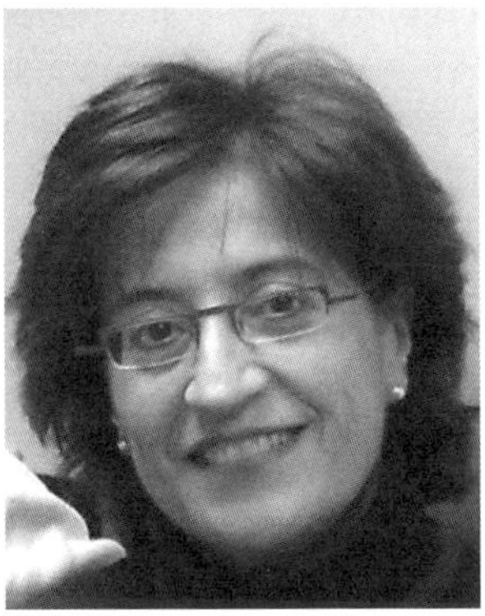

Mercedes Belinchón

durante décadas por las psiquiatras Lucía Viloca y Victoria Subirana— y más tarde, en 1978, el centro Bellaire). Muchas de esas experiencias y centros pioneros tenían una orientación psicodinámica, lo que no resulta extraño, dado que esa era la orientación dominante en la formación de los psiquiatras europeos en aquellos años.

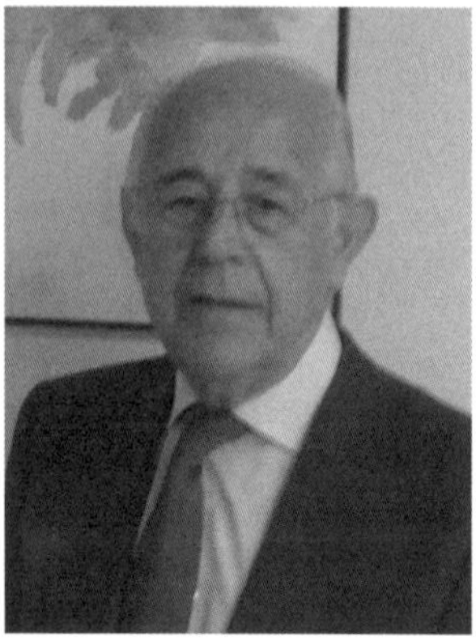

Ángel Díez-Cuervo

En 1976 se constituyeron formalmente las dos primeras asociaciones de padres de personas con autismo, lo que supuso un cambio de rumbo trascendental en la historia de la atención a las personas con esta condición. Estas asociaciones se llamaron APNA —inicialmente, siglas de Asociación de Padres de Niños Autistas, que se fundó en Madrid y cambió en 2004 su denominación por la de Asociación de Personas con Autismo— y Autismo La Garriga (inicialmente Centro Educativo para Niños con Autismo «Cerac») en la provincia de Barcelona. Apenas dos años después, surgieron también recursos específicos en otros puntos del país, tales como el centro El CAU, en Castellón (Levante), la asociación Gautena, en Guipúzcoa (País Vasco), el centro Menela en Vigo (Galicia), el centro Magunas (Madrid), el aula para niños con autismo de CEPRI —por aquel entonces, un gabinete psicológico especializado en la atención a niños con discapacidad, también en Madrid— y algunos otros.

Tanto Mª Mª Isabel Bayonas (que ha sido presidenta de APNA ininterrumpidamente durante casi cuarenta años) como el presidente de Autismo La Garriga (Joan Roca Miralles, fallecido en el 2012 a los 80 años de edad) ejercieron desde el principio un liderazgo fuerte, volcando sus esfuerzos en promover la creación de asociaciones y servicios específicos por todo el país, y más tarde, también en Europa y Latinoamérica. Antes de que terminara la década de 1970, los dos presidentes eran ya interlocutores privilegiados ante las distintas instancias administrativas. APNA, además, había organizado el I Simposium Internacional de Autismo en mayo de 1978 en Madrid, en el que participaron ponentes de distintos países y 1500 asistentes, y que supuso un punto de inflexión en el proceso de concienciación de las administraciones y la sociedad en general sobre la realidad del autismo[101].

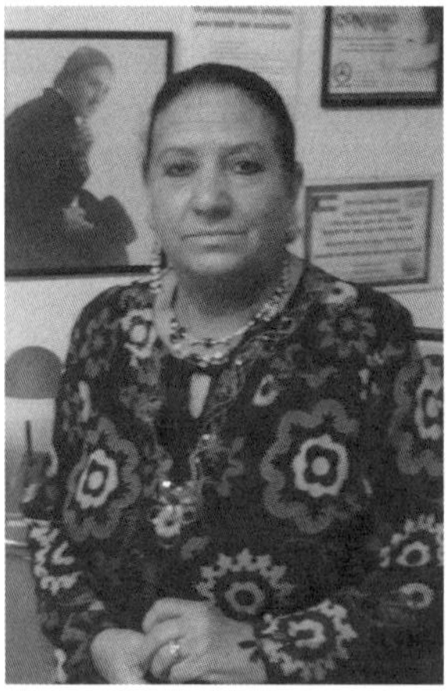

Mª Isabel Bayonas

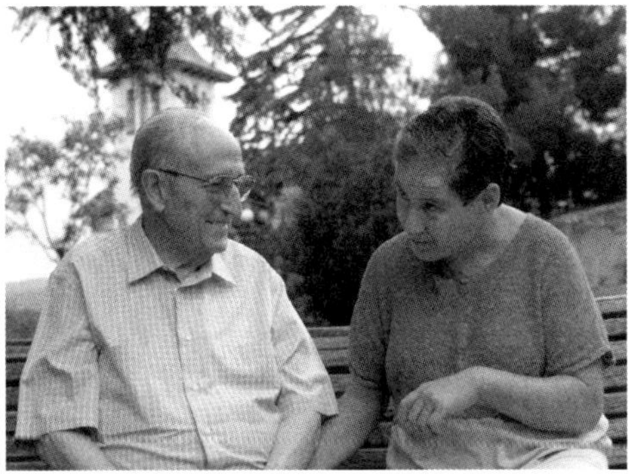

Joan Roca junto con su hija Anna

En esa labor casi hercúlea de impulso a la creación de recursos que aún no proporcionaba el Estado, y que requirió por parte de Roca y Bayonas innumerables viajes dentro y fuera del país y también dosis inmensas de empatía y persuasión, desempeñaron un papel crucial los asesores técnicos de esas primeras asociaciones; en el caso de Autismo La Garriga, el doctor Josep Rom i Font, y en el caso de APNA, el doctor Ángel Díez-Cuervo y un muy joven profesor universitario de Psicología llamado Ángel Rivière, de quienes hablaremos más en detalle en la adenda sobre España. Estos asesores técnicos, además de su extraordinaria calidad humana, aportaron conocimientos actualizados sobre el todavía mal llamado *autismo infantil*, haciendo que los nuevos servicios creados por las asociaciones de padres se alinearan desde el principio con una visión alejada de las hipótesis psicodinámicas propuestas por Bettelheim y otros autores. A medida que el movimiento asociativo iba creciendo, el papel desempeñado por estos asesores técnicos fue cada vez más determinante de la configuración del mapa de servicios del país, entre otras cosas porque, además de valorar diagnósticamente los casos y orientar a las familias de cada provincia o región a la que viajaban, desarrollaban allá donde iban una intensa actividad de formación dirigida a los profesionales y universitarios de la zona. Gracias a esas acciones formativas pioneras, los principales avances científico-técnicos surgidos en aquellos años (por ej., las críticas al psicoanálisis, las nuevas técnicas de modificación de conducta o las primeras hipótesis cognitivas y neurobiológicas sobre el autismo) se conocieron y debatieron en muchos lugares de España casi desde el momento mismo de su publicación. Numerosos profesionales jóvenes y estudiantes de todo el país comenzaron a interesarse por este trastorno y a ofrecer su colaboración en los nuevos servicios. Los técnicos vinculados al movimiento asociativo en aquellos años adquirieron una muy alta cualificación.

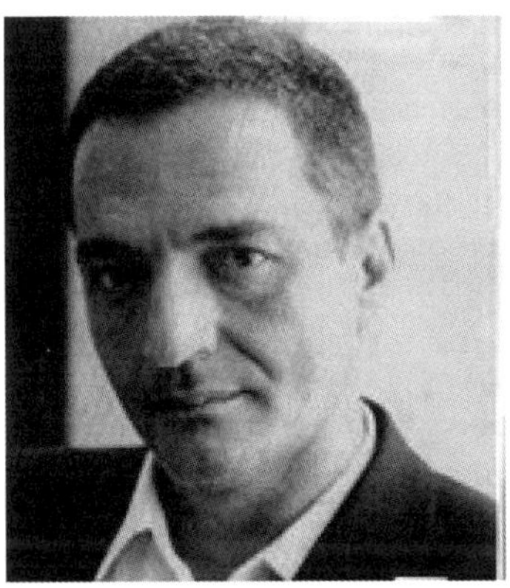

Ángel Rivière

Aquella fue una etapa trepidante en la historia del autismo en España, así como en los distintos ámbitos de funcionamiento del país. Tras la muerte del general Francisco Franco en 1975, se estaba implantando —no sin tensiones— un régimen democrático y de libertades desconocido para el pueblo español durante más de cuatro décadas. Los recién creados partidos políticos consiguieron pactar en 1978 una Constitución que reconocía derechos para todos los españoles y que, también, suponía una nueva organización territorial del estado: un proceso de descentralización política y económica que dio lugar a la creación de 17 comunidades autónomas y 2 ciudades autónomas (Ceuta y Melilla). Más tarde, a mediados de los años noventa, estas comunidades autónomas recibirían la transferencia de unas competencias muy amplias en las áreas de sanidad, educación, servicios sociales, etc.

A mediados de los años ochenta, la intensa labor realizada por los responsables de las asociaciones y servicios pioneros y su hábil aprovechamiento de las oportunidades que ofrecía la nueva organización política del país habían producido ya resultados impresionantes. El mapa de la atención al autismo en el conjunto del territorio nacional era ya muy diferente al de apenas diez años antes, con cada vez más recursos específicos en numerosos puntos del país. Paralelamente, los primeros gobiernos de la democracia introdujeron cambios legislativos (por ej., en materia de educación y de servicios sociales) que reconocían los derechos de las personas con cualquier forma de discapacidad y abrían la puerta a la inclusión real de estas personas —y, por tanto, también de las personas con autismo— en la sociedad.

Siguiendo el modelo de los países más desarrollados (que, de forma encomiable, APNA contribuyó a difundir organizando periódicamente desde 1978 seminarios de formación, jornadas y congresos internacionales* en los que participaban como ponentes los expertos más destacados del mundo), la mayoría de los nuevos servicios surgidos por aquellos años adoptaron un enfoque fundamentalmente educativo y ocupacional. Este enfoque, no obstante, fue al principio un tanto ecléctico, combinándose en aquellos años y en muchos centros las técnicas de modificación de conducta, la psicomotricidad, la estimulación sensorial, la terapia del lenguaje, el maternaje, los principios pedagógicos de María Montessori y otros recursos de intervención.

*N.Ed.: Hasta la fecha, APNA ha organizado un total de cuatro congresos internacionales: el primero en 1978 («Autismo, cuestiones actuales»); el segundo en 1998 («El tratamiento del autismo: Nuevas perspectivas»); el tercero en 2001 («Autismo: Comprensión y explicación actual») y el último en 2005 («El futuro es hoy»). Las ponencias de estos congresos y de alguna de las jornadas organizadas por esta entidad (p.e., las centradas en «El niño pequeño con autismo», que se celebraron los días 23 y 24 de marzo de 2000) están recogidas en sendos volúmenes editados por APNA con el apoyo del Ministerio de Trabajo y Asuntos Sociales, y han tenido gran repercusión en el ámbito académico y profesional hispanohablante.

Un efecto colateral y en absoluto trivial de esta situación consistió en que el trabajo con personas con autismo desde una orientación psicodinámica ortodoxa fue quedando cada vez más limitado al ámbito de trabajo de los servicios de psiquiatría de los hospitales y sus profesionales. Así, salvo en Cataluña (donde ya había varios centros específicos con esta orientación, como ya vimos, y donde, como veremos en la adenda sobre España, el psicoanálisis sigue siendo aún muy influyente), la divergencia y la falta de coordinación entre los criterios diagnósticos y terapéuticos empleados en los servicios de psiquiatría y los empleados en los servicios vinculados al movimiento asociativo han sido históricamente enormes.

Un segundo efecto colateral de la creación de cada vez más centros educativos y ocupacionales gestionados por las asociaciones de padres, del que también daremos más detalles en el capítulo 11, fue que los profesionales sintieron muy pronto la necesidad de crear espacios propios de formación e intercambio de experiencias, independientes y complementarios de los promovidos por los padres (es decir, dirigidos a todos los profesionales que trabajaban con personas con autismo, no solo a los empleados en la red de servicios de las entidades). Así, tras varias acciones formativas en las que coincidieron los profesionales en ejercicio en distintos puntos del país, se organizó en 1981 el I Simposium de Terapeutas de Autismo en un pazo de los alrededores de La Coruña (Galicia). Ese simposio fue el embrión a partir del cual se creó en 1983 AETAPI (inicialmente, siglas de Asociación Española de Terapeutas y Psicosis Infantiles, que tras acuerdo asambleario en 1998 cambió su nombre a Asociación Española de Profesionales del Autismo). Esta asociación, como también veremos, organiza un congreso bienal desde su creación y juega un importante papel cohesionador, tanto a nivel humano como científico-técnico, algo que en este país no se da en otros sectores del ámbito de la discapacidad. AETAPI hace también cada vez más posicionamientos en contra de terapias milagrosas y planteamientos inadecuados que difunde a través de su página web. Desde el año 2000 (año en el que falleció inesperadamente Ángel Rivière, a los 50 años de edad) organiza cada dos años un premio de Buenas Prácticas Profesionales y otro de Buenas Prácticas en Investigación que llevan el nombre de este inolvidable profesor.

Los cambios en la atención al autismo iniciados en los años setenta y ochenta que hemos esbozado aquí siguieron su curso. Casi cinco décadas después de las primeras experiencias pioneras, se puede decir que España (un país con poco más de 46 millones de habitantes) cuenta con uno de los movimientos asociativos más pujantes y dinámicos de Europa en el ámbito del autismo y una de las redes de servicios más amplias y cualificadas.

El movimiento asociativo español consta hoy en día de unas 130 asociaciones en el ámbito del autismo, agrupadas en federaciones regionales, que ofrecen a las personas con esta condición y a sus familias servicios educativos, terapéuticos, ocupacionales, residenciales, etc. que han obtenido poco a poco el apoyo de las administraciones (estatal, autonómica y/o local). A su vez, las asociaciones y federaciones regionales están agrupadas en tres entidades estatales: la Federación Española de Personas con Autismo (FESPAU, promovida en 1994 por Mª Mª Isabel Bayonas para englobar las distintas APNA del país), la confederación Autismo España (AE, promovida por Joan Roca y constituida también formalmente en 1994) y la Federación Asperger España (inicialmente, Asociación Asperger España), fundada en 2002 con un propósito claro de diferenciación respecto a las dos confederaciones veteranas, históricamente volcadas, sobre todo, en las personas con mayores necesidades de apoyo —es decir, que presentan autismo y discapacidad intelectual—, aunque en muchos casos también hayan extendido gradualmente sus servicios al resto del espectro del autismo, a medida que se ha ido ampliando la propia conceptualización del autismo (p.e., Autismo Burgos y Autismo Sevilla son entidades pioneras en servicios para personas con Asperger).

Por otro lado, hay algunas organizaciones transversales en el país que representan y defienden los intereses de las personas con otras formas de discapacidad y que destacan también por su apoyo e impulso a las iniciativas relacionadas con el autismo: el CERMI (siglas inicialmente del Comité Español de Representantes de Minusválidos), la Confederación Plena Inclusión (inicialmente Federación Española de Asociaciones Pro Subnormales/FEAPS) y la ONCE (Organización Nacional de Ciegos Españoles). Esta última presta una atención especial a las personas con autismo y discapacidad visual, pero también, a través fundamentalmente de la llamada Fundación ONCE, apoya iniciativas dirigidas a colectivos con otras formas de discapacidad. Algunas asociaciones, hoy en día, están vinculadas a FESPAU o a Autismo España y también a la Confederación Plena Inclusión, que viene promoviendo en las últimas décadas enfoques de trabajo centrados en la calidad de vida de las personas con discapacidad y de sus familiares. Aun así, hay todavía muchas familias y personas con autismo que siguen sin estar afiliadas a ninguna organización, así como muchas que todavía no disponen de apoyos ajustados a sus necesidades e incluso que no han recibido un diagnóstico (especialmente, adultos con autismo y sin discapacidad intelectual).

La diversidad de asociaciones y servicios creados en las últimas décadas en España no puede sino calificarse como extraordinaria. Sin embargo, revela también que, como ha ocurrido también en otros ámbitos, el crecimiento de los recursos relacionados con el autismo en este país ha sido un tanto desordenado. A medida que tanto los pioneros del movimiento asociativo como sus hijos se han ido haciendo mayores, y que padres más jóvenes con niños muy pequeños han ido incorporándose a las entidades, dentro de estas se han ido evidenciando visiones distintas e incluso contrapuestas sobre cuestiones de enorme importancia como, por ejemplo, la apuesta por seguir manteniendo y ampliando la red de servicios específicos, tutelados técnicamente por las entidades de autismo *vs* la apuesta por un modelo inclusivo en la red general de servicios con apoyos en los entornos y actividades que son habituales en cada edad. Esa disparidad de criterios y de voces, así como las políticas un tanto erráticas de las administraciones que gobiernan en cada comunidad, ha acabado generando en la última década una situación bastante compleja, a veces disfuncional, que recuerda en algunos aspectos la descripción que en 1943 hizo del país el historiador e hispanista Gerald Brenan en su obra *El laberinto español*, el libro que escribió tras vivir en Andalucía entre 1919 y 1932.

Últimamente, sin embargo, hay indicios de que, pese a sus posibles divergencias, el movimiento asociativo podría estar de nuevo en la senda que iniciaron los pioneros y tejer alianzas estratégicas para defender objetivos de interés común. El 18 de noviembre de 2014, con el respaldo unánime de todos los grupos parlamentarios, se aprobó en el Congreso de los Diputados español una proposición no de ley en la que se instaba al Gobierno a estudiar, en el ámbito de sus competencias, la elaboración y desarrollo de una Estrategia Española en Trastornos del Espectro del Autismo. El documento que detalla esta estrategia fue elaborado a instancias del Ministerio de Sanidad, Servicios Sociales e Igualdad con la colaboración de Autismo España (AE), la Confederación FESPAU y la Federación Asperger España, y fue revisado además, entre otros, por el Comité Español de Representantes de Personas con Discapacidad (CERMI) y el Consejo Nacional de la Discapacidad.

La Estrategia Española en Trastornos del Espectro del Autismo fue aprobada formalmente por el Consejo de Ministros en noviembre de 2015, aunque todavía no ha generado muchas iniciativas nuevas. Representa por sí misma un gran paso en cuanto a la confluencia del movimiento asociativo en un diagnóstico común de las necesidades y los retos pendientes, y también en cuanto al compromiso de los partidos políticos con las diversas líneas de acción. El impacto real que pueda llegar a tener esta estrategia está todavía por verse.

***

En Italia existe una división entre el norte y el sur, en relación al tema del autismo. En el norte, las ideas psicoanalíticas siguen dominando, debido a la influencia francesa. En el sur, lo que predomina es la visión organicista, biológica. Donata Vivanti, responsable de la principal organización italiana de autismo y madre de dos gemelos con autismo, me dijo durante el Congreso de Autismo-Europa, que ella presidió, que en el Sur de Italia mucha gente se vio influida por las ideas norteamericanas sobre el autismo, debido a la importante base naval que los EE. UU. tienen en Nápoles. «Pero el sur tiene en general más problemas, no solo respecto al autismo»[102].

«Recientemente, la Asociación Italiana de Psiquiatría ha publicado unas directrices en las que declara oficialmente que el autismo es un síndrome neurobiológico. Por supuesto, hay muchos profesionales que afirman que los padres no son los responsables, pero las preguntas que estos profesionales les siguen haciendo a los padres demuestran que no están convencidos del todo», me dijo también Vivanti[103].

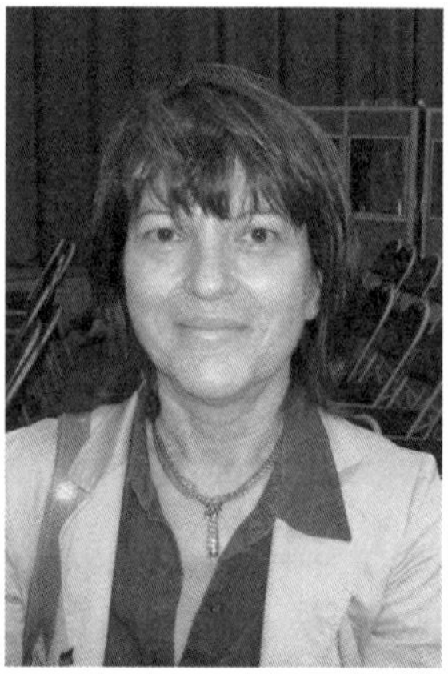
Donata Vivanti

A ella misma le dijeron que era la culpable del autismo de sus gemelos cuando estos recibieron el diagnóstico en 1990. «Yo no podía creerlo, pero el principal problema vino de mi familia (mis suegros, mi marido mismo). Fue muy difícil hacer frente a eso, porque puedo cambiar de médico, ¡pero no puedo cambiar de familia!»[104].

Afortunadamente, el sentido de pertenencia a la comunidad es muy fuerte en Italia. Otro hijo de Vivanti, Giacomo, que trabaja en el campo del autismo en el Instituto MIND de Sacramento (California), ha llegado incluso a decir: «Si tienes autismo y eres pobre en los EE. UU., nadie se ocupa de ti. Pero lo bueno de Italia es que cuentas con una comunidad y con amigos que te ayudan». Su madre coincide: «En Italia hay mucha tolerancia respecto a la discapacidad, porque a estos niños se les integra en los colegios desde muy pronto. Eso no significa que la integración esté funcionando, pero por lo menos hay cierta conciencia del problema. Nunca he tenido problemas con la gente en general, a causa de mis hijos»[105].

La primera asociación de autismo de Italia, ANGSA (siglas en italiano de la Associazione Nazionale Genitori Soggetti Autistici [Asociación Nacional de Padres de Personas con Autismo]), se creó a finales de los 1980.

Vivanti me contó: «Yo estuve ahí desde el principio. Fue una organización dirigida por y para los padres»[106].

Uno de los pioneros italianos más destacados fue Enrico Micheli, quien fue de los primeros en introducir el método TEACCH en Italia. En el 2008, sus colegas sufrieron un gran impacto cuando se enteraron de que había fallecido a los 58 años mientras practicaba el montañismo en los Alpes. Además de escribir numerosos libros y artículos, Micheli y su mujer, Cesarina Xais, dirigieron un centro de autismo en Belluno. Él siempre aspiró a emular el enfoque democrático y antiautoritario de Eric Schopler —el fundador del TEACCH— y especialmente su énfasis en la colaboración entre padres y profesionales.

Lo que está claro hoy en día es que muchos padres italianos se han rebelado tan violentamente contra el hecho de que les dijeran que ellos eran los culpables del autismo de sus hijos que se han dirigido a algunas de las curas milagrosas que venden los charlatanes, o al menos, a métodos que no están probados científicamente. Según Vivanti: «Es una reacción típica frente a la cultura psicoanalítica. Los padres dicen: "Si mi hijo tiene un trastorno neurobiológico, entonces tendrá que ser la biología la que proporcione las respuestas". Por supuesto, la cosa no es tan simple, pero la verdad es que hay un considerable grado de desconfianza en Italia hacia la atención psicoeducativa. Los padres están buscando tratamientos médicos»[107].

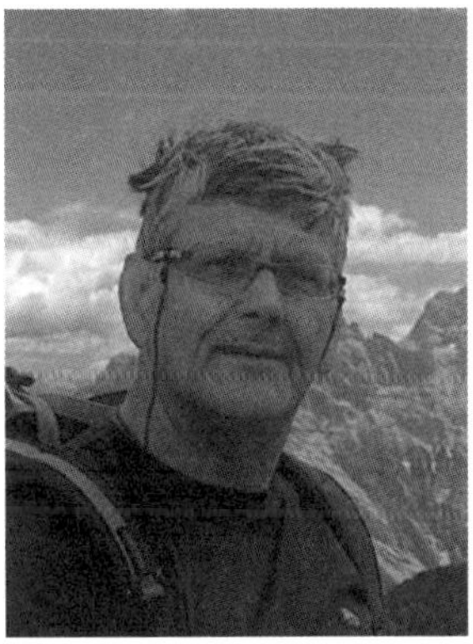
Enrico Micheli

En mayo del 2007, la organización italiana Genitori contra l'autismo (literalmente: Padres contra el autismo) pidió que se debatiera en Italia el Protocolo DAN, una propuesta biomédica sobre el autismo diseñada por el movimiento norteamericano Defeat Autism Now (Derrota al Autismo Ahora), en vez de que la comunidad científica lo rechazara directamente.

***

Suiza está también dividida por líneas geográficas y culturales. La parte francófona está todavía muy influida por el enfoque psicoanalítico sobre el autismo. Theo Peeters, en Bélgica, me dijo que un padre suizo le preguntó con toda seriedad en los años ochenta si el autismo de su hijo podía haberse debido al hecho de que su abuelo se había acostado con una monja, tal como le había sugerido su psiquiatra.

Los padres franco suizos están reclamando que los métodos psicoanalíticos terminen de una vez por todas y que se creen escuelas especializadas en Ginebra. Desilusionada por la visión tan estrecha de tantos profesionales, una madre, Marie-Jeanne Accietto, decidió crear junto a otras veinticinco familias un grupo de padres que actualmente reclama que el autismo se reconozca como una discapacidad completamente diferente y que los niños con esta condición reciban una atención especializada. Estos padres destacan la ausencia de cualquier posibilidad real de elegir entre enfoques terapéuticos y educativos en la Suiza francófona. «El psicoanálisis es el único enfoque que se pone en práctica», dice Accietto. Es un auténtico "ordeno y mando". El psicólogo del centro de día al que asiste mi hijo me dice: "Solo tienes que pegarle un buen grito y todo irá bien". Tengo la impresión de que no se me escucha. Los profesionales nos critican por tener demasiada ansiedad. Nos dan una imagen de nosotros mismos que hace que nos sintamos culpables»[108].

***

Cuando Theo Peeters, uno de los principales expertos en autismo del mundo, regresó a Bélgica después de haber vivido en Londres y haber estudiado en los centros TEACCH de Carolina del Norte, él y algunos padres decidieron que su principal prioridad sería poner en marcha una asociación fuerte de padres en Flandes. En palabras de Peeters: «Era importante que lo hicieran padres inspirados por el enfoque TEACCH, porque si los padres hubieran estado divididos, eso les habría dado a los políticos una excusa fácil para decir: "Resuelvan primero ustedes sus problemas, y vuelvan después para que les ayudemos"»[109].

Peeters recordaba que cuando empezó a trabajar en el ámbito del autismo en Bélgica «Los primeros profesionales eran "idealistas" que querían mostrarle al gobierno que era posible desarrollar métodos educativos específicos para el autismo y que las personas con autismo eran "educables". Aquellos profesionales dieron todo lo que tenían, mientras esperaban una financiación extra del gobierno que en realidad nunca llegó. Actualmente, los mejores servicios y aulas tienen largas listas de espera y se selecciona a quienes tienen una conducta "más llevadera". Con frecuencia, ocurre que los más "difíciles" siguen quedándose en casa con sus padres»[110].

Bélgica está dividida en dos, no solo políticamente, sino también en cuanto a sus modos de abordar el autismo. Todavía a finales de los 1990, los profesionales de la parte francófona de Bélgica seguían culpando a los padres. Sin embargo, en Flandes, las ideas están más avanzadas. Hilde de Clercq, estrecha colaboradora de Theo Peeters y madre de cuatro hijos —uno con autismo— dirige actualmente en Amberes el Opleidingszentrum

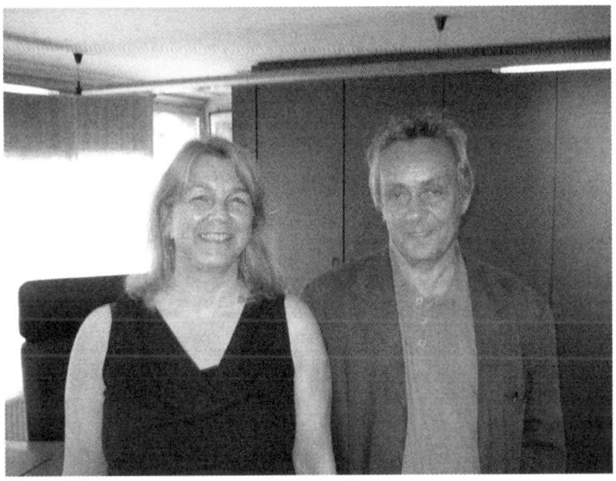

Hilde De Clercq y Theo Peeters

voor Autisme (Centro de Entrenamiento para personas con Autismo) y me dijo que hay poca relación entre las organizaciones de autismo de las dos partes de Bélgica. Cuando en 1990 se le diagnosticó autismo a Thomas, el hijo de De Clercq, había pocos profesionales que supieran mucho sobre autismo, pero no culpaban a los padres.

«Realmente, hay cierta rivalidad entre los profesionales y los padres aquí en Flandes», me dijo De Clercq, que es también la autora de varios libros sobre autismo, conmovedores y maravillosamente escritos. «Creo que los profesionales temen a veces a los padres bien informados, y que los padres no se sienten impresionados por los profesionales que dicen saberlo todo sobre el autismo. Pero lo que ha ocurrido es que hemos discutido y trabajado juntos para resolver los problemas, lo que significa que se ha difundido la información correcta»[111].

Irène Knodt-Lenfant, una psicóloga especializada en autismo, es una de las personas con hijos con autismo mejor conocidas en la parte francófona de Bélgica , gracias a su trabajo de difusión a favor de los adultos con esta condición y a su libro *Claudin, classé X chez les dinormos* (literalmente,

Claudin, clasificado como X entre los llamados normales*)[112], que trata sobre su hijo adoptado en Haití.

En julio de 1994, Knodt-Lenfant decidió crear una institución para adultos con autismo, Le Mistral, después de haber trabajado durante varios años en un centro de día cerca de Lieja. Me contó: «Esas personas tenían serios problemas de conducta, rompían todo y no dormían nada. El gobierno ayudaba aportando el dinero para los salarios, pero el local lo pagaba una asociación privada. No tuve ninguna oposición por parte de los políticos. Ninguna en absoluto»[113].

Knodt-Lenfant tenía ya cuatro hijos —tres propios y uno adoptado— cuando decidió adoptar un quinto. «Fuimos a buscar al niño a un orfanato de Haití. Vivía en unas condiciones terribles. Estaba tendido en una especie de jergón. No parecía reaccionar ante nada. No se movía. Podía tener entre 6 meses y 3 años de edad. No hablaba y nos dijeron que tampoco podía oír. Mi primera reacción fue: "No podemos hacernos cargo de un niño así". Luego, lo cogí en mis brazos, y a mi marido y a mí nos pareció que nos sonreía. Creo que eso fue lo que me convenció para llevármelo. Alguien sugirió que podía tener autismo, pero en aquel momento yo rechacé esa idea».

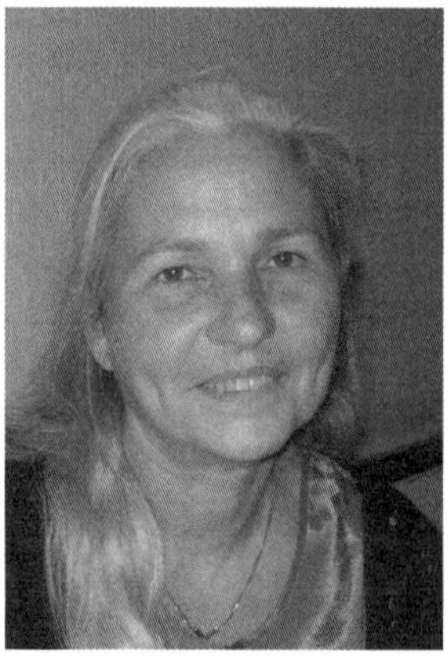

Irène Knodt-Lenfant

Knodt-Lenfant y su marido regresaron a Bélgica con Claudin en 1990. Resultó que el niño tenía 3 años de edad. Le diagnosticaron finalmente de autismo cuando tuvo 8 años, pero en el centro en el que le atendían por entonces en Bélgica, los profesionales le dijeron a Knodt-Lenfant: «Usted se ha inventado el diagnóstico para justificar sus teorías»[114]. Esta acusación recuerda a las acusaciones falsas del síndrome de Munchausen por poderes, en el que los padres o los cuidadores aparentemente se inventan o provocan en su hijo los síntomas de un trastorno; sin embargo, en este caso, resultaba incluso más sorprendente, dada la resistencia de Knodt-Lenfant, durante mucho tiempo, a que se etiquetara diagnósticamente a su hijo.

Knodt-Lenfant decía que quedaban ya muy lejos los tiempos en los que se culpaba a los padres en todas las zonas de Bélgica (hay una

*N.T.: «Dinormo», variante de «dits-normaux» es el neologismo que Claudin (el hijo con autismo de Irène Knodt-Lenfant) dice de sí mismo: "Claudin pas dinormo, mais heureux" ("Claudin no es normal, pero es feliz"). Nótese que el francés de Claudin está mezclado con la lengua pidgin de su país natal, Haití.

tercera región, muy pequeña, en la que se habla alemán). Sin embargo, los servicios están saturados. «No hay voluntad política de crear más plazas en residencias públicas para personas con autismo. Como consecuencia de ello, se han empezado a crear instituciones privadas, que acogen preferentemente a personas con autismo de nacionalidad francesa porque resultan "más rentables". Estas personas tienen que vivir lejos de sus familias y se sienten bastante solas. Y como las instituciones están llenas, las personas con autismo belgas tienen que quedarse en sus casas»[115].

Quizá las últimas palabras sobre el extraordinario papel desempeñado por los padres deberían corresponderle a Ami Klin. Este experto en autismo de Yale me dijo: «He trabajado en muchos países diferentes: Brasil, Francia, Israel, Gran Bretaña. En algunos de esos países, fueron las madres las que realmente consiguieron poner el balón en juego (¡me encantaría incluir también a los padres!). Pero fueron las madres las que dijeron: "No hay nada para mi hijo con autismo; por tanto, voy a crearlo". Eso es lo que hizo, por ejemplo, Amy Lettick en North Haven (EE. UU.). En Brasil, encontré que uno de los centros escolares y agencias de servicios más grandes para personas con autismo de entre 2 y 40 años está situado en la parte más pobre del país, en la ciudad norteña de Fortaleza; allí, una madre (una pediatra que tiene hijos con autismo) puso en marcha un programa absolutamente maravilloso. Los profesionales clínicos y los científicos llegaron después. El catalizador ha estado siempre en las manos de las madres»[116].

5

LOS DOS PIONEROS DE LA ENSEÑANZA

5
Los dos pioneros de la enseñanza

La historia de la educación de las personas con autismo ha estado marcada por figuras notables y especialmente, como vimos en el capítulo 2, por Carl Fenichel y Jeanne Simons. Sin embargo, no hay duda de que los dos nombres que destacan por encima de todos los demás son los de Eric Schopler e Ivar Lovaas, dos hombres que no se soportaban mutuamente.

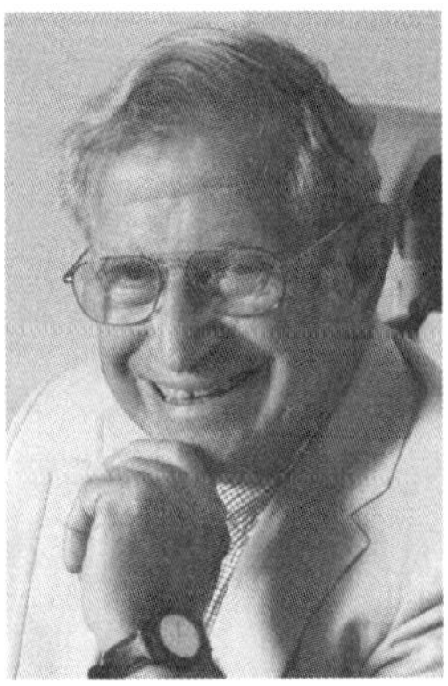
Eric Schopler

Schopler, que fundó en 1972 en Carolina del Norte el programa TEACCH (siglas en inglés de Treatment and Education of Autistic and Related Communication Handicapped Children; literalmente: tratamiento y educación para niños con autismo y otras dificultades comunicativas relacionadas), nació en 1927 en Furth, una pequeña ciudad del sur de Alemania. Era el segundo de los tres hijos de una pareja de origen judío formada por Ernst Schopler, un prestigioso abogado, y su mujer, Erna Oppenheimer.

En la época nazi, a Eric, cuando tenía 11 años de edad, le impidieron entrar a la piscina pública; asimismo, en algún momento lo sacaron de la escuela pública y lo enviaron a una escuela católica. Algunos de sus profesores, amigos y conocidos judíos desaparecieron de pronto, fueron hechos presos o incluso asesinados.

La familia Schopler emigró a los EE. UU. en 1938. En el mismo barco que partió de Alemania, viajaba un muy joven Henry Kissinger. Como recordaba Schopler en una entrevista en el 2001 con su colega del TEACCH Brenda Denzler: «Estábamos en el consulado de Stuttgart mi padre, mi madre y los tres niños (mi hermana, mi hermano y yo). El padre de Kissinger era profesor en el mismo colegio al que yo iba, y ellos estaban sentados frente a nosotros, en la sala de espera. Mientras esperábamos, mi hermano descubrió un puesto de frutas, así que le pidió a mi madre que le diera una moneda de diez centavos para ir allí y comprar un plátano. Poco después, mi padre se dio cuenta de que había perdido de vista a mi hermano. Se puso tremendamente nervioso y preocupado, y comentó: "Si nos llaman y no está con nosotros, no nos darán los visados, y no podremos irnos, ¡es terrible!". La pícara respuesta de mi madre fue: "No te preocupes. Si no aparece a tiempo, podemos llevarnos al pequeño Henry ¡y ellos no notarán la diferencia!". Bueno..., no creo que mi padre hubiera llegado a llevárselo. ¡A no ser que los dos niños se hubieran intercambiado de verdad!»[1].

Schopler afirmaba que la persecución antisemita de la que él había sido testigo en Alemania le hizo desarrollar su sentido de la solidaridad con las personas marginadas o con discapacidad. «Tuve conciencia de estar desvalido y me interesé por los indefensos y los discapacitados».

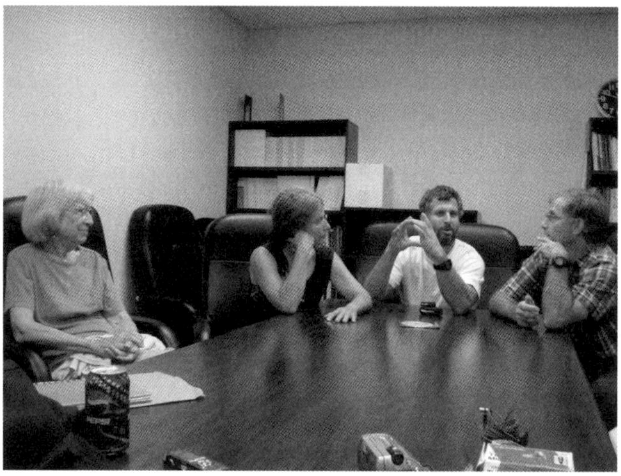

Betsy Schopler acompañada por los tres hijos que tuvo con Eric: Susie, Tom y Bobby

Schopler terminó sus estudios de bachillerato en Rochester (Nueva York) y se enroló en la Marina estadounidense. Su primera mujer, Betsy, me contó que él trabajó de taxista y que cuando se conocieron en Chicago él estaba intentando abrir un restaurante. «Sus padres no quisieron prestarle el dinero que necesitaba, y Eric se enfadó muchísimo»[2].

Al parecer, Schopler albergó también el deseo de hacerse novelista. Su hija Susie, una de los tres hijos que tuvo con Betsy, me dijo que su decisión de alistarse en la Marina estuvo alimentada, en buena medida, por su esperanza de que la experiencia le proporcionara material sobre el que escribir. Su deseo de ser escritor nunca llegó a cumplirse, pero Susie me dijo que siempre fue un excelente narrador de historias: «Cuando éramos niños, justo antes de irnos a dormir, nos pedía a cada uno de nosotros que pensáramos un nombre y nos construía historias basadas en esos nombres»[3].

A principios de los años sesenta, Schopler fue a la Universidad de Chicago. Allí obtuvo finalmente su título de graduado en gestión de servicios sociales y en 1964 un doctorado en psicología clínica infantil. Ese fue un momento clave en su carrera. Fue en esa universidad donde trabajó con Bruno Bettelheim en la Escuela Ortogénica (que estaba adscrita al departamento de Psicología de la universidad) y donde enseguida quedó horrorizado por las ideas y la práctica de Bettelheim de culpar a los padres.

Mientras realizaba sus estudios universitarios, empezó a interesarle explorar la naturaleza del autismo (o, como se lo llamaba entonces, la «esquizofrenia infantil»), así como la doble cuestión de cuál sería el mejor tratamiento y cuál podría ser el papel de los padres en ese proceso. Acabó convenciéndose de que la visión dominante del autismo como un trastorno psicológico era errónea, que se había considerado injustamente que los padres eran la causa del trastorno de sus hijos, y que el mejor remedio contra esa tergiversación teórica dominante debía proceder de la investigación empírica.

Como consecuencia del horror que sentía por el enfoque de Bettelheim, Schopler consideró que era urgente llevar a cabo estudios biológicos sobre el autismo. Para su tesis doctoral diseñó un estudio empírico sobre las preferencias de los niños con autismo en cuanto al uso de los receptores sensoriales. Esta investigación, que demostró que estos niños tienden a apoyarse más en receptores proximales —como el tacto y el olfato— que en receptores distales —como la vista y el oído— fue uno de los primeros estudios que establecieron las bases neurológicas del trastorno.

Durante ese periodo, Schopler conoció a muchos de los investigadores más destacados en el campo del autismo. En 1998, en una entrevista con Gary Mesibov, su sucesor en la dirección del TEACCH, dijo: «Llegó a gustarme Mike Rutter. Creía que era excepcionalmente brillante. Eso fue antes de que yo aprendiera que, si tenías acento británico, ¡ganabas 20 puntos extra!»[4].

En contra de lo que normalmente se cree, Schopler no fue a Chapel Hill en los años sesenta específicamente para crear el programa TEACCH. Uno de sus colaboradores más cercanos en aquel tiempo fue Robert Reichler. Reichler, que ahora se parece bastante a Robert de Niro, me dijo que lo que realmente ocurrió fue lo siguiente: a mediados de los sesenta, Reichler se trasladó a Chapel Hill, donde trabajaba James Anthony: «Anthony estaba considerado por los psicoanalistas como un sabio. Cuando hablaba sobre autismo, vomitaba la idea de que los niños autistas tenían el ego destrozado y de que, si los juntabas en la misma habitación, ¡podían compartir sus egos! Era una idea absurda y yo observé cómo se llevaba a la práctica: de vez en cuando, un terapeuta abría la puerta de la habitación y llevaba a un niño fuera, a otra habitación invisible. Hubo cierta mejora en algunos niños y, por supuesto, los psicoanalistas pregonaron esos logros. Pero para realizar la investigación necesitaban un psicólogo. Entonces ficharon a Eric Schopler, que estaba en Chicago, para que recogiera los datos.

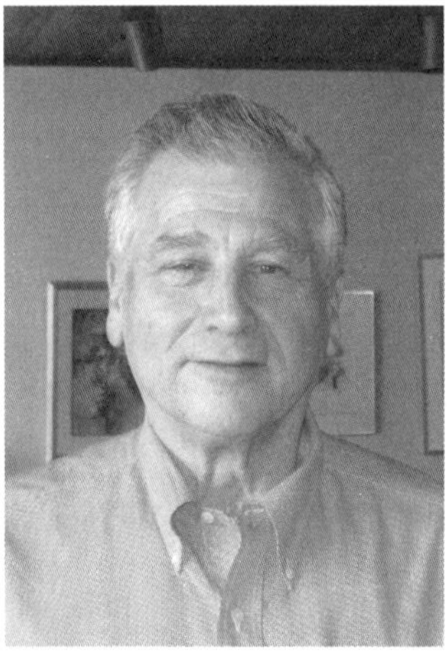

Robert Reichler

«Lo que pasó después fue que la financiación de aquel programa se terminó, y el programa desapareció. Sin embargo, los psicólogos —y, entre ellos, Eric— seguían por allí y se habían ganado entre los padres la fama de que eran de los pocos a los que podían acudir para que les proporcionaran algún tratamiento a sus hijos con autismo. Los padres empezaron por dirigirse a Eric en Chapel Hill. En aquella época, él se encontraba explorando las teorías sensoriales que había desarrollado anteriormente en Chicago. Durante una de esas reuniones con los padres, una madre le preguntó de pronto si ella podría mirar a través del espejo unidireccional. Ningún padre había pedido eso anteriormente, pero nos dijimos "¿Por qué no?"»[5].

Se inició así el Child Research Project (literalmente, Proyecto de investigación infantil) que dio paso en 1973 a la creación del programa TEACCH; este programa, financiado estatalmente, destacaba por encima de todo la implicación de los padres en el proceso de enseñanza. La idea de ayudar a los padres a interactuar más eficazmente con sus hijos «psicóticos» iba en contra de la visión dominante de aquella época. Las observaciones clínicas sobre los padres les atribuían con frecuencia desviaciones emocionales e intelectuales. La interpretación básica de los estudios de finales de los años cincuenta, y de principios y mediados de los sesenta, ponía el énfasis en el trastorno cognitivo de los padres como generador de un trastorno similar en sus hijos. Esos puntos de vista siguieron manteniéndose a pesar de informes como el publicado por Pitfield y Oppenheim en 1964, que encontraron que algunas de las características que estereotipadamente se atribuían a los padres no estaban presentes en su muestra de 100 madres de hijos psicóticos[6]. El propio Schopler amplió esos estudios con una investigación realizada junto a Julie Loftin, aunque la mayoría de los profesionales estadounidenses continuaron recelando indebidamente de los padres[7].

Por aquel entonces, había un alto grado de estigmatización hacia los niños con discapacidad, como ha demostrado el que recientemente se haya revelado que en 1966 el dramaturgo estadounidense Arthur Miller decidió ingresar a su hijo con síndrome de Down en una institución[8].

Reitchler recordaba al primer niño con el que trabajaron en Chapel Hill: «Fue un caso digno de mención. Lo vimos cuando tenía 3 años, y cuando ingresó en la escuela primaria, hablaba e interactuaba. Su madre contribuyó enormemente a ese proceso»[9].

Reichler confirmó que el TEACCH fue en gran parte un intento de refutación de las ideas de Bruno Bettelheim. Mientras Bettelheim recomendaba la «parentectomía» (alejar al niño de sus padres), Schopler y Reitchler lo que querían era asegurarse de que los padres, muy al contrario, se entrenaran para participar en el proceso educativo tanto como les fuera posible.

Bernard Rimland —quien poco después sería uno de los fundadores de la Autism Society of America (Asociación de Autismo de Norteamérica)— publicó en 1964 su libro seminal *Infantile Autism*, con el que intentó, con gran éxito, mostrar que el autismo tenía un origen biológico. En los años siguientes, Cantwell, Cox, Freeman y Ritvo y otros autores[10] empezaron a realizar estudios metodológicamente muy sólidos que demostraban que los padres de los niños con autismo no diferían ni de los padres de niños con otros problemas clínicos (como disfasia evolutiva o «deficiencia mental») ni de los padres con niños sin problemas en las medidas de personalidad e interacción social. En estos estudios, lo que se veía eran los efectos que producía en los padres tener un hijo con autismo, no al revés. Pero Bettelheim rechazó el libro de Rimland y los datos de aquellas investigaciones.

Reichler recordaba: «Estuve una vez en un grupo de trabajo con Bettelheim. Empezó criticando a los padres por su supuesta incapacidad para interactuar con sus hijos. Me dirigí a él, muy enfadado, y le dije: "¿Cómo puede usted atacar a padres que están con sus hijos las 24 horas del día?". Él descartó mi idea sin pensárselo dos veces»[11].

Lee Marcus, un psicólogo que tuvo un papel muy destacado en el diseño de la versión revisada del PEP o Psychoeducational Profile (Perfil

Psicopedagógico), junto con Eric Schopler y Robert Reichler, comentó que, en los años sesenta: «[la mayoría de los profesionales] no solo sabían muy poco sobre el autismo, sino que ni siquiera estaban preocupados por ello. Hay que tener en cuenta que por entonces las cifras de prevalencia eran muy bajas. Un pediatra podía hacer toda su carrera profesional sin haber visto nunca un niño con autismo, porque entonces se utilizaba la definición de Kanner, muy restrictiva. Cuando el programa TEACCH empezó a funcionar, la definición empezó a abrirse un poco, pero cuando se inició el proyecto de investigación hubo niños que no pudieron incluirse en esa definición y que, sin embargo, sí que se incluyeron más tarde, cuando los criterios se ampliaron»[12].

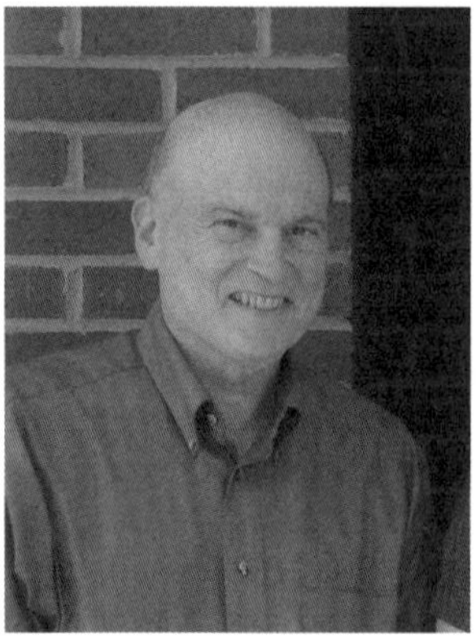

Lee Marcus

En aquellos años, me dijo Marcus, el autismo estaba considerado todavía como un trastorno exótico en los EE. UU. «Durante mucho tiempo, se siguió considerando como un trastorno de naturaleza psicológica y emocional. Schopler, desde muy pronto, dijo que no entendía qué era lo que pasaba en realidad, pero que sin duda era algo orgánico. Sin embargo, la mayoría no aceptó sus ideas, a pesar de que el libro de Bernie Rimland se había publicado en 1964 y de que en la UCLA se estaban desarrollando otros trabajos [en esa misma línea]. Sus ideas tardaron mucho en calar en los profesionales»[13].

Llegó el momento de buscar a los colaboradores que tendrían que poner en marcha el programa TEACCH. Como cuenta Reichler: «Empezamos buscando terapeutas, ya que en un primer momento pensamos que lo mejor sería contratar a personas que ya estuvieran en el ámbito del autismo. ¡Craso error! Llegaban con un montón de prejuicios, y nosotros lo que queríamos era contar con personas brillantes y flexibles. Al final, tuvimos la enorme suerte de seleccionar a gente muy implicada y llena de energía»[14]. La que más tarde sería la segunda esposa de Eric, Margaret (Miggie) —entonces casada con Cornelius Lansing— se incorporó también al proyecto en aquel momento.

Para poner en marcha el programa TEACCH, Schopler y Reichler y sus colaboradores necesitaban también una financiación considerable por parte del estado de Carolina del Norte. Encontraron un modo ingenioso de animar a los legisladores estatales a apoyar el programa: «Organizamos un desayuno y sentamos a un niño con autismo al lado de cada uno de los legisladores, para que vieran exactamente de qué iba la cosa», me contó

Reichler. «Yo les di una charla en la que les informé de lo que costaría mantener a cada niño en una institución, en comparación con lo que costaría mantenerlos en sus casas. Al final, todos y cada uno de los legisladores se pusieron de pie y dijeron que harían todo lo posible por ayudarnos. Fue fantástico... Los propios senadores ni siquiera estaban aún seguros de qué era el autismo, pero ninguno de ellos estaba dispuesto a ser menos que los senadores de otras regiones de Carolina del Norte»[15].

Los padres que participaron en los primeros tiempos del TEACCH tienen recuerdos extremadamente cariñosos y agradecidos hacia Eric Schopler. Mary Lou (Bobo) Warren, una de las primeras madres que participó en el programa TEACCH, me contó: «La primera vez que me reuní con él, tenía sus botas llenas de barro. Yo estaba acostumbrada a ver a los médicos con sus batas blancas, con un aspecto muy pulcro y estirado. E inmediatamente me dije a mí misma con lágrimas en los ojos: "Este es el sitio adecuado para mí. Por fin he encontrado a alguien que quiere ayudarnos". Al contrario que otros, él nunca me hizo sentir responsable de lo que le pasaba a mi hijo. Unos seis meses después, mi hijo George empezó a hablar»[16].

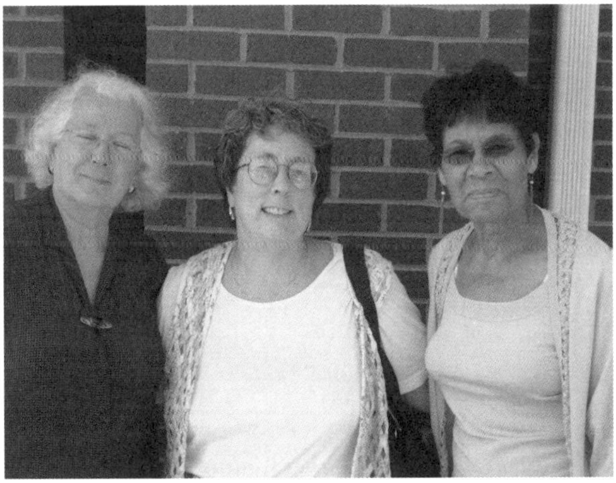

Mary Lou Warren, Brenda Denzler y Betty Camp

Cuando su hijo era muy pequeño, Warren pensó que era un niño extremadamente brillante porque le interesaban mucho los semáforos o las lavadoras «Tenía unos rizos preciosos y parecía un ángel pintado por Rubens. Pero, en un momento dado, dejó de mirarnos. Podía escaparse de nuestro patio en cualquier momento del día o de la noche. Con frecuencia seguía despierto hasta las cuatro de la mañana y no parecía oír los ruidosos aviones que sobrevolaban por encima de nuestro tejado, pero podía oír el crujido de un papel de caramelo desde cualquier lugar de la casa»[17]. Un psiquiatra le dijo a Warren que George tenía un trastorno emocional muy severo y le aconsejó que lo ingresara en una institución y se olvidara de él.

Warren no siguió ese consejo, y la situación de su familia cambió cuando conocieron a Schopler y se unieron al programa TEACCH: «Eric era una persona realmente inconformista, como una especie de *hippy*; desafió lo que se estaba haciendo en psiquiatría infantil, la idea de que los padres eran el problema. Por primera vez, tuve la sensación de que mi hijo George me quería. Antes, cuando intentaba darle un beso, él me empujaba o se limpiaba el sitio en donde lo había besado. Es muy difícil querer a alguien que no quiere que lo abraces. Un día, cuando George tenía 11 años, le di un beso, y entonces él me rodeó con sus brazos y me besó en la mejilla. Fue como una especie de recompensa a todos aquellos años de esfuerzo»[18].

Warren tiene un recuerdo aún más conmovedor de aquel desayuno en Raleigh para recaudar fondos: «El vicegobernador llegó tarde, y se tuvo que sentar en la mesa de los niños autistas. ¡George se puso a darle de comer pan! Después, el gobernador nos dijo que no pararía hasta encontrar el modo de ayudar a aquellos niños»[19].

Betty Camp, otra de las madres pioneras del TEACCH desde los años setenta, me dijo: «Realmente, sentíamos que pertenecíamos aquí, a Chapel Hill. Recuerdo a Eric diciéndonos que lo que él realmente quería era que se implicaran tanto las madres como los padres. Siempre nos preguntaba qué habíamos observado en nuestros hijos. Tenía la convicción de que los niños podían hacer cosas y de que nosotros teníamos que persuadir a otras personas para que también lo creyeran. Relacionarte con profesionales que no te miran por encima del hombro, sino que te tratan como si fueras otro profesional, realmente te enriquece. No he conocido a nadie que sintiera tanto respeto por los padres como Eric»[20].

Reichler comentaba que los muchos años que estuvo trabajando con Eric Schopler fueron estupendos. Incluso antes de iniciar el TEACCH, se habían planteado hacer una oferta para comprar un trozo de tierra en el que criar ganado. Llegaron incluso a hablar con un banco que les ofreció un préstamo de un millón de dólares. Cuando oyeron esa cifra, se dieron cuenta de aquello los rebasaba por completo, sobre todo, teniendo en cuenta la absoluta falta de sentido práctico de Eric para con el dinero. «Así que, ya que no podíamos criar vacas, decidimos criar niños», me dijo Reichler[21].

Este me dijo también que Schopler y él tenían formas de ser muy diferentes. «Teníamos diferente formación y veníamos de diferentes disciplinas; yo soy psiquiatra, y Schopler, psicólogo, pero aquello fue electrizante. Realmente nos gustaba estar juntos y nos estimulábamos mutuamente. A veces llegábamos a gritarnos mientras discutíamos, pero entonces nos parábamos y decíamos: "Venga, vamos a comer". No se trataba de nada personal».

«Eric tenía una forma interesante de relacionarse con la gente. Era muy auténtico, nada pretencioso. Disfrutaba con la gente, y además no le preocupaba pedir ayuda. Chapel Hill es una ciudad pequeña. Él iba a un banco, le daba su talonario de cheques al empleado en el mostrador, y este le ponía al día el saldo de su cuenta. ¡Eric nunca aprendió a hacer eso él solo! Daba por sentado que la gente haría cosas por él, y la verdad es que se las hacían. Era muy receptivo con la gente y sobre todo se preocupaba por los padres que sufrían y lo estaban pasando mal»[22].

Gary Mesibov, colaborador de Schopler durante mucho tiempo y sucesor suyo en la dirección de la división TEACCH, coincide con esa valoración. Mesibov, que es un hombre encantador que generosamente me prestó a su chófer Sam durante mi estancia en Chapel Hill, me dijo que conoció a Eric cuando llegó a esta ciudad en 1974: «Había leído un artículo muy favorable sobre él en la revista *Newsweek*. Era un tipo impresionante, me sentí intimidado por él. La primera vez que lo vi fue cuando di una conferencia criticando el concepto de "normalización". Eso me permitió tener un buen comienzo con él, porque a Eric le gustaba la gente que criticaba cosas y no le gustaban conceptos simplistas como el de normalización. Era un hombre increíblemente valiente y clarividente ¡y estaba de mi parte! Su mujer Miggie decía que si un diamante tenía una pequeña imperfección, Eric podía descubrirla. Eso, por supuesto, es una capacidad estupenda, pero también podía volverte loco»[23].

Para Mesibov, Schopler fue el último pragmático. «Necesitaba un instrumento diagnóstico y desarrolló el CARS. Necesitaba un instrumento de evaluación y desarrolló el PEP [ver más información sobre estas pruebas en el capítulo 7]. Creo que él fue el primer pensador sobre el autismo realmente cognitivo. Fue una figura brillante, comprensiva y razonable en el mundo del autismo, un mundo al que le falta una figura como él.

Otra cosa sobre Eric es que era creativo. Podían ocurrírsele las combinaciones más extrañas. Podía pensar de manera muy original. Tenía una interesante forma de relacionar elementos muy distintos. Quizá por eso el TEACCH ha llegado a ser tan popular en todo el mundo: porque significa algo diferente para cada persona. Es una filosofía completa sobre el autismo: es formación, personal que trabaja, investigación...»[24]

En el curso de sus cuarenta años de carrera, Schopler escribió más de 200 libros y artículos sobre autismo. El último fue *The TEACCH approach to autism spectrum disorders* (literalmente: El enfoque TEACCH sobre los trastornos del espectro del autismo) en 2004. Entre 1974 y 1997 fue el editor del *Journal of Autism and Developmental Disorders* (Revista de Autismo y Trastornos del Desarrollo), cargo que heredó del propio Leo Kanner. Su incesante actividad de investigación sirvió para elaborar algunos de los primeros protocolos diagnósticos y de intervención, como el CARS y el PEP, que siguen utilizándose ampliamente hoy día y se han traducido a 10 idiomas para que se puedan utilizar en los programas sobre autismo de todo el mundo que siguen el modelo TEACCH.

Bajo el liderazgo de Schopler, el programa TEACCH creció hasta el punto de pasar de tener 3 clínicas y 10 aulas específicas en centros públicos a tener 9 clínicas y más de 300 aulas adscritas al TEACCH. El programa desarrolló también una sección de formación integral para padres y profesionales de todo el mundo, programas de formación e internado para estudiantes de grado, posgrado y doctorado y, en reconocimiento del hecho de que los niños con autismo crecen y se convierten en adultos con autismo, un programa de apoyo al empleo.

En 1993, Schopler inició una especie de semijubilación y dejó a Mesibov el control del programa. Bajo la dirección de este, el TEACCH ha seguido creciendo con la inauguración de un primer centro residencial y un programa de orientación vocacional.

Schopler recibió numerosos premios por su trabajo, incluyendo la Medalla de Carolina del Norte, que es la máxima distinción de ese estado, en 1993. Aunque tuvo una intensa vida profesional, Schopler tuvo una vida personal igualmente plena y gratificante. En su tiempo libre, junto a su familia, en su casa de las afueras de Mebane (Carolina del Norte) criaba gallinas, caballos, vacas, conejos y hasta peces (bagres*).

Una vez que le preguntaron qué es lo que destacaría de su carrera profesional, respondió: «Si te refieres a una cosa concreta o única, como conseguir una ayuda, un premio o cosas de esas, creo que elegiría a los padres. Cuando ellos genuinamente llegan a apreciar y a emocionarse y a entusiasmarse con los progresos de sus hijos... bueno... eso para mí es probablemente tan importante como los datos de las investigaciones. Es inolvidable».

---

*N.T.: Bagre: Pez teleósteo comestible, abundante en muchos ríos de América.

Schopler resumió bien la filosofía humanista del TEACCH cuando dijo:

> El objetivo del TEACCH a largo plazo es que nuestros alumnos con autismo, cuando sean adultos, encajen lo mejor posible en nuestra sociedad. Alcanzaremos ese objetivo respetando las diferencias que el autismo provoca en cada alumno y trabajando en el marco de su propia cultura para enseñarles las habilidades que se necesitan para funcionar en nuestra sociedad[25].

Personalmente, solo coincidí con Schopler una vez, en un congreso celebrado en Barcelona sobre cómo tender puentes entre los enfoques médico y educativo. Él estuvo muy tranquilo y modesto, y su conferencia fue, como casi siempre, caótica. Sus papeles y transparencias estaban deliciosamente desordenados, pero lo que contó mantuvo al público embelesado.

Siempre fue un excelente comunicador. Gary Mesibov me dijo que a Schopler le encantaba viajar y que siempre se las arreglaba para llevar su mensaje a todos los sitios donde iba, por muy inadecuado que resultara ser el intérprete.

Schopler no parecía tener miedo por él mismo, solo por los demás. Una estrecha colaboradora suya en el TEACCH, Brenda Denzler, me dijo que un día estaban ellos dos trabajando con un ordenador con vistas al jardín y al tronco de un viejo árbol cubierto de hojas. «De repente, el perro —Bingo— empezó a interesarse por algo del tronco. Entonces Eric cogió un rifle, salió fuera, hurgó en el tronco y disparó su arma. Luego, con toda tranquilidad, sacó del tronco una serpiente muerta y la tiró al bosque antes de volver al ordenador para reanudar el trabajo»[26].

Schopler falleció el 7 de julio de 2006 a los 79 años de edad. Inmediatamente después, llegaron a todas las sedes del TEACCH infinidad de elogios desde todas las partes del mundo. Cathy Lord, una destacada psicóloga de la Universidad de Michigan que trabajó con Schopler en Chapel Hill en los inicios de su carrera, me dijo: «Schopler influyó en decenas de miles de personas. No solo desarrolló un tratamiento, sino una forma de entender qué es el autismo y cómo puede tratarse en la familia, en los colegios y en el contexto más amplio de la comunidad. Esto era único»[27].

Ruth Sullivan, la primera presidenta electa de la Asociación Estadounidense de Autismo, recordó un comentario conmovedor de Schopler: «Él dijo: "Como nación, tenemos tres opciones respecto a los niños con discapacidad: podemos cavarles una tumba como hizo Hitler, podemos llevarlos a instituciones alejadas, o podemos hacer lo correcto"»[28].

La fatalidad quiso que la viuda de Eric, Miggie, falleciera poco después que él, en un accidente de coche.

Michael Rutter, que pronunció un discurso de homenaje a la memoria de Eric, me dijo que, como defensor apasionado de un enfoque asociativo, Schopler enseguida subió al barco a los padres. «Consideraba crucial involucrarlos, porque ellos son los que están en el asiento del conductor»[29].

Pero incluso una persona tan encantadora y popular como Eric Schopler tuvo sus detractores (de hecho, los tiene todavía entre la comunidad psicoanalítica). El especialista en autismo francés Denys Ribas, resumiendo probablemente las razones de la oposición psicoanalítica al enfoque de Schopler, escribió lo siguient*e en su libro Autism: debates and testimonies* (Autismo: debates y testimonios):

> Schopler defendía que el autismo está causado por un «problema» orgánico y, por tanto, pensaba que el niño no tiene mecanismos de defensa psíquicos en marcha, sino una discapacidad permanente. Él consideraba al niño como un discapacitado que necesita ser reeducado con la ayuda de los padres, a los que se les permite trabajar junto a los terapeutas. Paradójicamente, este punto de vista, que en última instancia priva de toda esperanza a los padres —y, por tanto, les evita la inexorable espera de un milagro que nunca llega— al mismo tiempo les produce un enorme alivio (con razón, porque les han dicho lo que tienen que hacer y eso les devuelve la dignidad). Sin embargo, a pesar de sus declaraciones humanistas [...] yo he criticado fuertemente este método basándome en que abandona toda ambición terapéutica, niega el sufrimiento del niño y refuerza su incapacidad para convertirse en un sujeto individual[30].

El profesor Gilbert Lelord, el gran pionero del autismo adscrito a la escuela organicista francesa, me dijo que los psicoanalistas nunca aceptaron las ideas de Schopler. Lelord recordaba un congreso realmente extraordinario celebrado en París en 1985, en el que Schopler defendió con determinación a los padres en un país en el que los profesionales todavía los culpaban del autismo de sus hijos. «El mensaje de Schopler fue recibido con entusiasmo por los padres asistentes al congreso, y cuando el psicoanalista francés Serge Libovici empezó su propia conferencia y le advirtió a Schopler que no generalizara, ¡los padres pusieron el grito en el cielo y le dijeron que eran los psicoanalistas quienes estaban generalizando!»[31].

No obstante, el principal enemigo de Schopler fue su principal rival mundial en el ámbito de la educación del autismo: Ivar Lovaas.

***

Ivar Lovaas nació en 1927 en Lier (Noruega), una pequeña ciudad agrícola en las afueras de Oslo. Su padre trabajaba como periodista en el periódico local y su madre era hija de un pequeño agricultor que trabajaba en unas tierras arrendadas. Lovaas no era judío pero también vivió bajo el dominio de los nazis; a diferencia de Schopler, vivió todos los años de la guerra bajo la ocupación alemana. Cuando los nazis invadieron Noruega en 1940, la familia se vio obligada a trabajar en el campo. Ivar tenía que cortar coles y nabos 10 horas cada día hasta que sus brazos y sus piernas quedaban entumecidos por el frío. Cuando terminó la guerra, Lovaas consiguió una beca para estudiar violín en el Luther College, una escuela universitaria de Decorah (Iowa, EE. UU.) fundada por inmigrantes noruegos.

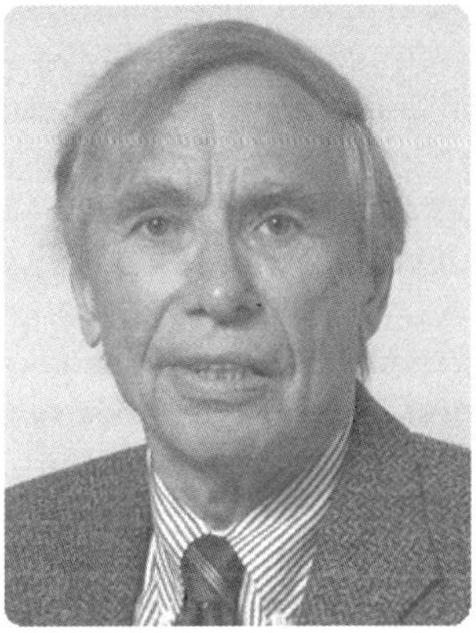

Ivar Lovaas

En 1951, Lovaas empezó a preparar su doctorado en psicología en la Universidad de Washington en Seattle. Como parte de sus estudios predoctorales, trabajó como asistente de psiquiatría en el Instituto Pinel, un hospital psiquiátrico privado para los hijos y nietos de la élite de Seattle. La mayoría de los pacientes de ese hospital tenían esquizofrenia. Lovaas los llevaba a pasear por jardines bordeados de árboles e intentaba tranquilizarlos cuando se ponían nerviosos.

Un verano hubo dos suicidios en el Pinel, una cantidad muy alta para un servicio pequeño de tan solo 20 camas. Los dos pacientes se quitaron la vida tirándose de cabeza desde el segundo piso hasta el pavimento. «Yo los conocía y sabía que no estaban tan locos», recordó Lovaas después. «Todos los profesionales tenían formación médica, así que hablaron de un "suicidio epidémico", como si fuera una enfermedad contagiosa»[32]. Esta experiencia parece que marcó el principio del alejamiento de Freud por parte de Lovaas y su acercamiento a Skinner y a los otros conductistas.

Algunos han afirmado que resulta comprensible el atractivo que tuvo la terapia conductual en un hombre que había vivido en medio de los horrores de la ocupación nazi y había visto tan de cerca tantas perversidades. Los conductistas parecían tener la respuesta a la cuestión de la maldad humana: las personas no son intrínsecamente malas; simplemente, son condicionadas por sus entornos a actuar con maldad.

Los pioneros en el uso de técnicas conductuales (y, especialmente, del uso del refuerzo) con niños con autismo fueron Charles Ferster y

Marian DeMyer en el Centro Médico de la Universidad de Indiana. En 1961, estos dos autores publicaron los resultados de un experimento para «aumentar el rendimiento de niños con autismo en un entorno controlado automáticamente». El experimento implicó dos máquinas expendedoras de refuerzos[33].

En otro artículo publicado en 1961, Ferster explicó la técnica que habían utilizado: «La duración y efectividad de un reforzador puede determinarse mejor normalmente reforzando la conducta de manera intermitente o proporcionando una alternativa potente que pueda interferir con la conducta en cuestión». Los reforzadores más potentes, decía Ferster, son la comida y los dulces. Un padre enfrascado en actividades tales como limpiar la casa o hablar por teléfono puede «hacer que muchas conductas que normalmente se refuerzan se queden sin reforzar [...] Las madres de los niños autistas con frecuencia parecen tener repertorios sólidos de conductas autoritarias con sus hijos. Esta podría ser, al menos en parte, una de las razones de por qué las madres con hijos autistas son tan frecuentemente personas bien educadas, locuaces y adecuadas (al menos superficialmente)»[34].

En 1961, Ivar Lovaas aceptó un puesto de profesor ayudante en la UCLA. Eran los tiempos de los presidentes John F Kennedy y Lyndon Johnson, cuando el gobierno federal invertía alegremente ingentes cantidades de dinero en programas diseñados para combatir un amplio conjunto de enfermedades sociales. A Lovaas le adjudicaron una sala entera en el Instituto Franz Hall de Neuropsiquiatría de la UCLA.

Por entonces, al autismo todavía se le llamaba «esquizofrenia infantil» y, en línea con las ideas de la época, Lovaas creía en la teoría de las «madres nevera». Si la causa básica del autismo era la falta de amor, razonaban los psicólogos, entonces la cura debía ser una infusión de amor. La solución era simple: debían amar a esos niños aunque chillaran, arañaran y mordieran. Lovaas creía que el sistema skinneriano de refuerzos y castigos —o de estímulos reforzadores y aversivos— se podía aplicar a los niños con autismo.

Uno de los primeros pacientes en la UCLA fue un niño llamado Billy. Lovaas le pedía que se tocara la nariz, y si Billy se tocaba la nariz, Lovaas le daba una pastillita de chocolate M&M y le repetía la instrucción. Si [después de una nueva instrucción] Billy se volvía a tocar la nariz, recibía otra M&M. Si Billy se tocaba la oreja o simplemente ignoraba la instrucción, Lovaas gritaba un airado «¡No!» y a continuación le pedía de nuevo que se tocara la nariz. En muchos aspectos, el procedimiento se parecía al de alguien entrenando a un perro.

Sin duda, uno de los aspectos más controvertidos de los experimentos de Lovaas fue su uso de estímulos aversivos (disuasorios o punitivos). Estos incluían gritos, por supuesto, pero también castigos físicos para los pacientes más difíciles. Los profesionales del equipo podían llegar a abofetear a los niños y, en casos extremos, les administraban descargas eléctricas.

En 1965, la revista *Life* envió a la UCLA varios periodistas y un fotógrafo. El resultado fue un reportaje fotográfico de nueve páginas titulado: «Screams, slaps and love» (literalmente: Gritos, bofetadas y amor), que describía el trabajo de Lovaas usando expresiones de tan terriblemente mal gusto como «un sorprendente tratamiento de choque que ayuda a avanzar a los tullidos mentales». El artículo afirmaba que los pacientes «habían convertido sus casas en infiernos». La institución aparecía descrita como «una galería de locura atroz». Muchas de las fotos que acompañaban el texto eran desgarradoras. Una mostraba a uno de los profesionales del equipo abofeteando a un niño por no prestar atención a sus enseñanzas. Otra presentaba a Pamela, una niña de 9 años, sufriendo dolorosas sacudidas, mientras a través de sus pies descalzos recibía una descarga de corriente desde el suelo electrificado[35].

En aquella época, Bernard Rimland, director del Instituto de Investigación sobre Autismo de San Diego, estaba poniendo en marcha la Asociación Estadounidense de Autismo (ASA, por sus siglas en inglés) y viajaba por todos los EE. UU. dando conferencias sobre los beneficios de la terapia conductual. Más adelante, él mismo recordaba: «El público estaba simplemente sentado ahí esperando el descanso, para poder comentar entre ellos: "¿Esto no es lo mismo que hacen en la UCLA, donde pegan a los niños?"»[36].

En realidad, la propia ASA, que se fundó en 1969, apoyó en sus inicios el uso de las descargas eléctricas. Ruth Sullivan, que fue elegida primera presidenta de la ASA en 1969, me dijo en Huntington (Virginia del Este), donde ella había puesto en marcha la única red existente de servicios para personas con autismo que les prestaba apoyo a lo largo de toda su vida: «Siempre pensé que Lovaas era un profesional muy sutil, muy brillante, muy comprometido con lo que estaba haciendo y con los niños. Una de las cosas que él decía era: "Una vez que le has dado una bofetada a un niño, quedas comprometido con él para el resto de tu vida"»[37].

Sullivan reconoció que la ASA aceptó al principio que Lovaas empleara descargas eléctricas con los niños: «Era una forma de conseguir que atendieran y llegaran a hablar. No sabe lo que era aquello, cuando no teníamos más recursos que ese. Lovaas, en aquella época, era el único capaz de conseguir algún que otro avance. Las picanas eléctricas que se usaban con el ganado eran lo único con lo que contábamos en los sesenta. Eran el sistema más rápido. Una picana conseguía en una semana lo que de otro modo podía llevar dos años. Hoy en día nadie debería utilizarlo, y no entiendo cómo entonces alguien podía decir que era lo único que funcionaba. El propio Lovaas era muy curioso e innovador y buscaba otros enfoques más humanos y con beneficios a largo plazo»[38].

Curiosamente, Schopler y Lovaas (además de Leo Kanner) estuvieron en el primer congreso que organizó la ASA en Washington en 1969. Sullivan me contó que la principal razón de que ambos casi llegaran a las manos fue que tenían formas de ser muy diferentes[39].

La ayuda financiera que Lovaas consiguió del Instituto Nacional de Salud Mental estipulaba que el tratamiento de cada niño solo podía durar un año. Después del tratamiento, algunos de los niños volvían a sus casas, donde Lovaas podía ayudarlos con una atención continuada, pero muchos se quedaban en el antiguo hospital mental de Camarillo, donde no había programas educativos. Allí, las puntuaciones de CI caían en picado. Muchos niños dejaban de utilizar el lenguaje y volvían a tener conductas autodestructivas. Lovaas se dirigió al director del hospital para pedirle que le autorizara a seguir tratando a los niños. El director se negó.

En los sesenta, Lovaas colaboró también en un controvertido estudio sobre los problemas de identidad de género de los niños (el «síndrome del niño afeminado», llamado así por Richard Green, otro de los responsables de la investigación). El estudio provocó protestas en el campus de la UCLA y también un artículo en la revista *The National Enquirer*. A raíz de eso, Lovaas se distanció de ese trabajo insistiendo en que él colaboró en el mismo solo para ayudar a un colega.

En 1970, Lovaas comenzó el Young Autism Project (Proyecto Autismo Joven), que destacaba la importancia de la intervención temprana (los niños participantes tenían entre 2 y 4 años de edad) y de sesiones de entrenamiento riguroso durante ocho horas diarias. Con el tiempo, Lovaas eliminó el empleo de técnicas aversivas en su programa, debido a la presión de la opinión pública y al descubrimiento de otros métodos pedagógicos más eficaces.

Laura Schreibman, que colaboró estrechamente con Lovaas en la UCLA en los años setenta, me dijo: «Lovaas era un hombre seguro de sí mismo que realmente disfrutaba causando impacto en la gente. Era un hombre muy extrovertido, con momentos emocionalmente muy intensos (era de risa fácil, pero también se enfadaba con facilidad). Con frecuencia,

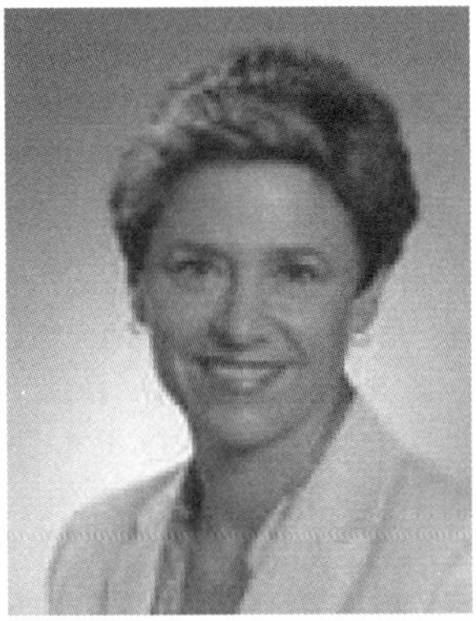

Laura Schreibman

decía cosas solo para ver cómo reaccionaba la gente, y a veces esas cosas eran totalmente escandalosas. Le encantaba hacer eso. Era un experimentador magnífico y brillante. Fue bastante "valiente" al abordar problemas muy duros de los niños con autismo, como las autoagresiones, aunque a veces empleó métodos también muy duros. Pero nadie más había sido capaz de ayudar realmente a estos niños. Creo que él fue el primero en aceptar que ahora sabemos mucho más y que el uso de esas técnicas aversivas ya no sería necesario ahora. Pero él las utilizó y un montón de gente lo criticó por eso»[40].

Schreibman dijo que no recuerda haber oído nunca a Lovaas decir que se sentía culpable por haber usado descargas eléctricas como estímulos aversivos. «Tampoco creo que le preocuparan las críticas que se le hacían. Sospecho que eso era porque sabía que la mayoría de la gente que lo criticaba no tenía nada mejor que ofrecer, sobre todo, ante conductas tan gravemente desafiantes como las autoagresiones. Lovaas podía atacar con sus mejores argumentos y, de hecho, lo hacía. Realmente, nunca evitó ningún debate, e incluso parecía que le gustaba perseguir a algunos (Ed Ritvo es un ejemplo). Podía ser un auténtico bulldog. También era bastante sexista; estaba encantado de haber ganado una vez el premio de la UCLA al "Hombre más machista del campus"»[41].

Cathy Lord era estudiante de grado en la UCLA cuando Lovaas le dio clase. Como ella me contó: «Precisamente, él acababa de terminar su primer estudio, en el que sacó a los niños de los hospitales del estado. Confiaba plenamente en que, con solo enseñarles a aquellos niños habilidades sociales, todo iría mejor. Esto, como es obvio, no era del todo verdad, pero a pesar de todo supuso para mí una magnífica introducción al autismo. Me uní a su equipo y empecé a trabajar con un par de niños. Esos fueron mis comienzos, en 1969. Antes de que yo llegara, Lovaas había hecho terapia con electrochoque, y la verdad es que funcionaba. Él andaba escribiendo sobre eso pero, mientras yo estuve allí, esa terapia no se aplicó. Hacíamos más bien ensayos discretos, cosas del tipo ABA*»[42].

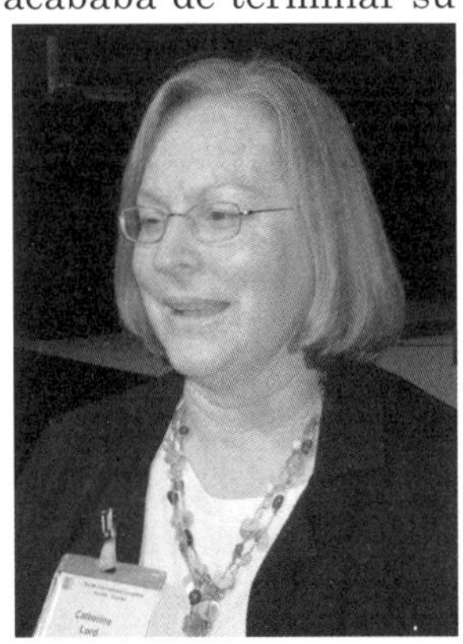

Cathy Lord

*N.T.: Siglas en inglés de Applied Behavioural Analysis (literalmente: Análisis conductual aplicado).

Hacia 1974, Lovaas empezó a aceptar que el autismo tenía una causa orgánica y rechazó los puntos de vista psicodinámicos. Entrevistado por Paul Chance ese año, Lovaas declaró que no había motivos para pensar que los padres causaban el autismo de sus hijos y que los datos sugerían claramente que el trastorno estaba presente desde el nacimiento.

Sin embargo, añadió Lovaas, muchos padres todavía creían que de algún modo el fallo era suyo. Por eso, se esforzaban en ser cariñosos con sus hijos y temían castigarlos incluso cuando debían enfrentarse a las conductas más desafiantes (como restregar las heces por las paredes, morder a los padres o tener rabietas violentas), ya que les habían dicho que sus hijos se comportaban de ese modo porque se sentían poco queridos. Lovaas declaró que esta teoría no tenía sentido, que había hecho que muchos padres se sintieran culpables y que a veces había hecho que los niños fueran a peor, no a mejor.

Curiosamente más adelante, en esa misma entrevista, Lovaas se hizo eco de la filosofía TEACCH que, en vez de acusar a los padres, excluirlos del tratamiento y alejarlos de sus hijos, los había incorporado al proceso de intervención y les había enseñado cómo reforzar las conductas apropiadas y cómo castigar las inadecuadas. Los padres, decía Lovaas, «se han convertido en los principales terapeutas de sus hijos y nosotros nos hemos convertido en asesores de los padres [...] Esto es muy bueno para los niños; sin la colaboración de los padres, nosotros podríamos avanzar muy poco».

Sin embargo, inmediatamente después, en esa misma entrevista, apareció un Lovaas muy distinto: aquel que había conseguido recibir un montón de críticas. Describió a los niños con autismo como «pequeños monstruos [...] Todos los niños tienen rabietas [...] pero las de los niños autistas son las más extremas». Dijo que antes de poder desarrollar en ellos conductas sociales normales había que eliminar esas conductas aberrantes. Preguntado por cómo había eliminado él esas conductas, Lovaas respondió: «Dándoles azotes, dándoles unos buenos azotes». Asimismo, declaró que esa técnica era muy eficaz.

Lovaas admitió abiertamente que un método para controlar a los niños era el uso de descargas eléctricas. «Sabemos que estas descargas son dolorosas; las hemos probado en nosotros mismos y sabemos que duelen [...] Pero cuando las aplicas y ves que las conductas autodestructivas desaparecen, resulta tremendamente gratificante»[43].

Los hijos de Eric Schopler (Susie, Bobby y Tom) me dijeron que su padre raramente hablaba de autismo en casa, pero que le recordaban condenando enérgicamente el uso de las técnicas aversivas de electrochoque por parte de Lovaas. Un día, sin embargo, en plan de broma, Schopler llevó a su casa una picana; eso sí, solo la usó con las vacas que estaban fuera[44].

En 1981, Lovaas publicó *Teaching developmentally disabled children: The «ME» Book* (literalmente: Enseñanza para niños con trastornos evolutivos: El libro del «YO»], que era, básicamente, un manual de formación compuesto por siete secciones en las que se establecen los principios de la terapia conductual[45]. La considerable publicidad que recibió este libro no fue nada comparada con el alboroto que provocó en 1987 el hecho de que, tras 17 años de evaluaciones e investigación, decidiera publicar los controvertidísimos resultados de un estudio en el que afirmaba que el 47% de sus pacientes con autismo llegaban a tener «un funcionamiento normal» y podían asistir a colegios ordinarios. Lovaas destacaba que los niños que participaron en el programa durante dos años aumentaron una media de 30 puntos de CI y mantuvieron sus logros en la adolescencia. Sus afirmaciones contrastaron fuertemente con los comentarios que él mismo había hecho durante el segundo congreso de la ASA celebrado en San Francisco en 1970. En aquella ocasión, había declarado que su programa «no vuelve normales a los niños; si un niño se volviera normal gracias a mi tratamiento, yo no tendría ninguna duda de que eso se ha debido a que ese niño tenía mucho a su favor antes de empezar el tratamiento». En esta afirmación suya está precisamente la base de las críticas que Lovaas recibió tras publicar su estudio en 1987.

Algunos psicólogos aclamaron el estudio, mientras que otros atacaron virulentamente sus insuficiencias. Bryna Siegel, de la Universidad de California en San Diego, se incluye en el primer grupo; Eric Schopler, claramente, en el segundo. Siegel declaró: «Descubrimos por primera vez que podíamos devolver a los niños a un funcionamiento normal»[46].

Schopler, como me dijo Gary Mesibov, sostenía que el estudio de 1987 «tenía errores metodológicos: el método con el que Lovaas evaluó el CI no medía en absoluto los aspectos sociales. Realmente, no tenía derecho a crear esas expectativas en los padres»[47].

Por su parte, Michael Rutter me dijo que a él le desagradaba mucho que Lovaas utilizara técnicas aversivas, «especialmente, picanas eléctricas para inducir conductas sociales», y que él había sido muy crítico respecto a la afirmación de Lovaas de que los niños se comportaban normalmente tras el tratamiento. Rutter recordaba también la hostilidad de Schopler hacia Lovaas: «A Schopler le ofendía que Lovaas usara medidas abusivas; asimismo, criticaba que el estudio no fuera un estudio controlado y aleatorizado y que las conclusiones de Lovaas fueran más allá de los datos. Lovaas, además, les planteaba a los padres exigencias exageradas, esperando sobre todo que las madres dejaran sus trabajos. Schopler quizá habría aceptado eso, si hubiera habido alguna evidencia de que ese tratamiento funcionaba»[48].

Una antigua colaboradora de Lovaas, Cathy Lord, también rechaza las conclusiones de este estudio de 1987: «Por aquel entonces, no se realizaban estudios con grupos de control aleatorizados y diseño "ciego*". Ni siquiera querían evaluar a los niños. Lovaas intentó organizar las cosas de un modo que, incluso en los años 80, no reflejaba lo que ocurría realmente y no se podía utilizar como evidencia científica. Yo no creo que exista una cura para el autismo ni tampoco creo que ese programa [el ABA] produzca esa diferencia en las puntuaciones de CI en un porcentaje tan alto de niños. Por otra parte, está claro que, si empiezas a trabajar muy pronto con un niño, modificas su trayectoria de desarrollo»[49].

Las expectativas de los padres supusieron un problema muy real tras la publicación del estudio de Lovaas de 1987. Ed Ritvo, que estuvo investigando en la UCLA en la misma época que Lovaas pero no con él, y que había calificado de «sádico» el uso de descargas eléctricas mediante picanas, me dijo: «La gente llamaba constantemente a la UCLA pidiendo que se curara a sus hijos con autismo. Nosotros, en el Instituto Neuropsiquiátrico de la Facultad de Medicina, no prometíamos ninguna curación. Pero Lovaas, en el Departamento de Psicología, sí la estaba prometiendo»[50].

El estudio de 1987 fue criticado también por los elevados costes del tratamiento y la sesgada selección de los pacientes. Sin embargo, Peter Tanguay, que también trabajaba en la UCLA por aquellos años y que me describió a Lovaas como un «tipo muy ambicioso, encantador e intenso», me dijo: «Seleccionaron muy acertadamente a niños con alto funcionamiento, porque al menos con ellos podían demostrar que mejoraban. Pero aun así creo que pusieron demasiado énfasis en el aprendizaje mecánico del lenguaje»[51].

Otra de las críticas más persistentes fue que el tratamiento lovaasiano de 40 horas a la semana y ensayos repetitivos no favorece que los niños aprendan en un contexto natural. Por otro lado, la revisión cuidadosa de los datos presentados por Lovaas tanto en su estudio de 1987[52] como en otro de seguimiento publicado posteriormente[53], así como los problemas metodológicos encontrados en esos trabajos y el fracaso de otros autores

*N.T.: En los estudios con diseño «ciego», o bien los participantes no saben a qué condición (experimental o control) han sido asignados, o bien quienes evalúan los resultados no saben a qué condición fue asignado cada participante. En los estudios con diseño «de doble ciego» se dan las dos condiciones anteriores.

en replicar sus resultados, han reducido sustancialmente el optimismo inicial, llevando por ejemplo a Victoria Shea —profesional vinculada al programa TEACCH, en Chapel Hill— a concluir lo siguiente: «Es hora de que los familiares y profesionales dejen de citar el dato del 47% y expresiones como "funcionamiento normal", ser "indistinguibles de los niños normales" o haberse "recuperado" del autismo. Los informes sobre los estudios iniciales no son consistentes con estas conclusiones; además, más de tres décadas después de que comenzara esa investigación, los otros estudios han obtenido sistemáticamente resultados inferiores al 47%»[54].

Una de las primeras colaboradoras de Lovaas, Laura Schreibman, llevaba muchos años sin verlo (cuando yo la entrevisté), pero sospechaba que él todavía creía que el estudio de 1987 era el único método de enseñanza para niños con autismo cuya eficacia se había demostrado científicamente. «Estar equivocado no era algo que Lovaas admitiera fácilmente», me dijo Schreibman[55].

La controversia se avivó en 1993 con la publicación del libro de Catherine Maurice *Let me hear your voice: A family's triumph over autism* (Déjame escuchar tu voz: El triunfo de una familia sobre el autismo).[56] En ese libro, Maurice afirmaba que sus dos hijos habían dejado de tener autismo siguiendo un programa conductual basado en los principios de Lovaas.

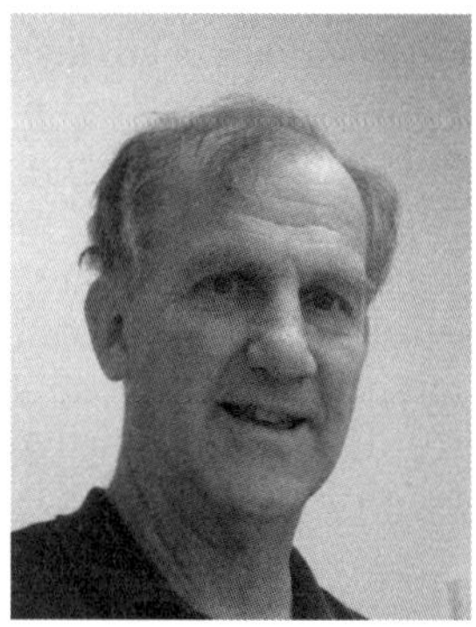

Gary Mesibov

Schopler se enfadó con Lovaas en numerosas ocasiones, no solo por el estudio de 1987. Como me dijo Gary Mesibov, «Los dos mantuvieron enfrentamientos muy acalorados. El peor de todos fue cuando Eric escribió en uno de nuestros libros que los conductistas no evaluaban nada. Lovaas puso el grito en el cielo. Amenazó con demandarnos, pero yo creo que en buena medida la cuestión se reducía a una interpretación diferente del término *evaluación*. Cuando lees *The ME book* de Ivar, ves que en él *no hay* individualización. Todos pasan por la misma secuencia, solo van a distintas velocidades. Así que la palabra *evaluación* para Lovaas solo significaba saber si el niño estaba preparado para pasar al siguiente nivel. Lovaas nunca hizo lo que hacía el PEP, que es examinar las habilidades evolutivas, en vez de los niveles. Eric e Ivar mantuvieron duros enfrentamientos porque creo que Eric nunca entendió cómo utilizaba Ivar el término *evaluación*. Lovaas quizá habría dicho: "Estás transigiendo ante el autismo, rindiéndote ante él", y Eric probablemente habría respondido: "Eso es ridículo"»[57].

Mesibov me dijo que el sistema TEACCH se desarrolló en parte sobre la base de las críticas de que el programa ABA y Lovaas no facilitaban la generalización de las habilidades: «Creo que hay dos diferencias importantes entre los dos enfoques. Uno es de filosofía: ABA, Lovaas o el entrenamiento basado en ensayos discretos trabajan sobre la base de que, con una enseñanza intensiva y sistemática, puedes adquirir un modo neurotípico o "normal". Nosotros, con el TEACCH, intentamos potenciar las fortalezas de los niños y desarrollarlas en torno a algunos de sus intereses para ayudarles a "funcionar" de un modo más confortable. El programa ABA y Lovaas enseñan el modelo "normal" de desarrollo y funcionamiento, mientras que TEACCH intenta avanzar a partir de las diferencias. Los dos buscan el desarrollo y el avance de los niños pero los énfasis son diferentes.

«La otra gran diferencia entre nosotros, de la que no se ha hablado tanto como de las diferencias en cuanto a la filosofía, es conceptual: la idea principal que está detrás del ABA y del entrenamiento basado en ensayos discretos es la de que el refuerzo es el principal motor del desarrollo y del aprendizaje. El ABA y el entrenamiento basado en ensayos discretos creen que si sucede algo positivo después de una conducta que se ha enseñado de manera sistemática y precisa, la frecuencia de esa conducta tenderá a incrementarse. Por el contrario, yo lo que creo es que el sistema TEACCH recoge mejor nuestra tradición gestáltica, que pone el acento en el significado de las conductas y en su comprensión. Mi argumento es que si algo resulta significativo para alguien, y hay personas que lo comprenden, esto es lo que promoverá más eficazmente su aprendizaje. Esto es un reto real para cualquiera, y especialmente para cualquiera con autismo. Si alguien nos pusiera frente a Lovaas o a cualquier defensor del ABA y nos dijera: "solo tenéis una oportunidad de trabajar con este niño y lo que funcione mejor será lo que gane", entonces lo que ellos buscarían e intentarían encontrar sería el reforzador más potente para ese niño, mientras que lo que yo buscaría e intentaría encontrar sería un algo que resultara significativo para el niño y le transmitiera la sensación de que lo entiendo»[58] .

Le pregunté a Mesibov si él creía que algunas de las personas que se alejaron del enfoque y los métodos originales de Lovaas en la UCLA se habían acercado de algún modo al modelo TEACCH. Me refería específicamente al énfasis de Lynn y Robert Koegel sobre la motivación y las llamadas «respuestas pivote». Mesibov me respondió: «Rotundamente, sí. Me he interesado por el concepto de *respuesta pivote* y quizá lo estoy interpretando de un modo distinto al que proponen los Koegel, pero comparto por completo la idea de que la motivación facilita mucho que las personas [con autismo] comprendan y se impliquen personalmente con lo que tú les estás enseñando [...] Te contaré un secreto: si vienes y echas un vistazo a nuestro programa, verás que utilizamos refuerzos. A fin de cuentas, el refuerzo funciona. A nosotros nos pagan por trabajar, y si no nos pagan, no trabajamos. El mundo funciona por ese principio. También la gente del ABA se centra más en los intereses y las cosas que son significativos. Pero existe una diferencia genuina entre el TEACCH y el método ABA-Lovaas: nosotros nos fijamos primero en qué resulta significativo, mientras que ellos se fijan primero en el refuerzo»[59].

Con todo, el método ABA ha llegado a ser enormemente popular en todo el mundo. Por ejemplo, es el método educativo preferido en China. Tian Huiping (a quien todos llaman familiarmente «Hope»), fue quien fundó el primer colegio para niños con autismo en el continente chino, y defendió muy firmemente el ABA cuando nos vimos en Pekín (véase el capítulo 9). Por otra parte, terapeutas estadounidenses entrenados en el uso de este método llegan periódicamente al Reino Unido y al resto de países con la intención de trabajar con las familias.

Sin embargo, quienes critican este método hacen tanto ruido como quienes lo defienden. Lorna Wing me dijo que creía que Lovaas era «demasiado rígido en su enfoque conductual: o te refuerzan o te castigan. Hace falta más calor humano y más flexibilidad que eso. En la UCLA tuvieron que dejar de aplicar descargas eléctricas obligados por la ley, claro, pero la coherencia es muy importante. Y lo mismo pasa con otras cosas, como las ayudas visuales. Uno tiene que fomentar las cosas que les gustan a los niños para entrar después en otros aspectos más amplios. Algunos educadores tienen una comprensión intuitiva de esto, pero otros no»[60].

Wing añadió que ella prefería claramente el enfoque TEACCH: «Porque se basa en un planteamiento humanista sobre los niños con autismo. Sin embargo, algunas partes y aspectos del método ABA son razonables»[61]. Wing recordaba que Lovaas visitó a su hija Susie en su casa cuando esta tenía unos 8 o 9 años de edad: «Lovaas nos mostró cómo enseñarle los nombres de los colores aprovechando el hecho de que la niña ya era capaz de entender los conceptos de "grande" y "pequeño". Susie fue milagrosamente colaboradora y lo miraba en vez de evitar el contacto ocular. En un determinado momento, él miró a lo lejos para mostrarle que ella había cometido un error ¡y ella le tiró de la mano para recuperar su atención! Es una pena que, teniendo ese efecto tan mágico en una niña con un autismo tan profundo como el de Susie, Lovaas difundiera ideas que llevaban a tratar a los niños de un modo tan mecánico. Quizá eso pasaba porque él no podía traspasar a otros su magia personal, solo las reglas mecánicas de la modificación de conducta»[62].

Peter Tanguay me dijo en Louisville que era difícil generalizar sobre el método ABA, pero que el problema que él tenía con ese método era que «algunos de los que lo practican no tienen un buen conocimiento del desarrollo típico»[63]. En España, Mª Isabel Bayonas, aunque apreciaba a Lovaas personalmente, lamentaba que el coste del ABA fuera desorbitado para las familias, que ya afrontan una carga tremenda. Muchas personas (entre ellas, Ed Ritvo) se han quejado de que el hecho de que el tratamiento se realice durante 40 horas semanales es agotador para la mayoría de los niños pequeños y de que no hay evidencia de que eso sea mejor que dos o tres horas diarias, dos o tres días a la semana. Eso le granjeó también el rencor personal de Ivar Lovaas.

Muchos centros en todo el mundo insisten en que están adoptando un enfoque ecléctico, tomando los elementos de cada método de enseñanza que pueden ir bien a las necesidades de cada niño con autismo. Muchos profesionales coinciden en que ese es el enfoque más inteligente y en que refleja una mejor comprensión del autismo que defender un mismo método para todos.

Cada vez hay más estudios que comparan los méritos de los distintos enfoques educativos en relación con el autismo. A ese respecto, es destacable el trabajo del Instituto de Desarrollo Infantil Frank Porter Graham, perteneciente a la Universidad de Carolina del Norte en Chapel Hill. Este Instituto cuenta con una muy potente línea de investigación centrada en el análisis comparativo de la evidencia científica disponible sobre los distintos métodos de intervención, tanto en lo que se refiere a intervenciones orientadas al desarrollo de habilidades específicas [64], como en lo que se refiere a programas integrales[65]. Por su parte, y en su condición de lingüista, Helen Tager-Flusberg, en Boston, tiene la impresión de que el TEACCH tiene más contenido curricular y cierta base evolutiva. Ella me comentó: «El ABA es una técnica, una metodología. Muchos niños con autismo necesitan la metodología ABA, pero a mí no me gusta demasiado su currículo. En realidad, depende de hasta qué punto los terapeutas tengan una formación evolutiva. ¿Por qué molestarse en hacer que un niño aprenda diez nombres de colores? Esas no son las palabras más importantes que debe aprender; en algunas lenguas, de hecho, solo hay dos palabras para los colores»[66].

En el caso del tratamiento de las personas con autismo, todavía ocurre que, con frecuencia, la educación parece tener lo que la experta británica en autismo Rita Jordan ha llamado «el papel de Cenicienta», en buena medida porque generalmente no se reconoce ni que la educación tiene un papel terapéutico en los trastornos del espectro del autismo ni que es un derecho. Sin embargo, como añade Jordan: «La investigación biológica, aunque es interesante, está lejos de ofrecer una "cura" para el autismo; la educación sigue siendo el enfoque de intervención que acumula las mejores evidencias a la hora de tratar los problemas asociados al autismo»[67].

6

LA DÉCADA DE 1970

6
La década de 1970
Pasos importantes

Si la década de 1960 fue la de las primeras asociaciones de padres, la de 1970 se caracterizó por los enormes avances en la comprensión de la naturaleza del autismo y de su tratamiento. Ya hemos comentado la génesis del programa TEACCH en Carolina del Norte y los inicios de la terapia conductual con niños con autismo, pero esta década (la de los setenta) fue además la que vio el primer estudio que diferenciaba con claridad el autismo de la esquizofrenia infantil, el primer estudio con gemelos y la introducción de los conceptos de «triada de alteraciones», «espectro autista» y, por extensión, «fenotipo ampliado». También cabe decir que fue en los setenta cuando los investigadores empezaron a analizar de manera sistemática los aspectos cognitivos del autismo, en claro contraste con el énfasis que Leo Kanner puso en los déficits afectivos y sociales propios de este síndrome.

A principios de los setenta había un enorme interés y muchas investigaciones sobre el autismo en todo el mundo. Por ejemplo, en Australia, una asociación de servicios organizó una marcha alrededor de ese inmenso país a favor de los niños con autismo. La mayoría del dinero recaudado se dedicó a la investigación, y de esa iniciativa se derivaron asimismo algunos artículos muy valiosos. Uno de los más significativos fue un estudio de Helen Clancy y su equipo, en 1969, quienes llevaron a cabo un extenso programa de observación de niños con autismo y otros grupos de niños, a partir del cual se generó una nueva lista de indicadores basados en la descripción de conductas[1].

El año 1971 se publicó un trabajo que fue un hito: el libro de Lorna Wing *Autistic children: A guide for parents*. En muchas partes del mundo, este trabajo actuó como un poderoso contrapunto al libro de 1967 de Bruno Bettelheim *La fortaleza vacía*, si bien, como ya vimos, Sally Ozonoff me dijo en el Instituto MIND de Sacramento, California, que el libro de Bettelheim seguía considerándose todavía una lectura obligatoria cuando ella empezó a trabajar en este campo a finales de los años ochenta[2].

A principios de los setenta, en algunos círculos empezó a aceptarse más ampliamente que los padres no tenían nada que ver con la causa del autismo de sus hijos. Sin embargo, el conocimiento y la aceptación del autismo eran aún muy elementales. Hubo un intercambio de puntos de vista muy revelador en la sección de cartas del *British Medical Journal* en marzo de 1970, donde una de las personas que escribía dijo: «[el calificativo] *autista* ha sustituido a *espástico* como eufemismo actualmente de moda para referirse a todos los niños que no se comunican y que funcionan en el nivel de la subnormalidad mental [sic], independientemente de cuáles sean las causas de su condición y su nivel de inteligencia»[3].

Ese año, 1970, se publicó también el texto ya clásico de Beate Hermelin y Neil O'Oconnor *Psychological experiments with autistic children* (Experimentos psicológicos con niños con autismo)[4]. En él, estos dos investigadores afincados en Londres describían los experimentos que habían diseñado para demostrar que en el autismo existe un perfil cognitivo peculiar (véase más adelante).

Durante los años sesenta, el psiquiatra británico Michael Rutter y sus colaboradores iniciaron su serie de estudios sobre el autismo típico. Describieron en detalle las características clínicas del trastorno, investigaron los perfiles obtenidos en los tests de inteligencia e hicieron un seguimiento de los participantes hasta su adolescencia y edad adulta.

La contribución de Michael Rutter al estudio del autismo ha sido inmensa. Es un personaje más importante e interesante que cualquier otro en este ámbito, y muchos de sus artículos se citan continuamente en todo el mundo. Rutter nació en 1933 en Beirut, capital del Líbano. En su infancia hablaba tan bien el árabe como el inglés. Según me dijo, nunca había permanecido en la misma ciudad más que unos pocos años, razón por la que —en sus propias palabras— siempre ha sido difícil saber de dónde proviene su acento[5].

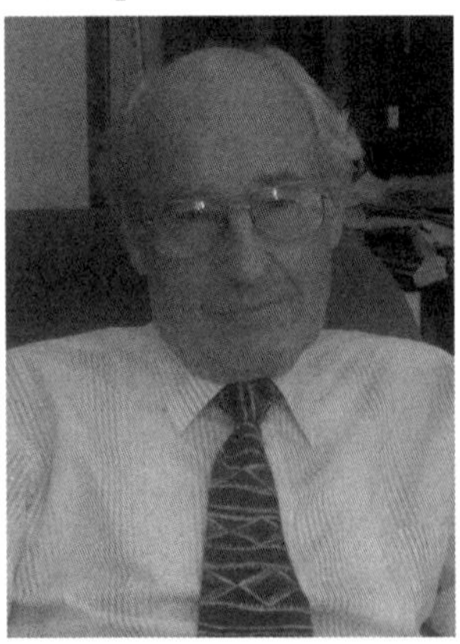
Michael Rutter

En su brillante artículo de 1971 «Causes of infantile autism: Some considerations from recent research» (literalmente: Causas del autismo infantil: algunas consideraciones a partir de la investigación reciente), Rutter y el psicólogo infantil australiano Lawrence Bartak evaluaron las ideas dominantes por aquel entonces sobre el autismo y encontraron poco sustento para algunas de ellas. Al discutir la sugerencia de Gerald O'Gorman de que el autismo era un mecanismo de defensa y que el síndrome autista era simplemente la forma exagerada de un fenómeno normal, escribieron:

> Que los niños con autismo tienen severamente alteradas sus relaciones sociales desde la temprana infancia sin duda es verdad, pero la sugerencia de O'Gorman de que el aislamiento de estos niños es del mismo tipo que el aislamiento selectivo que se encuentra a veces en las personas normales carece de apoyo empírico. Esta hipótesis no puede explicar las otras características del síndrome, no explica por qué el autismo es cuatro veces más frecuente en niños que en niñas, e ignora la evidencia de problemas orgánicos en los niños autistas[6].

Rutter y Bartak analizaron también la propuesta de Kit Ounsted y John y Corinne Hutt, de Oxford, de que el autismo podría consistir en un grado extremo de introversión genéticamente determinado y asociado a situaciones sociales que provocan altos niveles de activación. Rutter y Bartak indicaron que, si ese planteamiento fuera correcto, los padres de los niños con autismo deberían ser significativamente más introvertidos de lo normal, pero se había comprobado que este no era el caso. Como señalaron: «En realidad, las madres de niños autistas son ligeramente (aunque no significativamente) más extrovertidas que la población general», y añadieron, una vez más, que la teoría desarrollada en Oxford no podía explicar la elevada prevalencia de varones entre los niños con este trastorno[7].

Rutter y Bartak también llamaron la atención sobre el hecho de que otro de los estudios que habían llevado a cabo refutaba la teoría de una causa psicogénica del autismo, al mostrar que los padres de los niños con este trastorno no tenían características diferentes a las de los padres de niños con otros trastornos del lenguaje[8].

Asimismo, afirmaron que era «muy improbable» que la privación social fuera la causa del autismo, dado que los niños con ese trastorno, por lo general, no tenían historiales con experiencias de privación y que en los niños sin contacto social la comprensión del lenguaje estaba poco afectada, mientras que casi siempre esa comprensión estaba severamente alterada en los niños con autismo[9]. En 1972, en su libro *Maternal deprivation reassessed* (La privación maternal reexaminada), Rutter argumentó que, cuando la estimulación sensorial y lingüística es inadecuada o está desorganizada, se puede retrasar el desarrollo cognitivo[10]. Casi dos décadas después, volvería a este tema en un estudio sobre los niños de los orfanatos rumanos (véase el capítulo 8).

Uno de los aspectos más significativos del artículo de 1971 de Rutter y Bartak fue el énfasis que pusieron en los déficits cognitivos asociados al autismo, un elemento que, hay que recordar, el propio Leo Kanner había desatendido por completo en su artículo de 1943 al centrarse, más bien, en los déficits afectivos. Rutter y Bartak aludían a un estudio realizado en 1967 por Rutter junto a David Greenfeld y Linda Lockyer[11], en el que se había demostrado que los niños con autismo, aún después de dejar de ser solitarios, podían seguir presentando retrasos en el lenguaje, un CI bajo y síntomas de tipo obsesivo. En un artículo previo de 1968, Rutter había concluido que los niños con autismo tenían un déficit central de lenguaje que afectaba tanto a la comprensión como a la producción verbal, así como a las habilidades conceptuales o de pensamiento[12]. Tres años después, en 1971, Rutter y Bartak indicaron que esa interpretación se había confirmado ampliamente a través de los trabajos de Uta Frith, Beate Hermelin y Neil O'Connor, añadiendo que estos investigadores «también habían demostrado que los problemas cognitivos son bastante más amplios de lo sugerido en 1968»[13].

Rutter y Bartak se esforzaron en enfatizar lo siguiente:

> [...] el asunto en cuestión es que los niños autistas manifiestan habitualmente múltiples déficits centrales. Actualmente, no está claro cuáles de esos déficits son causas necesarias y suficientes del trastorno. Hemos sugerido que la dificultad central para procesar información simbólica o en serie podría ser ese déficit básico, pero todavía no hay evidencia disponible como para decidir de forma concluyente entre los diferentes tipos de problemas cognitivos o sensoriales que se han *postulado* para el autismo[14].

Los autores señalaban la posibilidad de que haya un trastorno neurológico en algunos niños con autismo, pero se mostraban cautos a la hora de identificar posibles causas específicas. Decían que la elevada cantidad de niños con autismo con discapacidad intelectual sugería «la existencia de algún tipo de daño o trastorno cerebral orgánico. En los pocos casos en los que hemos encontrado alguna enfermedad cerebral concreta, los tipos de enfermedad están lejos de ser uniformes». Por otra parte, añadieron que la contribución de los factores genéticos continuaba siendo bastante incierta[15]. Esta afirmación, como veremos en este capítulo, cambiaría solo seis años después, a raíz del estudio seminal sobre gemelos que hizo Rutter junto con Susan Folstein.

En 1971, un año que acabaría siendo importantísimo para la investigación del autismo, Stella Chess aportó un artículo clave que demostraba que las madres que habían contraído la rubeola cuando estaban embarazadas daban a luz hijos proclives a desarrollar autismo[16]. Leon Eisenber, colaborador de Leo Kanner, me dijo que este estudio fue el que en realidad convenció a Kanner de que el autismo podía tener una causa orgánica[17]. Sin embargo, el psiquiatra sueco Christopher Gillberg me indicó que, en realidad, a pesar de su importancia, el estudio de Chess nunca ha sido replicado[18].

También en 1971, Israel Kolvin publicó su muy conocido estudio de 33 niños británicos, en el que identificaba las que él consideraba principales diferencias entre los niños con autismo y esquizofrenia. Una de las diferencias clave, decía, era la edad de inicio del trastorno. Usando todavía el término *psicosis*, Kolvin señaló que los niños desarrollaban la psicosis en dos oleadas: en la primera de ellas, decía, los síntomas eran evidentes antes de los 3 años de edad; en la segunda, lo eran entre los 5 y los 15 años. Según Kolvin, los niños del primer grupo típicamente tenían las características del autismo y era probable que recibieran ese diagnóstico, mientras que los del segundo grupo tenían una sintomatología bastante más parecida a la de los esquizofrénicos adultos y era probable que se les diagnosticara esquizofrenia infantil[19].

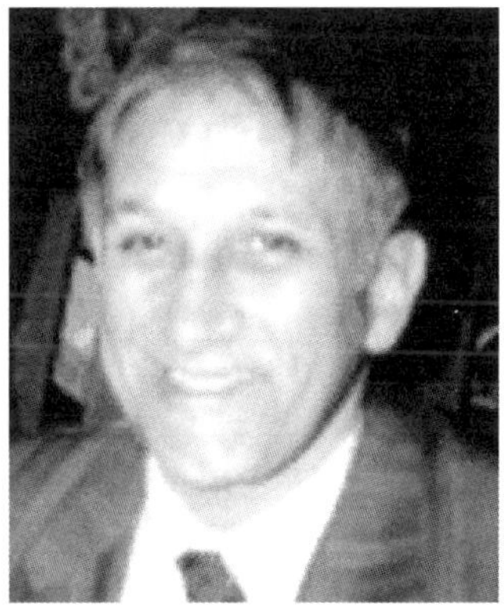
Israel Kolvin (por cortesía del British Medical Journal)

El artículo de Kolvin parece que realmente convenció a Leo Kanner de una vez por todas de que el autismo y la esquizofrenia infantil eran dos condiciones distintas. En 1973, Kanner publicó un libro (*Childhood psychosis: Initial studies and new insights* [Psicosis infantiles: estudios iniciales y nuevas intuiciones])[20] en el que declaraba que había habido un cambio definitivo desde que en el artículo de Ed Ornitz y Ed Ritvo de 1968 se afirmara que el autismo infantil precoz, el desarrollo atípico, la psicosis simbiótica y algunos casos de esquizofrenia infantil eran, en palabras de Kanner, «esencialmente variantes de la misma enfermedad».

El propio Ornitz me dijo que su artículo de 1968[21] fue «simplemente una especulación que no debería tomarse en serio hoy día. El artículo, especialmente sus historias clínicas, describía las semejanzas y diferencias sintomatológicas entre casos que habían recibido diferentes etiquetas diagnósticas. En los años sesenta, en los que aún no se sabía mucho sobre autismo, se especulaba con que este trastorno podría estar relacionado con la esquizofrenia; sin embargo, a medida que fuimos teniendo más experiencia, resultó claro que, salvo raras excepciones, los niños con autismo no se vuelven esquizofrénicos, y que no hay una relación obvia entre ambas condiciones. Con el tiempo, las distintas etiquetas perdieron toda la importancia que habían llegado a tener. Los términos *desarrollo atípico* y *psicosis simbiótica* hace tiempo que se olvidaron. Y el término *esquizofrenia infantil*, que ha persistido, se identifica actualmente con una manifestación evolutivamente temprana de la esquizofrenia, pero distinta del autismo. Así pues, la referencia de Kanner era correcta, aunque ahora sea discutible»[22].

Israel Kolvin, conocido cariñosamente como Issy, fue un personaje atractivo y fascinante. Nacido en 1929 en Johannesburgo (Sudáfrica), de padres polacos judíos, tuvo una educación severa. Estudió primero psicología y filosofía, y eligió dedicarse a la psiquiatría infantil después de ser testigo de primera mano de las carencias y la malnutrición que sufrían los niños en el Hospital Baragwanath de Soweto. Marchó a Gran Bretaña en 1958 para formarse, primero en Edimburgo y después en Oxford. Animado por Kit Ounsted, se embarcó en el estudio sobre autismo y esquizofrenia infantil, su primer trabajo de investigación y uno de los que le han hecho famoso. Ese trabajo todavía se cita hoy día[23].

Tras obtener una cátedra en Psiquiatría Infantil en la Universidad de Newcastle, Kolvin supervisó en 1981 un proyecto científicamente muy riguroso sobre la evaluación de la efectividad de las intervenciones psicoterapéuticas en los colegios que atendían a niños con trastornos emocionales. Este estudio, publicado con el título de *Help Starts Here* [La ayuda empieza aquí], demostró que la psicoterapia puede contribuir al bienestar de esos alumnos[24]. En 1990, Kolvin fue seleccionado para ocupar la recién creada cátedra Bowlby de Salud Mental Infantil y Familiar de la Clínica Tavistock y el Hospital Royal Free de la Facultad de Medicina en Londres. Falleció en el 2002 a la edad de 72 años.

Una de las personas que conoció bien a Kolvin cuando este estuvo en el Hospital Royal Free y el Instituto Tavistock fue Ann Le Couteur. Afincada ahora en la Universidad de Newcastle, Le Couteur me comentó: «El artículo de Kolvin que mostraba las diferencias entre autismo y esquizofrenia infantil fue absolutamente crucial. Pero Kolvin había tenido una larga serie de proyectos diferentes de investigación. Él era un hombre muy persuasivo, considerado, dispuesto a ayudar y concienzudo, y era muy difícil decirle que no. Cuando estaba ya muriéndose, me llamó desde su cama en el hospital Royal Free y, aunque estaba ya gravemente enfermo, escribí junto a su cama las cosas que me iba dictando»[25].

Otro artículo importante que se publicó en 1971 fue el estudio de seguimiento de sus 11 casos originales de Leo Kanner publicado en el *Journal of Autism and Childhood Schizophrenia*. El primero de esos 11 casos, Donald T., había demostrado tener una memoria extraordinaria cuando Kanner lo vio a partir de 1938 pero, según informaba Kanner, parecía estar encerrado en su cascarón y vivir ensimismado, además de que tenía rabietas muy violentas. En el seguimiento de 1971, Kanner volvió a hacer alusión al extraño desapego de los padres de Donald. En 1970, cuando Donald tenía 36 años, su madre escribió a Kanner para contarle que su hijo seguía viviendo en su casa y que trabajaba como cajero en un banco. No mostraba ningún interés por el sexo opuesto, pero jugaba mucho al golf y había ganado algunos trofeos. «Aunque Don no es totalmente normal, ha encontrado su sitio en la sociedad [...] Está mucho mejor de lo que nunca habríamos esperado»[26].

De los 11 casos originales a los que hizo el seguimiento en 1971, Kanner parece que se refiere a un caso de regresión cuando cita el comentario de la madre de Richard M. de que su hijo «ha retrocedido mentalmente»[27]. Otros niños del grupo inicial de 1943 mantenían las conductas estereotipadas.

Lo que resulta quizá más interesante del artículo de 1971 de Kanner es que, dos años después de haber «absuelto» públicamente a los padres en el primer congreso de la Asociación Nacional de Niños con Autismo (como se ha comentado previamente, la asociación estadounidense previa a la ASA) celebrado en Washington DC, él se muestra bastante feliz repitiendo su referencia a la «atmósfera glacial» que una de las niñas, Virginia, había vivido en su casa[28]. Sin embargo, Kanner también intenta aclarar esta cuestión en las conclusiones de su artículo de 1971, diciendo que mantiene su idea inicial de 1943 de que los niños nacen con una discapacidad innata[29].

Kanner decía, además, que aquello era ya una certeza. Sin embargo, se quejaba de que algunas personas todavía pensaran que él defendía la teoría de que el autismo está causado por una «psicogénesis posnatal», principalmente porque los 11 niños que él había estudiado tenían padres muy inteligentes: «Se ha hecho notar que muchos de los padres, abuelos y familiares cercanos [...] se interesan mucho por abstracciones de tipo científico, literario o artístico, pero tienen muy limitado el interés genuino por las personas. Pero en ningún momento este [...] fenómeno se ha simplificado hasta el punto de justificar que se postule una relación directa causa-efecto. Por el contrario, se ha afirmado expresamente que la soledad [que muestran los niños] desde el principio de sus vidas hace difícil atribuir la totalidad [del trastorno] únicamente a las relaciones tempranas entre padres e hijos»[30].

En la década de los setenta, se iniciaron también importantes estudios farmacológicos. Una de las pioneras en ese terreno fue Magda Campbell, quien empezó a trabajar en el Hospital Bellevue de Nueva York a principios de los años sesenta. Richard Perry, un colaborador de Campbell más joven que ella, me dijo que, aunque por entonces todo el mundo parecía seguir refiriéndose a la esquizofrenia infantil en los EE. UU., «para Campbell estaba claro que había una diferencia entre niños autistas y esquizofrénicos»[31].

Los dos estudios más importantes que llevó a cabo Campbell en los años setenta tenían que ver con los efectos del haloperidol sobre los niños con autismo. Perry me contó: «Estos estudios reflejaban su interés por encontrar una medicación que pudiera calmar a los niños pero también que les ayudara a aprender mejor. Sin embargo, a pesar de los estudios de Campbell, todavía no hay ninguna medicación específica para el autismo. Lo que interesa es intentar y conseguir que los niños se puedan beneficiar más de las terapias específicas»[32].

Magda Campbell fue una de las participantes más destacadas en el histórico primer (y, en realidad, único) Simposio Leo Kanner sobre Desarrollo, Trastornos y Tratamientos Infantiles celebrado en Chapel Hill (Carolina del Norte) en 1973. Entre los ponentes se encontraban el propio Kanner, Eric Schopler (que había creado el TEACCH un año antes), Stella Chess, Ivar Lovaas, Marian DeMyer, Laura Schreibman y Robert Reichler.

Marian DeMyer, que había realizado experimentos pioneros sobre los niños con autismo en la Universidad de Indiana, dijo en ese congreso de 1973 que su investigación demostraba cuatro cosas: que la inteligencia de los niños con autismo se podía medir de forma fiable; que el CI era un buen predictor del funcionamiento final de estos niños; que la mayoría de los niños con autismo tenían una inteligencia por debajo de lo normal (lo que difería de lo que habría esperado Kanner, quien por cierto estaba sentado entre el público durante la conferencia de DeMyer), y que solo en unos pocos niños con autismo el CI verbal alcanzaba niveles normales «independientemente de lo intensos que hubieran sido los tratamientos y la educación»[33].

De Myer añadió:

> Aunque estos estudios con grandes cantidades de niños autistas muestran que sus puntuaciones de CI guardan relación con características importantes de su enfermedad, nos dicen poco sobre la razón de que en un 94% de los niños el CI obtenido sea bajo. Aunque los niños socialmente más aislados son los que tienen puntuaciones de CI más bajas, no sabemos en realidad si el aislamiento es lo que causa el CI bajo, o si es el CI bajo lo que causa el aislamiento[34].

Teniendo en cuenta la falta de equipos de escaneado cerebral en aquellos tiempos y las dudas que persistían en algunos sitios sobre la naturaleza y las causas del autismo, también resultó significativo que DeMyer dijera que había encontrado que los niños con autismo tenían significativamente más signos de disfunción cerebral que los niños del grupo de control (sin trastorno), y casi tantos como los de los niños «subnormales no psicóticos»[35].

En 1976, la neuróloga norteamericana Mary Coleman publicó los resultados de un estudio realizado por ella en 1974 en el que sugería que el autismo podía dividirse en varios subtipos. Antes de ese estudio, Coleman había considerado tres subgrupos: autismo clásico de Kanner, esquizofrenia infantil y trastorno neurológico con rasgos autistas. En su estudio de 1974, Coleman evaluó a 78 niños con autismo en la Clínica de Investigación del Cerebro Infantil de Washington DC; los niños tenían una edad promedio de 9 años y para cada uno de ellos se buscó como control un niño sin trastornos del desarrollo, del mismo sexo y la misma edad[36].

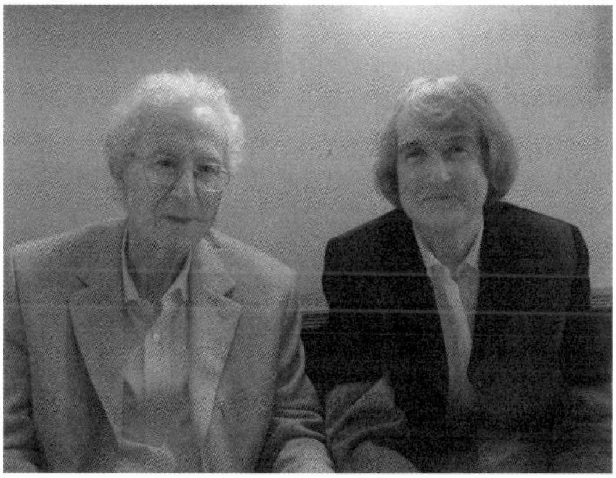

Mary Coleman y su marido, Jay Gonen

Coleman me contó: «Como resultado de este estudio, empecé a darme cuenta de que el autismo es como la discapacidad intelectual: una ruta final común a cerebros afectados por muchas causas subyacentes distintas, por muchas clases distintas de enfermedad»[37].

El concepto de un «fenotipo ampliado» respecto al trastorno central recibió un importante impulso de uno de los principales estudios realizados en los años setenta (en realidad, uno de los más significativos de la historia del autismo). En 1977, Susan Folstein y Michael Rutter realizaron el primer estudio sistemático de gemelos con autismo, demostrando de forma concluyente que en el trastorno había un componente genético significativo. El estudio se centró en 21 parejas de gemelos británicos. En las 10 parejas de gemelos dicigóticos en las que al menos uno de los gemelos había recibido un diagnóstico de autismo aplicando criterios muy estrictos, ninguno de los otros gemelos obtuvo el mismo diagnóstico, por lo que la concordancia en esas parejas fue cero. Otros estudios anteriores también habían encontrado esta misma falta de relación en hermanos no gemelos. Como los trastornos heredables se supone que afectan a los familiares, estos datos fueron una de las razones por las que la hipótesis de que hubiera una influencia genética en el autismo no había sido tomada muy en serio. Sin embargo, el resultado sorprendente del estudio de Folstein y Rutter procedía de las 11 parejas de gemelos monocigóticos, que eran genéticamente idénticos. De las 11 parejas, cuatro resultaron concordantes usando criterios diagnósticos estrictos de autismo[38].

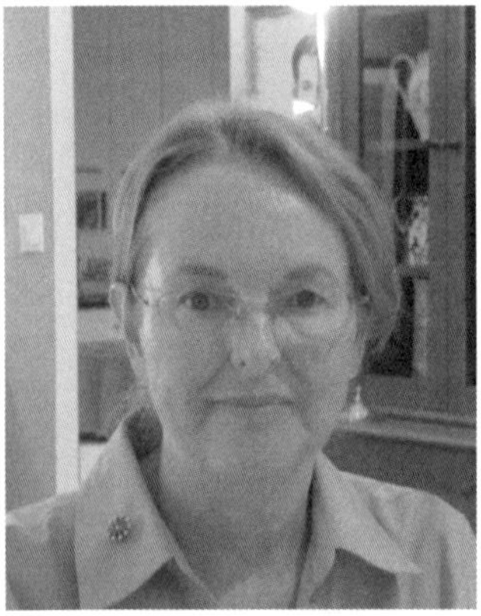

Susan Folstein

En los años sesenta, Rutter, según ha reconocido él mismo, era de los que pensaban que era improbable una etiología genética del autismo. En sus propias palabras: «Al principio, todo el mundo, incluido yo mismo, prestábamos atención a la baja tasa de hermanos con autismo, en vez de centrarnos en la altísima tasa relativa. Después, me lo replanteé. Creo que es importante tener la mente abierta cuando te equivocas, porque... ¡todos nos equivocamos!»[39].

En el confortable apartamento de Baltimore que comparte con su marido (Marshall, creador de la prueba Mini-Mental State para la evaluación de la enfermedad de Alzheimer), Folstein me dijo que, cuando ella empezó a trabajar en ese tema, sabía que existía el autismo pero no sabía nada sobre esa condición. «Siempre supuse que era orgánico, no sé por qué»[40].

Folstein también me dijo que su primera reunión con Michael Rutter en Londres fue «muy amigable [...] Él ya era catedrático y yo había escrito una propuesta en la que [en realidad] había un millón de proyectos distintos. Rutter sonrió (sabía que yo era una ingenua), y me hizo dos propuestas: una era un proyecto de psicología que no me interesó, pero, por otro lado, me dijo que había reunido una serie de gemelos gracias a la viuda de un tal doctor Carter. Ese proyecto me gustó. La genética me había interesado siempre, desde que estudiaba en la Facultad de Medicina. El propio Mike había escrito un artículo previo en el que indicaba que, aunque la prevalencia del autismo era de entre 4 y 5 casos por cada 10 000 (según los criterios de aquel momento), la proporción en hermanos era de alrededor del 3%. En base a ese dato, hipotetizó que el autismo podía ser un trastorno genético. Estoy segura de que por eso me sugirió hacer aquel proyecto»[41].

Folstein me dijo también que, aunque el estudio con gemelos fue idea de Rutter, fue ella la que hizo todas las entrevistas y valoraciones: «Mike me pidió que leyera un librito titulado *The study of twins* (literalmente: El estudio de los gemelos), que describía varios de los riesgos de este tipo de estudios. Uno de estos riesgos es que, si pides voluntarios, puedes conseguir más gemelos idénticos, monocigóticos, y más parejas en las que los dos gemelos estén afectados. Rutter se tomó la enorme molestia de escribir cartas a todos los psiquiatras infantiles, pediatras y médicos especialistas en trastornos del desarrollo, y también a los hospitales para personas con discapacidad intelectual (que estaban llenos por aquellos días), preguntándoles por todas las parejas de gemelos que tuvieran autismo (tanto si eran gemelos idénticos como si eran dicigóticos). Eso llevó muchísimo tiempo. Había además dos registros de gemelos en Londres, uno en el Hospital Maudsley y el otro en el Hospital de la calle Great Ormond. Empezamos a escribir cartas a las familias pidiéndoles permiso para acceder a sus datos. En el Reino Unido, por aquella época, la verdad es que te enviaban carpetas enormes con información sobre los casos. Decidimos que solo querríamos gemelos del mismo sexo. Pensamos que los gemelos mixtos (mujer y varón) probablemente serían más discordantes»[42].

Michael Rutter me dijo que la prevalencia mucho más baja de mujeres que de varones con autismo «hacía que estuviéramos limitados por una potencia estadística de contraste totalmente inadecuada en caso de estudiar parejas de distinto sexo. A la luz de lo que sabemos ahora, pienso que sería informativo estudiar parejas de distinto sexo, pero dudo de que, incluso actualmente, pudiéramos contar con muestras de gemelos con la potencia de contraste suficiente como para hacer una comparación así. Creo que excluir este tipo de parejas fue una buena decisión, porque con esos números habría sido inadecuado interpretar los datos»[43].

Folstein me dijo también que en Gran Bretaña, en aquel momento, no se consideraba de buena educación llamar a la gente por teléfono: «A mí aquello me parecía un error. Por eso, decidí llamar a las familias si no respondían a nuestras cartas. Creo que Mike no me autorizó a hacerlo, pero ¡lo hice de todos modos! Para entrevistar a las madres y examinar a los niños, viajé en tren, conduje coches e incluso una vez me subí a un avión»[44].

Folstein comentó conmigo los dos principales hallazgos de aquel estudio: «El primero, que coincidía con lo que esperábamos, fue que en las parejas monocigóticas era más probable que los dos gemelos estuvieran afectados que en las parejas dicigóticas. Ninguna de las parejas dicigóticas que analizamos fue concordante. Sabemos que hay parejas dicigóticas concordantes, igual que hay hermanos no gemelos afectados, pero en nuestra muestra no encontramos ninguna. Esto era una evidencia fuerte de un mecanismo genético de algún tipo.

La otra cosa que observamos, y fue algo para lo que no habíamos diseñado el estudio, fue que, aunque había un montón de gemelos monocigóticos que no cumplían los criterios de autismo, había en ellos algo que no iba bien y que recordaba al autismo: tenían problemas de lenguaje, socialmente eran retraídos y algunos presentaban un retraso cognitivo. Cuando se sumaban esos casos, lo que pasaba entonces era que la concordancia entre gemelos idénticos subía casi hasta el 90%. Eso nos puso en la pista para definir el fenotipo ampliado, si bien se trataba de un estudio diferente»[45].

Folstein me dijo que otros científicos empezaron a hacer estudios genéticos sobre autismo muy poco después de aquel estudio suyo: «Pero las técnicas eran muy elementales por entonces. Realmente, no teníamos forma de analizar los genes. Dos personas replicaron nuestro estudio. Uno fue Christopher Gillberg, en Suecia. Gillberg tiende a usar criterios diagnósticos más laxos. La concordancia que obtuvo para gemelos idénticos fue del 100%. Algo más tarde, Mike Rutter hizo el seguimiento de mis gemelos y añadió otros nuevos. Obtuvo una tasa de concordancia entre el 40 y el 50%. Por lo general, combinamos estos tres estudios para hablar de una tasa de concordancia de alrededor del 60%»[46].

Folstein me dijo también que su estudio con gemelos fue «una auténtica experiencia cultural. Viajé en trenes británicos con puertas sin tiradores en su interior. Una vez, incluso, me pasé de parada porque no me di cuenta de que tenía que abrir la puerta ¡desde fuera! Recuerdo también una vez que tuve que ir a un campamento gitano en el que había una familia con dos niños con autismo. Fue divertido. Eran gente maravillosa, con un magnífico pelo de color rojo. Había una niña pequeña que tenía una hermanita gemela con discapacidad intelectual. Su madre me preguntó: "¿Cómo nos ha encontrado?" Yo le respondí: "El médico al que van me escribió una carta". Ella me dijo entonces "¡Oh! Así que, al final ¡resulta que escribir sirve para algo!" Ellos despreciaban lo que se aprende en los libros, a pesar de ser evidentemente inteligentes»[47].

En cierta forma, el estudio con gemelos de Folstein y Rutter puede considerarse el precursor del concepto crucial de espectro del autismo que propusieron Wing y Gould dos años después, aunque Folstein elogió el concepto de Wing y lo consideró original de esta autora. Folstein dijo: «la visión sobre el autismo cambió después de nuestras descripciones de gemelos que tenían rasgos más leves. Recuerdo haberlo hablado con Donald Cohen en Yale, y que él me comentó que los criterios [para el diagnóstico de autismo] eran demasiado restrictivos, que él había visto a muchos niños a los que creía que tendrían que habérseles diagnosticado autismo, pero no se les había diagnosticado»[48].

Folstein y Rutter concluyeron —tal y como afirmaron en su artículo de 1977 y Rutter reiteró seis años después—[49] que la evidencia sugería que, probablemente, lo que se heredaba no era el autismo como tal, sino alguna predisposición más amplia a tener alteraciones lingüísticas y cognitivas, de las cuales el autismo constituye solo una parte. Folstein me dijo: «Nosotros pensamos eso entonces, porque los familiares tenían algunas de las características lingüísticas y cognitivas, pero no autismo. Si piensas sobre ello, eso es lo que esperarías en el caso de que varios genes estuvieran implicados, y eso es lo que realmente ocurre en muchos casos, quizá en la mayoría. Un gen concreto no puede causar todo el fenotipo. A mí me gusta pensar en el autismo como un fenotipo "compuesto" en el que un gen dado puede causar uno o varios de sus componentes»[50].

Para definir el autismo, Foley y Rutter utilizaron los cuatro criterios establecidos por Michael Rutter, que él presentó formalmente en 1978, un año después del estudio con gemelos (véase también el capítulo 7), a saber: desarrollo social alterado, con rasgos característicos que son incongruentes con el nivel intelectual del niño; desarrollo retrasado y desviado del lenguaje, también con una serie de características peculiares que no concuerdan con el nivel intelectual; insistencia en la invariabilidad, reflejada en los patrones de juego estereotipado, las preocupaciones anormales y la resistencia a los cambios, y por último, inicio antes de los 30 meses de edad.

Luego llegó la investigación de Wing y Gould, publicada en 1979 y considerada también como pionera. Los hallazgos del estudio de Camberwell realizado por estas autoras tuvieron repercusiones que, como veremos, se notan todavía en todo el mundo[51].

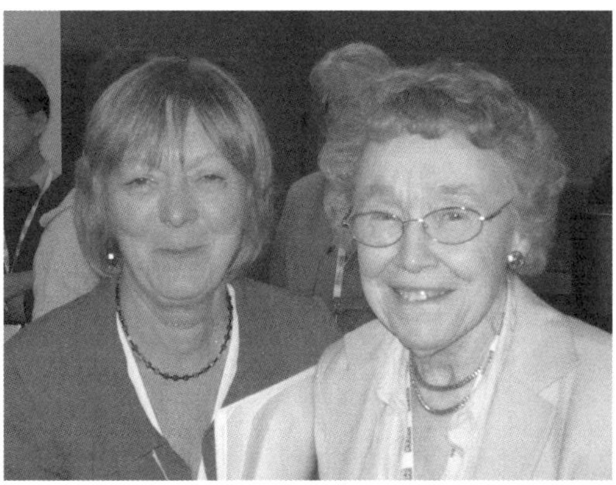

Lorna Wing (derecha) y Judith Gould

Lorna Wing y Judith Gould trabajaban en el Hospital Maudsley, al sur de Londres, cuando en 1977 iniciaron este estudio en Camberwell, al sur de la capital británica. Resulta irónico, a la vista de los datos tan revolucionarios que obtuvieron, que uno de los objetivos que perseguía Wing con aquel estudio fuera demostrar que los criterios restrictivos de Kanner para el diagnóstico del autismo eran correctos.

Como me dijo Wing: «Para Leo Kanner habría sido muy difícil aceptar la idea de un espectro autista, porque él estaba muy aferrado a la idea de un síndrome único[52]-. Lo divertido era que nuestra hija Susie parecía encajar perfectamente en la descripción del síndrome de Kanner. Yo rellené el cuestionario de Bernie Rimland*, y este nos dijo que nunca había visto una puntuación mayor que la de Susie para autismo de Kanner ».

«Yo, en realidad, había empezado el estudio bastante convencida de que Kanner estaba en lo cierto. Una de las razones por las que me embarqué en el estudio de Camberwell con mi colega Judit Gould fue que yo quería obtener evidencia de que las ideas de Kanner eran correctas. Sin embargo, ver a los niños (porque inicialmente trabajamos con un millar de niños en un proceso rápido de cribado del que seleccionamos 173 que tenían algún tipo de rasgo autista o un CI por debajo de 50, o ambas cosas), ver a sus familias, y verlos en sus colegios y en sus casas, me demostró que la idea de que existía una frontera nítida entre el autismo de Kanner y los otros trastornos era una tontería. Así, poco a poco, mi punto de vista fue cambiando. Tuve que aceptar la realidad que tenía delante de mis propios ojos»[53].

Wing dijo que, ciertamente, había algunos niños que encajaban maravillosamente bien en los criterios de Kanner, pero que «había también una enorme cantidad de casos que estaban en medio y no podían clasificarse en ninguna categoría. Muy pocos encajaban en el síndrome de Asperger, porque prácticamente todos tenían puntuaciones de CI por debajo de 70, y ninguno estaba integrado en la sociedad»[54].

Wing añadió: «[desde el estudio de 1979] hemos visto que el mejor modo de estudiar y describir a estos niños es utilizando un sistema dimensional. Se estudian las diferentes dimensiones de las habilidades sociales, de las habilidades motoras, de la comprensión y uso del lenguaje, etc., y se describe dónde está cada niño. Eso proporcionará un perfil significativo para poder ayudar a ese niño. No se dice si encaja en tal o cual grupo»[55].

---

*N.T. Se refiere al Form E-2 Checklist, un cuestionario elaborado por Rimland con el objetivo de diferenciar diagnósticamente el autismo de otras psicosis infantiles, que se validó con un grupo de 2218 niños. Este trabajo se publicó en 1971, en el mismo número de la revista *Journal of Autism and Childhood Schizophrenia* en el que Kanner presentó los resultados del estudio de seguimiento de los 11 casos descritos por él en 1943 (ver Rimland, 1971).

Judith Gould, coautora junto a Lorna Wing en 1979 del histórico estudio de Camberwell, me dijo: «En Camberwell estaban representados todos los niveles de habilidad y de oficios [de los padres]. Allí demostramos que no había ningún sesgo de tipo socio-económico. Eso difería de la idea inicial de Kanner de que el autismo era un trastorno de la clase media».

«Lo que hizo diferente nuestro trabajo fue que todos los sistemas diagnósticos se referían a los problemas sociales y de comunicación y a la rigidez, a esos tres aspectos. Pero nosotras nos referimos a la imaginación como un déficit diferenciado. La "tríada de alteraciones" que introdujimos incluía lo social, la comunicación y la imaginación. La gente confunde esta tríada con la de problemas sociales, problemas de comunicación y rigidez. En realidad, no estábamos diciendo nada nuevo en ese aspecto. Lo que realmente decíamos era que [en el autismo] se podían encontrar manifestaciones de diferente tipo».

«Nosotras reconocimos el grupo de Kanner pero también a niños que eran pasivos, que se ponían muy contentos de acompañar a alguien cuando ese alguien les dirigía, pero que se volvían solitarios si esa otra persona se iba. Luego había un tercer grupo, el de niños socialmente activos que se comportaban de forma extraña, que se acercaban a ti y te hablaban a su manera, pero que no modificaban su conducta en función de cómo tú interactuabas con ellos. Según una definición restrictiva, a los niños que establecían contacto social no se les tendría que haber llamado *autistas*»[56].

Lorna Wing, por su parte, me dijo: «Si te fijas en los distintos criterios [diagnósticos], como los de Mike Rutter o el montón de propuestas de otras personas, todos enfatizan la alteración social, la alteración de la comunicación y quizá el lenguaje. Estamos absolutamente de acuerdo con Isabelle Rapin en que lo que está alterado en el autismo es precisamente el modo en que se usa el lenguaje. Pero Judy [Gould] y yo pensamos que la imaginación es muy importante, porque en los niños que no tienen autismo es el desarrollo de la imaginación lo que les permite pensar y sentir qué es lo que las otras personas están pensando y sintiendo. Para eso es para lo que sirven la imaginación y el juego de ficción. Esa es la raíz de las habilidades sociales y es por eso por lo que incluimos la imaginación en la tríada. Lo que nosotras enfatizamos es que lo que está alterado es la interacción, la comunicación y la imaginación social. Por supuesto, los niños con autismo tienen imaginación, pero no es una imaginación social»[57].

Wing insiste en que Gould y ella no pusieron al principio un énfasis lo suficientemente fuerte en la alteración social del autismo. Y cita el caso de Ros Blackburn, una mujer británica con autismo que habla con mucha claridad y que da conferencias muy perspicaces en el Reino Unido y en otros muchos lugares: «Ros habla maravillosamente bien, y sin embargo todavía tiene problemas de comunicación social. Ella dice que la gente no le interesa mucho. Conoce las reglas sociales, igual que Temple Grandin»[58].

Tanto Wing como Gould insistieron en que, aunque sus datos también llevan a la conclusión de que hay un fenotipo autista más amplio, su investigación se desarrolló independientemente del estudio con gemelos de 1977. En palabras de Gould: «Conocíamos el estudio con gemelos de Folstein y Rutter, por supuesto. Y que ellos estaban hablando de algo que era parecido a lo nuestro. De hecho, nosotras lo llamamos al principio "continuo autista" pero después nos dimos cuenta de que el término *continuo* implicaba descripciones a lo largo de una línea, mientras que realmente no se trataba de eso. No era una cuestión de que el nivel de afectación fuera de leve a severo. No era eso lo que queríamos transmitir. El concepto de *espectro* es más como en "espectro de luz", con límites borrosos»[59].

Wing recordaba que uno de los niños del estudio de Camberwell (Joseph, un niño de 8 años, hijo único de padres caribeños) nunca aprendió a andar. «Sabía comer con cuchara sin ayuda, pero no tenía ninguna otra habilidad de autocuidado o escolar. No hablaba nada pero reía y gritaba y hacía sonidos para llamar la atención de los demás. Cuando alguien se le acercaba, se le iluminaba la cara por el placer que le producía el contacto social. Eso lo convirtió en el favorito del personal de su colegio de educación especial»[60].

Otro de los niños de Camberwell (Anne, una niña de 9 años de edad, hija de padres ingleses) no paraba de moverse, estaba llena de energía y no tenía ninguna noción de los posibles peligros. Sabía comer sola y colaboraba en su autocuidado, aunque para esto último necesitaba ayuda. Hablaba un poco, pero presentaba ecolalia y confundía los pronombres. Le encantaba la música, que era su principal fuente de placer. Wing me contó: «La ópera era su género favorito, y era capaz de identificar el nombre de cualquier ópera que sonara con solo escuchar uno o dos compases. También sabía instantáneamente si un disco estaba puesto a una velocidad inadecuada. Sin embargo, socialmente era una niña solitaria e indiferente a los demás y tenía dificultades para el contacto ocular. No demostraba ningún placer con los acercamientos sociales»[61].

Volveremos al estudio de Camberwell en el capítulo siguiente, al comentar la evolución de los criterios diagnósticos.

El reconocimiento de la necesidad de una definición más amplia del autismo se expandió rápidamente al otro lado del Atlántico. El psiquiatra estadounidense Theodore Shapiro me dijo que él no había tenido otra opción que aceptar la existencia de un fenotipo más amplio. «Veíamos a muchos niños que no cumplían los tres criterios originales de Kanner. Teníamos que incluirlos en algún sitio, pero aun así, teníamos que refrenarnos»[62].

Esta doble visión —la aceptación total de la validez y valor del concepto de espectro del autismo, por un lado, y la cautela respecto a su sobregeneralización, por el otro— parece ser ampliamente compartida por los profesionales de todo el mundo. El propio Leo Kanner [como ya vimos] lamentó en los últimos años de su vida que el término *autismo* se hubiera convertido en una «papelera seudodiagnóstica»[63].

Fred Volkmar, uno de los principales expertos en autismo del mundo, me dijo: «El concepto de un espectro autista fue una idea realmente interesante. Pero tiene el riesgo de hacerse tan difuso que impida la investigación porque, a veces, lo que tú necesitas es centrarte en una condición específica»[64].

***

La investigación en otras áreas también continuó avanzando. Ed Ornitz me dijo que, cuando él estaba como becario en psiquiatría infantil en el Centro de Estudios Infantiles de Yale, tomó conciencia de otros dos grupos de síntomas —fuera de la tríada de alteraciones de Wing y Gould— que, según me dijo, eran también manifestaciones llamativas del autismo en la edad preescolar: «Las alteraciones de la modulación sensorial y de la motricidad usualmente disminuyen a partir de los 5 años de edad. Estudié estas conductas en los años setenta y ochenta y observé que las alteraciones de la modulación sensorial se caracterizaban por una hipo- y una hiperreactividad a los estímulos sensoriales, así como por la búsqueda de estimulación sensorial. La hiporreactividad implicaba ignorar estímulos auditivos o dolorosos. La hiperreactividad implicaba distracción ante los estímulos ambientales, malestar ante la estimulación y, paradójicamente, conductas que proporcionan estímulos sensoriales repetitivos. Las alteraciones de la motricidad son conductas estereotipadas que facilitan esa estimulación sensorial. Las alteraciones de la modulación sensorial se dan como respuesta a estímulos visuales, auditivos, táctiles y vestibulares. En todas esas modalidades, el estímulo provoca un malestar severo o, paradójicamente, la búsqueda de esa forma de estimulación»[65].

Ornitz me dijo que, para estudiar esas conductas, había desarrollado un cuestionario con 21 conductas concretas que ejemplificaban esas alteraciones, y otras 18 conductas que ejemplificaban las dificultades propias del autismo para relacionarse con las personas y los objetos.

En un estudio de 1978, los padres de 74 niños preescolares con autismo y de 38 niños sin alteraciones completaron las preguntas de ese cuestionario en una escala que iba desde *no ocurre nunca* a *ocurre casi siempre*. Como Ornitz me comentó: «Dependiendo del ítem, hasta un 71% de los niños con autismo presentó alteraciones de la modulación sensorial[66]. Sin embargo, ninguno de los niños del grupo sin alteraciones mostró esas conductas»[67].

Diez años más tarde, Ornitz realizó otro estudio parecido en el que los padres de 242 niños pequeños con autismo, casi todos menores de 6 años de edad, completaron ese mismo cuestionario[68]. «Los cuestionarios aportaban datos que podían usarse para comparar las alteraciones de la modulación sensorial con las alteraciones de la relación social propias del autismo. La correlación entre la prevalencia de ambos tipos de alteración fue significativa. Sin embargo, las alteraciones de la modulación sensorial, aunque son una manifestación prominente del autismo durante los años preescolares, no llegaron a formar parte de los criterios diagnósticos para el trastorno autista en el *DSM-IV*. Sospecho que esto pudo deberse a que la mayoría de los profesionales habían estudiado el autismo transversalmente y después de la etapa preescolar, cuando dichos problemas son menos frecuentes y pueden no ser evidentes. Está claro que es muy importante estudiar el autismo desde una perspectiva evolutiva»[69].

También en los años setenta comenzaron los primeros estudios serios sobre las alteraciones del lenguaje en el autismo. El retraso en la realización de esos estudios pudo estar provocado en parte por la misteriosa decisión de Kanner y Eisenberg en 1956 de eliminar los déficits de lenguaje de los tres criterios básicos de definición del autismo.

En su estudio de 1974, Marian DeMyer y sus colaboradores afirmaron haber encontrado «una profunda disfunción del lenguaje en todos los niños con autismo. Esta disfunción se manifiesta en el componente simbólico del lenguaje, aun cuando los mecanismos del habla están presentes»[70].

En 1975, Michael Rutter, Lawrie Bartak y sus colaboradores publicaron un estudio comparativo entre el autismo infantil y el trastorno específico del desarrollo del lenguaje receptivo*. Los investigadores reunieron una

*N.T.: Denominado también en castellano durante décadas «disfasia receptiva», «disfasia receptiva del desarrollo» e incluso «afasia receptiva del desarrollo» (véase Rivière y Belinchón, 1981).

muestra de niños (varones) con edades comprendidas entre los 5 y los 10 años, que aparentemente no presentaban disfunciones neurológicas, pérdida auditiva o discapacidad intelectual, pero que tenían una grave dificultad evolutiva para comprender el lenguaje hablado. Encontraron que, en ese grupo, los niños con diagnóstico de autismo tenían un desarrollo lingüístico más desviado que los niños sin diagnóstico de autismo, un déficit de comprensión más profundo y dificultades de lenguaje más amplias; además, mostraban déficits en el uso social que hacían del lenguaje. Concluyeron que la alteración lingüística «probablemente era necesaria para el desarrollo del síndrome conductual del autismo»[71].

Actualmente, como me contó ella misma, Bartak cree que «[el déficit primario en el autismo] parece radicar en el procesamiento de la información que tiene que ver con las personas, las emociones y las situaciones sociales. Probablemente, manejar ese tipo de información es algo que hace automáticamente cualquiera que no esté en el espectro autista, y probablemente hay un sistema cerebral que modula ese proceso. Mi hipótesis es que ese mecanismo no funciona en algunas personas. Tienen que aprenderlo cognitivamente»[72].

Otra área de mucha actividad en la investigación del autismo en todo el mundo en los años setenta fue el tema de la prevalencia. Como ya vimos, el primer estudio de este tipo fue el que hizo Victor Lotter en 1966 en Middlesex (Inglaterra). Pero el primer estudio de prevalencia de la década siguiente fue el que, en 1970, en el estado norteamericano de Wisconsin, publicó Darold Treffert, más conocido hoy en día como una de las personas del mundo que más sabe sobre el *síndrome savant* en personas con autismo (de hecho, Treffert fue uno de los principales asesores de la película *Rain Man*). Este estudio, y una amplia serie de estudios de prevalencia que aparecieron en Japón, Dinamarca y Francia algo más tarde, también en la década de los setenta, se comentarán con más detalle en el capítulo 7.

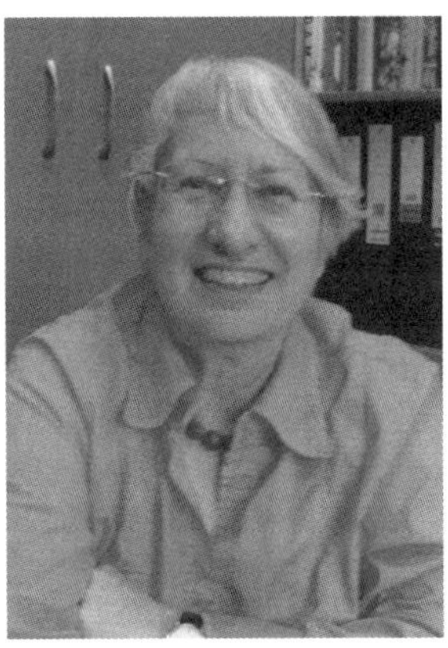
Uta Frith

Una de las personas clave que empezó a investigar el autismo en serio en la década de 1970 fue Uta Frith. Profesora emérita en la actualidad en la Universidad Colegio de Londres (UCL), y conocida sobre todo por su participación en el desarrollo de la teoría del déficit en mentalización y por su descripción de la coherencia central débil en lo que se refiere al autismo, Frith nació en Rockenhausen (Alemania) en 1941, con el nombre de Uta

Aurnhammer. Inicialmente se planteó estudiar historia del arte en la Universidad de Saarbrücken, pero después descubrió que la psicología era una ciencia experimental y quedó impresionada por el hecho de que la mente pudiera investigarse usando métodos empíricos.

Frith llegó a Londres en 1964 para hacer prácticas en el Instituto de Psiquiatría y asistir allí a un curso de psicología clínica. Durante ese curso, se enfrentó a sus primeros casos de lo que entonces se llamaba «psicosis infantil» y ahora llamamos autismo. Instantáneamente, se quedó fascinada por el contraste entre, por un lado, la apariencia atractiva e inteligente de los niños y, por otro, el nivel tan profundo de sus dificultades. Pese al hecho de que a finales de los años sesenta el ambiente estaba todavía dominado por las teorías psicogénicas y que solo una minoría de expertos estaban preparados para aceptar la idea de que el autismo podía ser una condición «orgánica», Frith estaba convencida de que tenía que ser un trastorno biológico.

Frith ha descrito a los primeros niños con autismo que ella vio como niños «lejanos, guapos y misteriosos» que le recordaban a los de la novela de ciencia ficción de John Wyndham *The Midwich cuckoos* (*Los cucos de Midwich*)*. Frith me dijo: «Yo estaba cautivada. Hay algo fascinante en el autismo; nos plantea preguntas fundamentales sobre nosotros mismos, nuestra conciencia, nuestra relación con las otras personas. Empecé a introducirme en el mundo de los niños autistas aquí, en Londres, gracias a Michael Rutter, que por aquel entonces (mediados de los sesenta) estaba en el Hospital Maudsley, mientras yo me estaba formando como psicóloga clínica. Por esos mismos años, conocí a quienes después serían mis mentores y los directores de mi tesis doctoral: Beate Hermelin y Neil O'Connor»[73].

Los estudios de la berlinesa Beate (Ati) Hermelin y el australiano Neil O'Connor eran únicos en aquel tiempo porque estaban diseñados desde la perspectiva de la psicología experimental. Frith ha comparado a esta famosa pareja de investigadores con los personajes principales de *The Avengers* (*Los vengadores*), la famosa serie de espías y aventuras de la televisión británica de los sesenta. Uta Frith me dijo: «Los dos eran glamurosos y poco comunes. Sus ideas eran radicales y originales»[74].

---

*N.T. También conocida como *Los cuclillos de Midwich* (el título de la novela difiere según la edición). Se refiere a los polluelos de cuco, un ave que pone los huevos en los nidos de otros pájaros para que estos los críen. Los niños de la novela parecen humanos pero son, en realidad, niños extraterrestres concebidos en madres humanas y criados por familias humanas.

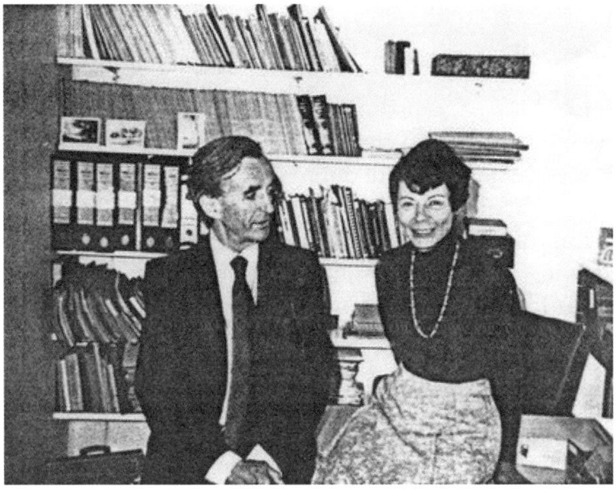

Neil O'Connor y Beate Hermelin, fotografiados a finales de los setenta (fotografía por cortesía de Uta Frith)

Frith está lejos de ser la única en admirar a Hermelin y O'Connor. Francesca Happé —una colega de Frith que colaboró con ella en la elaboración de la teoría de la coherencia central débil en el autismo— también empezó a trabajar en este ámbito gracias a esos dos personajes tan fundamentales en las primeras investigaciones del autismo. Happé recordaba que fue a ver a Hermelin y O'Connor tras leer el libro de Clara Claiborne Park *Ciudadela sitiada* para ver si confiaban en ella para recopilar datos, algo que normalmente hacían ellos mismos[75].

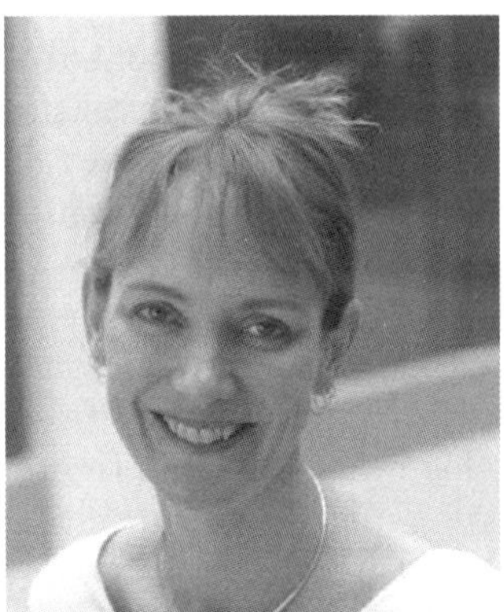

Francesca Happé

Cuenta Happé: «Primero me reuní con Neil [O'Connor] y fui con él a los colegios Sybil Elgar y Springhallow, que estaban en Ealing, cerca de Londres. Neil era una persona fantástica. Tenía todo el tiempo del mundo para la gente. Una vez se sentó junto a mí mientras yo le dedicaba mi tiempo a un joven con autismo de bajo funcionamiento. Probablemente, Neil pensó que yo me iba a dar por vencida»[76].

O'Connor y Hermelin le pidieron a Happé que recogiera los datos de un grupo de personas con autismo con habilidades especiales de memoria y de un grupo de control. «Me recorrí todo el país evaluándolos. Fue una experiencia alucinante ver lo que es el autismo realmente».

Happé también recordaba a O'Connor como un «hombre extraordinariamente brillante, muy irónico y siempre maravillosamente bien vestido. Conducía un coche deportivo, y en aquellos primeros tiempos, solía situar el coche de forma que las ruedas quedaran limitadas por las vías del tranvía, quitaba las manos del volante, y así leía el correo durante el trayecto desde su casa al trabajo». Hermelin, como recordaba también Happé, fue igualmente una persona extraordinaria – «una mujer dura pero enormemente generosa– »[77].

Uta Frith ha reconocido muchas veces su deuda con Hermelin y O'Connor, pero entre los propios alumnos de doctorado de Frith se encuentran algunos de los nombres más destacados en el mundo del autismo, como es el caso de Simon Baron-Cohen, Tony Attwood y Digby Tantam. Como muy adecuadamente escribió Dorothy Bishop en el 2006, en su homenaje a las muchas contribuciones de Frith: «Es importante darse cuenta de que investigar sobre el autismo en los años sesenta y setenta era una tarea muy diferente de cómo lo es hoy en día. No existía el concepto de "autismo de alto funcionamiento", y los niños que eran objeto de estudio tenían limitaciones cognitivas graves»[78].

En una ocasión, Frith dijo en una entrevista: «En los sesenta, la carga de la culpa estaba puesta en las madres. Aquello fue un tremendo error»[79]. También conmigo insistió mucho en este punto: «Yo lo sentía muchísimo por las familias. Tenía muy claro que necesitaban que alguien les dijera, tantas veces como fuera posible, que ellos no eran los responsables»[80] .

Frith y sus colaboradores, por el contrario, creían que debía de haber un déficit muy específico en el cerebro de los niños que fuera el responsable del «descarrilamiento» de su desarrollo cognitivo. En otra entrevista, Frith comentó: «Pensábamos que la mente no es como un gran plato de espaguetis enmarañados, sino más bien como un edificio con diferentes pisos y habitaciones. En otras palabras: empezamos a pensar que, en la mente, las diferentes capacidades cognitivas se desarrollan de forma diferente. Eso nos llevó a pensar en las bases cerebrales de las funciones cognitivas. Fue el fenómeno del autismo lo que nos animó a pensar de esta manera, porque lo que encontramos es que los niños autistas tienen a la vez déficits muy profundos en algunos componentes cognitivos y habilidades sorprendentes en otros. Por ejemplo, al igual que los niños con un desarrollo normal, [los niños con autismo] tienen la capacidad de establecer asociaciones y de aprender mecánicamente. Sin embargo, a la vez, les resulta extremadamente difícil encontrar el significado de las respuestas sociales y responder a estas con reciprocidad»[81].

Frith comentó que sus experimentos sobre percepción y memoria fueron algunas de las primeras aplicaciones que se hicieron de la teoría del procesamiento de la información con respecto al autismo: «Hermelin y O'Connor tuvieron la brillante idea de comparar y contrastar a niños con autismo, niños con discapacidad intelectual que no tenían un diagnóstico específico y niños más pequeños sin problemas del desarrollo, que estaban equiparados en la edad mental resultante de diversas funciones cognitivas. Este enfoque es ahora el habitual en el estudio de los retrasos del desarrollo»[82].

Frith recordó que por aquel entonces, en Londres, había mucha presión para realizar estudios orientados a la intervención, en vez de estudios cognitivos (un énfasis incrementado por las visitas de educadores destacados como Eric Schopler[83]). También por aquellos años (finales de los sesenta), empezaba a entrar en escena en el Reino Unido el enfoque basado en la modificación de la conducta. Denominado ahora análisis conductual aplicado o ABA, este enfoque era conocido entonces como de *condicionamiento skinneriano.*

«El Hospital Maudsley fue uno de los sitios en los que ese enfoque se probó, y con bastante éxito», me dijo Frith. «Yo, realmente, estaba bastante impresionada, pero también horrorizada. ¿Los fines justifican los medios? Aquello parecía muy rígido. Se gritaba mucho para intentar conseguir que los niños hicieran algo a toda costa. Parecía ser brutal, sin ningún refinamiento. Pero al mismo tiempo parecía prometedor. Se evitaba que los niños hicieran cosas realmente destructivas —como autoagredirse— que eran extremadamente peligrosas»[84].

Una de las terapeutas conductuales que trabajaba en el Maudsley y que a la vez impresionó y horrorizó a Frith fue Irene Kassorla. Actualmente, Kassorla es más conocida porque es una glamurosa psicóloga de Los Ángeles a la que apodan «la psiquiatra de las estrellas» por sus famosos pacientes de Hollywood y por sus apariciones interpretándose a sí misma en la famosa telenovela estadounidense General Hospital. Kassorla empezó a trabajar con niños con autismo en el Maudsley en 1968, y la BBC hizo un documental para la televisión titulado «The broken bridge» (El puente roto) sobre dos niños con autismo, Philip Morrall e Iris Faith, tratados por ella. Este documental se considera uno de los primeros programas que se vieron en la televisión británica sobre autismo, aunque en él frecuentemente se referían a los niños como psicóticos. Kassorla había publicado ya un artículo en 1965 y también figuró, unos cuantos años después, en el desagradable artículo de la revista *Life* «Screams, slaps and love» (literalmente: Gritos, bofetadas y amor) sobre el trabajo de Lovaas, que ya mencionamos en la página 151.

***

En los años setenta, sin embargo, continuaron surgiendo aproximaciones pseudocientíficas al autismo.

Nikolaas Tinbergen, un etólogo holandés que en 1973 compartió con Karl von Frisch y Konrad Lorenz el Premio Nobel en Fisiología y Medicina, dirigió su atención al autismo desde una óptica equivocada e incluso dedicó a ese trastorno su discurso de aceptación del Nobel (el 12 de diciembre de ese año). Ese discurso siguió en buena medida los planteamientos de la «terapia del abrazo forzado». Tinbergen declaró entonces que la mayoría de los expertos creían que el autismo se debía a un problema genético o a factores congénitos (por ejemplo, daño cerebral) provocados por un parto difícil:

> Algunos de los especialistas son realmente muy enfáticos cuando afirman que el autismo «no está causado por la personalidad de los padres ni por sus prácticas de crianza». Si esto fuera cierto, la perspectiva de una cura real para esos niños sería muy poco prometedora [...] Pero hay también unos pocos expertos que se inclinan por atribuir al menos algunos casos de autismo a causas ambientales perjudiciales, ya sean acontecimientos traumáticos en la primera infancia o fallos continuos en la interacción padre-hijo. Si esto fuera por lo menos parcialmente correcto, la perspectiva de una cura real sería más clara»[85].

Tinbergen empezó después a hablar de la terapia que él y su mujer, Elizabeth, habían iniciado poco antes para ayudar a los niños con autismo. Esta terapia consistía en «tocar con cuidado la mano del niño con la propia mano [...] y continuar el contacto mediante el tacto y vocalizaciones indirectas para empezar a cimentar un vínculo». A este enfoque, que se aplicaba a niños con un autismo severo, Tinbergen lo llamaba *procedimiento de doma* y decía que le había permitido «sacar a los niños de sus caparazones». Tinbergen afirmó también que la terapeuta australiana Helen Clancy había estado tratando niños con autismo de una forma parecida, usando un tipo de condicionamiento operante que aceleraba la respuesta de los niños ante los cambios en las conductas de sus madres. «En otras palabras, [Clancy] trata de que se establezca un vínculo emocional mutuo entre la madre y su hijo y evita, al menos al principio, enseñar poco a poco habilidades concretas»[86].

Tinbergen aseguraba que muchos psiquiatras infantiles «simpatizaban con sus puntos de vista e incluso los compartían y empezaban a actuar basándose en ellos[87]». Escribió un libro sobre este tema que fue objeto

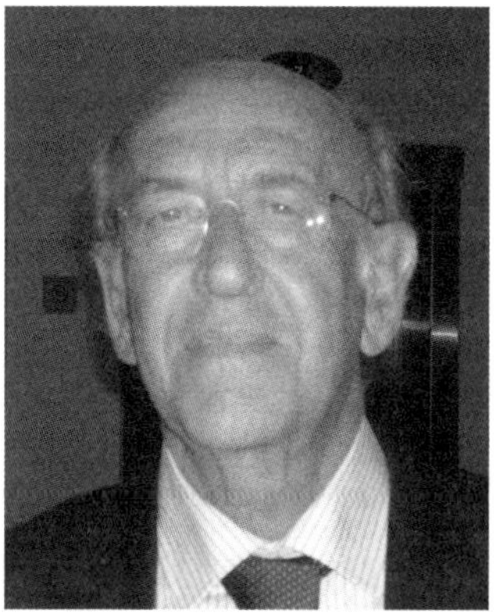

Michele Zappella

de una revisión extremadamente crítica por parte de Uta Frith»[88].

Michele Zappella, que es uno de los principales expertos en autismo de Italia y está afincado en Siena, trabajó con Tinbergen a finales de los años setenta. Posteriormente rechazó el enfoque de Tinbergen sobre el autismo y la terapia del abrazo forzado, pero por aquel entonces era un convencido. Tal y como él me dijo: «Su idea era que tenías que relacionarte con los niños autistas con mucha cautela. Cuando empecé a estudiar la terapia del abrazo forzado, me di cuenta de que lo que pasaba era que las madres interactuaban con sus hijos. Los niños al principio reaccionaban con furia, pero después se calmaban. La segunda parte de la sesión era de juego lúdico. En poco tiempo cambié el enfoque de Tinbergen e introduje un método basado esencialmente en el juego físico, un tipo diferente de interacción intensa, pero sin furia. Encontré que el juego físico era muy útil para cambiar las conductas de los niños con autismo. También obtuve mejoras muy rápidas utilizando ese método con niños con síndrome de Tourette»[89].

Zappella consideró que su enfoque «es muy atípico, en comparación con otros métodos. La intervención se plantea habitualmente, en términos de una estructuración buscada o de un condicionamiento intensivo. Son dos enfoques muy distintos. Según mi experiencia, la estructuración es muy importante para los niños con autismo, especialmente para aquellos con dificultades más graves. Por otra parte, es cierto que se puede motivar a estos niños, pero no mediante el condicionamiento»[90].

La terapia del abrazo forzado como tal fue introducida en EE. UU., entre otros, por Martha Welch, y adoptada después en Alemania por Jirina Prekop. Prekop sigue usándola todavía, la denomina *Festhaltetherapie* [literalmente, terapia de apego] e insiste en que el autismo consiste simplemente en una incapacidad de amar.

Claire Sainsbury, una conocida escritora con síndrome de Asperger, ha descrito la terapia del abrazo forzado como una «violación sensorial». Otra escritora con autismo, Therese Jolliffe, sufrió también esa terapia y me dijo: «En lo que a mí respecta, el sufrimiento fue terrible y no se consiguió nada»[91].

Ni siquiera hay evidencia científica que muestre que la terapia del abrazo forzado es eficaz. La forma más extrema de esa terapia se puede encontrar hoy día en Francia, en la práctica llamada *packing o empaquetamiento* (comentada en la página 119).

Otro enfoque espurio sobre el autismo, que en algunas partes del mundo se siguió durante algún tiempo casi con tanto entusiasmo como la terapia del abrazo forzado, fue el de Doman-Delacato. En 1974, Carl Delacato publicó un libro (*The ultimate stranger: The autistic child [El niño autista]*) en el que exponía su teoría de que la causa del autismo radica en una lesión cerebral específica y recomendaba un tratamiento de rehabilitación neurológica consistente en una terapia de integración sensorial que aprovechara la plasticidad natural del cerebro y su capacidad para crear nuevas conexiones de aprendizaje por medio de nuevas rutas neurales[92]. El concepto de plasticidad neuronal es válido e importante, pero las terapias que introdujeron Delacato, su hijo David y su colaborador Glenn Doman para «reparar» el daño cerebral, y que según sus proponentes estaban asociadas a las anomalías sensoriales, no se han podido demostrar rigurosamente en ningún estudio científico. La principal virtud de los escritos de Delacato fue su rechazo de la visión psicoanalítica sobre el autismo.

***

En medio de las investigaciones cada vez más numerosas y sólidas (y de las teorías a veces claramente erróneas), hubo también numerosas historias positivas que contar en todo el mundo en relación con otros frentes. Una de ellas fue la apertura en 1974 de la primera residencia de Gran Bretaña —y, de hecho, de toda Europa— especializada en autismo. Se trató de Somerset Court, en Brent Knoll (sudoeste de Inglaterra), si bien, como ya vimos en el capítulo 4, el centro de Sybil Elgar en Ealing (West London), ya tuvo algunos alumnos internos en los años sesenta.

Gerald de Groot fue una de las personas que desempeñaron un papel destacado en el funcionamiento de Somerset Court. Me dijo: «Nuestros chicos estaban a punto de cumplir los 14 o los 15 años, y nos dimos cuenta de que pronto tendrían que regresar a sus casas si no tenían ningún otro sitio al que ir. Entonces tuvimos la idea de crear un centro para adultos con autismo»[93]. La mayoría quería que lo dirigiera Sybil Elgar. Ella aceptó, pero con la condición de que estuviera en algún sitio del sudoeste de Inglaterra. De Groot me dijo que aquello se debía a que el marido de Elgar había sido trasladado allí por la empresa para la que trabajaba, la British Rail (Ferrocarriles Británicos).

De Groot me contó: «Pasamos unos 18 meses yendo y viniendo desde y hacia Londres en busca de un edificio adecuado. Eso fue antes de que la autopista M4 se uniera a la M5, con lo cual los viajes eran larguísimos. El edificio que finalmente escogimos era propiedad de un millonario, muy adecuadamente llamado Cashman*, que odiaba la casa. Se la compramos a precio de ganga. Los padres nos prestaron el dinero, sin intereses. Sigo recordándole a la gente que Somerset Court es quizá el único lugar [para personas con autismo] comprado por los padres con su propio dinero. Posteriormente, negocié su venta a la Asociación Nacional de Autismo de Gran Bretaña (NAS)»[94].

Somerset Court abrió sus puertas en 1974. Según me contó de Groot, en las semanas que transcurrieron entre la jubilación de Sybil Elgar como directora en 1979 y su sustitución por Bob Reynolds, el centro se convirtió en un servicio residencial que funcionaba 52 semanas al año. «En cierto modo, Bob salvó Somerset Court. Puso en marcha una organización autosuficiente, con un equipo de profesionales cualificados y que nunca se ha echado atrás»[95].

Otro de los padres, el actor David Tomlinson (véase el capítulo 4) elogia también muy efusivamente a Reynolds. En su propia autobiografía, Tomlinson lo describe como un «digno sucesor» de Sybil Elgar[96].

Mientras tanto, en 1975, se había promulgado una nueva legislación en el Reino Unido que extendía la educación a todos los niños, independientemente de su discapacidad. Habían cambiado las expectativas y empezaban a desarrollarse currículos adecuados para los que entonces se llamaban niños «subnormales», a los que previamente se les había negado la educación. Más o menos por esos años, Margaret Walker y sus colaboradores desarrollaron un sistema de comunicación multimodal llamado Makaton, que combinaba signos y símbolos con el lenguaje oral, para facilitar la comunicación de las personas con discapacidad intelectual.

A pesar de la enorme importancia que tuvo posteriormente en el Reino Unido y en otros países, durante los años setenta la NAS no fue relevante para la mayoría de las personas que trabajaban en el campo de los trastornos del desarrollo. Hugh Morgan —distinguido con el título de Oficial de la Orden del Imperio Británico, y director ejecutivo de Autism Cymru, la Asociación Nacional de Autismo de Gales— trabajó en esos años en hospitales de larga estancia en Wiltshire y en Oxfordshire, al norte de Gales. «Gracias al liderazgo y el perfil de [el actor] Brian Rix, empezamos a fijarnos en MENCAP. Concretamente, recuerdo una película didáctica producida por esta organización que se le mostró al personal médico del

*NT: Juego de palabras con «cash» (que significa «dinero en efectivo») y «man» (hombre).

hospital de Bradwell Grove en 1975», me dijo Morgan. «La mayoría no conocía la existencia de la NAS, lo que, mirando hacia atrás y con el beneficio de la retrospectiva, resulta bastante irónico, porque probablemente la mitad de los 66 adultos con los que trabajábamos en la unidad de larga estancia de ese hospital —que se cerraba con llave— obtendrían hoy en día un diagnóstico de autismo»[97].

Muchas otras cosas ocurrieron también en otros lugares del mundo en el ámbito de la educación del autismo. Maggie Golding dejó Londres para irse a Rodesia del Norte (convertida pronto en Zambia) para empezar su vida de casada. Dos años después, ella y su marido se trasladaron de nuevo a Sudáfrica y fue allí, en 1969, donde recibió una carta de Vera Buhrmann, una psiquiatra infantil de orientación psicoanalítica jungiana que también vivía en Ciudad del Cabo.

Según recordó Golding durante la conferencia que impartió en el Congreso Mundial de Autismo celebrado en Ciudad del Cabo en el 2006: «Buhrmann había leído un artículo escrito por mí (en realidad, el único que yo había escrito) en el que comparaba a niños con autismo escolarizados con niños con desarrollo normal»:

> Buhrmann tenía un pequeño grupo de niños con autismo como pacientes en el Hospital Infantil de la Cruz Roja, y tanto ella como los padres esperaban crear una escuela. La carta que me había enviado Buhrmann había viajado de Ciudad del Cabo a Londres, de Londres a Zambia y de Zambia a Ciudad del Cabo, donde finalmente me llegó. Pasó lo que tenía que pasar, y en 1970 y conmigo como directora, se inauguró en Ciudad del Cabo el primer colegio para niños con autismo de Sudáfrica, que dio lugar a los actuales colegios Vera y Alpha[98].

Golding dijo lo siguiente acerca de la historia del desarrollo de la educación para alumnos con autismo durante el apartheid en Sudáfrica:

> Fue una historia extraña y llena de retos. Inicialmente, como colegio dirigido por la Asociación de Autismo de Ciudad del Cabo, aceptamos a niños de todas las razas enviados desde el Hospital Infantil de la Cruz Roja. [...] En aquellos días de segregación racial, éramos conscientes de que aquella situación no era segura. Sin embargo, el cambio vino de donde menos esperábamos. Por aquel entonces, cada grupo racial tenía su propio ministerio de educación, y los padres de los niños con autismo de la "comunidad de color del Cabo", junto con un profesor del mismo grupo racial, decidieron pedir una ayuda al Department of Coloured Affairs [literalmente: Ministerio de Asuntos de la Gente de Color]. Aunque así se aseguraban de que los salarios de los profesores se pagaban, eso también significaba una escuela segregada. Ni siquiera el amable ministro de Educación Nacional podía evitar aquella situación, porque a él solo le correspondía la supervisión de las escuelas blancas. [...] Al final, tuvimos que respetar los deseos de los padres, y los dos colegios funcionaron como centros hermanos, hasta que Sudáfrica se convirtió en el «País del Arco Iris»[99].

Mientras tanto, en los EE. UU., el presidente Gerald Ford firmó el 6 de octubre de 1975 la Disabilities Act (Ley sobre las discapacidades). Al informar con enorme alegría de esta noticia en su boletín *The Advocate* (literalmente, El defensor), la Asociación Nacional de Niños con Autismo (que se convirtió después en la Asociación Estadounidense de Autismo) declaró: «Tal como esperábamos, el autismo se ha incluido específicamente entre las discapacidades definidas. En breve, ¡estaremos definitivamente dentro!»[100].

En un tono más sombrío, la misma edición de *The Advocate* informaba a sus lectores del fallecimiento de uno de los pioneros de la educación de los niños con autismo, Carl Fenichel, el 25 de septiembre de 1975 a los 69 años de edad (véase el capítulo 2): «Fenichel hizo lo que sus iguales le dijeron que no se podía hacer: aprendió cómo romper la barrera del autismo, encontrar al niño que hay dentro, y ayudarlo salir»[101].

7

DEFINICIÓN, DIAGNÓSTICO Y EVALUACIÓN

7

Definición, diagnóstico y evaluación

Las herramientas y su historia

Desde que Leo Kanner identificó por primera vez en 1943 el síndrome al que llamó autismo infantil, ha habido cierta controversia entre los profesionales acerca de la naturaleza exacta de esa condición. Por lo general, los profesionales parecen haber basado sus diagnósticos en aquellos aspectos del trastorno que consideran más importantes o sobre los que tienen un mayor conocimiento o pericia.

Como ya vimos, Kanner declaró en 1943 que «el autismo infantil precoz es significativa y singularmente diferente de cualquier otro trastorno conocido hasta la fecha». No intentó especificar criterios diagnósticos concretos para su síndrome, pero presentó, meticulosa y admirablemente detalladas, las historias clínicas de ocho niños y tres niñas, en las que destacaba los siguientes rasgos característicos:

- Incapacidad para relacionarse con otras personas, incluyendo a los miembros de su propia familia, desde el principio de la vida.
- Incapacidad para desarrollar lenguaje; en los niños que hablaban, uso del lenguaje «anormal» y claramente no comunicativo (Kanner observó la inversión de pronombres en los ocho niños que hablaban, así como ecolalia, preguntas obsesivas y un uso ritualizado del lenguaje en varios de los niños).
- Respuestas anormales ante objetos y eventos del entorno tales como comida, sonidos fuertes y objetos en movimiento. Kanner consideró que reflejaban un deseo ansioso de mantener la invariabilidad y que conllevaban una limitación de la diversidad de acciones espontáneas.

- Buen potencial cognitivo, con una excelente memoria mecánica; buena coordinación muscular fina pero, ocasionalmente, torpeza al andar.

No se produjeron avances uniformes en la descripción y la comprensión del autismo en los años que siguieron a la publicación de este primer artículo de Kanner. En 1965, él mismo se quejaba de que en el ámbito de la psiquiatría infantil hubiera dos tendencias sobre ese tema: algunos psiquiatras infantiles no aceptaban que el autismo fuera un síndrome diferente y sugerían que no tenía sentido trazar líneas precisas de demarcación entre el autismo y otras formas de desarrollo atípico; mientras, otros profesionales aceptaban que el autismo era un síndrome, pero aplicaban ese diagnóstico, puesto de moda, de un modo excesivamente laxo.

Lorna Wing ha señalado que había otra trampa en la que cayeron algunos profesionales: interpretar de un modo excesivamente restrictivo el compendio que había hecho Kanner de los rasgos de su síndrome, de modo que solo diagnosticaban autismo en los casos en los que el niño no mostraba ningún signo de conciencia de otras personas, a pesar del hecho de que ninguno de los casos del propio Kanner estaba afectado de un modo tan severo[1].

Como ya vimos, hubo también otras confusiones. Lauretta Bender usó el término *esquizofrenia infantil* a partir de 1947, y ese término lo adoptaron los psiquiatras infantiles y psicoanalistas de todo el mundo hasta finales de la década de 1960. Algunos de los estereotipos sobre el autismo y la esquizofrenia se remontan al *DSM-I* (1952), donde se afirmaba específicamente que la manifestación primaria de la esquizofrenia infantil es el autismo:

> Se clasificarán aquí aquellas reacciones esquizofrénicas que tienen lugar antes de la pubertad. El cuadro clínico puede diferir de las reacciones esquizofrénicas que se dan en otras edades debido a la inmadurez y la plasticidad del paciente en el momento de inicio de la reacción. Se clasificarán aquí las reacciones psicóticas infantiles, cuya manifestación primaria es el autismo. Los síntomas específicos se añadirán al diagnóstico y se considerarán como manifestaciones[2].

Aunque el artículo pionero publicado en 1971 por Israel Kolvin y sus colaboradores (véase el capítulo 6) parecía refutar la idea largamente sostenida de que el autismo era «la forma más temprana de esquizofrenia», este estudio no fue aceptado por todo el mundo, y la investigación sobre las diferencias entre ambas condiciones continuó hasta los años ochenta. En 1984, un estudio hecho en la UCLA presentaba las historias clínicas de tres niños que inicialmente tenían muchos rasgos de autismo (aislamiento social, ausencia de contacto ocular, ecolalia, resistencia a los cambios, conductas ritualizadas, apego peculiar a los objetos y movimientos estereotipados), pero que más tarde desarrollaron características de la esquizofrenia tales como alucinaciones, delirios, distorsiones perceptivas y habla sin sentido[3].

En contraste con esto, un estudio de 1986 dirigido por Judith Rumsey en el National Institute of Mental Health (Instituto Nacional de Salud Mental) de Bethesda (Maryland) evaluó a 14 adultos con historias clínicas documentadas de autismo y 14 adultos con esquizofrenia. Encontraron que, aunque algunos síntomas se solapaban, varios rasgos fundamentales como la «pobreza» del lenguaje de los participantes con autismo o la «fuga de ideas» y la falta de lógica de los participantes esquizofrénicos no eran comunes a ambos grupos. Todos los adultos que habían recibido un diagnóstico de autismo en su infancia seguían cumpliendo los criterios de autismo, pero ninguno cumplía los criterios de esquizofrenia[4].

Sin embargo, un año después, en 1987, Fred Volkmar, del Centro de Estudios Infantiles de la Universidad de Yale, declaró: «No hay razón para sospechar que tener autismo proteja a las personas de la esquizofrenia; es decir, cabe esperar que al menos algunas personas con autismo puedan sufrir un trastorno esquizofrénico sobreañadido»[5].

Beate Rank, una psicoanalista freudiana nacida en Polonia y emigrada a EE. UU., habló en 1949 de «desarrollo atípico del ego» y de «autismo atípico» y, de nuevo, esta terminología se hizo de uso común. En 1952, la psicoanalista de origen húngaro Margaret Mahler, a quien le interesaba la patología de las relaciones madre-hijo, introdujo la expresión diagnóstica «psicosis simbiótica». Cuatro años más tarde, Stanislav Szurek escribió: «Estamos empezando a creer que clínicamente es infructuoso, e incluso innecesario, trazar líneas precisas de demarcación entre una condición que podríamos llamar psiconeurótica y otra que podríamos llamar psicosis, autismo, desarrollo atípico o esquizofrenia»[6].

En 1949, la Organización Mundial de la Salud publicó la sexta revisión de su *Clasificación estadística internacional de las enfermedades* (*CIE-6*), que incluyó por primera vez una sección sobre las enfermedades mentales. Tres años después, la Asociación Estadounidense de Psiquiatría publicó la primera edición de su *Manual diagnóstico y estadístico de los trastornos mentales* (*DSM-I*). Tanto el *DSM-I* como el *DSM-II* (publicado en 1968) reflejaban el espíritu psicodinámico que predominaba en la psiquiatría por aquel entonces, si bien en ambos se incluían también conceptos y perspectivas biológicas tomados del sistema de clasificación de Emil

Kraepelin*. No se especificaban en detalle los síntomas de los distintos trastornos. Muchos de estos síntomas se consideraban reflejo de amplios conflictos subyacentes o de reacciones desadaptativas ante los problemas de la vida, aplicando la distinción entre neurosis y psicosis. Más o menos al mismo tiempo, en 1958, se publicó el *CIE-7*, una edición que siguió vigente hasta los años sesenta y que, sorprendentemente, siguió incluyendo como diagnósticos autorizados términos como *idiocia* e *imbecilidad*.

En 1956, Leo Kanner y su colaborador Leon Eisenberg revisaron la propuesta original de Kanner sobre el autismo y los cinco rasgos que él consideraba de valor diagnóstico. Esos rasgos eran:

- Falta profunda de contacto afectivo con otras personas.
- Deseo ansiosamente obsesivo de mantener la invariabilidad en las rutinas y el entorno del niño.
- Fascinación por los objetos, que se manipulan hábilmente gracias a una buena motricidad fina.
- Mutismo o alguna forma de lenguaje que no parece buscar la comunicación interpersonal.
- Buen potencial cognitivo, que se manifiesta en una excelente memoria y un buen rendimiento en algunos tests.

Kanner enfatizó también la importancia de que los síntomas estuvieran presentes desde el nacimiento o antes de los 30 meses de vida. En su artículo de 1956, Kanner y Eisenberg modificaron los criterios diagnósticos y seleccionaron como esenciales solo dos: la falta profunda de contacto afectivo y las conductas repetitivas y ritualizadas, que podían llegar a ser muy elaboradas. Consideraron que, si estaban presentes esos dos rasgos, se daría también el resto del cuadro clínico característico. Como ya vimos en el capítulo 2, sigue resultando enigmático que decidieran eliminar el criterio inicial de anomalías en el lenguaje. En concreto, como ellos mismos hicieron notar en el artículo de 1956, interpretaron que las peculiaridades en el lenguaje podían verse «como derivadas del trastorno básico en la interacción humana»[7].

---

*N.T: Al hablar del sistema de clasificación de Kraepelin, el autor se refiere a la división de las enfermedades mentales en los grupos maniacodepresivo y esquizofrénico. Este sistema de clasificación, que fue publicado por primera vez en su *Compendium der Psychiatrie* (más tarde titulado Lerhbuch) en Leipzig en 1883, se impuso prácticamente desde su promulgación. Su empeño clasificatorio, que distinguía claramente entre psicosis exógenas y endógenas, lo completó y perfeccionó Eugen Bleuler cuando sustituyó el concepto de «dementia praecox» por el de «esquizofrenia».

En los años cincuenta, algunos profesionales siguieron insistiendo en lo que consideraban similitudes entre el autismo y la esquizofrenia infantil. En 1961, un grupo de expertos británicos se constituyó en grupo de trabajo bajo la dirección de Mildred Creak, psiquiatra del Hospital infantil de la calle Great Ormond de Londres.. El objetivo de ese grupo fue intentar resolver el problema de la definición de este peculiar síndrome. Su terminología, sin embargo, siguió siendo confusa. Creak llamó a la condición «síndrome esquizofrénico de la infancia» y también usó los términos *psicosis infantil* y *autismo infantil* en los títulos de algunos otros escritos suyos.

Ese grupo de trabajo británico propuso nueve puntos para el diagnóstico de la «esquizofrenia infantil» (que incluía el autismo). Son los siguientes:

- Alteración grave y sostenida en el tiempo de las relaciones emocionales con las personas.
- Aparente falta de conciencia de la propia identidad personal, en un nivel inapropiado para la edad.
- Interés patológico por ciertos objetos o características de estos, sin relación con sus usos habituales.
- Resistencia sostenida en el tiempo a los cambios en el entorno, así como intentos de mantener o restaurar la invariabilidad.
- Experiencia perceptiva anómala (en ausencia de anomalías orgánicas identificables).
- Episodios frecuentes de ansiedad aguda, excesiva y aparentemente ilógica.
- Lenguaje que o se ha perdido, o no se ha llegado a adquirir, o refleja una dificultad para desarrollarse por encima de un nivel que es propio de una edad más temprana.
- Distorsión de los patrones motores.
- Retraso general severo en el que pueden aparecer islotes de habilidad o funcionamiento intelectual normal, casi normal o incluso excepcional.

Uno de los componentes de ese histórico Comité Creak (también llamado Comité de los Nueve Puntos), el psiquiatra escocés Fred Stone, me dijo: «Estoy muy orgulloso de una contribución que hice a nuestras discusiones y que me resultó muy difícil que los demás entendieran. Dije: "No sabemos lo suficiente sobre el funcionamiento temprano del cerebro como para comprender qué es lo que va mal en el cerebro de los niños con autismo. Sin embargo, creo una cosa: estos niños han encontrado por ensayo y error un modo de mantener la invariabilidad porque solo donde no hay cambios es donde ellos se pueden sentir más relajados". Intenté transmitir esa idea de que, aunque haya un cuadro tan difuso de signos clínicos, el cerebro del niño inventa un modo de mantener la invariabilidad»[8].

De forma significativa, uno de los nueve puntos del Comité Creak restituía el criterio que Kanner y Eisenberg habían eliminado cinco años antes, en 1956: el relativo a las anomalías en el lenguaje. El comité reconoció también el funcionamiento cognitivo alterado de los niños, a diferencia de Kanner, que no lo reconocía. Cabe decir igualmente que el comité no hizo ninguna referencia a que los padres de los niños con autismo pudieran ser un posible factor en el diagnóstico o la etiología del trastorno. Esto quizá resulta sorprendente, dado el predominio de las ideas psicoanalíticas en aquellos años y que al menos dos de los miembros del comité (Fred Stone y Gerald O'Gorman) tenían esa orientación.

La confusión sobre el diagnóstico obstaculizó la investigación, puesto que el uso poco coherente y contradictorio de las etiquetas diagnósticas hacía difícil interpretar los estudios. Algunos investigadores propusieron distinguir entre *autismo primario* y *autismo secundario*, en función de que se constataran (o no) condiciones médicas asociadas como, por ejemplo, la rubeola congénita; otros, sin embargo, continuaron hablando de etiologías psicogénicas. Asimismo, se fue haciendo evidente que algunas de las conductas que habitualmente se observan en el autismo (por ejemplo, las estereotipias) están presentes también en personas sin autismo pero con discapacidad intelectual, lo que sugirió que, al menos de cara a la definición diagnóstica, esas conductas no se consideraran específicas o únicas del autismo.

La evaluación psicológica infantil ha consistido tradicionalmente en aplicar baterías de pruebas diseñadas para evaluar el funcionamiento en diversas áreas. Esas pruebas miden la madurez social de los niños, sus capacidades cognitivas, su lenguaje expresivo y receptivo, los hitos evolutivos de su desarrollo físico, la intervención familiar y el comportamiento parental, y las respuestas emocionales. En el caso de trastornos como el autismo, de los que todavía no hay marcadores físicos o biológicos, la evaluación y el diagnóstico dependen de que se pueda determinar la presencia de las características conductuales asociadas a cada trastorno.

En una época tan temprana como 1959, C.G. Polan y B.L. Spencer diseñaron un cuestionario de 30 ítems para que quien lo cumplimentara pudiera anotar si el niño exhibía algunas de las características desviadas que, según creían los autores, eran indicativas de autismo. Las cinco categorías de síntomas de que se componía aquel cuestionario eran las siguientes:

- Desapego social.
- Alteración del lenguaje.
- Actividades motoras desintegrativas.
- Obsesiones y nerviosismo destructivos.
- Nerviosismo familiar.

Dicho cuestionario sirvió como prototipo para otros inventarios similares que se desarrollaron posteriormente[9].

Las investigaciones cruciales realizadas en Londres por Neil O'Connor, Beate Hermelin y Michael Rutter en los años sesenta demostraron que era posible evaluar a las personas con autismo. En contraste con la sorprendente insistencia de Kanner en que los jóvenes con autismo nacían equipados con capacidades cognitivas normales, Rutter y Lockyer demostraron en 1967 que, con frecuencia, el autismo y la discapacidad intelectual son concurrentes[10].

En 1964, Bernard Rimland diseñó la versión E-1 de la Diagnostic Checklist for Behaviour-Disturbed Children (literalmente: Lista de cribado diagnóstico para niños con comportamiento perturbado), un cuestionario para los padres sobre el desarrollo y la conducta de sus hijos. Posteriormente, revisó la prueba e incluyó preguntas aplicables a niños de cinco años o más. Esta Lista constaba de 80 preguntas sobre los antecedentes clínicos relativos al parto, la capacidad de respuesta social, el habla y otros aspectos. La puntuación consistía en poner un signo más (+) en las respuestas que eran congruentes con el diagnóstico de autismo y un signo menos (–) en las referidas a conductas que no eran características del autismo. El objetivo de esta prueba era diferenciar el autismo clásico descrito por Kanner en 1943 de la heterogénea población de niños y jóvenes a los que se consideraba «parecidos a los autistas».

En 1966, el psiquiatra infantil norteamericano Bertram Ruttenberg diseñó el Behaviour Rating Instrument for Autistic and Atypical Children o BRIAAC (literalmente: Instrumento para la valoración de la conducta de niños autistas y atípicos). A diferencia de la versión E-2 del cuestionario de Rimland, el BRIAAC consistía en una escala evolutiva que permitía describir las conductas actuales que realizaba el niño durante la evaluación clínica. La observación de los niños con autismo que participaban en un programa de atención diurna aportó el contenido básico a partir del cual se elaboraron los ítems. Cuando Donald Cohen utilizó en 1978 el BRIAAC para estudiar a 27 niños con diagnósticos de autismo infantil primario, autismo secundario, afasia, psicosis y discapacidad intelectual, las puntuaciones compuestas obtenidas no consiguieron diferenciar a los niños con autismo del resto de grupos con discapacidad. Sin embargo, profesores y terapeutas continuaron utilizando ese instrumento para definir sus objetivos de intervención y hacer pronósticos sobre los futuros niveles de desarrollo de niños «atípicos».

Como ya vimos en el capítulo 4, el epidemiólogo británico Victor Lotter, que trabajaba en la Unidad de Psiquiatría Social del Medical Research Council (Consejo de Investigaciones Médicas), en el Instituto de Psiquiatría de Londres, publicó en 1966 y 1967 los primeros artículos sobre prevalencia en una muestra muy completa y amplia de niños de todos los niveles de inteligencia que vivían en un área geográfica muy concreta (el antiguo condado inglés de Middlesex)[11]. Más o menos por los mismos años, pero de manera independiente, Birte Hoeg Brask estuvo localizando a niños con «psicosis infantil», a través de los servicios de psiquiatría y discapacidad intelectual de Aarhus (Dinamarca). Los dos estudios (el de Lotter y el de Brask) arrojaron una prevalencia de autismo de alrededor del 4,5 por 10 000[12].

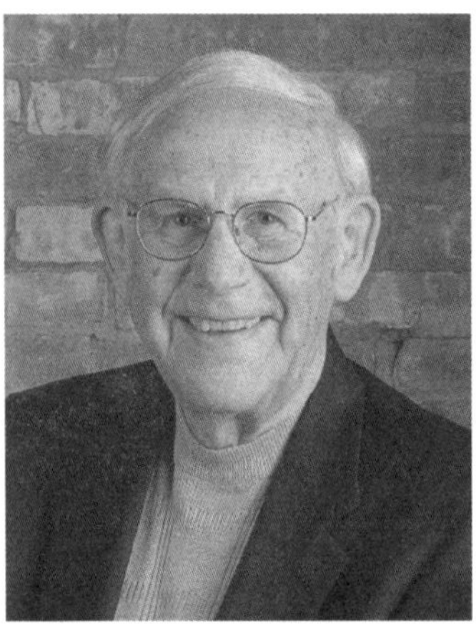
Darold Treffert

Al otro lado del Atlántico, en Wisconsin, Darold Treffert dirigió también un importante primer estudio epidemiológico de carácter estatal[13]. Treffert, un hombre encantador con gafas, me dijo que lo que le motivó a iniciar su estudio fue la lectura de los escritos en los que Bernard Rimland condenaba clamorosamente la injusta teoría de las «madres nevera»: «Los medios de comunicación describían aún el autismo como un trastorno emocional, pero yo veía a las madres en mi unidad en Winnebago, y a mí me parecía que eran iguales a las demás madres. Por eso pensé hacer un estudio de ámbito estatal que analizara sus niveles educativos y sus historiales clínicos. Evalué 270 casos, entre 1962 y 1967. Los niños tenían un diagnóstico de esquizofrenia infantil, porque en ese momento todavía no usábamos la etiqueta diagnóstica de autismo. Clasifiqué a los niños en tres grupos: los que presentaban el autismo clásico de Kanner, los que probablemente eran psicóticos pero no autistas, y los que tenían algún grado de "organicidad" (alguna condición médica conocida). Encontré que las madres de los niños con autismo no eran diferentes a las de los niños con otros trastornos evolutivos, pero, para mi sorpresa, resultó que el nivel educativo de esos padres y madres era más alto. Kanner había descrito ese fenómeno, aunque creo que eso se debió a que su muestra estaba sesgada»[14].

En su estudio, publicado en 1970, Treffert encontró una prevalencia de alrededor del 4,5 por 10 000. «A grandes rasgos, eso fue lo mismo que encontró Victor Lotter en su trabajo. La única diferencia es que solo el 25% de mi muestra tenía autismo infantil clásico»[15], me dijo Treffert.

En 1969, Helen Clancy, Alan Dugdale y John Rendle-Short ampliaron los nueve criterios diagnósticos del Comité Creak a 14 grandes categorías y desarrollaron un cuestionario de 54 ítems para identificar a los niños que presentaran los síntomas de autismo infantil precoz. Basándose en las respuestas de los padres, estos investigadores informaron de que habían podido diferenciar a 25 niños con autismo de otros 32 niños «normales», 25 con «retraso mental», 25 con sordera y 15 con parálisis cerebral. En este estudio, no se intentaron equiparar los grupos por edad mental o cronológica. Los autores concluyeron que el autismo era una agrupación de conductas mal definida que podía darse incluso en niños que no presentaban alteraciones, y que la edad era un parámetro importante a tener en cuenta en la evaluación de estos niños tan atípicos[16].

En 1971, Marian DeMyer, de la Universidad de Indiana, realizó un estudio de comparación entre cinco sistemas diseñados para realizar el diagnóstico diferencial entre el autismo infantil y la esquizofrenia infantil precoz. En el sistema que diseñó DeMyer junto con su colega Don Churchill, los trastornos se clasificaban en esquizofrenia precoz, autismo primario, autismo secundario y «subnormalidad» sin psicosis. DeMyer dijo que el autismo primario era el que más se parecía al concepto de autismo infantil medido por Bernard Rimland con su E-1. En el sistema desarrollado por DeMyer y Churchill a lo largo de la década de los sesenta, los cuatro criterios de autismo eran:

- Retirada emocional de las personas antes de los 3 años de edad.
- Ausencia de lenguaje comunicativo.
- Uso repetitivo y no funcional de objetos.

- Incapacidad de participar en juegos de roles, tanto estando solos como con otros niños.

Para recibir un diagnóstico de autismo, los niños tenían que cumplir los cuatro criterios[17].

Curiosamente, casi una década antes de que Wing empezara a hablar de un *espectro autista*, DeMyer consideró que si un niño tenía un rendimiento perceptivo y motor cercano al que le correspondería por su edad cronológica, o puntuaciones claramente superiores en algunas áreas, ese niño debía considerarse que tenía un autismo primario o «de alto funcionamiento». Sin embargo, no parece que en aquel momento (1971) DeMyer conociera el trabajo de Hans Asperger.

Los criterios de DeMyer y Churchill para diagnosticar la esquizofrenia infantil precoz eran:

- Islotes de relación o dependencia emocional más normal, dentro de una situación general de retirada emocional y afecto plano.

- Cierto lenguaje comunicativo, con alteraciones tales como ecolalia, estereotipias verbales, falta de énfasis [prosodia plana], fantasías extravagantes e incapacidad para responder a las preguntas[18].

En un artículo publicado en 1978, Michael Rutter analizó de forma muy útil el caos reinante en los años posteriores al informe de Kanner de 1943, cuando términos como *autismo infantil, psicosis infantil y esquizofrenia infantil* se aplicaban de forma poco sistemática a los niños que presentaban algunos o todos los rasgos clínicos de los primeros casos de Kanner[19]. Rutter discutió hasta qué punto el autismo podía considerarse como un síndrome y cuál era su relación con otras condiciones, y a continuación sugirió los cuatro criterios siguientes para definir el autismo infantil:

- Desarrollo social alterado, con rasgos característicos que son incongruentes con el nivel intelectual de los niños.

- Desarrollo retrasado y desviado del lenguaje, también con una serie de características peculiares que no concuerdan con el nivel intelectual de los niños.

- Insistencia en la invariabilidad, reflejada en los patrones de juego estereotipados, las preocupaciones anormales o la resistencia a los cambios.

- Inicio antes de los 30 meses de edad.

Rutter aportó muchos ejemplos de las conductas indicadas anteriormente, basándose en su propia investigación y en su experiencia clínica, así como en las descripciones de Kanner. A diferencia de este, que había establecido una diferenciación clara entre «retraso mental» y autismo, Rutter planteó que esos dos diagnósticos no eran mutuamente excluyentes. Utilizando tests convencionales de inteligencia para evaluar a los niños, encontró que la mayoría de los que cumplían los criterios de autismo tenían también «retraso mental»[20].

En realidad, según me contó Rutter, él había extraído sus cuatro criterios de autismo de un estudio sistemático que había realizado en los años sesenta junto a Linda Lockyer[21]. Formalizó estos criterios en el Simposio Internacional sobre Autismo celebrado en St. Gallen (Suiza) en julio de 1976, y eso a su vez dio lugar a un libro que él mismo editó con Eric Schopler dos años después[22]. Rutter dijo que había una importante necesidad de criterios «porque por aquel entonces la confusión diagnóstica estaba a la orden del día»[23].

En su artículo de 1978, Rutter señalaba que sus cuatro criterios diagnósticos dejaban muchos temas sin resolver, especialmente la cuestión de si había distintos subtipos de autismo y la de cómo clasificar a los niños que mostraban algunos rasgos de autismo pero no todos. Sin embargo, basándose en su revisión de las investigaciones previas, aportó argumentos contundentes a favor de la idea de que los criterios que proponía eran los mejores de que se disponía para definir el síndrome del autismo de un modo válido y significativo. Los criterios diagnósticos de Rutter fueron ampliamente adoptados y constituyeron la base, tanto de la tercera edición del *Manual Diagnóstico y Estadístico de los Trastornos Mentales* (*DSM-III*), publicada en 1980, como de la edición revisada de 1987 (*DSM-III-R*)[24].

Haciendo una observación significativa e influyente para los partidarios de un enfoque educativo, Rutter señaló también que no era útil dar respuestas rígidas frente a las etiquetas diagnósticas ni asumir que, si a un niño se le daba un diagnóstico de autismo, la única solución educativa adecuada para él era llevarlo a una unidad para niños con autismo. Él defendía un enfoque más flexible: decía que, a la hora de decidir sobre el centro educativo idóneo, era importante tener en cuenta el nivel y el tipo de dificultades de cada niño: algunos niños podrían encajar bien en unidades para niños con problemas de lenguaje o con discapacidad intelectual, o incluso, con el apoyo adecuado, en centros ordinarios[25].

En 1978, Lorna Wing y Judith Gould presentaron su escala Handicap, Behaviour and Skills o HBS (literalmente: Hándicap, conducta y habilidades), uno de los primeros intentos de desarrollar un método sistemático de recopilación y registro de la información necesaria para el diagnóstico sobre el desarrollo y la conducta (en vez de información basada solo en cuestionarios o impresiones clínicas). Al año siguiente, estas mismas autoras publicaron su importante estudio de Camberwell e introdujeron el concepto de *espectro autista*, que ampliaba considerablemente la definición de autismo. Estudiaron a los niños del antiguo distrito londinense de Camberwell que se sabía que necesitaban algún tipo de educación especial. Eligieron limitar su estudio a ese grupo, porque Lotter había encontrado que los niños a los que él había diagnosticado de autismo tenían ese tipo de necesidades. Para su estudio, Wing y Gould seleccionaron a todos los que tenían un CI por debajo de 50, o rasgos de autismo, o ambas cosas. Localizaron a todos los niños que tenían una alteración en su capacidad de interacción social recíproca y encontraron que ese tipo de alteración en la interacción social estaba estrechamente asociada a la alteración de la comunicación y de la imaginación, dando lugar esta última a patrones limitados y repetitivos de actividad. A todo este conjunto, Wing y Gould lo llamaron la «tríada de alteraciones»[26].

Estas autoras, además, encontraron que había muchos más niños que presentaban esa tríada pero que no encajaban exactamente en las descripciones que había hecho Kanner de su síndrome. Tal y como escribió Wing:

> [lo más importante era que] no había límites claros entre el autismo típico, el autismo atípico y otras manifestaciones de la tríada. Muchos niños con la tríada tenían un retraso mental grave, incluso profundo, pero otros estaban en el rango normal de inteligencia. Algunos de estos últimos encajaban en la descripción que Asperger había hecho de su síndrome[27].

Wing destacó cuál era el verdadero problema de cualquier sistema diagnóstico:

> [...] la falta de límites claros entre el «autismo clásico» —sea cual sea la definición que se use de entre las existentes— y el resto del espectro autista. Todos quienes presentan la tríada de alteraciones sociales comparten los rasgos que todos los sistemas diagnósticos consideran cruciales para el autismo, siendo la única diferencia la forma en que esos rasgos se manifiestan. Por ejemplo, la mayoría de los profesionales reconocería como rutina repetitiva elaborada la insistencia en no hacer nada más que alinear cochecitos de juguete en una secuencia concreta, pero algunos no reconocerían como una manifestación distinta del mismo fenómeno el hecho de repetir verbalmente cosas sobre los coches al margen del contexto social[28].

Wing me dijo también que todavía no había una respuesta clara sobre la cuestión de si tenía algún valor definir un «autismo nuclear» diferente del resto del continuo. Según ella, es necesario realizar más investigaciones para definir subgrupos en el espectro que tengan una validez externa, más allá de sus diferencias en cuanto a las conductas observables:

> Es posible que los criterios de Kanner se encuentren sobre todo en niños con retrasos entre leves y moderados y edades entre los 4 y los 12 años de edad, no porque los criterios identifiquen un síndrome diferente, sino porque el nivel de capacidad cognitiva determina la forma en que se manifiesta la tríada de alteraciones sociales. Todos los que tienen la tríada comparten una necesidad común de contar con una planificación estructurada y organizada de las actividades de cada día que les ayude a enfrentarse a las demandas de la vida. [...] Si consideramos la amplia diversidad de manifestaciones conductuales de la tríada de alteraciones, así como los cambios asociados al paso del tiempo, no es sorprendente que los diagnósticos difícilmente coincidan entre profesionales de distintas especialidades[29].

La Organización Mundial de la Salud reconoció finalmente el autismo de forma oficial por primera vez cuando publicó la 9ª edición de su *Classification of Mental and Behavioural Disorders* (*Clasificación de los Trastornos Mentales y del Comportamiento* –en adelante, *CIE-9*) en 1979. Lo llamó «autismo infantil» (autismo de Kanner) y excluyó explícitamente la esquizofrenia infantil. Curiosamente, la *CIE-9* también se refirió a la condición descrita por Hans Asperger, aunque sin mencionar su nombre. Esa condición quedó incluida en la nueva categoría «Other specified pervasive developmental disorders» [«Otros trastornos generalizados del desarrollo especificados. *CIE-9*, 299.8] », definiéndose como sigue:

> Un trastorno infantil que afecta predominantemente a niños y que es parecido al autismo [...] Se caracteriza por una alteración severa de la interacción social, sostenida en el tiempo y clínicamente significativa, así como por patrones de conducta restrictivos, repetitivos y estereotipados. A diferencia del autismo, no hay retrasos clínicamente significativos en el lenguaje o el desarrollo cognitivo[30].

A pesar del rápido incremento de las investigaciones, cuando a finales de los años setenta Betty Jo Freeman se vinculó a la División de Psiquiatría Infantil de la Universidad de California en Los Ángeles, todavía no había un modo objetivo de documentar y comparar los síntomas conductuales específicos de los niños con autismo. Junto con su colega de la UCLA Ed Ritvo, Freeman desarrolló procedimientos de observación y modelos estadísticos que finalmente dieron lugar a la publicación en 1980 de la Behavioral Observation Scale o BOS (Escala de Observación Conductual)[31]. Esa escala se aceptó ampliamente como un instrumento útil tanto para diagnosticar como para valorar los cambios que se producían en los niños como consecuencia de las intervenciones educativas y médicas, y se cita con frecuencia en la literatura especializada. Ese mismo año, Freeman y Ritvo pusieron en marcha el Registro de Estudios Genéticos del Autismo de la UCLA para contrastar la hipótesis (surgida en 1977 a partir del estudio con gemelos de Susan Folstein y Michael Rutter) de que los factores genéticos eran etiológicamente relevantes en el autismo.

También en la costa oeste de los EE. UU. y por esas mismas fechas, se desarrolló el Autism Behavior Checklist o ABC (literalmente: Listado de Conductas Autistas). Lo elaboraron David Krug —padre de un niño con autismo— y sus colaboradores de la Universidad Estatal de Portland (Oregón)[32]. Se publicó en 1980 como parte de un instrumento de evaluación más amplio, el Autism Screening Instrument for Educational Planning (ASIEP) (literalmente: Instrumento de Cribado de Autismo para la Planificación Educativa) que los mismos autores habían publicado dos años antes. El ABC estaba diseñado de modo que pudieran cumplimentarlo de forma autónoma los padres o los educadores que conocieran al niño, para después entregarlo a un profesional con la formación necesaria para puntuarlo e interpretarlo. Aunque en primera instancia se concibió para identificar a niños en edad escolar con autismo y discapacidad grave, el ABC se ha utilizado también con niños de 3 años de edad. Este instrumento consta de 57 preguntas agrupadas en cinco categorías:

- Sensorial.
- De relación.
- Uso del cuerpo y los objetos.
- Lenguaje.
- Social y autoayuda.

Mientras tanto, en la costa este, Eric Schopler y Robert Reichler —su colaborador del TEACCH en Chapel Hill— desarrollaban la Childhood Autism Rating Scale o CARS (Escala de Evaluación del Autismo Infantil). Al igual que la BOS, la CARS se diseñó para ayudar a diferenciar a los niños con autismo de los niños con otros trastornos del desarrollo y discapacidad intelectual. Es el instrumento estandarizado más utilizado diseñado específicamente para facilitar el diagnóstico del autismo en niños pequeños de incluso 2 años de edad.

Cuando empezaron a trabajar en la CARS a principios de los años setenta, sus autores incorporaron tanto los tres criterios originales de Kanner como los nueve puntos del Comité Creak. Uno de los autores, Robert Reichler, me dijo: «Nos beneficiamos muchísimo de los estudios de Mike Rutter, sobre todo de los que demostraban que era posible evaluar a los niños autistas. Nosotros pensamos que, aunque no pudiéramos evaluar a los niños, ¡podíamos evaluar a los padres! La CARS, como todas las buenas escalas, era sencilla»[33].

La CARS se publicó en 1980 y pretendía ser un instrumento de observación directa utilizado por profesionales entrenados. Entre los 15 ítems de la esta escala se incluyen los siguientes:

- Relación con las personas.
- Imitación.
- Afecto.
- Uso del cuerpo.
- Relación con objetos no humanos.
- Comunicación verbal.
- Comunicación no verbal.
- Funcionamiento intelectual.
- Impresión general del profesional[34].

El actual director de la División TEACCH, Gary Mesibov, me dijo: «Eric [Schopler] elaboró la CARS para desmitificar el autismo y sacarlo de la mortaja del psicoanálisis. La escala se basó en las definiciones que por aquellos años eran las dominantes respecto al autismo, lo que incluía la definición de Leo Kanner y los nueve puntos del Comité Creak. Eric [Schopler] y Bob [Reichler] creían firmemente que estos eran criterios objetivos en los que cualquiera podía formarse, pero no creo que ellos pudieran imaginar que la CARS iba a utilizarse tanto»[35].

En 1989, Mesibov sugirió que la CARS era tan buen instrumento de cribado para adolescentes y adultos como para niños. Sin embargo, como la edad promedio del grupo que participó en su estudio era solo de 15,9 años, no fue posible demostrar la capacidad de esta escala para diagnosticar autismo en adultos. La CARS se ha utilizado con adultos en entornos clínicos, pero los investigadores tienen aún que verificar su capacidad diagnóstica con esa población.

A la vez que trabajaban en la CARS con un objetivo diagnóstico, Schopler y Reichler estaban desarrollando también el Pychoeducational Profile, más conocido como PEP (Perfil Psicoeducativo) con un objetivo de evaluación. El PEP evaluaba conductas y habilidades de los niños y representaba de forma gráfica su desarrollo irregular, sus habilidades emergentes y sus características conductuales características del autismo. Asimismo, evaluaba sus dificultades de aprendizaje y aportaba datos que podían usarse para planificar las intervenciones conductuales y las programaciones educativas.

Publicado por primera vez en 1980, el PEP fue revisado por Schopler y Reichler en 1990 y, como la CARS, lo utilizan actualmente los educadores en colegios de todo el mundo. Reichler me dijo: «La idea era examinar las habilidades adquiridas durante el desarrollo. Hicimos evaluaciones sistemáticas, científicas, tanto de niños normales como con autismo y preguntamos también a sus padres. La idea de que había un patrón irregular de habilidades supuso una contribución significativa en este campo. Demostrar que los niños tenían niveles diferentes en las diferentes habilidades hizo del PEP un instrumento muy útil»[36].

El PEP y la CARS se complementaban bien. Como me dijo Mesibov: «Eric Schopler hacía siempre una diferenciación. Decía que una cosa era el diagnóstico y otra la evaluación. Si piensas en el autismo como un conjunto de características que ciertas personas tienen en común, encontrarás que dentro de ese grupo cada una tiene su particular estilo de aprendizaje. Por tanto, "diagnosticar" es el proceso de agrupar, mientras que "evaluar" es el proceso de identificar los estilos particulares de aprendizaje. Eric creía que lo que había que hacer era identificar el estilo de cada niño para poder educarlo de un modo eficaz»[37].

En 1980, la Asociación Estadounidense de Psiquiatría publicó la tercera edición del *Manual Diagnóstico y Estadístico de los Trastornos Mentales* (*DSM-III*). Con más de 500 páginas de extensión, esta edición revolucionó la salud mental, especialmente en lo referido a los ensayos clínicos y la epidemiología psiquiátrica. Por primera vez, el *Manual* introdujo el término *trastorno generalizado del desarrollo* (TGD) para referirse al autismo y las condiciones relacionadas. El subgrupo denominado «autismo infantil» aparecía definido por cinco factores:

- Falta de respuesta a las otras personas.
- Ausencia o anomalías de lenguaje.
- Resistencia a los cambios o apego a los objetos.
- Ausencia de rasgos esquizofrénicos.
- Inicio antes de los 30 meses de edad.

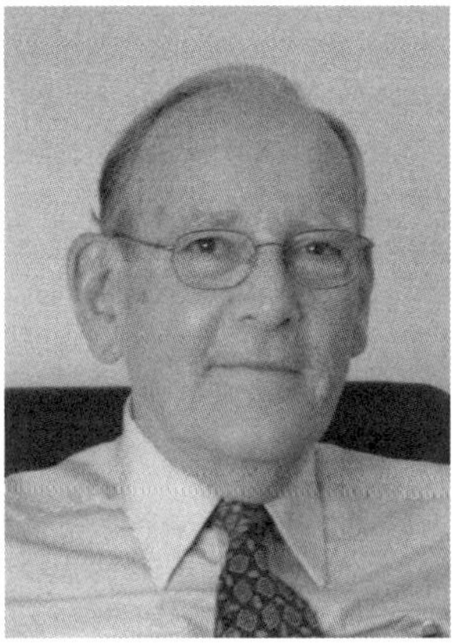

Theodore Shapiro

El *DSM-III* incluyó también categorías para otras edades de inicio (después de los 30 meses y antes de los 12 años), así como para casos atípicos de trastorno generalizado del desarrollo.

Theodore Shapiro, uno de los psiquiatras integrantes del grupo de trabajo internacional que elaboró el *DSM-III*, me dijo que uno de los principales problemas fue «cómo incluir el autismo en el Eje II en vez de en el Eje I, porque eso nos creaba un problema aquí, en EE. UU.»[38]. Muchos hospitales, clínicas y compañías de seguros les exigían a los pacientes a los que atendían diagnósticos en las cinco dimensiones del DSM. En el Eje I se incluían los trastornos clínicos, que incluían tanto los principales trastornos mentales como los trastornos del desarrollo y del aprendizaje; sin embargo, el Eje II incluía los trastornos subyacentes, generalizados o de personalidad, y también el «retraso mental».

El *DSM-III* fue revolucionario en muchos sentidos. A diferencia de las ediciones previas, se basó en evidencia científica. Su fiabilidad se mejoró incorporando criterios diagnósticos explícitos y entrevistas estructuradas. La inclusión en el *DSM-III* del ítem «ausencia de rasgos esquizofrénicos» fue discutida por Cialdella y Mamelle en 1989[39]. Estos autores consideraban que eran «rasgos esquizofrénicos» las dificultades para mirar de frente al interlocutor, los trastornos formales del pensamiento (que los autores no definían) y las risas y gritos sin causa identificable. Al excluir a los niños que mostraban estos tipos de conducta, que son muy comunes en el autismo, las cifras de autismo que encontraron en la región francesa del Ródano cayó a la mitad.

En 1981, Lorna Wing acuñó el término *síndrome de Asperger*[40]. A diferencia del propio Hans Asperger, no lo consideró una condición separada del autismo sino una parte del continuo del autismo. Ambos discutieron conjuntamente esta cuestión cuando Asperger visitó Londres a finales de los años setenta, y acordaron mantener y respetar sus discrepancias.

Aunque el artículo de Wing acercó por primera vez esa condición al más amplio mundo angloparlante, el síndrome de Asperger no fue tomado en serio como etiqueta diagnóstica. No apareció, por ejemplo, en el *DSM-III-R*, la forma revisada de la tercera edición que se publicó en 1987. Esa edición incluyó el debate de un grupo de trabajo sobre el diagnóstico del autismo y otros trastornos relacionados. Los participantes en ese debate coincidieron en que los rasgos fundamentales del autismo eran la alteración social, el lenguaje retrasado o desviado (comunicación), y las conductas repetitivas, estereotipadas o ritualistas. Esos eran los rasgos ya conocidos que aparecían en todas las definiciones y sistemas diagnósticos. La diferencia estaba en el reconocimiento —acorde con el artículo de Wing y Gould de 1979— de que todos esos rasgos podían darse en grados muy variables de severidad y manifestarse de formas muy distintas. Por ejemplo, dejó de pensarse que el autismo solo se podía diagnosticar si los niños eran (o habían sido) solitarios o indiferentes a las demás personas. La aceptación pasiva de los acercamientos sociales sin ninguna iniciación espontánea de contacto, o un acercamiento a otras personas de forma activa pero extraña o unilateral también se deberían considerar formas de alteración social. Este cambio de énfasis permitiría la inclusión tanto de niños con rasgos de autismo muy sutiles como con rasgos muy obvios.

La edad de inicio se consideró difícil de establecer y dejó de considerarse un criterio esencial. De forma significativa, el término *autismo infantil* se sustituyó por *trastorno autista* en reconocimiento tanto del hecho de que algunos trastornos autistas no aparecen hasta pasada primera infancia como de que, a medida que las personas con autismo se hacen adultas, el término *autismo infantil* resulta cada vez menos apropiado. También se aceptó que el diagnóstico del autismo y de las otras condiciones relacionadas debía ser independiente de la inteligencia, la etiología u otras condiciones asociadas, si bien el cuadro clínico debía evaluarse teniendo en cuenta la edad de desarrollo.

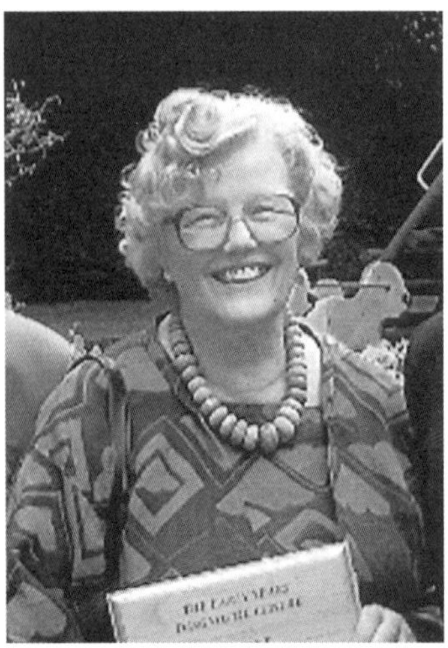

Elizabeth Newson (fotografía cortesía de Sutherland House)

El *DSM-III-R* reorganizó los trastornos generalizados del desarrollo en solo dos subtipos: trastorno autista y TGD-NE (Trastorno Generalizado del Desarrollo No Especificado). Theodore Shapiro estuvo implicado en la revisión del *DSM-III* y me dijo: «Hicimos un montón de estudios y encontramos que lo único que estábamos haciendo era acercar los criterios al autismo y alejarlos del trastorno generalizado del desarrollo».

Por la misma época (principios de los ochenta), Elizabeth Newson, de la Unidad de Investigación sobre el Desarrollo Infantil de la Universidad de Nottingham (Reino Unido), encontró que les llegaban niños con un posible diagnóstico de autismo que no parecían típicos porque compartían algunos de los rasgos pero mostraban otras conductas y características muy diferentes. Además, en ese grupo había más niñas que niños.

Como me explicó Phil Christie, colega de Newson, esta y sus colaboradores empezaron a sentirse cada vez menos satisfechos con la descripción del autismo atípico y a pensar que esa categoría no resultaba especialmente útil para eliminar la confusión que sentían con frecuencia los padres y los profesionales que luchaban por entender mejor la conducta de los niños.

> Con el tiempo, Newson empezó a darse cuenta de que, aunque estos niños eran atípicos respecto al cuadro clínico de autismo o de síndrome de Asperger, eran parecidos entre sí en algunos aspectos muy importantes. El rasgo fundamental que era característico de todos aquellos niños era que «evitaban de forma obsesiva las obligaciones habituales de la vida cotidiana». Eso se combinaba con una comprensión y sociabilidad suficientes como para que el niño pudiera ser «un manipulador social» a través de la evitación. Ese nivel de comprensión social, junto con su capacidad para el juego imaginativo, era lo que más fuertemente contrastaba con un diagnóstico de autismo[41].

Después de varios años de anotaciones cuidadosas y de entrevistas con padres, Newson consideró que había suficiente evidencia como para crear una nueva descripción de síndrome o diagnóstico dentro de la categoría de trastornos generalizados del desarrollo. Lo llamó *pathological demand avoidance syndrome* (PDA) (síndrome de evitación patológica de la demanda) y lo dio a conocer públicamente por primera vez en los años ochenta. Desde entonces, ha habido mucho debate entre los profesionales sobre si esta es también una condición distinta, si las conductas propias del PDA se pueden considerar parte de otros trastornos (como el trastorno del apego o el trastorno de personalidad), o si es una forma de autismo «femenina».

Lorna Wing me dijo en una ocasión: «Judith Gould y yo siempre hemos considerado el PDA como parte del espectro autista. Los rasgos señalados por Elizabeth [Newson] como típicos del PDA, en realidad, están repartidos entre los que componen el espectro, aunque la cantidad de ellos que está presente varía ampliamente en el conjunto total del espectro autista»[42]. Wing añadió que Gould y ella habían recogido datos sobre esto, pero que no encontraron el tiempo para analizarlos a fondo.

Por esas mismas fechas, investigadores de algunas otras partes del mundo intentaban establecer sus propios criterios diagnósticos para el autismo. En Toyota (Japón), Ishii y Takahashi publicaron un artículo en 1983 en el que consideraban como esenciales para el diagnóstico los siguientes criterios:

- Relaciones interpersonales alteradas (definidas mediante una lista de ejemplos clínicos agrupados en nueve ítems).
- Ausencia o desviación del desarrollo del lenguaje y el habla (ocho ítems).
- Insistencia por mantener la invariabilidad o la resistencia a los cambios (seis ítems).
- Respuestas anómalas a los estímulos sensoriales o problemas en la motricidad (diez ítems).

La edad de inicio, el nivel de inteligencia o la etiología orgánica no aparecían incluidos entre esos criterios diagnósticos. El resumen en inglés de ese artículo no especifica cuántos ítems se necesitarían para un diagnóstico de autismo, y tampoco si en ese diagnóstico hay subgrupos[43].

En 1986, Betty Jo Freeman y Ed Ritvo, en la UCLA, diseñaron la Real Life Rating Scale (Escala de evaluación de la vida real)[44]. Ritvo me dijo que habían elaborado esta escala para evaluar los cambios clínicos mientras administraban fenfluramina*: También me dijo: «La escala la utilizaron otros muchos profesionales en sus investigaciones sobre fármacos y tratamientos conductuales»[45].

El primer congreso internacional mundial sobre el síndrome de Asperger tuvo lugar en Londres en 1988. Uno de los resultados de este congreso fue la publicación, al año siguiente, de los primeros criterios diagnósticos por parte de Christopher Gillberg y Peter Saztmari[46]. Gillberg me dijo que sus seis criterios, a diferencia de los de otros autores, estaban «basados en las descripciones del propio Hans Asperger». Dichos criterios eran:

- Alteración severa de la interacción social recíproca.
- Intereses limitados y absorbentes.
- Imposición de rutinas e intereses.
- Problemas de lenguaje y habla.

*N.T.: La fenfluramina es un medicamento que se ha utilizado en el tratamiento de la obesidad, porque interfiere en los mecanismos fisiológicos que regulan el apetito y produce sensación de saciedad. En 1997 se retiró de EE. UU. y de muchos otros países, por sus graves efectos secundarios.

- Problemas de comunicación no verbal.
- Torpeza motriz: rendimiento pobre en las evaluaciones neuroevolutivas.

Para confirmar el diagnóstico, se tenían que cumplir los seis criterios[47].

En 1991, Uta Frith tradujo al inglés el artículo de Hans Asperger de 1944[48]. Al año siguiente, la Organización Mundial de la Salud publicó el *CIE-10*, donde por primera vez se reconocía el síndrome de Asperger. La Asociación Estadounidense de Psiquiatría hizo lo mismo cuando publicó el *DSM-IV* en 1994. Estas dos definiciones han sido fuertemente criticadas, como veremos más adelante. Por otro lado, entre los rasgos principales del *trastorno autista*, según el *DSM-IV*, estaban la dificultad para interactuar con otros y la tendencia a centrarse en intereses limitados y extraños. La mayoría de los investigadores aceptaron que estos eran rasgos definitorios del autismo, pero plantearon también que no resultaban de mucha ayuda a la hora de intentar diagnosticar autismo en niños menores de 2 o 3 años.

Una de las personas que participó en la redacción de la sección de autismo del *DSM-IV* fue Ami Klin, del Centro de Estudios Infantiles de Yale en New Haven. Según me dijo: «Por primera vez, nos basamos en estudios empíricos. Contábamos con 19 centros de todo el mundo y todo tipo de criterios posibles. Le pedimos a una serie de profesionales (que habían acreditado su experiencia en este campo) que realizasen las evaluaciones dejando a un lado sus propios criterios. A continuación, se llevó a cabo un complejo proceso estadístico para valorar qué criterios eran válidos y cuáles no. Luego hubo una especie de «limado de asperezas». No sé si se trató de un proceso político o pragmático, porque ni yo ni Fred Volkmar participamos en él. El tema del síndrome de Asperger fue muy periférico. No teníamos ni idea de que se convertiría en un problema, pero sin duda ahora es necesario abordarlo muy seriamente»[49].

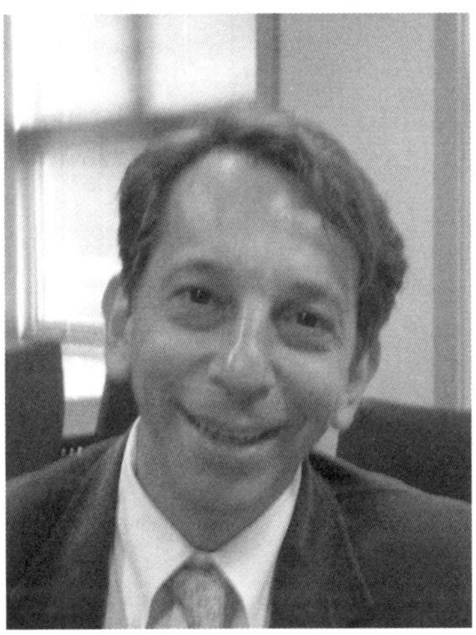

Ami Klin

El diagnóstico del autismo sigue siendo difícil, ya que los mejores indicadores tempranos implican la ausencia de conductas sociales y comunicativas coherentes, en vez de la presencia de alguna anomalía. Como ha señalado Wendy Stone, de la Facultad de Medicina de la Universidad de Vanderbilt

(Tennessee): «Puede haber montones de razones por las que no se observa una conducta; por ejemplo, porque no se ha desarrollado, o porque el niño no la despliega ante ti en ese momento»[50].

Con esa idea en mente, a finales de los años ochenta se desarrollaron dos instrumentos diagnósticos, la Autism Diagnostic Interview o ADI (Entrevista Diagnóstica del Autismo) y la Autism Diagnostic Observation Schedule o ADOS (Escala de Observación Diagnóstica del Autismo), que a fecha de hoy se utilizan ampliamente en todo el mundo[51]. La entrevista ADI (diseñada por Ann Le Couteur, Michael Rutter y Cathy Lord), al igual que su versión revisada ADI-R, consta de preguntas que se les hacen a los padres o a otros cuidadores sobre cómo actúa el niño en situaciones habituales en cuanto a reciprocidad social, comunicación, conductas repetitivas y preferencias del niño, además de cómo era el niño en la edad preescolar. La escala ADOS crea situaciones diseñadas para elicitar en los niños conductas específicas tales como señalar o pedir algo. Los niños con autismo, por lo general, no son capaces de dirigir la atención de los demás hacia los objetos haciendo el gesto de señalar y tienden a no pedir las cosas del mismo modo que los demás niños.

Una de las fortalezas de estos dos instrumentos es que valoran cuantitativamente por separado los tres ámbitos que definen los trastornos del espectro del autismo: la reciprocidad social, la comunicación y las conductas e intereses restringidos y repetitivos. Esto resulta muy útil para que los padres comprendan mejor las dificultades de sus hijos y para planificar los objetivos de la intervención. La entrevista ADI se basa en la historia evolutiva del niño, la escala ADOS se basa en la observación directa de las actividades, y ambas se usan conjuntamente.

Una de las personas implicadas en la elaboración de estos dos instrumentos, Ann Le Couteur (ahora en la Universidad de Newcastle, en Reino Unido), me dijo que ambos se elaboraron como «un paquete semiestructurado cuyo foco se anclaba en las investigaciones de aquellos años, y especialmente en el estudio con gemelos de Susan Folstein y Michael Rutter de 1977. De hecho, construimos específicamente el ADI y el ADOS para los estudios con gemelos y familias que se estaban realizando en el Instituto de Psiquiatría de Londres». Asimismo, me comentó que los dos instrumentos tenían que usarse juntos: «Ningún instrumento diagnóstico debería usarse solo»[52]. Le Couteur también destacó que las versiones originales del ADI y el ADOS que se publicaron en 1989 no cubrían el fenotipo autista ampliado[53].

Susan Folstein me confirmó que, en su estudio de 1977 con gemelos, utilizó una versión previa del ADI que Michael Rutter había desarrollado en un estudio preliminar realizado junto con Linda Lockyer. «Yo tenía en mi cabeza los cuatro criterios de Mike Rutter», me dijo Folstein, y añadió: «La frase que todos usábamos por aquel entonces era "los criterios de Kanner, operativizados por Rutter" [véase lo explicado más arriba], y seleccioné los rasgos más salientes de cada ítem. Nunca se me ocurrió pensar que yo hubiera creado el primer algoritmo del ADI, pero Cathy Lord, implicada también en el desarrollo del ADI y el ADOS, me dijo que eso era exactamente lo que yo había hecho»[54].

Rutter me comentó que él lo que quería era desarrollar un instrumento que fuera «sensible a lo inesperado». Según él, lo que quería decir con eso era que muchas medidas que hay que completar con respuestas del tipo *sí* y *no* «terminan no diciéndote nada que no tengas ya en la cabeza cuando empiezas la evaluación. Los instrumentos muy estructurados tienen su valor, pero un instrumento estandarizado que genere descripciones puede aportar nuevos datos»[55].

Cathy Lord, que en el momento de nuestra entrevista trabajaba en la Universidad de Michigan (Ann Arbor), me dijo: «Estamos trabajando en una versión cognitiva del ADOS. Creo que podemos decir que, si un niño obtiene una puntuación alta a los 12 meses, eso debería constituir un motivo importante de preocupación. Pero con esto sucede un poco como con la presión arterial alta: no significa que estés a punto de tener una apoplejía, solo significa que deberías hacer algo al respecto»[56].

No todo el mundo está entusiasmado con el ADI o con la versión revisada que se usa habitualmente hoy día, el ADI-R. En el congreso del IMFAR (International Meeting for Autism Research [Encuentro Internacional de Investigación sobre Autismo]) que se celebró en Londres en mayo del 2008, y posteriormente en el congreso sobre Neurociencia del Autismo celebrado también en Londres en septiembre del mismo año, los críticos arremetieron contra este instrumento porque decían que o ignora muchos casos de autismo o sobrediagnostica la condición, pero fundamentalmente porque, en muchas partes del mundo, a los profesionales (y de forma especial a los que trabajan en laboratorios de investigación en vez de en clínicas) se les ha obligado a utilizar un instrumento que según ellos es caro e ineficaz.

Una de las voces más críticas es la de Dorothy Bishop, catedrática de Neuropsicología del Desarrollo en la Universidad de Oxford. Bishop me dijo: «A mi juicio, el principal problema del ADI-R como instrumento para la investigación no es solo su coste económico (que, ciertamente, resulta prohibitivo para muchos), sino también su coste en tiempo: tiempo para aprender a utilizarlo, tiempo para administrarlo y tiempo para puntuarlo y codificarlo alcanzando un consenso. Si se demostrara que adoptar este procedimiento tan largo tiene beneficios reales en cuanto a la exactitud de los diagnósticos, yo estaría encantada y diría: "Muy bien, este es el mejor camino a seguir, y lo único que tenemos que hacer es encontrar el modo de seguirlo". Pero los creadores de este instrumento nunca han demostrado que realmente se necesite un proceso tan largo; en realidad, es más bien una cuestión de fe»[57].

Bishop me dijo también: «Una parte del problema es que los criterios para el diagnóstico de autismo siguen cambiando y los puntos de corte son completamente arbitrarios. Personalmente creo que nos iría mejor con una conceptualización del autismo dimensional en vez de con una categorial, es decir, con una cuyas medidas aporten un índice cuantitativo del nivel de la sintomatología autista en las distintas dimensiones»[58].

Bishop acepta que se recomiende usar el ADI en combinación con el ADOS, pero insiste en que eso «agrava los problemas de los investigadores que tienen el tiempo o los recursos económicos limitados. Creo que hay alguna evidencia empírica de que la eficacia diagnóstica mejora si se usan los dos, pero aun así hay todavía un montón de niños que se quedan fuera del diagnóstico de autismo por cumplir los criterios de solo uno de los instrumentos, y no hay guías razonables sobre cómo proceder en esos casos, más allá de buscar la opinión de los expertos»[59].

La cuestión de fondo en relación con esto, me dijo Bishop, es que quienes diseñan los instrumentos para el diagnóstico del autismo «deberían hacer estudios que examinen cuál es el conjunto mínimo de ítems con el que se puede alcanzar un grado razonable de exactitud diagnóstica. Yo dudo de que, como investigadores, necesitemos realmente una entrevista de tres horas con cada caso, pero esto no se ha sometido a ninguna comprobación empírica»[60].

Michael Rutter ha aceptado algunas de las críticas, según él mismo me dijo: «Reconozco que el ADI-R no es un instrumento perfecto y que no siempre se aplica como nos gustaría. Pero muchas de las críticas son demasiado viscerales, no sé por qué. Yo no siento la necesidad de defender el ADI-R y el ADOS, porque asumo que es necesario mejorarlos»[61].

La edición del *DSM-IV* de 1994 se revisó en el 2000. Entre los errores que se corrigieron en el *DSM-IV-TR*, había uno aparentemente menor: en esa versión, en inglés, se incluyó la palabra *and* («y»), en vez de la palabra *or* («o») de la versión original. En realidad, no se trata de un error tipográfico tan trivial como podría parecer: provocó una ampliación de la definición de autismo. La redacción del *DSM-IV* permitía diagnosticar un TGD-NE en ausencia de alteración social. El *DSM-IV-TR* deja claro que el TGD-

NE es, ante todo, un trastorno de «la interacción social recíproca que se asocia a [dificultades en] la comunicación verbal o no verbal» y a conductas e intereses restringidos y/o repetitivos. La revisión del 2000 restaura la definición inicial, más restringida. Sin embargo, en opinión de muchos profesionales, los criterios del *DSM-IV-TR* para el TGD-NE siguen siendo problemáticos porque están redactados de un modo muy vago y es difícil convertirlos en definiciones claras o en criterios operativos explícitos. Por definición, las personas con TGD-NE presentan menos síntomas, o menos severos, que quienes tienen autismo o síndrome de Asperger, y no cumplen los criterios del síndrome de Rett ni del trastorno desintegrativo infantil.

Aunque el *DSM-IV* y la *CIE-10* [y desde 2013 el *DSM-5*] se han estado usando de forma casi generalizada en todo el mundo, en Francia, como hemos visto, los profesionales de orientación psicoanalítica prefieren usar una clasificación francesa, la *CFTMEA-R-2000* (Clasificación Francesa de Trastornos Mentales del Niño y el Adolescente, revisada por última vez en el 2000), según la cual el autismo se considera todavía como una psicosis severa y poco frecuente. Los términos *trastornos generalizados del desarrollo* y *síndrome de Asperger* no se incluyeron hasta la versión del año 2000, y muchos psiquiatras franceses consideran el diagnóstico de síndrome de Asperger como un invento angloamericano.

La persona que diseñó la clasificación francesa, Roger Misès, la defiende todavía incondicionalmente. Cuando le pregunté cómo respondería a la queja de sus críticos de que su clasificación está basada en un enfoque psicodinámico, Misès respondió: «Es verdad, es así. Esta clasificación toma en cuenta esos elementos, lo que no significa que yo ignore los factores orgánicos. Lo que yo entiendo por "psicodinámico" es que toma en cuenta a la persona, con toda su historia»[62].

Denys Ribas, un psiquiatra de París que ha escrito algunos libros muy lúcidos sobre autismo (aunque representa el enfoque psicodinámico), ha mantenido la definición francesa del trastorno como una psicosis: «Psicosis significa retirada de la realidad. Nadie diría que las personas autistas tienen una relación excelente con la realidad [así que] claramente, las personas con autismo son psicóticas. Los estadounidenses, en el *DSM-III*, consideraron el autismo como un trastorno mental, pero, en términos psiquiátricos, es razonable decir que el autismo es una forma de psicosis»[63].

Instrumentos de cribado

A finales de los años ochenta, Simon Baron-Cohen y su equipo de Cambridge diseñaron el CHAT o Checklist for Autism in Toddlers (Listado de verificación para el autismo en niños pequeños), con el objetivo de diagnosticar el autismo en niños de tan solo 18 meses de edad. El origen de ese nuevo instrumento está en la publicación en 1987 de un estudio del propio Baron-Cohen sobre el papel que desempeña el juego de ficción en autismo (uno de los primeros estudios diseñados cuidadosamente sobre este tema), y en su primera demostración, dos años después, de una disociación entre el gesto de señalar protoimperativo y protodeclarativo en autismo (este último requiere atención conjunta, pero el protoimperativo no)[64]. Como me dijo Baron-Cohen: «Dado que estas dos conductas normalmente están presentes hacia los 18 meses de edad, que en el autismo están ausentes o presentan un retraso, y que son candidatas plausibles a ser precursoras cognitivas de la teoría de la mente, nos pareció que un paso que podíamos dar a continuación era ver si podíamos utilizar esos resultados para crear un instrumento práctico de cribado para detectar el autismo a los 18 meses de edad, basándonos en la ausencia de conductas que deberían estar presentes cuando el niño se está desarrollando normalmente. Por tanto, el cuestionario CHAT fue nuestro intento de usar la investigación básica (cognitiva) con un objetivo aplicado»[65].

En 1992, el equipo de Baron-Cohen realizó un estudio con hermanos con alto riesgo. En este estudio, se concluyó que la ausencia de juego de ficción y de atención conjunta predice con éxito qué niños pueden acabar recibiendo un diagnóstico de autismo[66]. Cuatro años después, Baron-Cohen completó otro estudio con una muestra de 16 000 niños que, de nuevo, indicaba que la ausencia de estas conductas críticas (de simulación y atención conjunta) predice exitosamente el autismo (11 de 12 niños que carecían de esas conductas acabaron desarrollando autismo). Sin embargo, como admite el propio Baron-Cohen, la muestra de ese estudio también reveló que el CHAT daba una alta proporción de falsos negativos, es decir, que pasaba por alto muchos casos[67].

«Sospechamos que el CHAT no detectaba casos de autismo con alto funcionamiento o síndrome de Asperger porque pregunta: "¿Su hijo ha hecho X *alguna vez*?" y, por lo tanto, solo detecta a los niños que *nunca* han hecho X (por ejemplo, mostrar conductas de simulación o de atención conjunta). Aunque este fenotipo tan severo puede coincidir con el del autismo clásico, probablemente no se corresponde con el del espectro ampliado»[68].

Para contrarrestar las insuficiencias del CHAT original, el equipo de Baron-Cohen desarrolló y validó en 2008 el llamado Q-CHAT, que hace preguntas en un modo más dimensional que categorial (por ejemplo: «¿Con qué frecuencia su hijo hace X?»)[69].

En el 2006, investigadores holandeses desarrollaron el Early Screening of Autistic Traits Questionnaire o ESAT (Cuestionario para el cribado de rasgos autistas tempranos), compuesto por 14 ítems. Se considera que los niños con tres o más puntuaciones negativas en ese cuestionario tienen un riesgo alto de desarrollar trastornos del espectro del autismo y se les sugiere una evaluación psicológica más sistemática. Curiosamente, algunos investigadores alemanes, como Rutger-Jan van der Gaag y Herman van Engeland, están convencidos de que lo que ellos llaman *multiple-complex developmental disorder* o MCDD) (literalmente: trastorno múltiple y complejo del desarrollo) constituye un grupo diferenciado en cuanto a su sintomatología dentro del espectro del autismo, ya que, según afirman, a diferencia de los niños con autismo, algunos niños con TMCD desarrollan esquizofrenia en la edad adulta.

En relación con esto, Sally Rogers me dijo: «Realmente, he conocido a niños con alto nivel de funcionamiento y trastorno del espectro del autismo (TEA) que desarrollaron esquizofrenia más tarde. Nunca he creído que el TEA sea inmune de algún modo a la esquizofrenia o a otras formas de trastorno psiquiátrico. Pero personalmente no creo que necesitemos un subtipo diagnóstico especial para explicar el desarrollo de la esquizofrenia en algunas personas con TEA»[70].

Uno de los instrumentos clínicos más detallados es la Diagnostic Interview for Social and Communication Disorders (Entrevista Diagnóstica de los Trastornos Sociales y de la Comunicación), diseñada por Lorna Wing y Judith Gould y más conocida por el no muy exacto acrónimo DISCO que sugirió el sueco Christopher Gillberg. La DISCO se desarrolló a partir de la escala semiestructurada mencionada anteriormente Handicap, Behaviour, and Skills (HBS), también de Wing y Gould. A diferencia del ADI, la DISCO se diseñó para preguntar qué dificultades, ventajas y habilidades tiene la persona, en vez de si tiene autismo o no. Esta escala pretende examinar la historia personal desde la infancia y rastrear qué aspectos se han desarrollado bien, mal o de forma diferente. En el trabajo clínico, el objetivo primario es facilitar la comprensión del patrón que han tenido a lo largo del tiempo las habilidades y alteraciones que subyacen a las conductas observables. Wing y Gould están convencidas de que, para prescribir cómo ayudar a una determinada persona, es mucho más útil adoptar un enfoque dimensional en las descripciones clínicas que asignar una categoría diagnóstica. Ambas autoras consideran que su enfoque dimensional es uno de los principales rasgos que diferencian la DISCO de otras escalas diagnósticas.

Gould me explicó la génesis de la DISCO: «Cuando Lorna y yo, junto con Carole Murray, pusimos en marcha en 1991 el centro Elliot

House (el centro de evaluación y diagnóstico de trastornos sociales y de la comunicación auspiciado por la NAS), necesitábamos algo para el diagnóstico que estuviera más basado en la evidencia clínica que en la investigación. Por eso, añadimos secciones sobre la infancia, el juego repetitivo y otros aspectos que habían surgido de la investigación y los incorporamos a la DISCO»[71].

Estas autoras se dieron cuenta de que la HBS, que habían diseñado ellas mismas para la investigación con niños, no era lo suficientemente detallada para el trabajo diagnóstico clínico que se hacía en el centro Elliot House, que se ocupaba del diagnóstico de personas de todas las edades. Por esta razón, ampliaron las áreas cubiertas por la HBS e incluyeron secciones sobre la infancia, los ámbitos del desarrollo, la triada de alteraciones, las rutinas repetitivas, las dificultades emocionales y las conductas problemáticas. La escala HBS, reconvertida en DISCO, se adaptó para que contemplara todas las edades y todos los niveles de habilidad, así como las condiciones limítrofes con el autismo.

A partir de la experiencia de entrenar a profesionales en el uso de la DISCO, se hizo evidente la necesidad de una sección separada para registrar los juicios clínicos. Dicha sección tenía que basarse en la totalidad de la información obtenida en el resto de la escala, las evaluaciones psicológicas, la observación y cualquier otra fuente fiable de información. En esa sección de la DISCO se pide a quien hace la entrevista que emita un juicio cualitativo sobre la interacción social, la comunicación social, la imaginación social y el patrón de actividad de la persona.

Gould me dijo también que la DISCO va ya por su undécima versión y que ha sido adoptada en muchas partes del mundo, incluyendo Japón y Singapur: «No está grabada en piedra, vamos añadiendo y modificando cosas a la luz de las nuevas investigaciones. Es un instrumento integral para el diagnóstico de niños y adultos de cualquier nivel de habilidad, y eso es lo que lo hace único»[72]. Asimismo, puede ayudar a identificar condiciones que se asocian frecuentemente al espectro del autismo, tales como el trastorno por déficit de atención con o sin hiperactividad, los tics, la dispraxia y trastornos parecidos a la catatonia.

Otro instrumento, denominado 3Di (Developmental, Dimensional and Diagnostic Interview [Entrevista Diagnóstica, Evolutiva y Dimensional]), fue desarrollado en el 2004 por David Skuse, director de la Unidad de Ciencias de la Conducta y el Cerebro del Instituto de Salud Infantil de la Universidad Colegio de Londres (UCL). Skuse se interesó por el autismo a partir de sus trabajos sobre el síndrome de Turner, una condición genética rara que se da solo en mujeres y que implica la ausencia total o parcial de uno de los dos cromosomas X que se encuentran normalmente en las mujeres. Algunas de las niñas que participaron en sus estudios exhibían lo que a este autor le parecieron rasgos de autismo.

Diagnóstico temprano

A finales de los años setenta, H. N. Massie comenzó a utilizar de forma pionera vídeos domésticos para observar las relaciones entre niños a quienes posteriormente se les diagnosticaría alguna forma de psicosis infantil (lo que, para Massie, incluía el autismo) y sus madres[73]. Este autor se centró fundamentalmente en las conductas de las madres y en la presencia de conductas «psicóticas» en los niños. Respecto al grupo de control, encontró diferencias en el contacto ocular, el contacto físico y las conductas de apego madre-hijo. Posteriormente, utilizó vídeos domésticos para analizar el desarrollo sensorio-motor piagetiano de 14 niños a los que más tarde se les diagnosticaría psicosis infantil, de los cuales seis tuvieron un diagnóstico de autismo. Comparados con un grupo de control compuesto por niños sin trastornos del desarrollo, el *grupo psicótico* mostró menos cantidad de conductas esperadas para su edad[74].

Quienes propusieron por primera vez diagnósticos precisos de autismo en niños de tan solo unos pocos meses de edad fueron Philip Teitelbaum, de la Universidad de Florida (Gainsville, EE. UU.) y su colega Ralph Maurer (más conocido por su colaboración con el neurólogo Antonio Damasio). Sin embargo, sus investigaciones siguen siendo muy controvertidas. Teitelbaum había visto cientos de grabaciones en vídeo de niños que acabaron desarrollando autismo, y se fue convenciendo de que era posible detectar diferencias específicas en los movimientos de estos niños a los pocos meses de edad, y que esas diferencias podían constituir una posible medida diagnóstica. En concreto, él apuntaba a cómo estos niños no extienden sus brazos cuando se les coloca boca abajo en la cuna[75].

Uno de los pioneros en el campo de la intersubjetividad y el autismo, Colwyn Trevarthen, reconoce que hay cierta evidencia de que «los niños que desarrollan autismo exhiben patrones motores anormales entre los cuatro y los seis meses de edad. También existen informes que muestran un retraso general en el desarrollo, una escasa expresión facial y dificultades para el contacto ocular cuando tienen seis meses»[76].

Sin embargo, Trevarthen insta a la prudencia:

> Estos datos concretos de investigación no siempre se ven apoyados por la experiencia de los padres y los profesionales y deben tratarse con cautela, dado que ninguno de estos rasgos, tomados individualmente, es exclusivo del autismo. Además, los niños normales muestran períodos en los que evitan

> la mirada y la relación comunicativa íntima cara a cara, a medida que sus motivos para implicarse con otras personas y para aprender cosas sobre los objetos cambian y se van integrando. En consecuencia, estos signos tempranos, tomados aisladamente, no pueden identificar fiablemente a un niño con autismo. La alternativa puede estar en adoptar un enfoque más sistémico, que mire no solo cómo se comporta el niño, sino toda su situación vital, incluyendo la conducta de las personas que viven con ese niño[77].

Trevarthen sostiene que en los años setenta se produjo una revolución...

> [...] en el reconocimiento, por parte de los psicólogos, de las capacidades que tienen los niños para comunicarse con las intenciones, los intereses y las emociones de otras personas (capacidades que son innatas o se adquieren en el curso del desarrollo). [...] Los biólogos, pediatras y psicólogos evolutivos, al igual que los psiquiatras y lingüistas, han aportado nuevas y detalladas observaciones que comparan las evidencias disponibles, en un intento de reparar décadas de olvido sobre las capacidades comunicativas que tienen los niños antes de que aprendan a hablar[78].

Trevarthen me dijo: «Habitualmente se observa que, en todos los trastornos del neurodesarrollo, los primeros signos son las alteraciones del movimiento. Creo que es muy importante que los procesos motores y su sincronización sirvan de base a la sintaxis y a las estrategias de los demás desarrollos (más elaborados) de la cognición, el lenguaje y el pensamiento (o "teoría de la mente")»[79].

Un estudio del año 2003 de Eric Courchesne en la Universidad de California (San Diego), reveló que los niños que estaban desarrollando autismo mostraban un aumento muy acentuado del tamaño del perímetro de su cabeza[80]. Courchesne me dijo que este estudio —si se replicara— podría permitir que se diagnosticara autismo con una simple cinta métrica[81]. Otros no eran tan optimistas pero, en el 2008, un equipo multicéntrico liderado por Lonnie Zwaigenbaum en la Universidad de Alberta (Canadá) midió prospectivamente los perímetros craneales de un total de 761 niños con alto riesgo de autismo y de 400 con bajo riesgo; los niños procedían de 11 lugares distintos de Norteamérica, y se contó también con datos de sus historiales médicos. Se encontró que los niños que más tarde recibieron un diagnóstico de autismo habían tenido un ritmo más rápido de crecimiento de su perímetro craneal en sus primeros dos años de vida que los niños que no desarrollaron autismo, y se concluyó que «un crecimiento rápido del perímetro craneal puede ayudar a los profesionales de la salud a identificar niños con alto riesgo de autismo»[82]. Zwaigenbaum dijo también en el 2008, en el Congreso del IMFAR de Londres, que «el perímetro craneal es uno de los marcadores biológicos de autismo replicados más sistemáticamente y más prometedores», y añadió que casi el 20% de los niños con autismo tiene un perímetro craneal por encima del percentil 97.

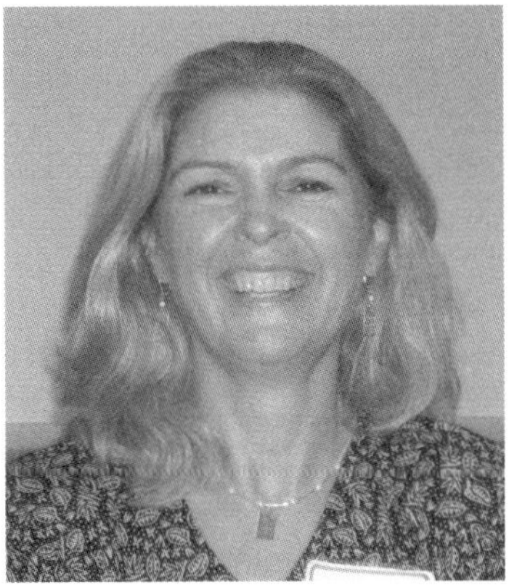

Rebecca Landa

En el 2007, Rebecca Landa, del Instituto Kennedy Krieger de Baltimore, publicó un estudio que demostraba que actualmente se puede diagnosticar autismo en niños de 1 año de edad. Landa me dijo: «Las cosas que hemos encontrado en los niños de esta edad no están lejos de lo descrito en el *DSM*: son anomalías sociales específicas que, cuando las ves conjuntamente, indican un trastorno del espectro del autismo; incluyen orientación social e iniciación social, así como diversas conductas que se utilizan para la interacción funcional con otras personas»[83].

Ese mismo año, Sally Rogers hizo una investigación que mostró que la imitación diferida está alterada en el autismo[84]. Rogers me dijo: «[la imitación diferida] ocupa un lugar privilegiado en las teorías cognitivas. Actualmente, podemos afirmar que la imitación es el déficit primario más importante del autismo, casi más que cualquier otro síntoma»[85].

Sin embargo, Sally Ozonoff, colega de Rogers en el Instituto MIND, no comparte que la imitación sea un déficit nuclear en el autismo: «En nuestro estudio, no hemos encontrado diferencias a los 34 meses, ni mucho menos a los 23 meses; por eso, creo que el déficit nuclear es un mecanismo cognitivo más primitivo que la imitación. Los bebés no imitan espontáneamente a los 6 meses»[86].

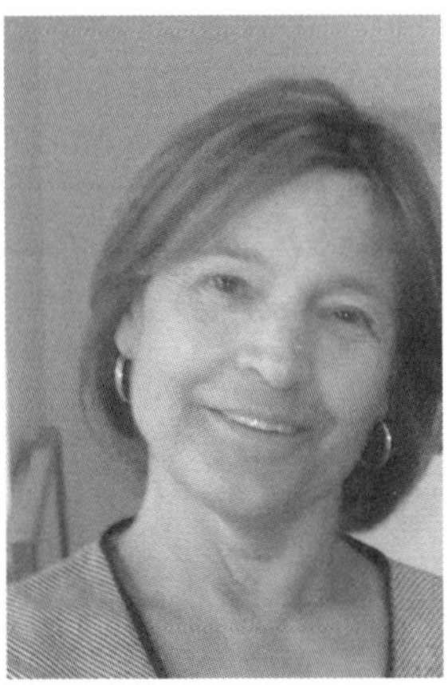

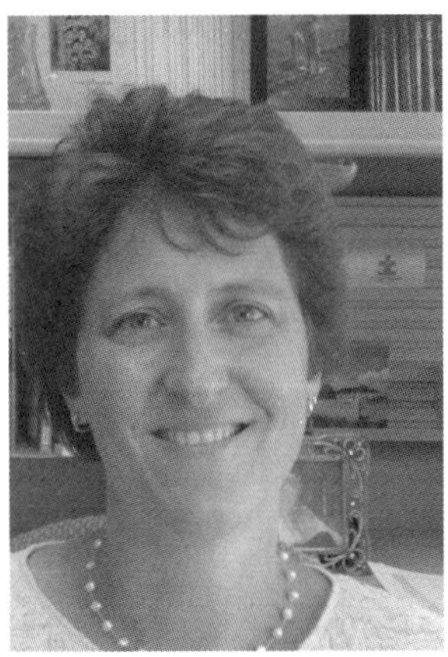

Sally Rogers (izq.) y Sally Ozonoff

Cathy Lord, de la Universidad de Michigan, me dijo que podría haber «signos» de autismo ya a los 6 meses de edad: «Pero creo que será difícil determinar cuáles de esos signos son realmente significativos. Esto resulta más fácil a los 12 meses, y a los 18 meses lo tenemos ya totalmente claro. Lo que pasa es que esto [diagnosticar a esas edades tan tempranas] lo podemos hacer con los casos más graves, pero no con los casos más leves. Después de todo, necesitamos un montón de tiempo para dilucidar si un chico o una chica de 14 años tiene un síndrome de Asperger o un TDAH con rasgos de autismo, así que es fácil imaginar que, con un bebé de 18 meses, el diagnóstico es realmente difícil; todavía hay mucho margen para mejorar»[87].

La mayoría de los investigadores confían en que se encontrarán marcadores biológicos o genéticos que permitirán diagnosticar fiablemente el autismo tras el nacimiento y reforzarán las medidas conductuales. En uno de sus trabajos de investigación, Judith Miles, de la Universidad de Missouri, ha utilizado imágenes tridimensionales con el fin de descubrir correlaciones entre los rasgos faciales y las estructuras cerebrales de los niños con autismo, y poder desarrollar un algoritmo para la detección temprana del trastorno. Este trabajo se centra en los dos grupos de TEA propuestos por Miles, que es profesora de pediatría y patología. Para esta autora, los niños que parecen mostrar más anormalidades físicas y cerebrales, y perímetros craneales más pequeños, tienen un «autismo complejo». Solo el 20% de los casos encajaría en este grupo. El 80% restante se consideraría que tiene un «autismo esencial»[88].

Wendy Stone, de la Universidad de Vanderbilt, también está desarrollando un instrumento de cribado con el que confía facilitar que los profesionales puedan identificar autismo en niños de 2 años e incluso menores. Esta investigadora ha identificado tres áreas concretas de habilidades (todas ellas en el ámbito social y comunicativo) que resultan ser deficientes en el autismo: el juego recíproco o funcional, la imitación motora y la atención conjunta.

La razón del incremento de diagnósticos

Como hemos visto en los capítulos previos, el aumento de la prevalencia del autismo ha sido dramático, desde aproximadamente 4,5 por 10 000 en el estudio de Victor Lotter de 1966, a la cifra de 1 por cada 150 aportada por los Centros para el Control y Prevención de las Enfermedades (CDC) en el 2007. La impresión general entre los profesionales con los que he hablado sobre esto en todo el mundo es que, lejos de tratarse de una «epidemia» de autismo, el incremento de los diagnósticos se debe fundamentalmente a la ampliación del espectro y a la mejora de los instrumentos diagnósticos.

Un estudio realizado en el 2008, financiado por el Wellcome Trust de Gran Bretaña y dirigido por Dorothy Bishop, parece apoyar esta teoría. En este estudio, volvieron a evaluar a 38 adultos de entre 15 y 31 años de edad que cuando eran niños habían recibido diagnósticos de trastornos del desarrollo del lenguaje, pero no de autismo. Bishop y sus colegas examinaron si aquellas personas cumplían ahora los criterios diagnósticos de TEA, basándose tanto en los informes sobre su conducta cuando eran niños como en su conducta actual. Cuando Bishop y sus colegas las reevaluaron, alrededor de la cuarta parte de estas personas resultó tener un TEA según los criterios actuales[89].

«Nuestro estudio aporta una evidencia bastante directa a favor de la idea de que los cambios en el diagnóstico han contribuido al aumento del autismo», me dijo Bishop.

> En los años ochenta, se decía que estos niños no tenían autismo, pero cuando hemos hablado ahora con sus padres sobre cómo eran de pequeños, queda claro que actualmente tendrían que recibir ese diagnóstico. Los criterios para diagnosticar autismo eran mucho más exigentes en los años ochenta que ahora, y a un niño no se le aplicaba ese diagnóstico de autismo si no se trataba de un caso muy grave. Actualmente, se diagnostican casos que presentan características más sutiles y que en el pasado se habrían pasado por alto[90].

El autismo como condición médica

Mary Coleman, la neuróloga pionera de Nueva York, continúa estando convencida de que, tarde o temprano, se descubrirá que el autismo consta de docenas —quizá centenares— de subtipos diferentes, cada uno de los cuales es el resultado de una condición médica específica. Coleman me dijo: «No estoy hablando de comorbilidad. Estoy hablando del trastorno básico que causa los síntomas autistas»[91].

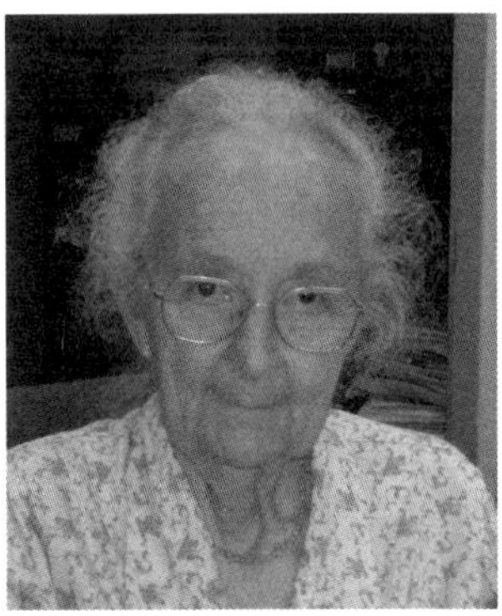

Isabelle Rapin

Sin embargo, Isabelle Rapin (especialista en autismo de origen suizo que recibió el premio a su trayectoria profesional en el Congreso del IMFAR de Londres, en el 2008) me dijo: «El diagnóstico de autismo es conductual, no médico. Al ser conductual, es dimensional y tiene un rango muy amplio de severidad. Lo hemos cortado en trozos, y algunos de esos trozos han acabado teniendo vida propia, como ha ocurrido con el síndrome de Asperger. Estoy totalmente de acuerdo con la idea de que el autismo es un trastorno del desarrollo cerebral, pero lo que yo destacaría es que el autismo se define conductualmente, del mismo modo que la demencia se define conductualmente en base a observaciones y/o pruebas conductuales, aunque obviamente tiene una causa médica. No hay una única causa, sino varias. No comparto la idea de que el autismo es "una enfermedad", en el sentido de que exista una única causa identificada. Yo siempre he creído que el autismo refleja la disfunción de un circuito cerebral concreto, independiente de cuál sea la causa biológica de esa disfunción»[92].

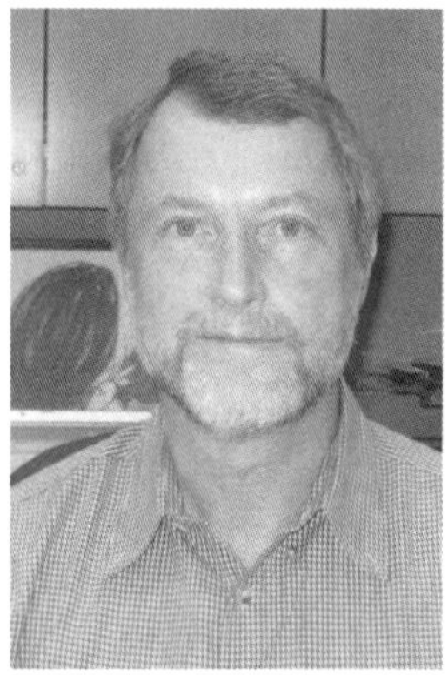

David Amaral

Rapin me dijo también: «Nada de esto implica que no haya subgrupos dentro del síndrome. Durante años se pensó que la demencia era o bien un resultado del envejecimiento normal, o bien un tipo de enfermedad, pero se definía totalmente de forma conductual a partir del Mini Examen del Estado Mental*, de medidas en otras pruebas, o de la percepción de los familiares de que la persona ya no "funcionaba" bien en su vida cotidiana. Hay docenas de tipos distintos de demencia, dependiendo del trastorno médico de cada persona y de las áreas del sistema nervioso central más gravemente afectadas. No tengo problema en decir que el trastorno de Asperger está en el extremo más leve del espectro del autismo, o que se da en niños que no tardaron en empezar a hablar, pero creo que la idea de que el autismo no es una enfermedad específica no la entiende mucha gente, y eso me sorprende»[93].

David Amaral, director de investigación del Instituto MIND de Sacramento (California) y director del Autism Phenome Project (Proyecto Fenoma del Autismo), confía en que su trabajo y el de sus colaboradores conduzcan a un test biomédico para al menos algunos tipos de autismo. Pero, según él, ese test está aún bastante lejos de ser una realidad[94].

La controversia sobre el Síndrome de Asperger

«¡Qué pérdida de tiempo!». Cuando hablé con ella, Judith Gould se refirió en esos términos a la definición del síndrome de Asperger en la

*N.T.: En inglés, Mini Mental State Examination (siglas MMSE). Es un método muy utilizado para detectar el deterioro cognitivo y vigilar su evolución. Lo desarrollaron en 1975 Marshal F. Folstein, Susan Folstein y Paul R. McHugh.

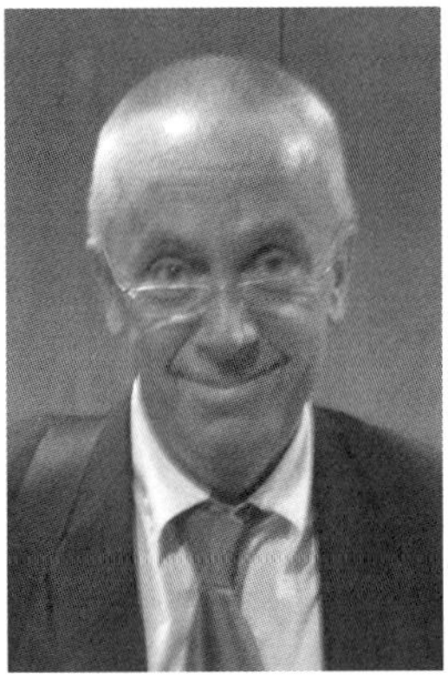
Christopher Gillberg

CIE-10 y el *DSM-IV*. Me dijo: «Hans Asperger nunca dijo que hubiera que tener unas habilidades normales de autonomía, una conducta adaptativa y curiosidad a la edad de tres años o antes». Y añadió: «Si alguien es social y locuaz y tiene un alto nivel de funcionamiento cognitivo, lo más probable es que reciba un diagnóstico de Asperger. Los profesionales, en su práctica clínica, raramente preguntan si la persona hacía todas esas cosas antes de los tres años»[95].

Christopher Gillberg, que definió por primera vez el síndrome de Asperger en 1989, coincide con Gould: «Los criterios del *DSM-IV* y de la *CIE-10* son muy artificiales. Simplemente vienen a decir: si no hay problemas en el lenguaje o en el desarrollo temprano, lo llamaremos Asperger. Creo que hay un problema importante con el *DSM-IV*: no hay buenas evidencias de que la mayoría de las personas con síndrome de Asperger hayan tenido un desarrollo absolutamente normal en sus primeros tres años de vida, y además se necesitan muy pocos síntomas para dar un diagnóstico de Asperger según el *DSM*: bastan solo tres síntomas. Un montón de personas en la población general podría presentar esos síntomas»[96].

Tanto la *CIE-10* como el *DSM-IV* afirman que, para que se pueda dar un diagnóstico de síndrome de Asperger, el desarrollo del lenguaje oral debe ser normal, mientras que los niños con autismo con alto funcionamiento pueden presentar un retraso significativo en el desarrollo del lenguaje. Sin embargo, las descripciones originales de Hans Asperger sobre esta condición establecían que las peculiaridades en el lenguaje y el habla eran un rasgo clave.

Patricia Howlin es una autoridad mundial en autismo. Trabajaba en el Hospital St. George de Tooting (sur de Londres) cuando a mi hijo Johnny le dieron allí su diagnóstico, pero ahora trabaja en el Instituto de Psiquiatría de Londres. Howlin realizó un estudio en el 2003 que indicaba que las personas con síndrome de Asperger también presentan importantes alteraciones lingüísticas, y también critica duramente los criterios del *DSM-IV*. Me dijo: «Uno de los problemas radica en que el *DSM-IV* dice que, si tienes un diagnóstico de autismo, no puedes tener un diagnóstico de

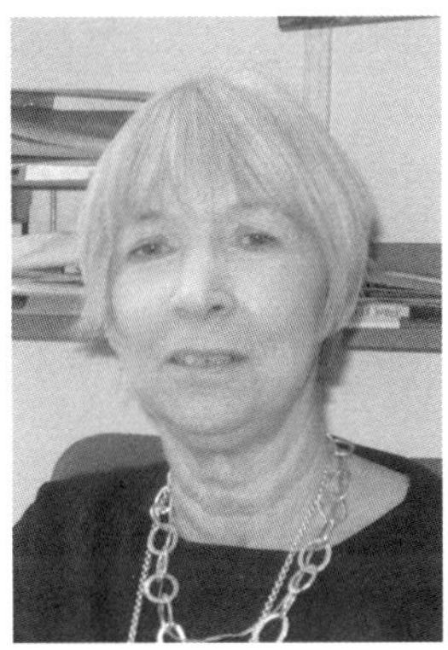
Patricia Howlin

síndrome de Asperger. Eso es simplemente ridículo. «Probablemente, lo que resulta problemático son los criterios de exclusión, no las conductas en sí»[97].

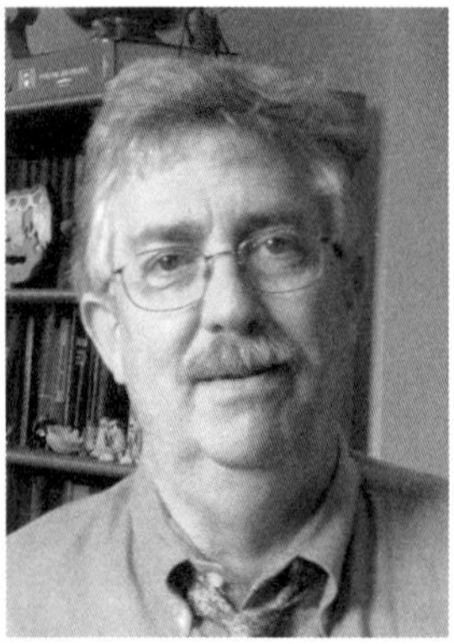

Fred Volkmar

En realidad, un diagnóstico de autismo de alto funcionamiento y otro de síndrome de Asperger se pueden dar a una misma persona en diferentes momentos de su desarrollo. Ocasionalmente, se puede diagnosticar autismo de alto funcionamiento a un niño en su primera infancia, y cambiar ese diagnóstico por uno de síndrome de Asperger cuando empieza el colegio. Algunos profesionales creen todavía que el síndrome de Asperger no se puede diagnosticar antes de que el niño vaya al colegio. Sin embargo, eso solo se debe, en buena medida, a que los déficits en áreas como las habilidades sociales pueden no resultar evidentes hasta que el niño pasa mucho tiempo en contextos sociales.

Volkmar, de la Universidad de Yale, formó parte del comité que elaboró el *DSM-IV*, pero también cree que Hans Asperger no habría aceptado la definición que se ofrece de su síndrome en esa clasificación. «Hay que tener en cuenta que, en general, en aquel momento se argumentaba que había que evitar cambios precipitados de nomenclatura y ser muy cuidadosos en cuanto a lanzar nuevas categorías», me dijo Volkmar. «Otro problema con el Asperger y el *DSM-IV*, aparte de las pocas ganas de aceptar el cambio, es que probablemente hubo una reticencia mayor que la habitual a reconocer nuevos trastornos infantiles. Yo suelo decir que el problema con quienes diseñaron el *DSM* es que ¡ellos mismos nunca fueron niños! Creo que preferirían que no hubiera en absoluto una sección infantil. Los criterios *DSM* eran problemáticos y lo siguen siendo, pero, aun así, incluir el síndrome de Asperger en el *DSM-IV* fue mejor que no incluirlo»[98].

Volkmar me dijo también que el hecho de que Lorna Wing acuñara el término *síndrome de Asperger* fue útil desde el punto de vista de la investigación. «Hans Asperger habló de los problemas que tenían los niños a pesar de sus buenas habilidades lingüísticas. Por lo general, el lenguaje no es un punto fuerte en el autismo a edades tempranas, pero en el Asperger oyes decir con frecuencia que un niño "hablaba antes de andar". El otro aspecto importante sobre la invención de ese término es que nos ayuda a hablar sobre su tratamiento y sobre las muy diversas rutas que llevan a la discapacidad social»[99].

Durante casi dos décadas [en realidad, hasta la publicación en 2013 del *DSM-5*, que eliminó los subgrupos en su definición del trastorno del espectro del autismo] hubo un debate encendido sobre si hay alguna diferencia clínicamente destacable entre el síndrome de Asperger y el autismo de alto funcionamiento. Se ha sugerido que algunas personas con síndrome de Asperger tienen gran interés por hacer amigos, pero que su incapacidad para hacerlos, en algunos casos, puede provocarles una depresión grave. Cuando le planteé esta cuestión a Tony Attwood, de Melbourne (Australia), uno de los expertos en síndrome de Asperger más respetados del mundo, me dijo que él había visto a algunas personas que habían recibido un diagnóstico de autismo clásico cuando eran pequeñas (porque mostraban problemas importantes en comunicación, socialización y juego) y que posteriormente mejoraron hasta alcanzar un nivel que se consideraba un gran éxito, lo que les permitió verse a sí mismas también desde ese punto de vista.

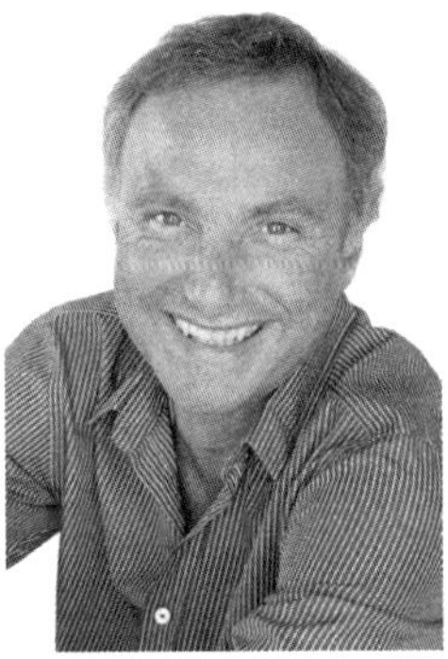

Tony Attwood

Así pues, se sienten felices o no, dependiendo de con quien se comparen. Quienes tienen síndrome de Asperger y se comparan con los neurotípicos sentirán más depresión y desánimo. Con bastante frecuencia, quienes tenían autismo clásico y mejoraron hasta alcanzar un autismo de alto funcionamiento y cierto éxito son más felices, la gente los ve como casos de éxito 100.

Sin embargo, Attwood añadió:

Mi impresión es que, si no somos cuidadosos, tenderemos a tener una visión «autista» del autismo. Tenderemos a centrar nuestra atención en detalles minúsculos y olvidaremos la imagen global. Tal vez haya estudios académicos que sugieran que puede haber diferencias entre los dos grupos en distintos aspectos; sin embargo, creo que esos estudios tienen un interés más académico que práctico, porque cuando hablamos de socialización, comunicación, integración en la comunidad, etc., hay más semejanzas que diferencias[101].

Attwood me dijo también que el interés que tienen las personas con autismo con alto funcionamiento y con Asperger por hacer amigos depende también de la personalidad de cada cual. «Algunas personas, con habilidades muy limitadas, se desesperan por relacionarse con los demás; sin embargo, otros, con habilidades comunicativas y sociales destacadas, eligen aislarse debido a su carácter. Por lo tanto, debemos ver esto como una manifestación tanto de su personalidad como de su diagnóstico»[102].

En Sacramento, Sally Rogers coincide: «He encontrado mucha diversidad en todos los ámbitos. Hay muchos niveles diferentes desde los que se puede evaluar el interés de una persona por las relaciones sociales. Yo no encuentro que a las personas con autismo les desagrade el contacto social. Generalmente, les gusta interactuar con los demás, pero lo que ocurre es que la gente les ha incordiado tanto que les resulta más fácil quedarse a solas. Al menos, esa ha sido mi experiencia. A veces me planteo que quizá la depresión que sienten las personas con síndrome de Asperger por su falta de amigos podría deberse al hecho de que estas personas suelen vivir en entornos más normalizados en los que se sienten más solas, mientras que las personas con autismo viven en entornos más relacionados con la discapacidad, en los que los cuidadores dan más apoyos. Quizá las personas con Asperger reciben menos apoyos debido a que se las percibe como menos discapacitadas»[103].

En un estudio que realizó Rogers junto con Sally Ozonoff y Bruce Pennington en 1991, compararon los perfiles neuropsicológicos de personas con autismo con alto funcionamiento y de personas con síndrome de Asperger. Comparados con un grupo de control emparejado en edad, sexo y CI verbal, los dos grupos con TGD tuvieron un rendimiento alterado en las pruebas de función ejecutiva[104]. El grupo de autismo con alto funcionamiento fue el único en presentar déficits en mentalización y memoria verbal, teniendo puntuaciones más bajas que el grupo de control y el grupo con síndrome de Asperger. Los autores de este trabajo concluyeron que sus resultados sugerían que el autismo con alto funcionamiento y el síndrome de Asperger se podían diferenciar empíricamente a partir de medidas independientes de los criterios diagnósticos.

Rogers también me dijo que no estaba segura de que el concepto de síndrome de Asperger fuera necesario. «La situación que tenemos ahora mismo, con tantas categorías, es muy confusa para los padres. El diagnóstico de autismo permite acceder a más servicios que el de síndrome de Asperger, debido a que el Asperger se considera en EE. UU. un problema de salud mental»[105].

Francesca Happé, que formó parte del comité encargado de desarrollar la nuevas definiciones de autismo y síndrome de Asperger en el *DSM-5* (comité coordinado por Sue Swedo, de los NIH, Institutos Nacionales de Salud estadounidenses, me dijo: «[los criterios actuales para el Asperger] no sirven, ni desde el punto de vista teórico ni desde el práctico, especialmente en relación con el lenguaje. ¿Sería mejor incluirlo en el espectro, pero haciendo referencia al patrón particular de "activo pero extraño"?»[106]

Mientras, la última moda es diagnosticar retrospectivamente de síndrome de Asperger a personajes históricos famosos. La persona más experta en este tema es Michael Fitzgerald, un respetado profesor de psiquiatría del Trinity College de Dublín. Fitzgerald, que afirma que

Beethoven, Swift y Mozart (entre otros muchos) podrían haber tenido Asperger, me dijo que este tipo de trabajos está eliminando en la práctica el estigma asociado a esa condición. «Estoy mostrando las contribuciones tan positivas que han hecho al mundo las personas con este síndrome»[107].

En realidad, ese es un punto de vista compartido por multitud de famosos defensores del síndrome de Asperger. Esas personas se refieren a esta condición como una diferencia, no como una discapacidad. Una de estas personas, la escritora australiana Wendy Lawson, ha acuñado el término *diffability* («divercapacidad»)*.

Sin embargo, es cierto también que, en algunas partes del mundo, el estigma asociado al autismo sigue siendo tan grande que los padres son reacios a admitir que sus hijos tienen esta condición, a pesar de que, por lo general, esta etiqueta diagnóstica se considera imprescindible para recibir los servicios adecuados. Como me dijo el colega de Leo Kanner, Leon Eisenberg: «El autismo se ha extendido mucho más allá de los estrechos límites que Kanner tenía en mente. Quizá antes veíamos a chicos con "retraso mental" donde ahora vemos chicos con autismo. Hoy en día, el retraso mental es un trastorno estigmatizado, y los padres prefieren un diagnóstico de autismo. El autismo, aunque no es probable que te enorgullezca, es al menos un diagnóstico más aceptable para tu hijo. Además, te da derecho a servicios que van más allá de un colegio de educación especial. Como no hay datos biomédicos o patológicos incontrovertibles, hacer más restrictivo el diagnóstico es solo una cuestión de opinión»[108].

Helen Tager-Flusberg, experta mundial en las alteraciones del lenguaje en el autismo, descartó la posibilidad de que esas alteraciones lingüísticas fueran tan específicas como para que alentaran esperar un perfil útil para el diagnóstico, al menos por el momento. «El enfoque que yo creo que necesitamos es el que se aplica a las enfermedades cardiovasculares», me dijo. «El campo de la medicina se ha transformado completamente con todo lo que hemos aprendido sobre los factores de riesgo. Actualmente, alguien con hipertensión tiene un tipo de enfermedad cardiovascular. No vamos a tener un test genético para esa enfermedad y tampoco lo tendremos para el autismo, pero algún tipo de puntuación indicará si tienes un riesgo alto. Mi objetivo es trabajar, junto con otros grupos de investigación, con niños en riesgo de tener autismo, con el fin de llegar a saber cuáles son esos factores de riesgo: ninguno de ellos justificará el diagnóstico por sí mismo, pero estoy absolutamente convencida de que tenemos la posibilidad de elaborar

*N.Ed.: Wendy Lawson cambió recientemente su género, llamándose actualmente Wen Lawson. Por otro lado, cabe señalar la proximidad del término «divercapacidad» con el de «diversidad funcional» promovido por el movimiento por la vida independiente en España.

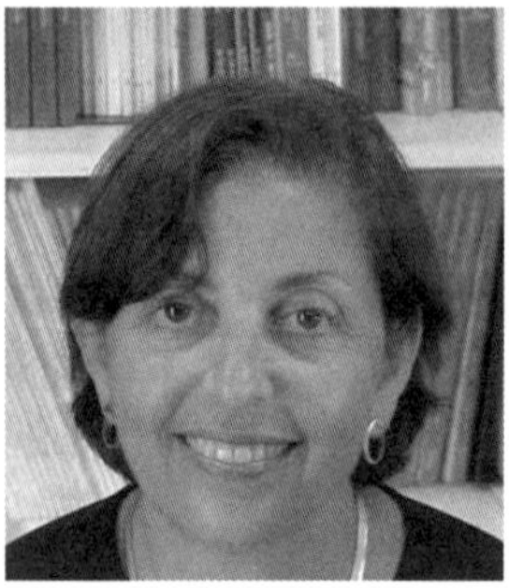

Helen Tager-Flusberg

perfiles de riesgo antes de la aparición de los síntomas, es decir, alrededor de los doce meses. Confío en que dentro de una década tengamos un conjunto bastante bueno de factores de riesgo»[109].

Tager-Flusberg también me dijo que, ahora mismo, entre los factores de riesgo para tener autismo podrían incluirse el retraso en el desarrollo del lenguaje tanto expresivo como receptivo y otros rasgos conductuales, combinados con marcadores biológicos[110].

En el momento de escribir la primera edición inglesa de este texto (2010), algunos profesionales creen que las evidencias apoyan la hipótesis de que el autismo es un espectro cuantitativo o dimensional, sin diferencias cualitativas claras entre los rasgos que se encuentran en los individuos con el trastorno y en la población general. Una revisión sobre el autismo realizada en el 2001 en el Consejo de Investigaciones Médicas de Londres, en la que yo mismo participé, concluyó que la mayoría de las personas con autismo tienen probablemente puntuaciones de CI dentro del rango normal, si bien los patrones de conducta característicos del autismo parecen ser proporcionalmente más frecuentes en quienes además tienen discapacidad intelectual[111].

Esto, en realidad, no implica volver a Leo Kanner y al hecho de que no encontrara encontrar déficits cognitivos en los niños con autismo; más bien, supone reconocer que, al ampliarse el espectro, la sugerencia inicial (mantenida durante mucho tiempo) de que alrededor del 75% de las personas con autismo tienen también discapacidad intelectual estaba sobreestimada. Laurent Mottron de Montreal, y su colega con autismo, Michelle Dawson, han hecho su propia estimación sobre esta distribución de los perfiles de CI y han sugerido que la mayoría de las personas con autismo obtendrían puntuaciones mucho más altas si los clínicos usaran el test no verbal de Matrices de Raven en vez de la escala verbal de Wechsler. Sin embargo, otros autores, como Christopher Gillberg en Suecia, discrepan abiertamente de este planteamiento. Gillberg me hizo notar que la escala Wechsler se basa en el test de Standford-Binet, que ha sido un test universal de medida de la inteligencia durante décadas[112].

Durante muchos años, se pensó que alguien «o tiene autismo o no lo tiene». John Constantino, de la Facultad de Medicina de la Universidad de Washington en San Luis (Missouri), es uno de esos profesionales respetados que continúa pensando que el autismo es unidimensional. Sin embargo, muchos otros no están de acuerdo con esto y aportan evidencia de que los déficits sociales y de lenguaje en los trastornos del espectro del autismo no están tan estrechamente correlacionados con las conductas estereotipadas y repetitivas. Muy recientemente, Francesca Happé ha publicado un estudio que sugiere que la tríada de alteraciones descrita por Lorna Wing y Judith Gould podría tener causas «fraccionables» a nivel genético, neurológico y cognitivo[113]. Happé me dijo: «Creo que ha habido un cambio al pasar de la tríada de Lorna (lo social, la comunicación y la imaginación) a la consideración de las conductas repetitivas como tercer elemento diagnóstico por parte del *DSM-IV* y la *CIE-10*. Creo también que la propuesta de Wing y Gould constituye realmente una tríada unitaria. Pero cuando sustituyes como tercer elemento la imaginación por las conductas repetitivas, estas dejan de tener relación con los déficits sociales y comunicativos»[114].

La propia Happé reconoce que su concepto de *tríada fraccionable* no implica cuestionar la validez del diagnóstico:

> Es bastante compatible afirmar, por un lado, que el TEA [trastorno del espectro del autismo] se da cuando concurre una cierta cantidad de alteraciones independientes, y afirmar, por otro, que la mezcla resultante tiene una cualidad especial y un pronóstico y una respuesta ante la intervención característicos, y que por lo tanto merece una etiqueta diagnóstica también diferente. De igual modo, cuando concurren las características cognitivas de una teoría de la mente alterada, una disfunción ejecutiva y una tendencia a centrarse en los detalles (por encima de lo que se esperaría por azar), desaparecen algunos posibles mecanismos compensatorios y aparecen ciertas interacciones»[115].

Happé tiene la impresión de que su concepto de tríada «fraccionable» puede tener implicaciones para las actuales categorías diagnósticas. Los grupos de trabajo que elaboraron el *DSM-5* (de los que esta autora forma parte) valoraron la posibilidad de adoptar para el diagnóstico del autismo tanto un enfoque dimensional como uno categorial. «La cuestión que se plantea es si es posible conceptualizar el autismo y otros trastornos relacionados como formando parte de un espectro, o si lo que hay que hacer es situar a cada persona en un espacio tridimensional definido por tres variables que quizá son ortogonales: interacción social, comunicación y conductas e intereses restringidos y repetitivos»[116]. Happé cree que situar a las personas o a los subgrupos diagnósticos en un espacio tridimensional de ese tipo ayudaría, al menos, a clarificar el significado, actualmente muy vago, de la etiqueta TGD-NE. Como ella destaca, aplicando los criterios del *DSM-IV*, ese diagnóstico se puede aplicar tanto a niños que muestran todos los elementos de la tríada de alteraciones pero con un nivel de severidad «por debajo del umbral» para un diagnóstico claro de autismo, como a niños que solo muestran un elemento de la tríada. Este problema, en su opinión, añade heterogeneidad a los trastornos del espectro del autismo y hace que la etiqueta TGD-NE resulte muy poco informativa[117].

8

AÑOS 1980 Y 1990

8

Años 1980 y 1990

Conceptos y teorías

En la década de los ochenta, en la que se produjo el fallecimiento de los dos grandes pioneros del autismo, se fue aceptando cada vez más la idea de que el autismo era un trastorno biológico causado probablemente por anomalías neurológicas, si bien continuaron las ideas erróneas. Se realizaron algunos adelantos muy significativos, a medida que cada vez más investigadores dejaron de debatir sobre si las alteraciones en el autismo eran cognitivas o sociales y se centraron en intentar explicar los déficits cognitivos y sociales como el resultado de una misma disfunción primaria.

Hans Asperger y Leo Kanner fallecieron con un año de diferencia entre sí. Asperger, aunque era 10 años menor que Kanner, fue el primero en hacerlo. No vivió lo suficiente como para ver que la condición que él había identificado recibía la atención del mundo angloparlante, porque el artículo de Lorna Wing en el que esta autora acuñó el término *síndrome de Asperger* no se publicó hasta 1981, un año después de que él muriera el 21 de octubre de 1980, a los 74 años de edad. Tampoco vivió lo suficiente como para ver el primer congreso internacional sobre síndrome de Asperger, que tuvo lugar en Londres en 1988, ni el reconocimiento oficial de esa condición por el *DSM-IV* en 1994, tres años después de que su artículo de 1944 fuera traducido al inglés por Uta Frith. Con frecuencia se ha sugerido que para él habría sido difícil aceptar la definición que la Asociación Estadounidense de Psiquiatría dio de «sus» niños, sin embargo, su hija, Maria Asperger Felder, me dijo que ese no habría sido el caso: «Hay muchos elementos en la definición del *DSM-IV*, como las peculiaridades lingüísticas o las dificultades motoras, que mi padre habría aceptado»[1].

En un emotivo tributo a Asperger durante su funeral (celebrado en Viena el 30 de octubre de 1980), uno de sus discípulos, Franz Wurst, afirmó: «Se dedicó con valentía y humanidad a los problemas de los niños con discapacidad en un momento en el que estos recibían muy poca atención pública»[2].

Una estrecha colaboradora de Asperger, Elizabeth Wurst (a pesar del apellido, sin relación alguna con Franz), recordaba que tenía un gran sentido del humor y que con frecuencia disfrutaba yendo en coche por las montañas con sus colegas, cantando casi todo el tiempo[3].

Lorna Wing, refiriéndose al influyente artículo que ella publicó en 1981, en el que describió y denominó por primera vez el síndrome de Asperger, decía que ese artículo «abrió la caja de Pandora», expresando así que había introducido un elemento extra en el espectro del autismo, ya entonces cargado potencialmente de peligro. Cuando yo la entrevisté, aún no acababa de estar convencida de que haber acuñado ese término haya supuesto un avance.

Wing me dijo: «Me gustaría no haberlo hecho. Me gustaría eliminar todas las etiquetas actuales, incluida la de síndrome de Asperger, e ir hacia un enfoque dimensional. Las etiquetas no significan nada, dada la enorme variedad de perfiles que puedes encontrar: algunas personas son brillantes en matemáticas, pero encuentran placer en balancearse o en hacer girar sus manos una y otra vez. El problema es que crear un sistema internacional basado en perfiles sería muy difícil. Los seres humanos parecen necesitar categorías»[4].

Judith Gould, recordando los primeros e históricos momentos en Londres en los que su colega Lorna Wing estaba empezando a comprender el síndrome de Asperger, me dijo: «Mientras hacíamos nuestro estudio en el Maudsley Hospital, vimos también a adultos jóvenes que eran remitidos allí. Muchos de ellos sufrían depresión, pero nosotras empezamos a ver cierta relación con las conductas características del autismo. Eso puso a Lorna en el camino correcto. Aunque nosotras llevábamos ya varios años hablando de la tríada de alteraciones, del espectro autista y de sus diferentes manifestaciones, esa idea [que el síndrome de Asperger sea una forma de autismo] realmente aún no se entendía muy bien. ¿Cómo alguien severamente afectado, que encajaba en la descripción de Kanner, iba a tener lo mismo que alguien que encajaba en la descripción de Asperger? ¿Qué dificultades básicas podían tener en común? Desde un punto de vista clínico y práctico, parecía una buena idea darles a ambos nombres distintos. Asperger había usado el término *psicopatía autista*, pero, como la palabra *psicopatía* tiene connotaciones negativas en inglés (aunque no en alemán), Lorna eligió el término *síndrome de Asperger* en su artículo de 1981. Luego, a medida que fue pasando el tiempo, fue surgiendo cierta obsesión por separar el síndrome de Asperger del llamado *autismo de alto funcionamiento*. Nosotras dijimos siempre: no son trastornos diferentes sino manifestaciones distintas del mismo problema nuclear: la alteración del instinto social. Esa es la razón por la que Lorna lamentaba haber acuñado este término»[5].

Leo Kanner falleció en Sykesville (Maryland) el 3 de abril de 1981. Tenía 86 años y había conseguido ser reconocido en todo el mundo. Le encantó, por ejemplo, descubrir durante una visita a Brasil en 1969 que le habían puesto su nombre a un pueblo. Cuando le preguntaron si no le daba un poco de miedo haberse convertido en una «institución» a los 75 años, Kanner contestó: «No. Llevo mucho tiempo dentro y fuera de las instituciones»[6].

En un homenaje a su estrecho colaborador, Leo Eisenberg escribió:

> No volveremos a ver a nadie como él. Fue el padre de la psiquiatría infantil en las Américas (en la medida en que este mérito se le pueda atribuir solo a una persona). Fue un hombre que sentía pasión por la justicia social: un gran profesor, cariñoso padre, abuelo y bisabuelo, y un erudito en muchos saberes. Pero lo más sorprendente era su capacidad de entrar en el mundo de los niños. [...] era un verdadero y auténtico flautista de Hamelín al que ningún niño podía resistirse. Se preocupaba por los niños, ellos confiaban en él y le contaban cosas que no le dirían a nadie más[7].

Un antiguo vecino de Kanner escribió al *Baltimore Sun* el 15 de abril de 1981 para decir:

> Nos encontrábamos y visitábamos a menudo. Mi recuerdo de aquellas visitas es que eran muy estimulantes porque ese hombre, ya octogenario, era física y mentalmente muy ágil y chispeante, tanto cuando mostraba su erudición como cuando contaba algunas de sus numerosísimas experiencias y encuentros o cuando cantaba canciones populares alemanas o hebreas.

El acontecimiento personal más doloroso en la vida adulta de Leo Kanner fue la muerte prematura por cáncer a los 42 años de su hija Anita Gilbert, ya casada. Anita era una brillante trabajadora social que había colaborado en investigaciones sobre psiquiatría infantil.

Kanner y su esposa, June Lewin (a la que él describía como su «ángel de la guarda» y con la que estuvo casado durante 60 años, hasta su muerte), abrieron su casa a muchos de los refugiados europeos a los que él personalmente ayudó a llegar a América sanos y salvos. En su autobiografía no publicada, Kanner escribió:

> Hice muchos amigos para toda la vida entre los recién llegados que, en inolvidables reuniones en mi casa, mientras intentaban adaptarse al nuevo entorno, se deleitaban con lo mejor que podía ofrecernos la cultura europea. El recuerdo de las torturas indescriptibles y el luto por los familiares asesinados se atenuaban discutiendo animadamente sobre música, arte, literatura y ciencia[8].

El hecho de que muchos de los refugiados a los que Kanner acogió en su casa de Baltimore procedieran de Austria y Alemania hace todavía más sorprendente que tardase tanto en citar el trabajo de Hans Asperger. Aun aceptando que durante la Segunda Guerra Mundial y en los primeros años posteriores a su finalización en los EE. UU. no se veían con buenos ojos los artículos procedentes de la Alemania nazi y del Austria anexada por los nazis (y dando por hecho que esos trabajos llegaran a orillas americanas), lo que parece más probable es que al menos algunos de esos refugiados hubieran leído los escritos de Asperger y que se los hubieran mencionado a Kanner en Baltimore en los años siguientes. Sin embargo, quizá no hablaban de autismo en público. A fin de cuentas, Albert —el hijo de Kanner— me dijo que recordaba que su padre protestaba con frecuencia: «¿Por qué todo el mundo habla solo de mis trabajos sobre autismo? ¡He hecho un montón de otras cosas durante mi carrera!»[9]. Leon Eisenberg, colega de Kanner, me sugirió que en absoluto era una conclusión inevitable que los refugiados hubieran discutido con este el trabajo de Asperger.

Hallazgos neuropatológicos

Desde que se supo que la epilepsia era frecuente en el autismo (2 de los 11 casos descritos originalmente por Kanner sufrían crisis epilépticas), los investigadores orientaron sus preguntas hacia el origen de las alteraciones neurológicas implicadas. Sin embargo, sus trabajos estaban lastrados por la carencia de cerebros que estudiar y de buenos equipos con los que poder examinarlos.

Se analizaron con mucho detalle tanto el hemisferio izquierdo como el derecho. El izquierdo resultaba de interés en la medida en que, como señaló Kanner, casi un 50% de las personas con autismo presentaban mutismo funcional (en la mayoría de las personas diestras el procesamiento del lenguaje lo realizan estructuras del hemisferio izquierdo). Sin embargo, la posibilidad alternativa de que en el autismo se diera una disfunción del hemisferio derecho también resultaba interesante, dado que es ahí donde parece estar la base neural de la comunicación no verbal, los gestos y las configuraciones de elementos que expresan la emoción (prosodia, etc.), y que todos esos aspectos son también muy problemáticos para los niños con autismo.

En 1983, un estudio de Christopher Gillberg realizado en la Universidad de Gotenburgo (Suecia) sugirió que había evidencia de un daño cerebral prenatal en el autismo. Gillberg me dijo que la muestra de este estudio la habían formado todos los niños con autismo nacidos en una maternidad el mismo día. «Los niños del grupo con autismo habían tenido más problemas durante el embarazo y en el parto. En aquel momento, interpretamos que eso sugería un daño cerebral en el momento del nacimiento o en la etapa final del embarazo. Esta interpretación todavía resulta razonable, pero también se podría interpretar que, si tienes problemas congénitos ya en la etapa fetal, es más probable que tu madre tenga un embarazo más problemático. Si tienes un tono muscular pobre por un problema genético, casi inevitablemente tendrás problemas también cuando nazcas. Si tienes un retraso madurativo en varios sistemas cerebrales o en todos tus órganos, tendrás dificultades para empezar a respirar, y el parto llevará más tiempo. Esta cadena de circunstancias podría explicar por qué estos niños no llegan a tener un funcionamiento óptimo»[10].

El estudio más importante y con más implicaciones en la historia de la investigación neurológica del autismo fue, con mucho, el que publicaron en 1985 Margaret Bauman y Thomas Kemper, de la Universidad de Boston. En este estudio describieron el cerebro de un hombre con autismo de 29 años de edad que había muerto ahogado. Ese estudio reveló por primera vez anomalías neurológicas específicas asociadas al autismo: se encontró que las células del hipocampo, el *subiculum* y la amígdala estaban más firmemente compactadas y eran más pequeñas. Los datos sugerían que las anomalías se daban a nivel celular y desde momentos muy tempranos del desarrollo. Estas y otras evidencias de anomalías neurológicas abrieron la posibilidad de considerar el autismo como un trastorno biológico[11].

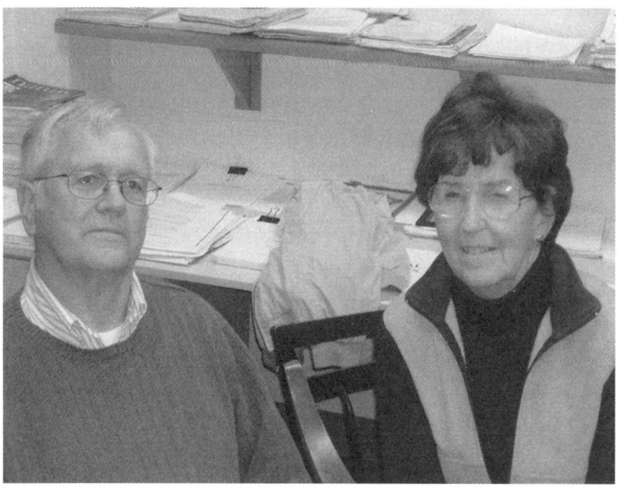

Thomas Kemper y Margaret Bauman

Bauman me comentó que ellos comenzaron a trabajar en aquel estudio en 1983. «No teníamos ninguna hipótesis previa. No analizamos el cerebelo porque, en aquel momento, una idea que teníamos en neurología era que si alguien tiene una alteración en el cerebelo se mueve como si estuviera borracho y, en aquella época, de los niños con autismo se decía que tenían muy buenas habilidades motoras»[12].

La importancia de este estudio fue más allá de sus excelentes hallazgos científicos. Los padres se sintieron mucho más tranquilos y escribieron a Bauman y Kemper para agradecerles que les libraran de la culpa. Pero no todos quedaron convencidos. Bruno Bettelheim telefoneó a Kemper cuando se difundió la noticia de sus resultados y le dijo: «Debe haber dos tipos de autismo: ¡el de ustedes y el mío!»[13].

Bauman y Kemper tenían la impresión de que los problemas en el cableado cerebral de ese hombre de 29 años debieron de producirse antes de la semana 28 de gestación, dada la baja conectividad que observaron entre las células de Purkinje y la oliva (las células de Purkinje envían proyecciones inhibitorias a los núcleos profundos del cerebelo y componen la única salida de toda la coordinación motora en la corteza del cerebelo). Bauman me dijo: «Como habíamos encontrado un número reducido de células de Purkinje pero la oliva parecía estar bien, pensamos que lo que le hubiese ocurrido a las células de Purkinje tendría que haber sucedido antes de que esa conexión se hubiera establecido, ya que, de otro modo, no podrían haberse preservado las células del tronco cerebral. Basándonos en lo que sabíamos en aquel momento, parecía razonable pensar que eso había ocurrido en la etapa prenatal, antes de la semana 28 de gestación»[14].

Otras investigaciones, como las de Andrea y Roland Ciaranello en Harvard, y las de Anthony Baley en la Universidad de Oxford (quien recientemente ha montado un impresionante y modernísimo centro de diagnóstico cerebral por imagen en las afueras de Oxford), han planteado que las diferencias vistas en el tejido cerebral *post mortem* de personas con autismo (y también en otras medidas de su anatomía cerebral tomadas *in vivo*) son demasiado sutiles como para haber tenido un comienzo tan temprano, y que los hallazgos, más bien, llevan a pensar en que se inician al final de la gestación o al principio de la vida posnatal. Algunos investigadores han afirmado que la vulnerabilidad de las células de Purkinje a desencadenantes metabólicos de estrés —como la excitotoxicidad— podría ser una causa potencial de la pérdida posnatal de esas células. Aunque Ed Ritvo realizó un estudio en la UCLA en 1986 en el que también mostraba un número reducido de células de Purkinje en el hemisferio y el vermis cerebeloso, Bauman y Kemper han hablado recientemente de un estudio *postmortem* hecho por ellos que no consiguió replicar sus propios hallazgos de 1985 sobre las células de Purkinje y el tronco cerebral.

Las investigaciones sobre el «daño» cerebral prenatal que podría causar el autismo se intensificaron en los años 1990. En 1994, dos oftalmólogos pediátricos (Marilyn T. Miller, de la Universidad de Illinois en Chicago, y Kerstin Strömland, de la Universidad sueca de Gotenburgo) describieron un resultado sorprendente de sus investigaciones sobre los problemas de motilidad ocular de personas afectadas por la talidomida (el fármaco contra las náuseas matutinas de las mujeres embarazadas que provocó una epidemia de malformaciones congénitas en los años sesenta). Los participantes en este estudio eran adultos que habían sido expuestos a este fármaco cuando todavía estaban en el vientre de sus madres. Miller y Strömland hicieron una observación que, curiosamente los investigadores previos habían obviado: alrededor de un 5% de los afectados por la talidomida tenían autismo, lo que supone una proporción unas 30 veces más alta que la de la población general[15]. Patricia Rodier, profesora de obstetricia y ginecología en la Universidad de Rochester (Nueva York) me dijo que cuando conoció este dato se mareó y empezó a hiperventilar de la emoción. Se dio cuenta de que la conexión con la talidomida aportaba de repente una luz nueva y sólida al tema del autismo, sugiriendo que esta condición podría originarse en las primeras semanas de la gestación, precisamente cuando el cerebro del embrión y el resto de su sistema nervioso están empezando a desarrollarse. Otra cosa que a Rodier le pareció emocionante de ese estudio fue que Miller y Strömland encontraran que la mayoría de los afectados de talidomida que tenían autismo tenían malformaciones en la parte externa de sus orejas, pero no en brazos o piernas. Este patrón indicaba que esas personas habían sufrido un daño en una fase muy temprana de la gestación (a los 20 o 24 días de su concepción, antes incluso de que muchas de aquellas mujeres supieran que estaban embarazadas).

Por otro lado, el tamaño del cráneo de las personas con autismo ha atraído cada vez más atención. Un estudio de 1998 realizado por Anthony Bailey (por aquel entonces, en la Unidad de Psiquiatría Infantil del Instituto de Psiquiatría del Consejo de Investigaciones Médicas de Londres) reveló, a partir del tejido cerebral de seis personas con autismo y discapacidad intelectual, que cuatro de esos seis cerebros eran inusualmente grandes y pesados[16] . Como se indicó en el capítulo 7 (véase la página 226), también Eric Courchesne ha informado de haber encontrado evidencia de que los niños que más adelante desarrollaron autismo mostraban un crecimiento craneal rápido y excesivo durante el primer año de sus vidas[17].

Igualmente, han suscitado mucho interés las investigaciones de Manuel Casanova, un neurocientífico de la Universidad de Louisville (Kentucky)

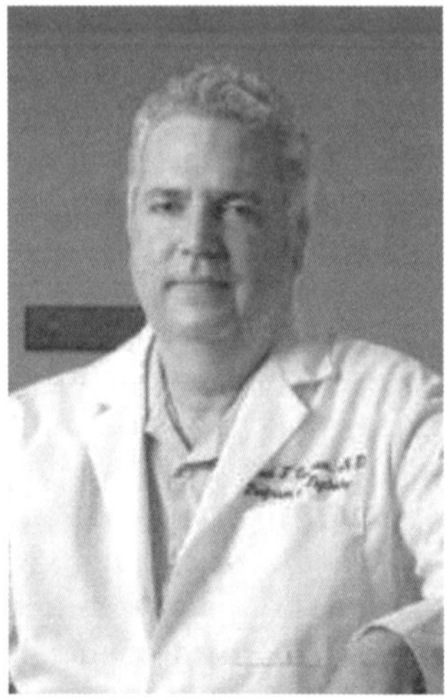

Manuel Casanova

que ha descubierto un aumento del número de minicolumnas neuronales en el neocórtex de las personas con autismo[18]. Casanova cree haber descubierto una clave esencial de la patología del autismo. Las minicolumnas son las unidades celulares más pequeñas capaces de procesar información, y según Casanova, son más pequeñas y numerosas en las personas con autismo; las neuronas de cada minicolumna, además, tienen un tamaño reducido. En su opinión, estos hallazgos podrían explicar la hipersensibilidad de algunas personas con autismo y también la elevada frecuencia de crisis epilépticas.

Casanova me comentó también que ha empezado a poner a prueba la posibilidad de tratar el problema mediante estimulación magnética transcraneal, y que los primeros resultados preliminares han sido estimulantes[19]. Su equipo y él colocaron una bobina que genera un campo magnético cerca del cuero cabelludo de 13 personas con autismo. Después, revirtieron la polaridad de ese campo magnético. Tras recibir sesiones de 20 minutos dos veces a la semana durante tres semanas, se comprobó que los pacientes mostraban menos hiperactividad, sobrecarga sensorial y conductas repetitivas.

Otros muchos equipos de investigación han relacionado el autismo con diversos neurotransmisores, si bien estos trabajos todavía necesitan ser replicados. Algunos equipos han encontrado desequilibrios entre los mecanismos cerebrales del glutamato (excitatorio) y del ácido γ-aminobutírico o GABA (inhibitorio)[20].

No obstante, aunque se hayan relacionado diversas regiones cerebrales con la génesis del autismo, el hecho es que las bases neurobiológicas del trastorno siguen siendo desconocidas. Tanto Bauman como Kemper han reconocido que, a pesar de los extraordinarios avances de las técnicas de imagen para el examen del cerebro, todavía queda una enorme cantidad de investigaciones por hacer: «En cualquier caso, no habrá ni una única causa ni un único tratamiento», me dijo Kemper. «No hay un patrón necesariamente uniforme en los cambios cerebrales. Se está prestando cada vez más atención a la variabilidad estructural, química, clínica y genética»[21].

Bauman coincidió en que todas esas diferencias existen, pero puso mucho interés en añadir: «Todavía pienso que hay un rasgo o un grupo de rasgos que comparten los niños con autismo: el modo en que usan el lenguaje, el modo en que interactúan socialmente, sus habilidades de juego... Hay un grupo de rasgos clave. Estoy de acuerdo con que existe un espectro, pero deberíamos buscar lo que es similar, lo que unifica todos esos rasgos. Aunque Mary Coleman hable de 70 tipos distintos de autismo, los sigue llamando autismo. Puede haber diversos modos de llegar hasta ahí, pero no estoy dispuesta a rendirme en la búsqueda de algún rasgo nuclear, común, en los cerebros de los niños con autismo»[22].

Bauman también me dijo que estaba especialmente interesada en la posibilidad de encontrar alteraciones en la estructura y composición de la mielina (el revestimiento graso de las neuronas cerebrales), lo que podría explicar los problemas de procesamiento de información. «También me gusta la idea de explorar la química cerebral. Los estudios con imágenes funcionales son útiles, pero no sé cuánto más pueden enseñarnos todavía los estudios estructurales»[23].

Teorías neuropsicológicas

Como hemos visto, el funcionamiento no social característico de las personas con autismo incluye un patrón de inteligencia que a veces es dramáticamente irregular, con puntos tanto fuertes como débiles. En los años ochenta y noventa, los investigadores empezaron a explicar ese patrón de funcionamiento en base a dos grandes teorías cognitivas y sus variantes.

Teoría de la mente (TM)

La hipótesis de que los niños con autismo carecen de la capacidad de entender lo que tienen otras personas en sus mentes fue puesta a prueba por primera vez a principios de los años ochenta por Uta Frith, Simon Baron-Cohen y Alan Leslie en la Unidad de Desarrollo Cognitivo del Medical Research Council (Consejo de Investigaciones Médicas) de Londres.

La propia Uta Frith considera el término *teoría de la mente* «difícil de manejar y engañoso» porque, como me dijo: «La gente cree que es una teoría que se mantiene conscientemente, pero no lo es»[24]. Frith prefiere el término *mentalización*. Dice que pensar sobre lo que piensan los demás, en vez de sobre lo que ocurre en el mundo físico externo, es imprescindible para participar en actividades sociales complejas:

> [...] ya que subyace a nuestra capacidad para cooperar y aprender los unos de los otros. Nuestra investigación demostró que la teoría de la mente o está

ausente o tiene un desarrollo gravemente retrasado en las personas con autismo, lo que explica sus dificultades para la comunicación social. Esta capacidad parece estar presente en los chimpancés, en los bonobos y quizá también en otras especies, pero no en los monos. En los humanos, está activada todo el tiempo; el manejo de nuestra reputación y los cambios políticos son únicamente posibles por esta característica del cerebro humano. La capacidad de mentalizar es extraordinariamente importante para la interacción social y la comunicación, y creemos que está alterada en las personas con autismo[25].

El concepto de *teoría de la mente* supuso una revolución en la investigación del autismo en 1985, cuando Frith, Baron-Cohen y Leslie publicaron su estudio[26]. Sin embargo, como me comentó Frith, «había surgido de estudios con animales y teorías evolucionistas. Mucho antes incluso, los filósofos habían hablado de nuestra capacidad para reflexionar sobre nosotros mismos y para diferenciar entre apariencia y realidad»[27].

El estudio de 1985, que formaba parte de la tesis doctoral de Simon Baron-Cohen, demostró que los niños con autismo tenían alterada su capacidad para comprender creencias falsas. El dato fue recibido al principio con escepticismo, pero cuando fue replicado tuvo un impacto profundamente positivo sobre los avances científicos posteriores en el campo del autismo.

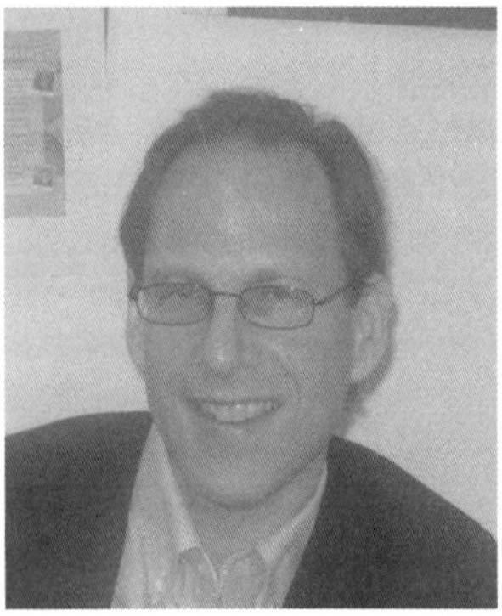

Simon Baron-Cohen

La influencia más directa que tuvo este trabajo procedía de un estudio de 1978 de Premack y Woodruff que examinaba si los chimpancés y otros primates podían pensar sobre las mentes de otros[28]. «Después, Heinz Wimmer y Josef Perner publicaron en 1983 el artículo que aportaba la metodología básica con la que estudiar la teoría de la mente en niños de 3 a 4 años de edad. Nosotros adaptamos esa metodología a la tarea de Sally y Anne», me dijo Baron-Cohen. «En la tarea original, los personajes ¡tenían nombres austriacos!»[29].

En la tarea de Sally y Anne, ambas son dos muñecas que están en la misma habitación que el experimentador y el niño. Al niño se le enseña que Sally coloca una pelota en su cesta y se va de la habitación. Entonces, se ve que Anne coge la pelota de la cesta de Sally y la coloca en su propia cesta. Al niño, que ha visto todo esto, se le pregunta entonces dónde buscará Sally su pelota cuando vuelva. Los niños que «tienen» capacidad de mentalización dicen que Sally la buscará en su propia cesta, puesto que es ahí donde la dejó. Esos niños se dan cuenta de que Sally tiene una «creencia falsa», aunque, desde la perspectiva de la propia muñeca, esa creencia es verdadera. Los niños que no tienen desarrollada la capacidad de mentalización dicen que Sally buscará la pelota en la cesta de Anne, porque no son capaces de imaginar que la creencia de Sally es distinta de la suya, y ellos lo que han visto es que la pelota se ha puesto en la cesta de Anne.

Se ha escrito muchísimo sobre la Mentalización en autismo, así que no procede entrar en más detalles[30]. Quizá el avance más interesante es el empleo de escáneres cerebrales diseñados para identificar qué regiones cerebrales están implicadas en la «mentalización». Los investigadores han encontrado un patrón específico de activación asociado a la mentalización y esas regiones cerebrales han mostrado una activación reducida en el autismo[31].

Coherencia central débil

Un segundo concepto desarrollado por Uta Frith y sus colaboradores ha sido el de *coherencia central débil*, o tendencia a procesar la información entrante prestando atención a los detalles sin tener en cuenta el significado contextual (como aquello de que «los árboles no dejan ver el bosque»). Se han observado ejemplos de este estilo de procesamiento aplicando [entre otras] la tarea de cubos de las versiones infantil y adulta de la escala de inteligencia Wechsler, como ilustra un estudio realizado en 1993 por Uta Frith y su doctoranda Amitta Shah[32].

A Frith tampoco le gusta mucho el nombre que habitualmente se da a su teoría. Me dijo: «Algunas personas me han dicho que mi elección del término *coherencia central débil* tiene connotaciones negativas. Eso resulta un tanto irónico, porque yo lo empleé precisamente para destacar una fortaleza de los niños con autismo. No siempre es bueno dejarse llevar por el todo: eso significa tener prejuicios que dificultan tener un pensamiento independiente»[33].

Simon Baron-Cohen coincide con esta idea. Me dijo: «No me gusta el término *débil* de la expresión *coherencia central débil*. Implica que algo está subdesarrollado, pero si se analizan las pruebas que aplicó Uta, se puede ver, por ejemplo, que los sujetos con frecuencia hacían muy bien el test de figuras encastradas. La prueba de cubos requiere también encontrar la regla mediante la manipulación de configuraciones. Es frecuente que los niños con autismo sean muy buenos para reconocer patrones»[34].

Llamativamente, Leo Kanner había aludido a la coherencia central débil en su artículo de 1943 cuando describió la «incapacidad de los niños para percibir el todo y no poner toda su atención en las partes constituyentes»[35].

Disfunción ejecutiva

La tercera teoría importante que surgió en los años noventa con el objetivo de explicar los aspectos no sociales del autismo es la de la disfunción ejecutiva. Se había demostrado en el autismo un rendimiento pobre en muchas tareas de funcionamiento ejecutivo, un conjunto de habilidades cognitivas que son necesarias para realizar conductas orientadas a objetivos, y que incluye la capacidad de iniciar y finalizar acciones, monitorizar y cambiar las conductas en la medida en que sea necesario y planificar conductas futuras ante tareas y situaciones nuevas. Los niños con autismo habían mostrado dificultades en la planificación en diversas tareas. Una tarea típica para medir esto es la Torre de Hanoi (y su variante, la Torre de Londres). En esa tarea, se les presenta a los niños una serie de discos colocados en tres clavijas en un cierto orden, y se les pide que, con el menor número posible de movimientos, los cambien de lugar hasta reproducir la configuración fijada por el examinador. En los años noventa, Sally Ozonoff y otros investigadores demostraron que los niños con autismo hacían mal este tipo de tareas[36].

Sorprendentemente, Rebecca Landa, del Instituto Kennedy Krieger de Baltimore, encontró en el 2006 que la relación estadística entre función ejecutiva, lenguaje y funcionamiento social era prácticamente nula en niños con autismo y «alto funcionamiento» en edad escolar. Landa me comentó que tenía sentido hipotetizar que la disfunción ejecutiva es la base de algunos de los problemas de comunicación que se ven en el autismo «pero este no parece ser el caso. Aunque interpretemos que todos esos "déficits" que observamos en el autismo contribuyen al fenotipo conductual global, es complicado verlos como una relación causa-efecto. Desde una perspectiva de intervención, eso significa que tenemos que tratar múltiples aspectos del desarrollo»[37].

Reacciones

Michael Rutter me comentó que la hipótesis de la *teoría de la mente* había tenido una influencia enorme: «Esta hipótesis arranca del trabajo de Hermelin y O'Connor, que puso en evidencia que se dan buenas capacidades cognitivas pese a los déficits sociales. Sin embargo, los estudios de Hermelin y O'Connor no se centraron en buscar la explicación de cómo funcionaba esto. La hipótesis de la teoría de la mente fue importante también porque se proyectó a un ámbito más amplio de la psicología cognitiva. Un grupo mucho más amplio de personas, que no tenían nada que ver con el autismo, empezaron a interesarse por el tema. Sin embargo, sigue pendiente la cuestión de si un único déficit modular explicaría el autismo»[38].

No todo el mundo sintió entusiasmo ante la posibilidad de explicar los déficits implicados en el autismo en base a la *teoría de la mente* u otras teorías cognitivas. Incluso algunos de quienes apreciaban su valor creían que podía ser engañosa. Rita Jordan, de la Universidad de Birmingham (Reino Unido), y experta en autismo reconocida mundialmente, me dijo que, sin duda, la *teoría de la mente* había aportado una magnífica intuición sobre los factores que determinan la conducta de las personas con TEA.

> Pero, ¿en qué sentido explica las diferencias conductuales? ¿En qué mejora nuestra comprensión decir que la razón por la que las personas con trastornos o condiciones del espectro del autismo tienen problemas para comprender y utilizar estados mentales (que es la evidencia en la que se apoya la teoría) es que carecen del «Módulo de Teoría de la Mente», un constructo creado precisamente para explicar la capacidad de comprender y utilizar estados mentales? En otras palabras: ¿nos lleva esta teoría más allá de los datos?[39]

Jordan me dijo también: «En general, por lo tanto, estas décadas de grandes teorías psicológicas han aumentado los datos sobre el autismo, pero no nos han acercado a ninguna explicación unificadora»[40].

Simon Baron-Cohen ha reconocido que su tarea de *teoría de la mente* sufrió críticas desde el momento mismo en que la presentó: «Una crítica frecuente fue que no era suficientemente fiable porque empleaba muñecas y no personas reales. Así que repetimos la tarea con personas reales y encontramos resultados parecidos»[41].

Otras críticas destacaban que las personas con autismo y alto funcionamiento eran capaces de resolver las tareas de creencia falsa racionalmente, «pero es que también las cosas han cambiado mucho en relación con quiénes reciben el diagnóstico», me dijo Baron-Cohen. «En los años ochenta, creíamos que incluso los chicos de alto funcionamiento tenían un CI por debajo de la media. No sabíamos mucho sobre el síndrome de Asperger en aquel momento»[42]. En cierto sentido, esto resulta sorprendente ya que, casualmente, en esos años realizaban su tesis doctoral bajo la supervisión de Uta Frith dos de las personas que han acabado siendo expertos mundialmente reconocidos en el síndrome de Asperger: Digby Tantam y Tony Attwood. De hecho, Tantam ya trabajaba sobre el síndrome de Asperger a principios de los ochenta.

Atención conjunta

A finales de los años ochenta y principios de los noventa, Marian Sigman en la UCLA y Peter Mundy en la Universidad de Miami realizaron una gran cantidad de estudios sobre los déficits de atención conjunta de las personas con autismo. Las habilidades de atención conjunta se refieren a la capacidad de coordinar la atención con un interlocutor social respecto a algún objeto o evento. Esta capacidad no comienza a emerger antes de los 6 meses de edad y es un hito fundamental en el desarrollo temprano y el aprendizaje social. La atención conjunta implica también la capacidad de comprender que las otras personas tienen «un punto de vista», razón por la cual su déficit está relacionado con el de la teoría de la mente. Por otro lado, Simon Baron-Cohen y otros han interpretado el déficit de atención conjunta como un déficit de activación del llamado «Módulo de Atención Compartida» [SAM, por las siglas en inglés de «Shared Attention Module»] que, según su propuesta, precede normalmente en el desarrollo al «módulo de teoría de la mente» (MTM).

Sigman, una figura clave de la investigación en autismo en los años setenta y ochenta, comenzó investigando el desarrollo de niños sin alteraciones. Cuando llegó a la UCLA, los dos Ed (Ed Ornitz y Ed Ritvo) y también Betty Jo Freeman (más conocida como B. J. Freeman) ya estaban investigando este trastorno[43]. «Comenzamos con un estudio sobre el desarrollo sensoriomotor y otro sobre el desarrollo del juego en niños sin problemas; después, empezamos a estudiar niños con autismo», me dijo Sigman[44].

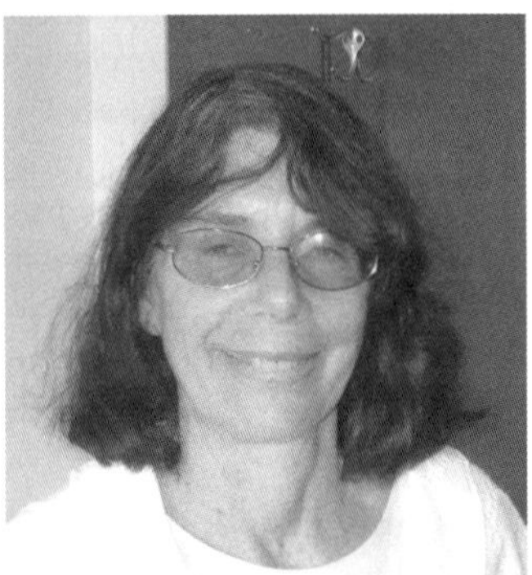

Marian Sigman

Cuando Judy Ungerer se incorporó al equipo de Sigman, empezaron haciendo estudios transversales, pero luego pasaron a hacer estudios de seguimiento longitudinal de niños con autismo desde los 3-5 años de edad hasta la veintena, durante todo su desarrollo. «Encontramos problemas sensoriomotores y de juego simbólico. Después, empezamos a estudiar más a fondo las interacciones entre los niños y sus padres»[45].

El estudio de referencia de 1984 de Sigman con Judy Ungerer demostró que los niños con autismo eran tan propensos a reaccionar con desesperación cuando eran separados de sus padres como los niños sin autismo. «Hoy en día, no hay mucho interés por los trastornos del apego. Debería haber más», me dijo Sigman[46].

Peter Hobson, del Instituto Tavistock de Londres, comenzó sus investigaciones también en los años ochenta e intentó describir el autismo como un trastorno de los mecanismos innatos de las relaciones afectivas y una incapacidad para diferenciar entre el «yo» y el «tú». El modelo de

Hobson es un modelo de déficit único y, al igual que Kanner 40 años antes, plantea que el déficit primario del autismo consiste en la dificultad para organizar un contacto afectivo normal con los demás. Para Hobson, esa dificultad puede ser la expresión de una patología cerebral específica, como la que se deriva, por ejemplo, de la ceguera o de una privación sensorial severa. Hobson se sitúa a sí mismo en el extremo afectivo de una división, que él mismo reconoce que es artificial, entre los enfoques afectivo-cognitivos del autismo y teorías cognitivas como la de la mentalización.

Una de las teorías más recientes que ha entusiasmado a neurólogos y psicólogos por igual es el sistema de neuronas espejo, que algunos estudios han encontrado deficitario en el autismo. Las neuronas espejo son células cerebrales que se activan cuando alguien realiza una acción, pero también cuando se observa a otra persona realizar dicha acción. Que estas células no funcionen adecuadamente en el autismo podría explicar los problemas para socializar y empatizar.

Sally Rogers, del Instituto MIND en Sacramento, me dijo que el sistema de neuronas espejo es muy importante y que, en su opinión, también está relacionado con la atención conjunta y otras capacidades alteradas en el autismo. «Pone de manifiesto la importancia que tiene la imitación en el autismo. En un artículo mío del 2007 analicé si en el autismo existe un problema con la capacidad de representación o un déficit general de imitación. Esto es muy importante, porque podría darse el caso de que el problema no fuera necesariamente de pensamiento simbólico. Lo que decimos es que los problemas de juego simbólico y de lenguaje, que Piaget consideraba como relacionados con las dificultades para la representación, podrían estar relacionados en el autismo con un déficit general de imitación que tiene sus propias bases cerebrales. Quiero entender por qué el juego simbólico, el lenguaje, la imitación y la atención conjunta están tan alterados en el autismo. Creemos que están relacionados»[47].

Rogers me comentó también que creía que los déficits de imitación están presentes en las personas con autismo desde el inicio de sus vidas. «Del mismo modo que Kanner hablaba de déficits afectivos, la teoría de las neuronas espejo también habla de incapacidad para conectar con las emociones de otras personas, incapacidad para reflejar las expresiones y afectos de los demás. Esto no es teoría de la mente, es una capacidad más inmediata. Kanner no podía hablar de las causas, porque él no tenía más modelo que el freudiano para explicar cómo se relacionan las personas entre sí. Ahora sí que tenemos un modelo: el de las neuronas espejo»[48].

Una colega de Rogers en el Instituto MIND, Sally Ozonoff, me dijo que ella no cree mucho en déficits nucleares. Según ella misma me comentó:

«En los años ochenta, la verdad es que pensábamos mucho de esa forma. Nos preguntábamos: ¿cuál puede ser el constructo básico psicológico (no biológico) que nos lleve a todos los demás síntomas? Nos dedicamos a estudiar la función ejecutiva, pero al cabo de una década me di cuenta de que en realidad no creía que ese fuera un déficit nuclear. Sigo siendo escéptica, porque no creo que pueda haber un constructo psicológico que pueda explicar todo. He dejado de investigar contraponiendo un aspecto con otro. Durante un tiempo he comparado la función ejecutiva con la teoría de la mente, pero ya no creo que hacer eso sea útil. A la mayoría de la gente tampoco le entusiasman ya las explicaciones basadas en un déficit único. Lo social es lo que distingue al autismo de otros trastornos, pero intentar ver de qué constructo se trata no es muy útil»[49].

Marian Sigman me dijo: «No creo que se puedan separar los aspectos sociales y los cognitivos. Creo que lo que está afectado es la cognición social, no solo el desarrollo cognitivo»[50].

Una de las teorías más recientes es la idea de Simon Baron-Cohen de que el autismo es una manifestación extrema del cerebro masculino. En cierto sentido, recuerda un comentario hecho por Asperger en su artículo de 1944 que trata precisamente sobre eso. Baron-Cohen me dijo que, en realidad, desarrolló su hipótesis para poner a prueba lo dicho por Asperger[51]. Sin embargo, Baron-Cohen cree que hay evidencia biológica que apoya su hipótesis: estudios suyos muestran un aumento del nivel de la hormona masculina testosterona en el suero de fetos que, más adelante, son personas con rasgos de autismo tales como la buena capacidad para resolver la tarea de figuras encastradas[52]. Este autor lamenta que en algunos sectores de los medios de comunicación se haya dado a entender erróneamente que la alta testosterona fetal está asociada al diagnóstico clínico de autismo o de síndrome de Asperger. Sus estudios, como él destaca, todavía no han demostrado eso. Cierta cantidad de rasgos autistas no son necesariamente indicativos de autismo: todos los niños que participaron en estos estudios tuvieron un desarrollo «típico» (es decir, no tuvieron autismo). Baron-Cohen también ha destacado que su investigación no era un estudio de cribado, sino que se realizó exclusivamente para comprender los mecanismos neurobiológicos básicos que subyacen a las diferencias individuales en los rasgos de autismo[53].

Baron-Cohen también sostiene que, por lo general, los varones son mejores a la hora de sistematizar (y llama la atención sobre la gran cantidad de programadores informáticos que tienen síndrome de Asperger, y la cantidad de matemáticos que hay en las familias que tienen un miembro con autismo); por su parte, las mujeres son, con diferencia, mejores a la hora de empatizar. Obviamente, esta teoría también ha encontrado resistencias de distinta índole. Yo mismo le indiqué a Baron-Cohen que de muchas personas con síndrome de Asperger se puede decir ciertamente que tienen *demasiada* empatía. En ese sentido, Carol Gray, la creadora de las Historias Sociales —que elaboró en 1991 para ayudar a las personas con TEA a desarrollar una mejor comprensión social— me dijo en el 2007 que había propuesto un nuevo espectro de curiosidad social con el fin de reflejar la enorme diversidad que hay en esta área[54].

Baron-Cohen reconoció: «Las personas con autismo que he conocido no son poco amables o indiferentes. Pero da la sensación de que, en algunos tests, tienen dificultad para captar las señales de las otras personas. Pueden no darse cuenta de que alguien está preocupado o aburrido. O decir algo que molesta a alguien, sin pretenderlo. Que tengan dificultades para empatizar no significa que no se preocupen por las otras personas; simplemente, puede que tengan dificultades para reconocer las emociones de los demás. Con frecuencia, tienen una conciencia moral muy fuerte. Se preocupan por el entorno. Se preocupan por que la gente no infrinja las reglas»[55].

Alteraciones del lenguaje

Todavía hay un debate abierto sobre si la alteración del lenguaje es o no un déficit nuclear en el autismo. Durante un tiempo, cuando se pensaba que ese era el caso, esta idea reforzó la suposición de que el autismo era un trastorno del hemisferio izquierdo. Sin embargo, Isabelle Rapin me señaló lo siguiente en Nueva York: «Eso es demasiado simplista: el cerebro trabaja como un todo. En cualquier caso, una de las muchas cosas que personalmente más me fastidian es que los investigadores han estudiado a los sujetos que han aprendido a hablar, y no a los que no han aprendido, porque han considerado a estos últimos como irrelevantes o no evaluables»[56].

Sobre Doris Allen, una estrecha colaboradora suya en el Colegio Albert Einstein de Medicina del Bronx (Nueva York), Rapin me dijo: «Ella me enseñó cosas sobre el lenguaje, y yo le enseñé cosas sobre neurología. Me enseñó que es posible estudiar el lenguaje en personas que no hablan, porque hay otras formas de comunicarse más allá de lo que hacemos con la boca y los oídos. Por eso desarrollamos una clasificación muy simple de los trastornos del lenguaje (para los profesionales, no para los investigadores). Descubrí que podemos aprender un montón si prestamos atención a la forma en que los niños producen los sonidos del habla, hacen frases con esos sonidos y pueden comprenderte (de modo que lo que te digan sea relevante respecto a lo que tú les has dicho). Por ejemplo, puedes tener un niño que no habla y cuya comprensión es buena, pero eso no es frecuente en el autismo»[57].

En 1983, Rapin y Allen escribieron que, en los niños con autismo que hablan, se ve con mucha frecuencia un tipo de trastorno del desarrollo del lenguaje (al que ellas llamaron «síndrome semántico-pragmático» y al que después Dorothy Bishop, de Oxford, rebautizó como «trastorno semántico-pragmático»)[58]. En los niños con este síndrome —decían Rapin y Allen— hay retraso en el inicio del lenguaje pero, una vez este emerge, se acompaña de ecolalia, jerga e inatención auditiva. Cuando los niños son mayores, usan un lenguaje superficialmente complejo y con una articulación clara, pero tienen dificultades de uso y de comprensión, hacen interpretaciones excesivamente literales y utilizan el lenguaje de forma inadecuada en las conversaciones. Que el trastorno semántico-pragmático forme parte o no del espectro del autismo sigue siendo objeto de debate.

Christiane Baltaxe, de la UCLA, publicó en 1977 un estudio en el que analizaba los déficits pragmáticos que se observan en las conversaciones y en otros contextos discursivos, e identificaba los rasgos que diferencian los problemas de comunicación de las personas con autismo de los que se observan en otros grupos clínicos[59]. A nivel teórico, estos problemas comunicativos se han relacionado con los déficits de comprensión de otras mentes (teoría de la mente) y con otras características del trastorno, especialmente en cuanto al funcionamiento social.

Sin embargo, como han destacado Helen Tager-Flusberg (una de las personas que más saben en el mundo sobre déficits de lenguaje en el autismo) y su colega Margaret Kjelgaard (de la Facultad de Medicina de la Universidad de Boston), a diferencia del carácter universal de los problemas comunicativos, «[...] el funcionamiento lingüístico en el autismo es muy variable. En un extremo, hay niños con autismo cuyos vocabulario, conocimiento gramatical y habilidades articulatorias están en el rango del funcionamiento típico, mientras que en el otro extremo hay una proporción significativa de personas que continúan siendo prácticamente no verbales»[60].

En uno de sus estudios, alrededor de la cuarta parte del grupo con autismo mostró habilidades lingüísticas prácticamente normales, lo que, según Tager-Flusberg, indica que

> los déficits de lenguaje no son universales en el autismo, aunque se observen en la mayoría de los niños con este trastorno. Eso contrasta con las alteraciones que se observan en las habilidades comunicativas en este grupo y que se encuentran entre las características que definen este trastorno [...] El patrón

de lenguaje que se encuentra en los niños con autismo cuyas habilidades lingüísticas están alteradas o en el límite con la normalidad refleja lo descrito en la literatura sobre el TEL (trastorno específico del lenguaje) [...] Autismo y TEL son trastornos genéticos complejos que tienen altas tasas de heredabilidad, tal como se desprende de los estudios de agregación familiar y con gemelos. [...] La evidencia acumulada por estos estudios sugiere que el autismo y el TEL pueden compartir uno o más genes, apoyando así fuertemente la hipótesis de un solapamiento biológico entre estos trastornos[61].

Privación social

Tras la caída del régimen de Ceaucescu en Rumanía en 1989, Michael Rutter realizó un estudio sobre los niños de los orfanatos de ese país. En 1999, este autor publicó un artículo en el que describía un grupo de 144 niños rumanos adoptados por familias británicas. Rutter y sus colaboradores informaron de que los niños que habían sido adoptados antes de su segundo cumpleaños tenían «rasgos casi autistas» tales como balanceo, autoagresiones, respuestas sensoriales inusuales o excesivas, y problemas para masticar y tragar. El estudio encontró que, salvo las respuestas sensoriales inusuales, las conductas problemáticas disminuyeron de forma continuada después de que los niños fueran entregados a sus familias adoptivas. Sin embargo, en algunos casos, los problemas se mantuvieron a pesar de la buena calidad de la atención en su nuevo hogar[62]. En otro informe del mismo estudio publicado en el 2001, Rutter explicó que había evaluado a 165 niños rumanos adoptados antes de los 4 años de edad. A esos niños se los evaluó a los 4 y a los 6 años, y se los comparó con 52 niños de la misma edad y sexo adoptados de bebés en el Reino Unido. Los investigadores encontraron que el 12% de los adoptados rumanos tenían «rasgos casi autistas», mientras que ninguno de los niños del grupo británico los tenía[63].

Rutter me dijo: «Cuando empezamos ese estudio, no se nos pasaba por la cabeza que el autismo pudiera estar causado por la misma situación en la que se encontraban esos niños, pero, por casualidad, cuando estábamos empezando el estudio piloto, me derivaron un par de niños que habían estado en orfanatos rumanos. El autismo está fuertemente asociado a la privación institucional. ¿Nos retrotraía eso a la idea de que una mala crianza causa el autismo? Nosotros concluimos que no. No es infrecuente que los niños con autismo tengan un historial de estar internados en instituciones, pero lo que encontramos fue que su patrón de conducta era diferente del de los huérfanos rumanos; por eso, en el caso de estos, preferimos hablar de "casi autismo"»[64].

Rutter comentó el gran paralelismo con los trabajos de investigadores como Peter Hobson y Rachel Brown sobre la ceguera congénita: «Los rasgos casi autistas pueden estar causados por problemas para procesar los estímulos sensoriales entrantes. En las graves condiciones en las que vivieron los niños huérfanos rumanos, pudo haber interferencias extrínsecas en su estimulación sensorial. Sin embargo, eso no nos retrotrae a la hipótesis de una mala crianza. Yo soy un científico imparcial y, si ese hubiera sido el caso, lo habría dicho»[65].

Otras investigaciones

En la década de los ochenta se realizaron muchos estudios importantes en Escandinavia, fundamentalmente por parte de Christopher Gillberg en Gotenburgo. En 1980, Gillberg encontró que la edad de los padres podía aumentar el riesgo de tener un hijo con autismo, un resultado que se ha replicado mucho más recientemente. Cuando le pregunté a Gillberg acerca del posible significado de ese dato, me dijo que había varias hipótesis: «Una es que las madres mayores tienen más problemas durante el parto y también en los periodos entre partos. Pero también podría argumentarse la posibilidad de que ocurran algunos cambios genéticos».

En 1987, Gillberg realizó un estudio que demostró que con frecuencia los niños con autismo tienen padres migrantes. Según me dijo, la idea de realizar ese estudio se la inspiró la observación de Lorna Wing de que había muchos migrantes entre sus pacientes con autismo. «Por aquellos años (principios de los ochenta), Lorna tenía la impresión de que la causa de esto eran probablemente las infecciones virales que sufrían durante el embarazo las madres que se trasladaban de un lugar del mundo a otro; ellas eran inmunes a muchos agentes en los lugares de los que procedían, pero no eran inmunes a cosas como la rubeola, contra la cual no se vacunaba a nadie en aquella época. Sabíamos que las infecciones virales durante el embarazo podían causar autismo, gracias a los estudios de Stella Chess de los años setenta y de otros investigadores. Mi mujer, Carina, hizo un estudio con varios grupos de inmigrantes y encontramos (como había observado anteriormente Victor Lotter, en los setenta) que cuando la gente había migrado a grandes distancias, el riesgo de autismo se incrementaba. Eso parecía confirmar la opinión de Lorna de que el autismo podía deberse a una infección viral».

«Pero entonces Carina empezó a mirar de dónde procedían los padres y encontró que, casi invariablemente, quienes habían migrado eran las madres. Los padres eran suecos, pero tenían síndrome de Asperger. Así que una explicación, al menos en Suecia, fue que los padres con síndrome de Asperger quizá no encontraban a otras personas con las que casarse y tener hijos porque eran percibidos como socialmente extraños. No obstante, en esta época de globalización, mujeres que habían venido del otro extremo del mundo ¡podían considerar a esos hombres como los típicos suecos tímidos! Todavía hoy vemos bastantes casos así en Suecia[66]».

Gillberg me dijo también que había realizado otro estudio que mostraba un extraordinario aumento de casos de autismo entre la población somalí de Estocolmo. «No teníamos ni idea de por qué sucede eso. No es políticamente muy correcto hacer estudios así, pero si lo ves en tu clínica, no puedes cerrar los ojos. Y si lo ves, tienes que informar sobre ello»[67].

En el 2008, el Departamento de Salud de Minnesota (EE. UU.) anunció que estaba realizando un estudio epidemiológico, asesorado por los Centros de Control y Prevención de Enfermedades (CDC), con el fin de analizar los informes de altos índices de autismo entre los inmigrantes somalíes de Minneapolis (véase el capítulo 9).

Mientras tanto, Mary Coleman, coautora [junto a Gillberg] del libro *The biology of the autistic syndromes* (*El autismo: bases biológicas*), ha continuado exponiendo su opinión de que se pueden encontrar casi una docena de subtipos de autismo, cada uno de ellos asociado a una condición médica distinta[68]. Otros no comparten esta valoración. En 1994, Michael Rutter realizó un estudio junto con sus colegas Anthony Bailey, Patrick Bolton y Ann Le Couteur en el que concluyeron que la asociación del autismo con condiciones médicas dependía fuertemente del nivel de CI: «Esa asociación es mayor cuando el autismo se acompaña de retraso mental profundo... [y] es todavía importante cuando el retraso mental es severo; sin embargo, es más baja cuando el autismo se da en individuos con retraso leve o inteligencia normal»[69].

Rutter y su equipo también aportaron que las condiciones médicas conocidas parecen darse más frecuentemente en el autismo atípico que en el autismo diagnosticado en base a los criterios del *CIE-10*. Estudios más detallados de personas con síndrome del cromosoma X frágil o con síndrome de Rett han puesto de manifiesto que, aunque muestran con frecuencia algunos rasgos de autismo, presentan un cuadro clínico global «generalmente muy distinto al del autismo. Estos resultados confirman la utilidad de diferenciar entre autismo clásico, autismo atípico y otros subtipos de trastornos generalizados del desarrollo»[70].

Tratamiento del autismo

En los años ochenta, las dos principales aproximaciones educativas al autismo (el TEACCH en Carolina del Norte, y la metodología conductual de Lovaas) estaban consolidadas y empezaban a extenderse por todo el mundo. Sin embargo, como me dijo Sally Rogers: «En aquel tiempo, no había modelos explicativos coherentes». Rogers, que estaba trabajando en ese ámbito desde 1981, me dijo también: «Era un reto interesante para los psicólogos evolutivos, porque lo único que se había escrito sobre el tratamiento del autismo era lo de Ivar Lovaas y las viejas terapias psicoanalíticas. Yo llevaba diagnosticando niños el tiempo suficiente como para saber que no encajaban en ninguno de los modelos conocidos: había muchos más síntomas negativos que positivos, conductas problemáticas, y retrasos en el juego y las habilidades comunicativas. Usamos el afecto como base para enseñar habilidades de comunicación. Treinta años después, hemos integrado todo en un modelo de desarrollo que fusiona los procesos evolutivos y el trabajo basado en las relaciones interpersonales*. Actualmente, tenemos datos que apoyan las teorías evolutivas del autismo, que no existían en los años ochenta»[71].

Como ya vimos, hasta los años setenta muchos psiquiatras opinaban que, aunque los niños con autismo fallaban en su comunicación, su competencia lingüística subyacente estaba intacta. Mientras se pensó que el autismo era un trastorno puramente afectivo, la terapia del lenguaje se consideró totalmente irrelevante, ya que se asumía que los niños tenían una competencia lingüística normal, aunque no se manifestara. Cuando se llegó a reconocer la gravedad real de los déficits de lenguaje en los niños con autismo, esa opinión cambió radicalmente, dándose entonces un impulso a gran escala a la intervención en lenguaje, con la esperanza de que cuando se superaran las dificultades verbales se resolverían los demás problemas.

Como ha señalado Dorothy Bishop, la posición actual implica reconocer que, aunque los niños con autismo tienen sin lugar a dudas problemas de lenguaje, los enfoques tradicionales que privilegian el aprendizaje de las propiedades formales del lenguaje son absolutamente inadecuados. Como dice Bishop:

> Enseñar a los niños a hablar no provocará por sí mismo una transformación de su conducta. Los niños con autismo no necesitan tanto aprender cómo hablar, sino cómo usar socialmente el lenguaje para comunicarse. Todavía es posible encontrarse a gente que considera que las terapias de lenguaje no son apropiadas para los niños con un diagnóstico de autismo, pero su actitud deriva

*N.T.: Se refiere al *Modelo Denver de atención temprana para niños pequeños con autismo* publicado por Sally Rogers y Geraldine Dawson en el 2010 en el 2010 y editado en español por Autismo Ávila en el 2015.

por lo general de la creencia errónea de que a los terapeutas del lenguaje solo les interesa entrenar la pronunciación y los ejercicios gramaticales[72].

Un profesional muy respetado, Robert DeLong, de la Duke University de Durham (Carolina del Norte), cree que un buen número de niños con autismo sufre también un trastorno bipolar (maníaco-depresivo). Este autor me comentó que había recomendado el uso de terapia electroconvulsiva (TEC) con dos jóvenes con autismo de 18 y 14 años de edad: «En ambos casos, esa terapia fue útil. Creo que los dos tenían un trastorno bipolar. Uno de ellos, un chico de alto funcionamiento, estaba terriblemente obsesionado con matar a sus padres. Era una situación desesperada. Se liberó completamente de esas obsesiones gracias al tratamiento con electrochoque, que funcionó realmente bien. El otro chico tenía un nivel de funcionamiento bajo. Su abuela materna había sido hospitalizada y su padre tenía episodios de trastorno bipolar. A pesar de ello, el chico era increíblemente brillante. Lo tratamos con risperidona y eso hizo que estuviera totalmente controlado durante un tiempo. Pero después, a pesar de toda la medicación, empezó a tener ataques de ira casi constantemente. Llegados a ese punto, comenzamos con el tratamiento de electrochoque que yo había recomendado. Su conducta se estabilizó. No sé si progresó mucho intelectualmente, pero se volvió más manejable. Sin duda, se produjo un cambio enorme»[73].

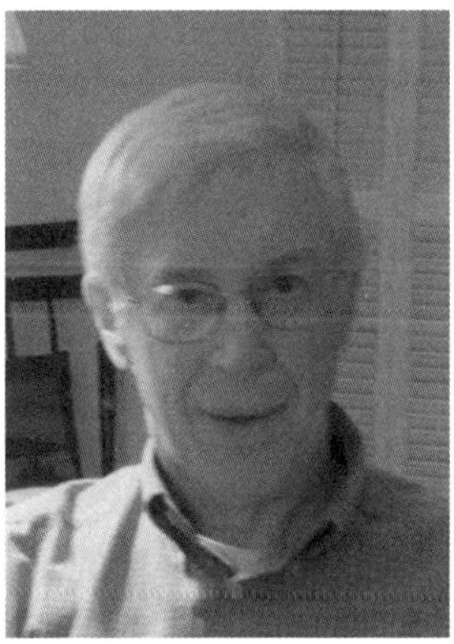

Robert DeLong

Prevalencia

En los años ochenta se realizaron más estudios de prevalencia en Japón (Tanoue y otros), Suecia (Bohman y colaboradores, y Gillberg), Irlanda (McCarthy y colaboradores), Alemania Occidental (Steinhausen), Francia (Ciadella y Mamelle) y EE. UU. (Ritvo)[74]. La mayoría de esos estudios informaba de índices de prevalencia de entre 4 y 7 por 10 000, pero un estudio japonés aportó un índice de 16 por 10 000.

El informe más reciente, publicado en el 2009 por los Centros de Control y Prevención de Enfermedades (CDC) de EE. UU., da cifras de prevalencia mucho más altas. Calcula que en el 2007 aproximadamente 1 de cada 90 niños de entre 3 y 17 años de edad había recibido un diagnóstico de autismo[75]. Un tema muy controvertido en los años noventa, que sigue siendo objeto de debate en la actualidad, es si se ha producido un aumento real de la incidencia del autismo o si el aumento de los diagnósticos se debe a la ampliación del espectro y la mejora de los instrumentos diagnósticos.

Christopher Gillberg me dijo: «No creo que haya habido un gran aumento. Realmente, no comparto la idea de una "epidemia" de autismo. No obstante, podría haberse producido un aumento de las infecciones que contribuyen causalmente a algunos subgrupos. Eso nos llevaría a esperar que esos tipos de autismo fueran más frecuentes en los países en los que esas infecciones son más frecuentes. Hemos visto una frecuencia mucho más alta de autismo en niños con ataxia (un problema del cerebelo) y hemos publicado estudios que demuestran que la encefalitis por herpes puede provocar autismo. Por tanto, si tienes un agente infeccioso que te ataca el cerebelo o las regiones frontotemporales, tienes más probabilidades de desarrollar autismo»[76].

Quienes piensan que ha habido un aumento abrupto de los casos de autismo han señalado diversos posibles agentes ambientales, pero hay muy poca evidencia que apoye estos planteamientos. Algunos de ellos, como la sugerencia de que lo que causa el trastorno es un envenenamiento por metales pesados, ha resultado ser peligrosa: al menos dos niños con autismo han fallecido mientras se les estaba practicando un proceso llamado quelación para eliminar estos metales de su cuerpo (véase más adelante).

A mediados de los ochenta, investigadores de la UCLA y de la Universidad de Utah realizaron uno de los estudios sobre autismo con mayor población hasta la fecha. El objetivo del estudio fue identificar a todas las personas con autismo nacidas entre 1960 y 1984 que vivieran en el estado de Utah durante los cuatro años que duró la investigación. El trabajo, dirigido por Ed Ritvo y B. J. Freeman en la UCLA, se publicó en 1989 y encontró que el autismo «no está asociado con el nivel de educación de los padres, el trabajo, el origen racial o la religión. [...] En 20 de las 207 familias (9,7%) había más de un hermano con autismo, lo que apoyó datos previos de los autores, en el sentido de que podría haber un subtipo de autismo "hereditario"»[77].

Ritvo me habló también de una madre con autismo, que participó en el estudio de 1989, que tenía dos hijos con el trastorno y uno sin él. «Se perdió cuando iba hacia el hospital. Se había bajado del autobús con sus hijos y nos llamó desde el teléfono público de una hamburguesería. Fuimos a buscarlos en coche, entramos con todos ellos en el establecimiento, les invitamos a hamburguesas, patatas fritas y batidos, y les hicimos las entrevistas de nuestro protocolo mientras se comían su "menú rápido de investigación"*»[78].

*N.T. En el original: «fast food research lunch».

En marzo del 2009, las dos mismas universidades publicaron un estudio de seguimiento de 41 de los participantes iniciales de Utah, y se vio que esas personas habían tenido una evolución social mejor que la encontrada en otros estudios parecidos. Los investigadores no tenían ninguna explicación de por qué el grupo de Utah obtuvo puntuaciones globales mejores en vida independiente y desarrollo de relaciones sociales, y en algunos casos incluso puntuaciones más altas de CI, que las obtenidas 20 años atrás. La primera firmante de ese estudio de seguimiento, Megan Farley, me dijo que esos resultados tan positivos podrían estar relacionados con la intervención temprana intensiva y las fuertes redes sociales y familiares[79]. Algunos de los que comentaron el estudio señalaron que muchas de las familias participantes en él eran mormones que por tradición mantenían redes sociales muy fuertes. Sin embargo, Ed Ritvo me dijo: «Basándome en mis 40 años de experiencia , yo diría que el buen apoyo familiar —es decir, amor y una intervención temprana apropiada— es útil con independencia de cuál sea el entorno religioso o étnico de la persona con autismo»[80] .

La historia de la vacuna triple vírica

La hipótesis más conocida sobre un posible agente causal externo del autismo, a pesar de que ha sido rechazada por muchos estudios con muestras grandes [más de 400 participantes], es la que propuso en 1998 el gastroenterólogo británico Andrew Wakefield en la revista médica *Lancet*; según esta hipótesis, la vacuna triple vírica (contra el sarampión, las paperas y la rubeola) podría provocar el autismo en los niños[81]. La historia empezó en el mes de febrero de ese año, cuando el Hospital Royal Free de Londres convocó una rueda de prensa en la que Wakefield cogió el micrófono y anunció que él y sus colaboradores habían descubierto que 8 de los 12 niños de su estudio habían desarrollado una inflamación intestinal grave (a la que llamó «enterocolitis autista») seis días de promedio después de recibir la inyección con la vacuna. Wakefield sugirió que los virus inyectados —y, especialmente, los del sarampión— podían dañar el intestino y permitir la entrada en el flujo sanguíneo de proteínas nocivas que atraviesan la barrera hematoencefálica y entran en el cerebro. Otros científicos indicaron que las biopsias intestinales que ellos habían hecho a niños con autismo no habían encontrado restos del virus del sarampión después de la administración de la vacuna. Sin embargo, muchos padres británicos, alarmados, decidieron no poner a sus hijos esa vacuna, y su administración bajó de golpe desde el 92 al 80%.

En mayo de 1998, unos investigadores finlandeses del Hospital Central de la Universidad de Helsinki publicaron sus propios datos, tras hacer el seguimiento de tres millones de dosis de la vacuna triple vírica. Encontraron que estas dosis no habían provocado ni un solo caso de autismo ni de enfermedad de Crohn, un trastorno inflamatorio intestinal. Se les pidió a todos los hospitales y centros de salud de Finlandia que informaran de cualquier efecto adverso de la vacuna triple vírica que hubiera tenido lugar entre 1982 y 1996, cuando 1,8 millones de niños fueron vacunados[82]. Sin embargo, los críticos protestaron porque ese estudio estaba financiado por Merck, la compañía farmacéutica que produce la vacuna triple vírica.

Incluso el por entonces primer ministro británico, Tony Blair, se vio involucrado en la polémica cuando se negó a decir si había puesto la vacuna triple vírica a su hijo Leo, de 19 meses, por considerar que preguntas como esa invadían su privacidad. Blair declaró que confiaba en los informes que se le habían enviado al gobierno, en el sentido de que había una evidencia «abrumadora» de que la vacuna era segura.

En el 2002, un estudio muy importante de la Asociación Médica Británica exoneró de nuevo a la vacuna triple vírica. Los científicos analizaron las investigaciones hechas en 180 países de todo el mundo y no encontraron pruebas de que la vacuna triple, o la vacuna solo del sarampión, estuvieran relacionadas con el autismo o los problemas de inflamación intestinal. Sin embargo, sí encontraron una clara evidencia de que todas esas vacunas prácticamente eliminaban el riesgo de sufrir el sarampión y sus posibles complicaciones. Quienes se oponían a la vacunación no quedaron convencidos. JABS, un grupo británico de apoyo a padres que creían que sus hijos habían sido dañados por la vacuna triple vírica, habló de «un refrito de antiguas evidencias» y exigió una nueva investigación.

A pesar de que tanto el gobierno británico como numerosos científicos de todo el mundo aseguraron que la vacuna triple vírica era segura, diversos investigadores empezaron a avanzar en estudios que inicialmente parecían apoyar la hipótesis de Wakefield. En el 2002, el patólogo irlandés John O'Leary, del Hospital Coombe para Mujeres de Dublín, anunció que había encontrado ADN del virus del sarampión en un 7% de niños de la población general y en un 82% de niños con autismo. Ese mismo año, Vijendra Singh y sus colaboradores, en la Universidad del Estado de Utah, informaron del descubrimiento de altos niveles de anticuerpos del virus del sarampión en la sangre y en el líquido cefalorraquídeo de niños con autismo, lo que les llevó a proponer que la vacuna triple vírica había provocado una respuesta hiperinmune que atacaba al cerebro[83].

En el 2002, una célebre figura de la historia del autismo entró también en la disputa apoyando la campaña contra la vacuna triple vírica:

Bernard Rimland. Este autor, fundador del Instituto Estadounidense de Investigación del Autismo y del Instituto de Autismo de San Diego (y que, como vimos, había escrito en 1964 el primer libro en el que se proponía que este trastorno es biológico y no está causado por los padres), dijo que no había ninguna investigación adecuada y no sesgada que permitiera determinar si la vacuna triple vírica podía provocar el autismo en algunos casos. Según afirmó Rimland: «Probablemente, la conexión es muy real. La industria de las vacunas y las compañías farmacéuticas tendrán que hacer frente a esto».

En el 2003, el gastroenterólogo estadounidense Arthur Krigsman, de la Universidad de Nueva York, anunció haber encontrado una inflamación intestinal grave en 40 niños con autismo.

Al año siguiente, después de que familias de ambos lados del Atlántico decidieran emprender acciones legales contra los fabricantes de la vacuna triple vírica, el Tribunal Supremo del Reino Unido le pidió a un biólogo molecular de Londres, Stephen Bustin, que inspeccionara el laboratorio de O'Leary en Dublín. Bustin encontró varios problemas en la calidad de los preparados empleados para realizar las pruebas, el uso de controles y el análisis e interpretación de los datos. Afirmó que los resultados eran positivos respecto al ADN, lo que confirmaba la contaminación, debido a que el virus del sarampión es un virus ARN. Pero declaró que había «certeza científica» de que el laboratorio de O'Leary no había conseguido encontrar fiablemente el ADN del virus del sarampión en ningún niño.

Michael Rutter me dijo que la evidencia de una conexión entre la vacuna triple vírica y el autismo era «estridentemente negativa»[84]. Pero, a pesar del hecho de que las investigaciones hechas en Dinamarca, Finlandia, Reino Unido y otros lugares han refutado la vinculación entre la vacuna triple vírica y el autismo, muchos padres se han alarmado tanto que han dejado de llevar a vacunar a sus hijos o han optado por vacunas distintas para cada componente, lo que ha provocado varias epidemias de sarampión por todo el mundo.

En el 2004, se solicitó una investigación pública después de que surgieran algunas dudas sobre la credibilidad de Andrew Wakefield. *The Lancet*, la revista médica británica que había publicado el artículo de Wakefield en 1998, declaró que este había hecho estudios tanto para el Hospital Royal Free como para el Legal Aid Board*, lo que implicaba un

*N.T. Literalmente, «Junta para la asistencia jurídica». Organismo gubernamental británico dependiente del Ministerio de Justicia y que proporciona asesoramiento jurídico a la población pero que depende del gobierno, y de ahí el conflicto de intereses.

posible conflicto de intereses. Richard Horton, editor de *The Lancet*, me dijo:

> Si nosotros hubiéramos sabido lo que sabemos ahora, desde luego no habríamos publicado la parte del artículo que se refiere a la vacuna triple vírica, aunque yo crea que había, y sigue habiendo, cierta validez en conectar el trastorno intestinal y el autismo, y que es una cuestión que necesita más investigación; sin embargo, creo que la parte que tiene que ver con la vacuna triple vírica no es válida[85].

En el 2004, 10 de los 12 coautores del trabajo original de Wakefield de 1998 renegaron de ese trabajo, y el 2 de febrero de 2010 *The Lancet* anunció que retiraba el artículo. La semana anterior el Consejo Británico de Medicina General (GMC, por las siglas en inglés de General Medical Council) dictaminó que Wakefield había sido «deshonesto e irresponsable, y que había mostrado una falta de consideración innecesaria y cruel hacia el malestar y el dolor de los niños». Uno de los ejemplos descritos era que Wakefield había tomado muestras de sangre a los niños que asistían a la fiesta de cumpleaños de su hijo, sin contar con la necesaria autorización del comité de ética y en un «contexto social inapropiado». Los expertos del GMC dijeron que había abusado de la confianza que se le tenía como profesional de la medicina y que había desacreditado la profesión[86].

Wakefield, que perdió su cargo de gastroenterólogo en el Hospital Royal Free de Londres tras la publicación de su artículo en 1998, se trasladó a los EE. UU. y fundó en Texas un centro de investigación y tratamiento llamado Thoughful House (literalmente: Casa de la Reflexión), de donde dimitió el 19 de febrero de 2010. Muchos padres de todo el mundo siguen considerando a Wakefield un héroe, porque están convencidos de que sus hijos sufrieron una reacción grave por culpa de la vacuna, y que a raíz de ella se volvieron autistas. El problema es que los síntomas del autismo suelen comenzar a aparecer sobre la misma edad a la que se administra normalmente la vacuna (los 18 meses); por lo tanto, se produce una coincidencia temporal que, a los ojos de muchos profesionales de la salud, se ha interpretado erróneamente como una causa.

En el año 2009, Wakefield declaró al periódico británico *The Times* que la relación entre la vacuna triple vírica y el autismo estaba siendo investigada: «Coincido totalmente en que no está demostrada. Yo nunca he afirmado que lo estuviera»[87]. En la misma entrevista, dijo:

> [...] la sugerencia de que los padres debían tener la opción de vacunas separadas [para el sarampión, las paperas y la rubeola] se basó en una revisión de todos los estudios que se habían hecho sobre la seguridad de todas las vacunas, tanto las individuales como la vacuna triple vírica, y no en el estudio de 12 casos de niños con un posible nuevo síndrome. Basándome en mi revisión de

la literatura, estos estudios sobre la seguridad de las vacunas eran totalmente inadecuados[88].

Wakefield añadió: «La reaparición del sarampión no es la consecuencia de una hipótesis. Nosotros no provocamos el pánico. Respondimos a las preocupaciones legítimas de los padres. [...] No haberlo hecho habría sido una negligencia»[89].

Mientras tanto, en el 2007, al otro lado del Atlántico, se inició ante el Tribunal de Reclamaciones Federales de los Estados Unidos en Washington un juicio que implicó a casi 5000 familias, en el que los demandantes esperaban demostrar que sus hijos habían sufrido daños debidos a la vacuna. El argumento de los padres fue que el autismo lo podía estar causando el timerosal, un aditivo preservante que lleva mercurio y que se utiliza en muchas vacunas (pero no en la vacuna triple vírica). Los defensores de este planteamiento señalaban diversas similitudes entre los síntomas del envenenamiento por mercurio y el autismo pero, una vez más, no se encontró evidencia científica de esa relación. Además, precisamente en Japón, donde la triple vírica había sido retirada pero el número de casos sigue subiendo (como en el resto del mundo), la prevalencia del autismo ha seguido en aumento, a pesar de que el timerosal se ha retirado de la mayoría de las vacunas.

El 12 de febrero de 2009, el mencionado tribunal estadounidense sentenció que no había evidencia de que las vacunas causaran autismo. Algunos abogados que representaban a las familias demandantes manifestaron su intención de apelar contra esa sentencia. Barbara Loe Fisher, del Centro Nacional de Información sobre Vacunas dijo: «Creo que es un error concluir que, como se rechazó compensar a los pocos casos de ese proceso, ha quedado determinado que las vacunas no juegan ningún papel en el autismo regresivo»[90].

Comunicación facilitada

Al igual que en la década de los setenta, en los años ochenta y noventa continuaron surgiendo métodos discutibles de tratar y enseñar a las personas con autismo. Uno de los más destacados, que continúa provocando acalorados debates hoy en día, es la Comunicación Facilitada (CF), un proceso en el que un facilitador sujeta la mano o el brazo de la persona con problemas de comunicación, mientras esta utiliza un tablero u otros dispositivos, supuestamente con el fin de ayudarle a comunicarse.

La CF surgió en Australia en 1977, cuando Rosemary Crossley afirmó haber conseguido que se comunicaran 12 niños con diagnósticos de parálisis cerebral y otras dificultades que, argumentaba, tenían una inteligencia «normal». Estos hallazgos se los disputaron el hospital donde Crossley trabajaba (el Hospital de San Nicolás de Melbourne) y la Comisión de Salud de Victoria. Sin inmutarse por la polémica, Crossley escribió en 1982 un libro sobre una de sus alumnas, Anne McDonald, titulado *Annie's coming out* (literalmente: Descubriendo a Anita)[91]. La CF ganó fama cuando el premio Nobel Arthur Schawlow la utilizó a comienzos de los ochenta en su hijo con autismo y declaró que, en su opinión, le fue útil.

En 1989, Douglas Biklen, un sociólogo y profesor de educación especial de la Universidad de Siracusa, en el Estado de Nueva York, estudió el trabajo de Rosemary Crossley en Australia y se planteó dar a conocer la CF en los EE. UU., creando el Instituto de Comunicación Facilitada de la Universidad de Siracusa. Biklen empezó presentando casos de alumnos con autismo severo y que no habían desarrollado el lenguaje oral, de los que decía que habían empezado a producir párrafos enteros, claros e inteligentes, mediante el teclado de sus ordenadores.

Sin embargo, pronto surgieron serias dudas sobre este método. Algunos de esos niños con autismo empleaban un vocabulario que parecía estar por encima de su edad y nivel educativo, y muchos componían poesías complejas. Asimismo, surgió una gran preocupación cuando algunos de los mensajes mecanografiados acusaron a los padres de graves abusos sexuales o físicos. Aunque no todas esas acusaciones resultaron ser ciertas, algunas denuncias de abuso sexual hechas a través de la CF sí se encontró que eran reales.

Al final de 1993, la cadena PBS (siglas en inglés de Servicio Público de Divulgación) emitió un documental en el programa *Frontline* que sacaba a la luz estas preocupaciones. Más o menos al mismo tiempo, se realizaron algunos estudios controlados sobre este método, la mayoría de los cuales concluyó que la persona facilitadora era quien producía inconscientemente los mensajes. A finales de los noventa, la CF estaba desacreditada a los ojos de la mayoría de las organizaciones científicas y profesionales, incluyendo la Asociación Estadounidense de Psiquiatría. Sin embargo, los defensores de la CF sugieren aún que algunas personas con autismo y discapacidad intelectual moderada o profunda pueden tener «habilidades ocultas de lectoescritura» o una capacidad para otras formas de comunicación simbólica más propias de un funcionamiento intelectual superior al que generalmente se les supone.

Sue Rubin, una usuaria estadounidense de la CF a la que inicialmente se le diagnosticó «retraso mental» pero que actualmente va al instituto y escribe sin ninguna ayuda, ha descrito su experiencia respecto a la influencia del facilitador en un capítulo del libro *Autism and the myth of the person alone* (literalmente: El autismo y el mito de la persona solitaria), editado por Douglas Biklen; este libro recoge los relatos publicados por diversas personas con autismo y funcionalmente no verbales, como Tito Mukhopadhay y Lucy Blackman[92]. Rubin fue también la protagonista de un documental nominado al Oscar en el 2004 y titulado *Autism is a world* (*Autismo: en su propio mundo*).

Desde 1995, unos pocos estudios controlados han presentado ejemplos de producciones genuinas de los usuarios de la CF. Sin embargo, el psicólogo noruego Stephen von Tetzchner, autor de un libro muy influyente sobre sistemas alternativos y aumentativos de comunicación[93], tras investigar teóricamente la comunicación facilitada, cree que la evidencia existente «demuestra claramente que las técnicas de facilitación suelen dar lugar a una escritura automática que expresa los pensamientos y actitudes de los facilitadores»[94].

Un país en el que la CF sigue siendo popular actualmente es Alemania. En 1992, un joven de 19 años, Birger Sellin, se convirtió en la primera persona con autismo y no verbal que publicaba un libro en ese país. El libro, muy poético, se tituló *Ich will kein inmich mehr sein* y se tradujo al castellano en 1994 como *Quiero dejar de ser un dentrodemí. Mensajes desde una cárcel autista*[95]. Supuestamente, el libro fue escrito por Sellin en un ordenador, sin ninguna ayuda. Aunque los más críticos sostienen que su madre contribuyó considerablemente a su escritura, algunos especialistas en autismo alemanes con los que he hablado (como Klaus Brause) consideran que el libro de Sellin de 1992 demostró por primera vez de forma concluyente a la sociedad alemana que las personas con autismo son educables[96].

Mayor conciencia social

Fue en la década de los ochenta cuando el gran público tomó conciencia del autismo a través del estreno de la película de 1988 *Rain Man*. En esta película, Dustin Hoffman hacía el papel protagonista de un hombre con autismo *savant* llamado Raymond Babbitt, y Tom Cruise hacía de su hermano Charlie. Aunque Hoffman ganó un Oscar por su interpretación (depurada por la observación cuidadosa de personas con autismo entre las que se incluía Joe, el hijo de Ruth Sullivan, véase el capítulo 4), en algunos círculos hubo quejas de que la película presentaba una imagen engañosa del trastorno: como destacaban las voces críticas, solo un 10% de las personas con autismo tienen las habilidades *savant* que exhibía Raymond.

Uno de los principales asesores de *Rain Man*, Darold Treffert, me reconoció que «hay cierto riesgo de que, después de ver la película, la gente salga con la impresión de que todas las personas con autismo son *savants* y que todos los *savants* tienen autismo. En realidad, ninguna de las dos cosas es verdad».

Sin embargo, Treffert me dijo que ese riesgo quedó compensado por el hecho de que la película «consiguió atraer la atención pública hacia el autismo y el síndrome *savant* mucho más de lo que lo había conseguido hasta entonces ninguna otra campaña de educación pública. Por otra parte, la película no es un documental. Es un producto de entretenimiento, aunque sea informativa. Las habilidades *savant* (como contar palillos de dientes, hacer raíces cuadradas, calcular fechas, contar cartas) nunca se habían recogido en ninguna novela o película. Lo que le dio a Barry Morrow la idea de escribir el guión fueron las habilidades *savant* de Kim Peek, un hombre que no tenía autismo. Más adelante se tomó la decisión consciente de representar la discapacidad subyacente de esta persona como autismo, no como una discapacidad intelectual; por eso, las habilidades *savant* se superponen a los rituales, la sensibilidad sensorial, la prosodia plana y la necesidad de mantener todo sin cambios»[97].

Treffert añadió: «Los mensajes más importantes de la película (que el autismo no se cura en seis días y que quien cambia realmente es Charlie, no Raymond) eclipsan el miedo [a que se dé una visión sesgada del autismo]. El ajuste de Charlie a su hermano, su aceptación y cariño por él al final de la película —en vez del rechazo o la ridiculización tópicos— es lo que cambia en Charlie y lo que supone un mensaje para toda la sociedad. Somos nosotros los que tenemos que hacer algunos cambios, y en realidad es precisamente eso lo que estamos empezando a hacer»[98].

9

EL AUTISMO EN DISTINTOS PAÍSES DEL MUNDO

9
El autismo en distintos países del mundo

En 1984, el psicólogo egipcio de origen hebreo Victor Sanua publicó un estudio en el que afirmaba que el autismo «parece ser una enfermedad de la civilización occidental que se da en países con alta tecnología en los que domina la familia nuclear. [...] Vemos también que esta enfermedad [*sic*] parece ser muy infrecuente en los países de Latinoamérica y África, así como en la India, mientras que su prevalencia es alta en Japón, pero solo en las familias occidentalizadas»[1]. En otros trabajos suyos, Sanua sugirió también que el autismo era más frecuente en familias con alto estatus socioeconómico, haciéndose eco de las observaciones de Leo Kanner en su artículo original de 1943.

Las conclusiones de Sanua, en general, han sido rechazadas. Hoy día está ampliamente aceptado que el autismo no conoce fronteras geográficas o sociales. Los índices de prevalencia son virtualmente idénticos en la mayoría de las partes del mundo, si bien existen informes recientes de excepciones aisladas. En el 2008, el Departamento de Salud de Minnesota (EE. UU.) anunció que estaba realizando un estudio epidemiológico, asesorado por los Centros Federales para el Control y la Prevención de las Enfermedades (CDC), para comprobar la afirmación de que entre los inmigrantes somalíes de Minneapolis se dan altos índices de autismo. También en Suecia se ha informado de una elevada prevalencia de autismo entre la comunidad somalí.

Michael Cuccaro, un psicólogo clínico del Institute for Human Genomics (Instituto de Genómica Humana) de Miami, ha realizado estudios genéticos que comparan niños con autismo afroamericanos y caucásicos. Este psicólogo considera que es posible que grupos étnicos diferentes tengan diferencias genéticas que provoquen un aumento de la vulnerabilidad al autismo. Cuccaro me dijo: «[la investigación] sobre las personas con autismo tiende a indicar la misma tasa de prevalencia, independientemente de la cultura o el país, pero cuando se estudian otras enfermedades se ve que eso no es necesariamente así». Las tasas de la enfermedad de Alzheimer y la esclerosis múltiple en África son diferentes a las de los EE. UU. o Europa[2]. Sin embargo, el hecho es que los estudios previos sobre la prevalencia del autismo en distintos grupos étnicos han encontrado algunas diferencias. Asimismo, lo que resulta indiscutible es que las actitudes culturales hacia el autismo son radicalmente distintas en las naciones en vías de desarrollo, en algunas de las cuales esta condición no se reconoció hasta principios de la década de 1990.

Los chinos tienen dos expresiones para referirse al autismo. En el continente hablan de gudu zheng, que significa «enfermedad solitaria». En Hong Kong y Taiwán, y entre las comunidades chinas de Malasia y Singapur, hablan de zhigi zheng, que significa «estar bloqueado». Ninguna de estas expresiones resulta particularmente brillante pero ambas ilustran por qué la sensación del autismo como estigma sigue siendo tan potente hoy en día en China y en la mayoría de los otros países en desarrollo.

La gente empezó a hablar de autismo en China en 1982, cuando Tao Guotai —un psiquiatra infantil de Nankín que en el momento de la entrevista tenía 93 años de edad— publicó el primer artículo en chino sobre autismo. En un artículo posterior, en 1984, se discutieron 30 casos. Antes de eso, no había absolutamente ningún reconocimiento oficial del trastorno. Cuando el psiquiatra francés Georges Heuyer visitó China en los años sesenta, se le dijo que no había casos de autismo en el país desde que Mao llegó al poder[3].

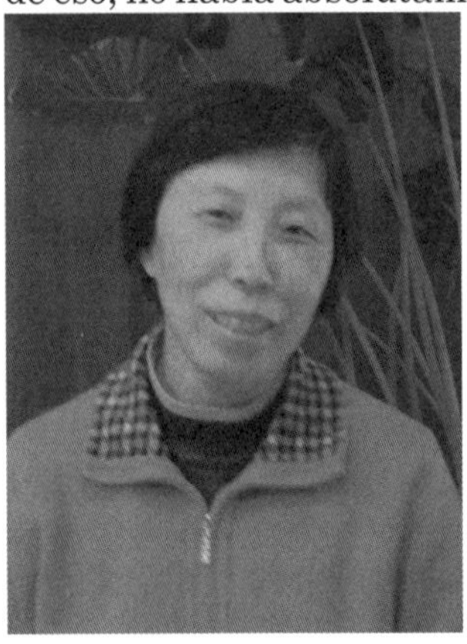

Jia Meixiang

Una de las principales expertas en autismo de China, Jia Meixiang, que lleva trabajando en este campo más de 30 años, me dijo durante una cena en Pekín que ella y sus colegas se dieron cuenta, antes de 1980, «de que esos niños tenían problemas y habilidades especiales, aunque no entendíamos qué es lo que fallaba en ellos. Por lo general, los que tenían dificultades intelectuales y del lenguaje estaban internados en centros»[4].

Sin embargo, existía una comprensión intuitiva de que el autismo no era un trastorno emocional. En China, por lo general, los profesionales no cayeron en la trampa de culpar a los padres. Quizá eso se debió a que los psiquiatras de ese país no estaban tan fuertemente influenciados como sus colegas europeos y estadounidenses por la necesidad de dar la espalda a los ecos de las leyes eugenésicas nazis y a la idea de que los genes pueden controlar el comportamiento.

«Creo que la mayoría de los profesionales chinos no hicieron que los padres se sintieran responsables», me dijo Guo Yanqing, otro de los psiquiatras infantiles más importantes de Pekín. «Sin embargo, los engañaron de otras formas, al sugerirles que sus hijos solo tenían "retraso mental" o retraso del lenguaje. La mayoría de los profesionales aquí tienden a sentir lástima por los padres que tienen hijos con problemas médicos. Intentan darles toda la ayuda o comprensión que pueden, en vez de echarles la culpa. Por supuesto, no todos los médicos son así, claro. Históricamente, en la cultura china tradicional, la relación entre médico y paciente se basa en la confianza. Esto ha sido así hasta hace poco, cuando esa relación ha tropezado con una serie de problemas, y la confianza ha empezado a perderse»[5].

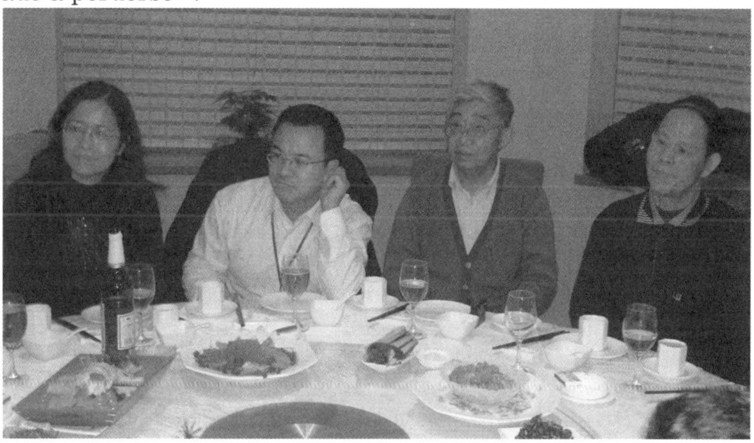

Guo Yanqing (segundo) y Liu Jing (cuarto)

Quizá uno de los testimonios más emocionantes de cómo era la vida de una madre con un hijo con autismo en la China de los años ochenta es el que aporta Tian Huiping, una mujer sin pelos en la lengua que en su momento puso en marcha Lluvia y Estrellas, el primer colegio privado de la China continental.

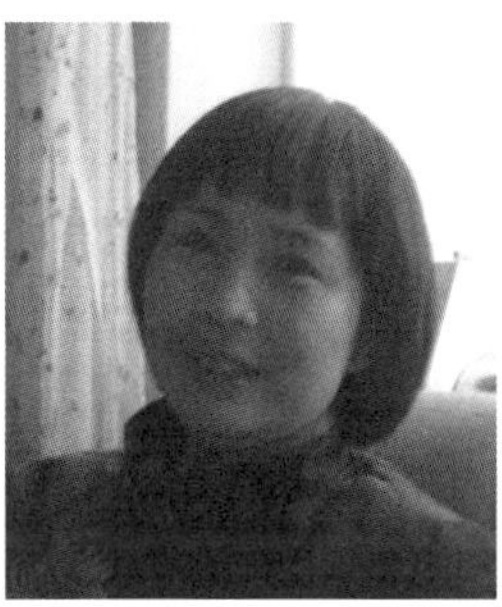

Tian Huiping

Me reuní con Tian en su pequeño pero confortable apartamento de las afueras de Pekín. Tian es una mujer atractiva y dicharachera, con una risa contagiosa y un dominio excelente del inglés y el alemán. Es un espíritu independiente y una persona muy inconformista.

Tian (más conocida como Hope, «esperanza» en inglés) fue una de las primeras estudiantes chinas que fueron enviadas a la Alemania Occidental en vez de a la Alemania Oriental tras la Revolución Cultural. Eso ocurrió en 1986, y ella estudió administración pública. Al año siguiente de su regreso a China, en 1988, a su hijo le diagnosticaron autismo. Tian me habló del momento en el que escuchó el diagnóstico: «Quería morirme. No encontraba ningún motivo para seguir viviendo. No le dije a mi marido que nuestro hijo tenía autismo. Pensaba que, de todos modos, él no nos habría sido de ayuda»[6].

Hope me dijo que en China había un grave problema cultural en relación con los niños discapacitados y sus familias: «Aquí, en China, todo el mundo cree que, si el niño tiene una discapacidad, es un defecto del niño, no del sistema o la sociedad. Nuestro gobierno es el gobierno más afortunado del mundo. Nadie espera su ayuda, aunque ayudar ¡es su obligación! El problema es que hay que tener mucha paciencia con el gobierno chino, porque es como un niño con autismo: tiene una discapacidad del desarrollo»[7].

Asimismo, Hope me dijo: «Los padres van a diferentes centros (cada vez hay más). Pero yo no creo que muchos de estos centros trabajen realmente por el interés de los niños con autismo. Trabajan por la sociedad, por otros valores. Piensan: "Debemos cambiar a este niño o niña para que sea lo más normal posible". No se plantean cambiar la sociedad para que esta se ajuste a las necesidades de los niños»[8].

A pesar de esa valoración tan poco prometedora, esta madre recuperó su amor por la vida y la esperanza (de ahí su apodo) y fundó Lluvia y Estrellas en 1993. El colegio tiene actualmente 50 niños y 18 adolescentes. Ese nombre tan bonito está inspirado en una de las expresiones que utilizan en Taiwán para referirse a los niños con autismo —«niños de las estrellas»— y en la película *Rain man*, de 1988. El centro pronto alcanzó un gran éxito, atrayendo alumnos de toda China. Su única crisis importante se produjo cuando hubo que cerrarlo durante un trimestre, debido a que se produjo una epidemia del síndrome respiratorio agudo severo o SRAS (también conocido como SARS, por sus siglas en inglés) que provocó la muerte de más de 300 personas en el 2003.

Hope dice que, aunque sigue habiendo problemas muy importantes, es muy optimista respecto al futuro. Sobre todo, dice que su hijo le ha dado un sentido a su vida[9].

La principal organización de autismo en China es BARAC, la Beijing Association for the Rehabilitation of Autistic Children (Asociación de Pekín para la Rehabilitación de Niños con Autismo). Fundada en 1993, trabaja en la actualidad en estrecha colaboración con los padres: tiene abierta una línea de atención directa que estos pueden consultar y publica boletines trimestrales para sus socios, así como libros y otras revistas para aumentar el conocimiento del autismo.

El estatus de BARAC, sin embargo, es un poco confuso. Sus miembros insisten en que es una organización pública sin ánimo de lucro e independiente del gobierno. Sin embargo, muchos de sus profesionales son médicos que trabajan en el Sexto Hospital de Pekín, que está adscrito a la Universidad de Pekín y que, por tanto, es en realidad una institución estatal. No recibe financiación del gobierno; todos sus ingresos proceden de las cuotas de los socios y de donaciones privadas.

Asimismo, BARAC gestiona en Pekín dos colegios específicos para niños con autismo. Visité uno de ellos: un centro enorme, equipado de un modo impresionante, con el sugerente nombre de Ciervo de Colores, situado al este de la capital china, cerca de su aeropuerto internacional. Ese centro, que actualmente tiene 100 alumnos, fue puesto en marcha hace cuatro años por Sun Menglin, una graduada en Derecho que estudió en Canadá.

«Cuando regresé a China en el 2004, me impresionó conocer a algunos niños con autismo», me dijo Menglin. «Eran guapos, varones en su mayoría; me sentí conmovida y también afectada. Fue la primera vez que escuché la palabra *autismo*. Decidí que quería ayudar, así que puse en marcha lo que inicialmente fue un centro pequeño. El dinero procedía de los padres y amigos. No hubo absolutamente ninguna ayuda del gobierno»[10].

Sun me dijo que tenía pasaporte canadiense y muchos contactos en Norteamérica de los que recibió una ayuda valiosísima, pero que todavía necesitaba más financiación y más formación para sus profesores[11]. El director del colegio, Griffin Wang, me dijo que él utilizaba una mezcla de enfoques educativos, pero que su método favorito era el ABA[12].

Guo Yanqing, un destacado miembro de BARAC que hizo de excelente intérprete mío durante mi visita a China, me dijo: «En la época en la que se creó BARAC, solo unos pocos profesionales sabían qué era el autismo. Por esa razón, delegamos algunas de las tareas en los padres, y los padres son un componente fundamental de nuestra asociación. Según han pasado los años, hemos aprendido muchas otras estrategias de apoyo; por ejemplo, diagnósticos tempranos y otros instrumentos de evaluación. Desarrollamos campañas para aumentar el conocimiento del autismo por toda China. Invitamos a expertos de EE. UU., el Reino Unido, Japón y otros lugares y enviamos a nuestros profesionales al extranjero»[13].

Actualmente, el gobierno chino considera al autismo como una discapacidad. «Los niños con autismo tienen los mismos derechos que el resto de niños discapacitados», me dijo Guo. «Además, la política de hijo único no se aplica a las parejas que tienen un hijo con autismo u otra discapacidad, de modo que pueden tener otro hijo. En Pekín y Shanghái, el gobierno da 400 yuanes mensuales (unos 55 €) a cada pareja que tiene un hijo con autismo. Recientemente, el autismo se ha incluido en el 11º Plan Quinquenal nacional de China, de modo que se le ha pedido a todas y cada una de las 31 provincias del país que pongan en marcha un centro para ayudar a los niños con este trastorno»[14].

Sin embargo, Tian Huiping es muy escéptica respecto a las promesas del gobierno chino. Hope me comentó que la sociedad de ese país no comprende el autismo y añadió: «Que se reconozca que las personas con autismo tienen una discapacidad no cambia nada. Aunque se les incluya en el grupo de personas con discapacidad, carecen de protección legal. Lo único que se reconoce es que son diferentes. Créame: esto solo supone un motivo más para que sean discriminados»[15].

Guo comparte también la idea de que la estigmatización del autismo sigue siendo importante y de que, sorprendentemente, es mayor en las grandes ciudades: «En las zonas rurales de China no hay tanto conocimiento sobre el autismo, y las personas con este trastorno son consideradas como "deficientes mentales" o "especiales". No se las lleva lejos para que las evalúen especialistas. Sin embargo, en las ciudades, muchos padres que tienen hijos con autismo no quieren que eso se sepa. Una compañera mía de universidad, que tiene un hijo con esa condición, me lo trajo para que lo valorara cuando este tenía 5 años. Más tarde, descubrí que al niño ya le habían dado ese diagnóstico a los 3 años, pero que su madre lo había rechazado. Incluso después de que yo se lo confirmara, un día me llamó por teléfono y me dijo: "No les digas a mis primos que tengo un hijo con autismo"»[16].

Jia Meixiang también es pesimista respecto al futuro que les espera a los adultos con autismo en China: «Pocos de ellos pueden cuidar de sí mismos o encontrar un empleo aquí, en China»[17].

Las autoridades afirman que el número oficial de personas con autismo en China es de 540 000, pero esta estimación es absurda y claramente baja en un país de más de 1300 millones de habitantes: se calcula que el número de personas con autismo en el Reino Unido —con una población de solo 60 millones— es también de medio millón. Planteé este tema en Pekín y lo que me dijo Liu Jing, otro importante psiquiatra infantil y vicepresidente de BARAC, fue que la discrepancia de las cifras podía deberse al hecho de que los procesos de detección eran inadecuados en China y a que muchos profesionales usaban todavía instrumentos diagnósticos distintos de los occidentales[18].

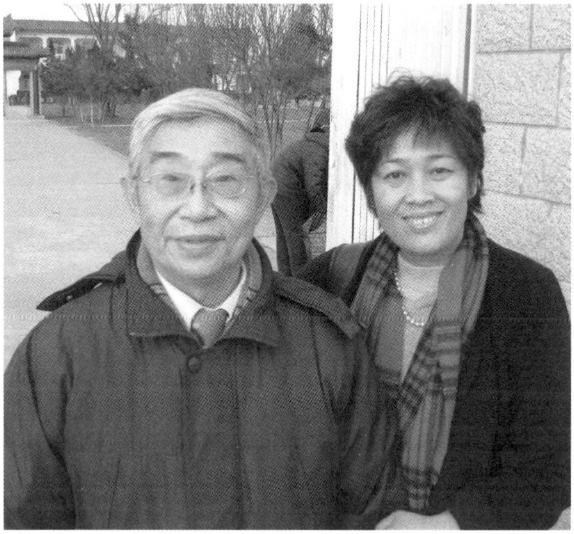

Sun Menglin (derecha) y Sun Dunke

Sun Dunke, un hombre extraordinariamente cortés que es abuelo de un niño con autismo y persona de referencia en BARAC, me dijo en un inglés excelente (como corresponde a alguien que ha sido profesor universitario de esa lengua): «Cuando recibí la noticia del diagnóstico, mi reacción fue la misma que habría tenido cualquiera. Me sentí triste, incluso culpable. En enero de 1995, pocos profesionales sabían algo sobre el autismo. Por aquel entonces, no estaba reconocido en China. Para mí, ha sido un camino largo y difícil»[19].

Me comentó que el principal problema hoy en día es cómo educar a los padres: «No debemos perder la esperanza. El gobierno tiene la obligación de facilitarnos ayudas, pero esto será imposible sin el esfuerzo conjunto de los padres y los profesionales. En este momento, la gente tiene que viajar miles de kilómetros hasta Pekín para tener una atención adecuada. Necesitamos ganar el respeto de la sociedad hacia los niños con autismo. Esa es mi esperanza»[20].

En otros lugares de Asia, el conocimiento del autismo comenzó, en general, incluso más tarde que en China. En la India, se han publicado libros y artículos en revistas médicas desde los años cincuenta, cuyos autores describen casos de lo que hoy llamaríamos *trastornos generalizados del desarrollo*. Existe un informe muy tentador de 1944 (justo un año después del artículo seminal de Leo Kanner), publicado por un pediatra vienés llamado A. Ronald que por aquel entonces estaba afincado en Darjeeling, en el que se presenta un resumen sobre la detección, las causas, los tipos y el tratamiento de lo que este autor denominó *niños anormales* (un eco, en realidad, de la terminología de Hans Asperger). Este informe, que se publicó en el *Indian Journal of Pediatrics*, se refiere a diversos tipos de niños «difíciles» e incluye a niños «precoces» que a nuestros ojos se asemejan a las personas con autismo *savant*: «Estos niños, en realidad, no parecen niños, no juegan y no están alegres. La precocidad parcial se manifiesta en el desarrollo de habilidades concretas, como por ejemplo, la habilidad musical, el cálculo, las habilidades mecánicas y otras. En este grupo se incluyen los llamados *niños prodigio*»[21]. Se refiriera o no Ronald al autismo en este trabajo de 1944, el hecho es que, en las décadas siguientes, los niños con autismo fueron considerados idiotas o locos y fueron rechazados.

Nadie conoce la situación en la India mejor que Merry Barua, una mujer extraordinariamente energética y encantadora, directora de Action for Autism (Acciones por el Autismo). Barua tiene un hijo adulto con autismo llamado Neeraj y es una mujer elegante, con un sentido del humor contagioso y de risa fácil. Me recibió en su despacho de Nueva Delhi, y me comentó: «En los últimos 25 años, ha habido de vez en cuando algún médico que ha diagnosticado autismo, pero tan solo en los últimos 5 o 10 años se ha considerado una discapacidad y se ha comprendido correctamente»[22].

Barua me dijo también que los medios de comunicación han jugado un papel fundamental en este aumento del conocimiento sobre el autismo, y que el estigma que habitualmente acompañaba al trastorno ha ido disminuyendo: «El sector de la discapacidad en su conjunto ha sido muy activo en los últimos cinco o seis años. La percepción general sobre la discapacidad ha cambiado. Por ejemplo, las películas hindúes solían limitarse a hablar de personajes con discapacidades físicas; sin embargo, ahora la gente puede ver personajes con discapacidades mentales, entre ellas el autismo. Por supuesto, el modo en que esto se trata es aún muy torpe e inadecuado, pero estas películas están consiguiendo cierto éxito comercial»[23].

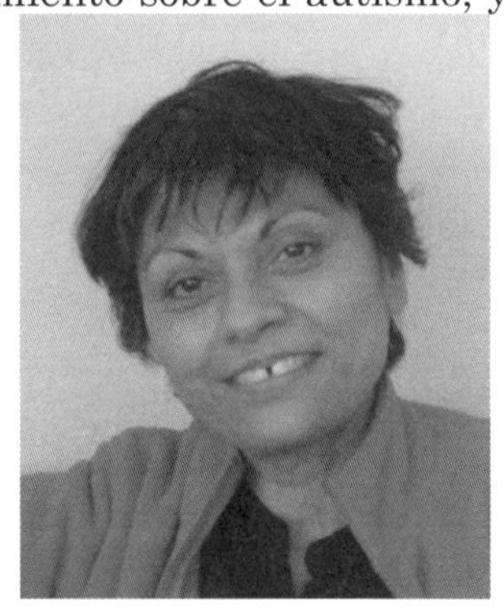

Merry Barua

Modestamente, Barua omite decir que su organización ha sido la que ha hecho más que ninguna otra por que aumente el conocimiento del autismo y mejore la educación, y también la que ha servido de enlace con el gobierno en las cuestiones legales y de otros tipos. Su colegio, de nombre Puertas Abiertas, es un modelo para los otros centros de ese tipo. Además, es el primer centro escolar de la India específicamente dedicado al autismo. De los 3000 centros de educación especial que hay en el conjunto del país, solo 25 son específicos para alumnos con autismo, a pesar de que las últimas estimaciones sugieren que en el país podría haber 1,7 millones de personas con este trastorno. Acciones por el Autismo también tiene en marcha un programa de trabajo con padres que vienen no solo de toda la India, sino también de Pakistán y Bangladesh, para aprender más sobre cómo manejarse con sus hijos.

Tan recientemente como en 1994, cuando empezó la discusión sobre si incluir o no el autismo en la legislación, había muy pocas personas que hubieran oído siquiera ese término en India. La batalla para convencer a las autoridades de que incluyeran el autismo con las otras discapacidades ha sido dura y ha estado liderada en buena medida por Barua y Acciones por el Autismo. Pero el problema, como me explicó Barua, es que la situación «está sesgada hacia las discapacidades físicas. Por ejemplo, todavía hoy, si solo tienes un brazo o una pierna pero altas capacidades intelectuales, serás considerado como mucho más gravemente afectado que alguien con autismo. La gente en la India, realmente, no entiende aún la discapacidad»[24].

Un ejemplo reciente de esto ocurrió en el 2006, cuando al hijo con autismo del actor tamil Prithviraj y de su mujer Beena se le impidió tomar un avión en el aeropuerto de Bangalore. A Ahed y a sus padres los detuvieron en el control de seguridad, y un inspector de las fuerzas de seguridad les dijo que Ahed no podía embarcar en aquel vuelo de Air Deccan con destino Chennai, porque parecía diferente. Esa no fue la única vez que Prithviraj había tenido que oír comentarios tan poco sensibles hacia su hijo. Un oficial del aeropuerto de Delhi le preguntó una vez si su hijo estaba loco.

Ese mismo actor me dijo que una vez intentó conseguir de las autoridades médicas de Delhi un certificado de que su hijo tenía autismo. «Pero el autismo no está clasificado como una discapacidad según la Ley de Discapacidad. Las autoridades me preguntaron si podía aceptar un certificado en el que se dijera que es *retrasado mental* [...] [Pero les dije que] el autismo es una discapacidad, no una enfermedad ni un retraso, y que trataran a los niños con autismo con sensibilidad».

Barua también me dijo: «Todavía recuerdo cuando yo intentaba explicarles a profesionales veteranos de la India que el autismo no es una condición rara, y uno de ellos me dijo que era tan rara que no tendríamos ni que preocuparnos de ella. De hecho, dijo que no se daba en absoluto en nuestro continente, que era un trastorno occidental. ¡Y cuando eso ocurrió estábamos ya en 1995!»[25].

A pesar de los indudables avances, algunos profesionales prefieren culpar a los padres. «Todavía hoy hay gente que dice cosas como: "Ambos padres trabajan, ¿qué esperas?". Obviamente eso es ridículo porque, incluso aunque un niño no reciba la suficiente cantidad de atención, eso no causa autismo. Sin embargo, la creencia de que los padres son los causantes se mantiene todavía aquí, en la India», me dijo Barua[26].

Barua reconoció que hay todavía una gran estigmatización del autismo en la India. Sin embargo, se ha ganado una batalla muy importante. Aunque el autismo todavía no está incluido en la Ley de Discapacidad, actualmente forma parte de la llamada Ley del Consorcio Nacional para el Autismo y la Parálisis Cerebral.

En Pakistán, al igual que en la India, solo se ha tomado conciencia plena del autismo en los últimos pocos años. Un año clave fue 2006, cuando Qazi Fazli Azeem se convirtió en la primera persona de un país de 160 millones de habitantes que salió abiertamente en televisión admitiendo que tenía síndrome de Asperger (en realidad, él cree que otros 11 miembros de su familia tienen también esta condición, aunque no se les haya diagnosticado oficialmente).

Qazi, un hombre encantador con un dominio excelente de los ordenadores, me dijo: «Las cosas se mueven muy lentamente. La Ley de Discapacidad no incluye el autismo. Todavía hay muy pocos médicos que sepan diagnosticarlo. Y en ningún sitio hay colegios específicos para alumnado con autismo»[27].

Qazi ha puesto en marcha su propia organización de autismo en Karachi —el Pakistan Autism Meetup Group (Grupo de Encuentro sobre el Autismo de Pakistán)— y considera que es necesario seguir presionando para que haya un mayor conocimiento de esta condición entre los profesionales. Según él: «De aquí a unos pocos años, habrá más personas con trastornos del espectro del autismo que sin ellos». Con esto se refería no solo a que han aumentado los diagnósticos, sino también a que se ha ampliado el espectro hasta incluir otras condiciones[28].

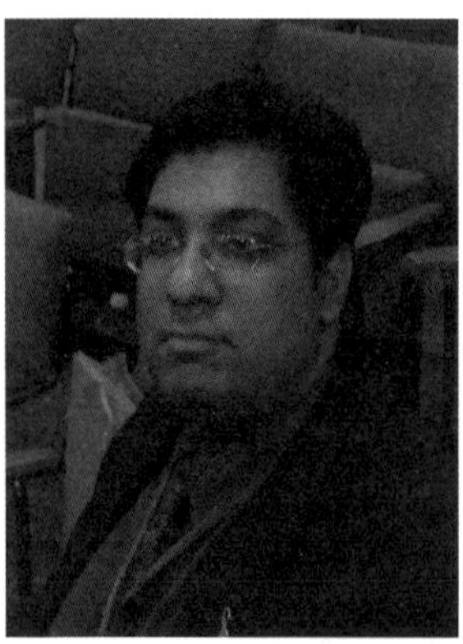

Qazi Fazli Azeem

En Pakistán, la estigmatización asociada al autismo sigue siendo extraordinariamente fuerte. En el 2001, en una normativa sin precedentes, los oficiales de inmigración de Chicago garantizaron el asilo político de Umair

Choudhry, un niño de 10 años con autismo cuya madre había asegurado que su discapacidad era tan mal comprendida en su país (Pakistán) que el niño podría ser torturado y perseguido si ambos regresaran allí. En su solicitud de asilo, Farah Choudhry dijo que su hijo había sido discriminado y perseguido debido a su autismo, que en el caso de Umair implicaba conductas compulsivas y episodios de autoagresiones sorprendentemente violentas. Actualmente, el chico lleva de forma habitual casco y guantes de hockey para su propia protección.

Choudhry escribió en su solicitud de asilo: «Le obligaron a someterse a varios tratamientos místicos, peligrosos y humillantes pero coherentes con la "maldición de Alá", que es como la mayoría islámica de Pakistán ve esta condición»[29]. Uno de esos tratamientos consistió en hacer que el chico bebiera agua sucia destinada a los pájaros. Al mismo tiempo, sin embargo, los expertos islámicos avisaban que no había que confundir las costumbres culturales tradicionales con las creencias religiosas. Aunque la idea de que existe la voluntad de Dios es coherente con el Islam, según esos expertos no hay nada en esa religión que justifique atribuir a una maldición divina las limitaciones físicas o mentales.

Bangladesh está incluso más atrasado que Pakistán. Anwar Hossain, director en ese país de SWAC (siglas en inglés de Society of the Welfare of Autistic Children; literalmente: Sociedad para el Bienestar de los Niños con Autismo), me dijo: «El concepto de autismo comenzó a utilizarse en 1995 o 1996. Antes, a estos niños se les consideraba locos o idiotas. Después de 1996, cuando se inauguró un pequeño colegio con cinco o seis alumnos, la gente empezó a hablar de autismo. Pero eso solo ocurrió en la capital, Dhaka»[30].

Ese colegio al que se refiere Hossain es un centro de día, y su financiación procede fundamentalmente de las cuotas que se cobran a los padres. Dado que Bangladesh es uno de los países más pobres del planeta, resulta sorprendente que los padres puedan pagar esas cuotas, pero Hossain me dijo: «Curiosamente, la mayoría de los niños con autismo proceden de padres ricos e intelectuales»[31]. Esta observación suena como un eco extraño del comentario de Leo Kanner en su artículo de 1943 sobre el predominio de ese tipo de padres.

Como en otros lugares, la estigmatización social sigue siendo poderosa en Bangladesh. Como me dijo Hossain: «Debemos luchar contra esto. Por esa razón llevamos a nuestros hijos a todo tipo de actividades sociales. Deja que la gente los mire, y así al menos aprenderán qué es el autismo»[32].

En Bangladesh sigue sin haber ninguna protección legal para las personas con autismo, ya que esta condición sigue sin considerarse una discapacidad. Las personas con Asperger son acosadas continuamente. Por desgracia, esto ocurre incluso en los países más desarrollados.

La situación en Vietnam es interesante. En octubre del 2001, una de las principales expertas en autismo del mundo, la profesora Margaret Prior, de la Universidad de Melbourne (Australia), pasó tres semanas en Hanoi. En el Instituto de Psicología encontró que muchos de sus 24 investigadores en ciencias sociales se habían graduado en Rusia y habían hecho su formación de posgrado en Francia. Y escribió:

> La demanda de servicios de psicología clínica en Vietnam es muy elevada, pero prácticamente no hay servicios accesibles para la población, a menos que presenten condiciones psiquiátricas floridas. Son realmente destacables el coraje, el entusiasmo, la dedicación y el vivo deseo de aprender que tienen los —en su mayoría, jóvenes— investigadores en psicología de este Instituto. Las condiciones en las que trabajan solo pueden calificarse de espartanas: no tienen acceso a los libros, revistas o información que nosotros damos por sentado para ponerse al día en investigación[33].

Prior me dijo que en Vietnam los servicios y posibilidades de educación especial para los niños con autismo son mínimos, y que las familias se encuentran en unas condiciones desesperadas. «Su situación resulta paralela a la que existía en Australia en los años sesenta, cuando se reconoció por primera vez el autismo y se crearon los primeros servicios»[34]. Durante su estancia en Vietnam, Prior ayudó a crear una Asociación de Padres de Niños con Autismo, con el fin de presionar para conseguir servicios para sus hijos.

La Asociación de Medicina Pública de Vietnam calcula que 160 000 de los 83 millones de habitantes del país tienen autismo. En esa asociación, Do Thuy Lan me dijo en el 2007 que los padres que habían buscado en Hanoi la ayuda de la Asociación Vietnamita para Niños con Discapacidad reconocían no saber qué hacer frente a los problemas de desarrollo de sus hijos. Muchos de esos padres decían también que se sentían avergonzados por el hecho de que otras personas supieran que sus hijos no estaban teniendo un desarrollo o un comportamiento típicos. «Algunos ni siquiera querían aceptar el diagnóstico médico de que sus hijos tenían autismo, e iban de un sitio a otro buscando nuevas evaluaciones de su conducta y desarrollo. Cuando finalmente se decidían a participar en una terapia, solía ser demasiado tarde para una intervención eficaz»[35].

Según me dijo Lan, los tratamientos requerían la colaboración entre pediatras, psicólogos y educadores, pero esto era especialmente difícil debido a que en Vietnam no había ningún modelo de educación especializado para estos niños[36].

Un país asiático destaca, en cuanto a lo temprano que se empezó a hablar de autismo y lo seriamente que se abordó el trastorno: Japón. Eso se debió a que algunos de sus profesionales más prominentes trabajaron con Leo Kanner o con Hans Asperger. Kiyoshi Makita estudió con Kanner en el Hospital Johns Hopkins, en Baltimore. Nobuyoshi Hirai conoció a Asperger en Viena en 1962 y, tres años después, le invitó a dar la conferencia «Problemas del Autismo en la Infancia» en la recién creada Sociedad Japonesa de Psiquiatría del Niño y el Adolescente.

Tokio Uchiyama, uno de los psiquiatras infantiles y expertos en autismo más destacados de Japón, me contó que, durante los años sesenta, tuvo lugar un debate fascinante entre Makita y Hirai a propósito de qué autismo era «el verdadero», el de Kanner o el de Asperger[37].

En Japón, los servicios de salud han sido tradicionalmente excelentes y, en general, esto ha permitido que el autismo se detecte y diagnostique tempranamente. Algunos de los primeros estudios sobre prevalencia se realizaron en este país. Sin embargo, persisten aún algunas ideas erróneas. Una encuesta realizada en el 2005 por la Sociedad Japonesa de Autismo, sita en Tokio, mostró que alrededor de un 30% de los japoneses creen que el autismo es un trastorno emocional o que está causado por un deficiente cuidado parental. Según esa misma encuesta, alrededor de un 20% de los padres se sentían a disgusto si sus hijos jugaban con niños con autismo. Culturalmente, en Japón existe una tendencia poderosa a ajustarse a las normas, lo que explica por qué todavía sigue siendo difícil para los padres afrontar que tienen un hijo que es «diferente».

Existe un enfoque educativo muy particular que tiene su origen en Japón. El método Higashi («al este», en japonés) o Seikatsu Ryouhou («terapia de la vida cotidiana») fue desarrollado en Tokio en 1964 por la doctora Kiyo Kitahara, quien afirmaba que esta terapia había reducido los síntomas del autismo de más de 3000 niños. Este método se basa en la experiencia de esta doctora de haber trabajado con niños con y sin autismo en la Escuela Infantil Musashino Higashi [literalmente «al este» de Mushashino, ciudad en la que se encuentra la escuela], y se basa en la creencia firme de que la educación física y los ejercicios enérgicos deben jugar un papel esencial en la enseñanza de los niños con autismo. En Boston (EE. UU.) se abrió en 1987 un colegio basado en los principios Higashi con fondos aportados en su mayoría por la propia Kitahara. Asimismo, la Prior's Court School, fundada en el Reino Unido en los años noventa por la Dama Stephanie Shirley, aplicó en buena medida el método Higashi, aunque en la actualidad adopta un enfoque más ecléctico.

En Corea del Sur, muchos profesionales siguen viendo el autismo como un trastorno emocional. Como ha indicado Roy Grinker[38], con frecuencia se diagnostica erróneamente como un trastorno reactivo del apego. Sin embargo, la situación está mejorando, y los padres están luchando por mejorar la comprensión de esta condición. El 12 de enero de 2006, un nuevo grupo llamado Asociación Coreana de Amor al Autismo celebró su reunión inaugural en la capital, Seúl. Su presidente, Kim Yong-jik, de 51 años, padre de un hijo con autismo de 22 años, les dijo a los periodistas que el conocimiento del autismo había aumentado en Corea del Sur, especialmente después de que en el 2005 se proyectara la película de Jeong Yun-Cheol Maratón, basada en la historia real de un joven con autismo que se entrenaba para llegar a ser corredor de maratón; sin embargo, la mayor parte de la carga recae todavía sobre las espaldas de los padres.

En Tailandia, el conocimiento público del autismo se incrementó por razones trágicas en diciembre del 2004, cuando el príncipe Poomi Jensen, el nieto con autismo de uno de los monarcas más longevos del mundo (el rey Bhumibol Adulyadej de Tailandia), murió a los 21 años de edad como consecuencia del terrible tsunami del 26 de diciembre de 2004, mientras practicaba esquí acuático en un hotel de la playa de Khao Lak, en la provincia de Phang Nga, al sur de Tailandia. Poomi Jensen en realidad había nacido en San Diego (California); era hijo de la princesa Ubolratana y un hombre de negocios estadounidense. Se había ido a vivir a Tailandia con su madre pocos años antes, después de que sus padres pleitearan por su custodia en un agrio proceso de divorcio. El príncipe acompañaba con frecuencia a su madre en actos oficiales y sociales. Alejándose de la tradición tailandesa, la princesa se mostraba muy abierta en relación con la discapacidad de su hijo; en las entrevistas hablaba de las necesidades especiales de este, y prestaba su nombre a campañas de recaudación de fondos para el autismo.

***

En África, el interés por el autismo existe desde hace más tiempo de lo que podría suponerse. En 1978, Victor Lotter (quien, como se recordará, realizó en 1966 el primer estudio epidemiológico del mundo sobre el autismo, en el condado inglés de Middlesex) publicó el que probablemente sea el trabajo de investigación más ambicioso, al menos, desde un punto de vista geográfico. Durante un periodo de dos años, Lotter visitó instituciones para personas con discapacidad intelectual en nueve ciudades y seis países de África: Sudáfrica, Zimbabue, Zambia, Kenia, Nigeria y Gana. A Lotter le sorprendió lo que encontró. El número de niños con autismo en esos centros era mucho menor del que esperaba: solo tenían autismo 9 de los 1312 niños con discapacidad intelectual que vio. Asimismo, descubrió —como había hecho Kanner en su artículo de 1943— que los padres de esos niños solían ser profesionales o, como él les llamó, «personas de la élite»[39].

Más o menos por los mismos años (finales de los setenta), psicólogos y psiquiatras de Nigeria y después de Kenia confirmaron que el autismo se daba también entre los niños africanos, pero que era extremadamente raro. Los padres de los tres niños keniatas eran un médico, un ingeniero y el «director de una organización paraestatal». La razón de este sesgo era quizá similar a la del desequilibrio observado por Kanner: los padres más «sofisticados» eran los que más frecuentemente llevaban a sus hijos al médico para obtener un diagnóstico. Del mismo modo, una madre de Vietnam declaró recientemente que su terapeuta no veía ningún niño con autismo cuando visitaba los colegios de los barrios más pobres: los afectados eran solo niños de familias de clase media, que podían permitirse una atención sanitaria como la occidental.

Hoy en día se sabe que los índices de autismo son iguales en África y en el resto del mundo, aunque los niveles de ignorancia sobre el trastorno continúan siendo alarmantes y aterradores. A muchos niños con autismo se los tiene encerrados bajo llave. En Nigeria, e incluso en Sudáfrica, muchos padres llevan a sus hijos a curanderos para que expulsen los «demonios malvados». Muchos países están ahora empezando a conocer el trastorno: en el 2007, Camerún celebró el primer congreso sobre autismo de su historia.

Los padres están jugando un papel fundamental en la batalla contra la ignorancia sobre el autismo. En Etiopía, la mayoría de las madres de niños con autismo «no tienen la ayuda de nadie y lloran en soledad; a la mayoría de ellas, les resulta violento hablar abiertamente de sus hijos», me dijo Zemi Yenus, fundadora y directora en la capital, Addis Abeba, del Joy Center for Children with Autism and Related Developmental Disorders (J-CCARDD por sus siglas en inglés y literalmente: Centro de alegría para niños con autismo y trastornos del desarrollo relacionados). «Además, se sienten culpables y avergonzadas del autismo de sus hijos, a causa de la presión y el desconocimiento de la sociedad»[40]. Mucha gente en Etiopía cree todavía que el autismo está relacionado con espíritus diabólicos, o que lo causa el matrimonio entre parientes.

El Joy Center fue puesto en marcha en mayo del 2002 por Yenus, madre de un hijo con autismo. Yenus me hizo notar lo siguiente:

> En Etiopía, miles de niños con autismo están recluidos en sus casas, sin acceso alguno a la luz del sol, la educación o la rehabilitación. Estos niños necesitan

desesperadamente nuestra ayuda. Somos los únicos que podemos ayudarles a abrir las puertas. Como madre de un hijo con autismo, he tenido que afrontar sentimientos abrumadores de confusión, rechazo y frustración[41].

Un ejemplo revelador de la escasa comprensión que hay todavía sobre el autismo en África es el caso de Great Agbonlahor, un niño nigeriano con autismo severo que fue deportado de Irlanda en el 2006, y que ahora es virtualmente un prisionero en su propia casa de Accra (Ghana) porque sus vecinos le consideran un niño «perverso» o poseído por los espíritus del vudú.

***

Las asociaciones de padres tardaron casi el mismo tiempo en organizarse en Oriente Medio. La excepción es Israel, donde en 1974 se fundó ALUT, la Asociación Israelí de Niños con Autismo, que actualmente proporciona servicios educativos, residenciales, vocacionales y de tiempo libre a las personas con autismo, y que trabaja para mejorar sus derechos y los servicios disponibles para estas personas y sus familias. En los tiempos en los que se fundó ALUT, el único tratamiento disponible para los niños y adultos con autismo era su ingreso en hospitales psiquiátricos. Cuando el entonces Primer Ministro israelí Yitzhak Rabin visitó los EE. UU. en 1976, su esposa Leah dedicó una mañana a visitar el Centro Linwood de Ellicot City (Maryland); este centro, como se vio en el capítulo 2, estaba dirigido por Jeanne Simons. Leah Rabin se encontró allí con Leo Kanner y, después de su visita, declaró: «No puedo creerlo. Nosotros no tenemos nada parecido a esto»[42].

En cierto sentido, esa declaración fue sorprendente porque, en aquel tiempo, Israel era el único país de Oriente Medio con algunos recursos para el autismo, y la propia Leah Rabin había contribuido a que se crearan esos servicios.

Otra de las fundadoras de ALUT fue Edna Mishori, una mujer singular. Cuando su hijo Dror tenía 2 años y medio, le dijeron que este tenía un «desarrollo tardío» y «una sensibilidad especial». Como me dijo Mishori, «En aquellos momentos (finales de los sesenta y principios de los setenta), en Israel era incluso difícil oír la palabra *autismo*, y cuando eso ocurría, siempre estaba relacionada con un diagnóstico psiquiátrico y con una especie de fracaso por parte de nosotros, los padres»[43].

Después de que Dror recibiera el diagnóstico correcto de autismo por parte de un neurólogo pediátrico formado en Estados Unidos, Mishori se dio cuenta de que no existían recursos dirigidos a los niños con autismo ni tampoco orientaciones profesionales. «A mi hijo lo derivaron a un programa psiquiátrico de día en el hospital Tel Hashomer. Fue en la sala de espera de ese hospital donde conocimos a otros padres y nos dimos cuenta de que no estábamos solos. Y así fue como se puso en marcha ALUT, en 1974. Al principio éramos como tres o cuatro familias, todas decididas a convencer a las autoridades de que nuestros hijos merecían servicios especializados»[44].

Las relaciones personales ayudaron mucho. Haim Tzadok, Ministro de Justicia israelí, tenía una sobrina que tenía autismo. Leah Rabin, que daba la casualidad de que era pariente de Mishori, aceptó presidir la junta directiva de ALUT.

Mishori me dijo: «Una vez creado ALUT, empezamos a explorar el país en busca de otros chicos y más familias. Con frecuencia, quedábamos horrorizados al encontrar a muchos de ellos internados en pabellones psiquiátricos. Ese no era el futuro que queríamos para nuestros hijos. Teníamos la intuición profunda de que había que cambiar el modo en que el autismo y los niños con autismo estaban siendo percibidos y tratados. El enfoque psiquiátrico tenía que sustituirse por un enfoque educativo. Lo que subyacía era nuestra creencia en el potencial que tiene cada niño para funcionar dentro de la comunidad con lo mejor de sus capacidades. Algunos de nosotros tuvimos la oportunidad de viajar a EE. UU. y ver de primera mano qué servicios se ofrecían allí para los chicos con autismo. Nos quedamos impresionados y supimos que queríamos esos mismos servicios para nuestros hijos»[45].

Mishori me dijo también que, a lo largo de ese camino, tuvieron agrios desencuentros con la comunidad médica de Israel, que no estaba acostumbrada a responder a las peticiones de los padres. «En 1977, finalmente se abrió en Tel Aviv el primer colegio para alumnos con autismo, Yachdav, que en hebreo significa "juntos". Se trataba de un edificio antiguo, decrépito, con tres habitaciones y nada que pudiera considerarse un patio. Sin embargo, todos los profesores que contratamos eran muy entusiastas. En la primera clase había nueve niños. Fue nuestra primera victoria y el comienzo de un largo camino por recorrer. El colegio creció rápidamente y atrajo a niños de muy al sur y muy al norte. Yo me convertí en su directora en 1980. Un motivo de orgullo en este colegio fue el modo en que incorporamos las artes y la música a nuestro currículo. Creamos una orquesta, y niños que no sabían leer estaban de pronto leyendo música y tocando juntos. Asimismo, teníamos un programa único en arte; nos quedábamos asombrados al descubrir el talento artístico oculto de muchos de nuestros alumnos»[46].

Tras 10 años de duro trabajo, en 1988 pudieron abrir el primer centro residencial para adultos jóvenes: Kfar Ofarim (Villa Ofarim).

Gracias a ALUT, actualmente hay escuelas infantiles especializadas y diversos centros en Kfar Ofarim, Ramat Hasharon, Jerusalén, Holon y Netanya. Asimismo, ALUT ha puesto en marcha 15 viviendas por todo Israel. Esas viviendas están ubicadas en zonas residenciales, y en ellas se hace una vida lo más parecida posible a la de una familia típica. Israel cuenta también con varios especialistas en autismo muy respetados, como Nurit Yirmiya y Nurit Bauminger.

En el mundo árabe existen actualmente varias asociaciones bien equipadas, aunque ha llevado mucho tiempo que se pusieran en marcha. La primera en constituirse fue el Kuwait Center for Autism o KCA (Centro para el Autismo de Kuwait). Como en otros lugares del mundo árabe, esta organización necesita la autorización oficial del gobierno, por lo que tienen que sacrificar cierto grado de independencia. El Ministro de Educación de Kuwait ha proporcionado al centro varios profesores.

La fundadora y actual directora del KCA, Samira al-Saad, declaró en mi boletín internacional de autismo *Looking Up*, de periodicidad mensual, que los primeros movimientos para crear su centro empezaron en realidad en 1989, con un aula en su propia casa. Al-Saad tiene una hija con autismo. Uno de los eventos más prestigiosos organizados por el KCA fue el primer congreso sobre autismo y déficits de comunicación celebrado en febrero del 2000. El KCA también ha colaborado con la Universidad de Londres en la organización de un curso de formación sobre autismo para profesores y otros profesionales. Además, el KCA ofrece a las familias un servicio de diagnóstico dentro y fuera de Kuwait, así como orientación psicológica, médica, genética y clínica[47].

En Arabia Saudí se da una situación particularmente conmovedora, porque un miembro destacado de la familia real saudí tiene autismo. Talat al-Wazna, secretario general de la Saudi Autistic Society (Asociación Saudí de Autismo), me dijo que existe aún cierta estigmatización. Algunos padres, según me dijo, razonan de la siguiente manera: «No queremos que etiqueten a nuestros hijos como "autistas". Esa es una condición psiquiátrica. ¿Por qué no meternos en la misma categoría que la parálisis cerebral?»[48].

Al-Wazna me dijo también que el principal reto en Arabia Saudí son esos individuos «que tienen un cuadro leve, que no llegan a hacer estudios superiores pero tampoco necesitan ser atendidos en una residencia las 24 horas. Asimismo, hay muy pocos servicios para adultos con autismo.

Necesitamos programas de orientación vocacional para los adultos. Todavía nos faltan algunos, pero al menos será un comienzo»[49].

En mi conversación con Al-Wanza saqué a relucir el fenómeno inusual que se da en Arabia Saudí de matrimonios de conveniencia que implican a hombres con autismo. Me dijo que debían darse tres condiciones previas para que se llevasen a cabo: que se valorase la posibilidad de la esterilización, que se asegurase que estarán bien cuidados, y que las autoridades religiosas estén de acuerdo con el matrimonio «Ciertamente, hay algunas mujeres que aceptan la posibilidad de casarse con un hombre con autismo para cuidar de él, y que esperan tener hijos sanos. Pero no es fácil encontrar mujeres en esa situación»[50].

El primer simposio internacional sobre autismo y trastornos relacionados del desarrollo que se celebró en el reino de Arabia Saudí tuvo lugar en Riad en octubre del 2003. Un signo positivo de tolerancia a la diferencia es el hecho de que las Aerolíneas de Arabia Saudí se hayan convertido en la primera compañía aérea del mundo que proporciona cuidados especiales a los pasajeros con autismo. Asimismo, ha elaborado menús especiales sin gluten ni caseína para estos pasajeros.

Al-Wanza me dijo también que su organización ha lanzado una campaña coordinada de información que, según me contó, ha contado con el apoyo personal del rey, debido al caso de autismo existente en la familia real. «Hemos publicado información en la prensa escrita y electrónica y hemos convencido a los líderes religiosos de que hablen sobre el autismo en las reuniones para el rezo de los viernes»[51]

En el Irak destruido por la guerra, 40 niños de edades entre los 4 y los 15 años asisten al Instituto Rami para Niños con Autismo y Discapacidad, situado en el distrito de Mansur, en la parte oeste de la capital, Bagdad. El centro parece ser el único de este tipo en el país, aunque se calcula que puede haber al menos 3000 niños con autismo en Irak, según le dijo en el 2004 a la agencia de noticias IRIN Sabah Sadik, asesor nacional del Ministerio de Sanidad iraquí. Sin embargo, en este país muchas historias clínicas han sido destruidas.

El Centro Rami lo puso en marcha Nebrass Saadoun Reda en el 2002 y recibió ese nombre por un niño de 10 años con autismo llamado Rami Saba. La Fundación de Irak, que es una organización iraquí sin ánimo de lucro, donó a ese centro un ordenador, software educativo, libros de dibujos, lápices de colores y bolígrafos y productos de limpieza. En el 2004, Niños del Mundo, una organización francesa de ayuda a la infancia, les proporcionó una sala especial para logopedia, con títeres de colores y otras herramientas de trabajo.

Saadoun me dijo que el Centro Rami solo trabaja con los niños hasta que estos cumplen los 12 años. A partir de ahí, las familias tienen que encontrar otras formas de enseñanza y de atención. «Nuestra sociedad no sabe nada sobre niños con discapacidad u otros problemas. Necesitamos recibir más educación para poder educarlos a ellos», añadió Saadoun[52].

***

En la Europa del Este poscomunista, el conocimiento del autismo es bastante desigual. Empecemos por la antigua Yugoslavia. En Serbia, ya en 1977 un pequeño grupo de padres y profesionales crearon la Autism Society (Asociación para el Autismo). Esta asociación peleó con éxito para asegurar que las personas con autismo tuvieran acceso a una educación especializada, atención sanitaria y seguridad social. Un artículo publicado en el 2003 en el *Croatian Medical Journal* (con sede en Zagreb) afirmaba haber encontrado diferencias significativas en las yemas de los dedos y las palmas de las manos de las personas con autismo y sus familiares[53].

En el 2004, J. K. Rowling, autora de gran éxito por sus novelas de Harry Potter, se quedó tan impresionada al ver en un periódico la fotografía de Vasek Knotek, un niño pequeño con autismo que miraba fijamente tras los barrotes de su cama en un orfanato de la República Checa, que inició una campaña multimillonaria para transformar la vida de este y otros niños de la Europa del Este. Desde entonces, Vasek no tuvo más barrotes y hace progresos en una nueva institución, la Raby Social Care Home (Casa de Atención Social Raby), cerca de Praga, la capital checa.

Liuba Iacoblev, presidenta de la Asociación de Autismo de Rumanía, me dijo que la situación en su país seguía siendo desoladora, y que realmente no había mejorado mucho en los diez años que ella llevaba trabajando en este campo. «No hay servicios públicos específicos para el autismo, salvo un par de centros de día para niños en todo el país, y nada en absoluto para jóvenes o adultos de más de 18 años. Hasta el 2007, los trastornos del espectro autista ni siquiera eran para nuestra legislación una categoría que garantizara servicios especiales a quienes los sufrían. Las personas con autismo se incluían en la categoría de psicosis»[54]. Iacoblev me dijo que, por lo general, los padres en Rumanía no habían adquirido el hábito de defenderse. «Recientemente, hemos lanzado una campaña online para que se cree una legislación específica sobre educación especial»[55].

La situación en la vecina Hungría es más prometedora. La Fundación Húngara para el Autismo, una organización no gubernamental, fue creada en 1989 por Anna Balázs, una de las especialistas en autismo mejor informadas de Europa Central. Actualmente, esta fundación gestiona un colegio, un grupo de investigación, una clínica ambulatoria y un centro terapéutico. El colegio, que está en Budapest y tiene unos 30 alumnos, sigue la metodología TEACCH. La Fundación gestiona también, en colaboración con socios internacionales, el Proyecto HANDS (Helping Autism-diagnosed Teenagers Navigate and Develop Socially [Ayuda a los adolescentes diagnosticados de autismo para desenvolverse y desarrollarse socialmente]), que elabora software para ayudar a los adolescentes y adultos a manejarse mejor con su autismo. Balázs cree firmemente en la colaboración entre alumnos, profesores y tecnología.

Balázs dirige también una editorial llamada Kapocs, que en el 2005 publicó *Autismussal onmagamba zarva* (literalmente: Encerrada en mí misma con el autismo), de Henriett Seth-F., una mujer húngara con autismo *savant* muy notable, y también escritora, poeta y artista muy reconocida, que aprendió la lengua romaní del pueblo gitano en tan solo dos meses. El relato de Henriett es un recordatorio saludable de lo difícil que ha sido, y sigue siendo, la vida de incluso las personas con autismo más brillantes. En 1987, a esta mujer le negaron la admisión en todas las escuelas primarias de su ciudad debido a sus problemas de comunicación; sin embargo, a los 8 años de edad tocaba la flauta y un año después escribía poesía. Se fue a estudiar al Instituto de Psicología y Sociología Károly Eszterházy de Eger, en el Norte de Hungría, pero sus problemas de conducta la obligaron a abandonar el centro en el 2002. Desde entonces, Henriett ha escrito dos libros y ha aparecido en un documental.

La situación de los niños con autismo en la antigua Unión Soviética también sigue siendo desoladora. La principal organización de autismo en Rusia se llama Dobro («bondad» en ruso). La creó en 1989 la psiquiatra infantil Klara Samuilovna Lebedinskaya, y actualmente la gestiona, desde su oficina central de Moscú, un equipo formado por un padre y su hija: Sergey Morozov y Svetlana Morozova. Svetlana, psicóloga jefe de Dobro, ha escrito dos libros; la traducción literal de sus títulos al castellano es «Autismo: tratamiento de sus formas severas y mixtas», y «Principios para desarrollar programas terapéuticos individualizados para niños con autismo». Su madre, Tatiana, es una profesora de educación especial y una de las profesionales más experimentadas y conocidas en este campo. En la fecha en que se escriben estas líneas, lleva 28 años trabajando con niños con autismo.

La mayor parte de la financiación de Dobro procede de ayudas o donaciones. Según Sergey y Svetlana, los últimos años en los que existió la URSS fueron fundamentales para el nacimiento de organizaciones como Dobro. Sin embargo, según cuentan también, el problema del autismo en Rusia todavía es como un espejismo: existe, en el sentido de que hay muchos niños, adolescentes y adultos con autismo que necesitan profesores, psicólogos y médicos cualificados. Al mismo tiempo, es como si el autismo no existiera oficialmente: en Rusia todavía no está incluido entre los trastornos del desarrollo que requieren tratamientos especiales, y tampoco está recogido en ninguna legislación.

Sergey y Svletana destacan que esta situación es absurda, porque el autismo se conoce en Rusia desde hace más de 60 años, desde que en 1947 lo describiera un psiquiatra infantil de Leningrado, Samuil Mnukhin, independientemente de Leo Kanner.

Entre los años cuarenta y sesenta, la psiquiatría soviética otorgó un peso especial a la esquizofrenia, y muchos otros trastornos (entre los que se incluyó el autismo) se consideraron formas específicas de esquizofrenia. Una consecuencia práctica de eso fue que a las personas con autismo se las trató con fármacos, en clínicas y hospitales psiquiátricos. Según Sergey y Svletana, se ha tardado más de 30 años en que se reconozca que esas prácticas no son eficaces, que el autismo es primero y antes que nada un trastorno del desarrollo, y que los niños con autismo necesitan un complejo conjunto de apoyos psicológicos y educativos. «En Rusia, los padres están cada año mejor informados», me dijo Svletana. «Antes, no tenían ni idea de qué quería decir la palabra *autismo.* No obstante, sigue existiendo el problema de que no reciben suficiente apoyo del departamento de educación. No saben dónde dirigirse para pedir ayuda»[56]. Según Svletana y su padre, más de 70 años de un régimen totalitario han producido en la mayoría de los ciudadanos rusos —incluidos los padres de hijos con autismo— una tendencia a depender completamente del estado y a no pelear activamente por el derecho de sus hijos a la educación y a una calidad de vida aceptable. Como me dijo Sergey: «Aquí, en Rusia, no tenemos ninguna legislación específica para el autismo. Solo algunas leyes referidas a la ceguera y la sordera»[57].

Svletana me proporcionó un ejemplo gráfico de las concepciones erróneas que aún persisten sobre el autismo: «Inicialmente, intentamos poner en marcha un centro de educación especial. Se construyó un edificio precioso en el norte de Moscú y estábamos a punto de abrirlo, con un equipo de unas 30 personas. Pero entonces, de repente, decidieron cambiar todo el plan: todos los profesores, según nos dijeron, debían trabajar con los mismos programas que se usan con los niños con "retraso mental" y con los niños "normales". Nosotros no podíamos estar de acuerdo con eso»[58].

Sergey también me dijo que el diagnóstico sigue siendo un problema muy grande en Rusia «porque tenemos tradiciones diferentes a las de los países occidentales. En primer lugar, está el tema de la relación entre autismo y discapacidad intelectual, y entre autismo y esquizofrenia. La edad promedio a la que los niños reciben el diagnóstico está entre los 3 y los 5 años, pero el problema está en las edades superiores, porque el pensamiento tradicional aquí, en Rusia, es que es imposible diagnosticar el autismo después de los 15 años. Sin embargo, esto no es cierto. La *CIE-10* (la clasificación de la Organización Mundial de la Salud, que data de 1992) no hace esa distinción»[59].

Según Svletana, no hay absolutamente ninguna información sobre el autismo fuera de Moscú. «Nadie trabaja con esos chicos. Simplemente, están en sus casas. A veces los admiten en guarderías ordinarias, pero se quedan sentados en un rincón, y nadie sabe qué hacer con ellos. Incluso aquí, en Moscú, hay muchos padres a los que sus médicos les han dicho que internen a sus hijos en algún centro, porque no tienen ningún futuro. Es muy triste. Por alguna razón, el gobierno ruso no quiere hacer nada por ellos, por los niños con más dificultades. A los casos más fáciles, el gobierno los quiere integrar en escuelas ordinarias»[60].

En 1994, Dobro urgió al gobierno de Moscú a crear el primer colegio especial para niños con autismo. Cinco años después, Rusia vio cómo se ponía en marcha su primer colegio para niños con formas graves de autismo (utilizaban el método del análisis conductual aplicado). Ese colegio estuvo abierto hasta el 2002.

Sergey me dijo que sabe que en toda Rusia, actualmente, solo hay dos colegios gestionados por el gobierno, uno en Moscú y otro en San Petersburgo. «Pero nadie diría que está satisfecho con ninguno de estos colegios; ¡la calidad de la enseñanza es tan baja!»[61]. No existe ningún centro privado específico de autismo, a pesar de los nuevos aires capitalistas que se respiran en Rusia tras el hundimiento del comunismo.

Por desgracia, aunque los mejores profesores utilizan una metodología ecléctica, existe una variante rusa del enfoque psicodinámico que sigue siendo muy influyente en este país en la actualidad. Svletana me dijo: «Se ha estado utilizando durante los últimos 30 años. Se denomina "enfoque conductual-emocional". Se basa en una teoría muy complicada, con cinco niveles de relación emocional. Sus proponentes creen que algunos de estos niveles están dañados en el autismo y que pueden repararse mediante la terapia de juego»[62].

Otro ejemplo de cómo el autismo sigue siendo insuficientemente comprendido en Rusia es el de Rozagy, una artista y música de gran talento a la que se le diagnosticó síndrome de Asperger. Rozagy recuerda que la sometieron a un exorcismo antes de que decidieran llevarla al Reino Unido, donde vive actualmente con su hijo, que tiene también un trastorno del espectro del autismo[63].

En Ucrania, el diagnóstico y el tratamiento del autismo han estado hasta épocas muy recientes tres o cuatro décadas por detrás de la situación en Occidente. Olga Bogdashina contribuyó a que se creara la Asociación de Autismo de Ucrania, aunque ella nació en Siberia y vive actualmente en el Reino Unido con su hijo con autismo; en ese país es una conferenciante muy conocida y ha escrito varios libros sobre autismo.

> Durante muchas décadas, el régimen totalitario de la antigua URSS obligó a los psiquiatras a ocuparse de temas que no estaban relacionados con los tratamientos médicos. [...] Algunos psiquiatras pensaban que si un niño era hiperactivo, no podía tener autismo. Otros especialistas consideraban que el autismo era sinónimo de «esquizofrenia infantil» o de «retraso mental» e insistían en que esos niños eran imbéciles y, por tanto, no educables[64].

En la región de Donetsk, en el Este de Ucrania, no hubo niños a los que oficialmente se les reconociera que tenían autismo hasta 1995. Esta situación, según Bogdashina, está mejorando. Como me dijo, en julio de 1994, en Gorlovka, un grupo de padres muy entregados fundaron la primera asociación ucraniana de autismo (conmovedoramente llamada «De la Desesperación a la Esperanza»), que ella preside. En marzo del año siguiente, se abrió en esa ciudad el primer colegio para niños con autismo. «Han avanzado mucho», me dijo Bogdashina en el 2009. «Hoy en día, el autismo se diagnostica. Cada vez hay más gente en el país que sabe lo que es el autismo. Y, como en tantos otros países, los padres no esperan a los profesionales para ponerse al día sobre los últimos avances, sino que se forman ellos mismos sobre el trastorno y urgen a las autoridades para que reconozcan las necesidades de sus hijos»[65].

***

En Latinoamérica, la influencia del enfoque psicoanalítico del autismo ha sido muy poderosa, y lo sigue siendo en muchos países. El profesor de origen brasileño Ami Klin —del Centro de Estudios Infantiles de Yale (New Haven)— conoce bien la región. Me dijo que la corriente psicogénica es todavía muy fuerte en Argentina, debido a la influencia del pensamiento francés (concretamente, de Lacan) y de la psicoanalista de origen austríaco

Melanie Klein. También en Brasil, donde las cosas han cambiado para mejor, «hace tan solo 10 años, los niños con autismo solo podían tener plaza en un centro educativo si sus madres cumplían con la condición de recibir terapia psicoanalítica»[66].

En los últimos años, se han conocido algunos informes de cosas realmente espeluznantes ocurridas en esa parte del mundo.

En El Salvador, un niño con autismo llamado Óscar Nosta fue internado en un centro y trasladado después a otro lugar del país sin que sus padres lo supieran. Con 12 años de edad, a Óscar lo encerraron detrás de una puerta de frío acero, mientras las ratas le mordisqueaban los pies y los insectos se deslizaban por toda su piel. En el 2003, su madre, Adelina, cuyos marido y hermano habían sido asesinados, pudo finalmente averiguar su paradero y asumir su cuidado. Ahora, que tiene veintipocos años, Óscar puede narrar sus horribles experiencias[67].

En el 2003, la organización Internacional Derechos para la Discapacidad Mental [Mental Disability Rights International (MDRI)], que es un grupo que defiende los derechos de las personas con discapacidad en todo el mundo, viajó a Paraguay. Allí encontraron a dos chicos con autismo, Jorge y Julio, encerrados tras unos barrotes en un hospital neuropsiquiátrico estatal. Los chicos estaban desnudos y llevaban cinco años recluidos en una celda de aislamiento. Según el informe de MDRI: «A falta de sanitarios, Jorge tenía que orinar y defecar en el mismo pequeño espacio en el que tenía que dormir, comer y residir». MDRI presentó inmediatamente un informe a la Comisión Interamericana de Derechos Humanos, y el 31 de diciembre de 2003 el Presidente de Paraguay, Nicanor Duarte Frutos, destituyó al director de la institución en cuestión. Jorge fue liberado, pero Julio fue menos afortunado: todavía le encierran en una celda a veces[68].

Los gobiernos, por lo general, no han sido de ayuda a la hora de apoyar a los padres en sus esfuerzos por hacer campañas coordinadas en defensa de los niños con autismo. En algún caso, las asociaciones se han creado mucho más tarde que en Europa (a veces, hasta tres décadas después).

Una de las organizaciones más antiguas del continente es Domus, en México. Su presidenta, Judith Martínez de Vaillard (madre de cinco hijos, el más pequeño de los cuales, Fabián, tiene autismo) fundó Domus en 1980, junto con otras dos familias. En ese país, había problemas muy particulares que afrontar, como me explicó en Ciudad de México Martínez de Vaillard (presidenta también de la Federación Latinoamericana de Autismo o FELAC cuando la entrevisté): «Alquilamos una casa para nuestra sede, pero el edificio resultó seriamente dañado por un terremoto

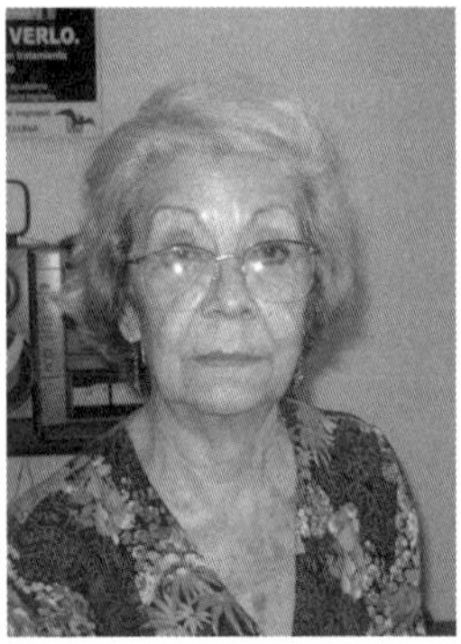

Judith Martínez de Vaillard

en 1985 y tuvimos que encontrar rápidamente otro sitio. Comenzamos a formar profesores, llamamos a muchas puertas para romper la ignorancia sobre el autismo y actualmente tenemos 78 niños y adultos aquí, en Domus»[69].

Edna García de Martínez, primera presidenta de FELAC y directora-fundadora de Castello (un centro educativo especializado en autismo de la ciudad mexicana de Monterrey) tiene un hijo con autismo, David, ya veinteañero. En 1993, inició su búsqueda para comprender por qué el desarrollo de su hijo era tan diferente al de sus hermanos. «Terminé por diagnosticárselo yo misma. Por aquel entonces, yo sabía sobre el autismo lo mismo que sé ahora sobre astronomía, es decir, casi nada»[70].

García de Martínez me dijo que varios artículos de Bernard Rimland le dieron las primeras claves sobre la condición de David: «En aquella época no era fácil encontrar libros sobre autismo en México, pero empezó a aparecer información en Internet: artículos procedentes de las asociaciones europeas y estadounidenses, y otras cosas. La mayoría de la gente parecía aceptar que los métodos correctos fueran la modificación de conducta (ABA), la terapia del lenguaje y los ya famosos magnesio y vitamina B6. Hace 10 años, en México, la palabra *autismo* daba bastante miedo a los profesionales. Preferían darte cualquier otra etiqueta. Sobre todo, hablaban de la inmadurez de los niños. La confusión diagnóstica sigue hasta la fecha, debido a diversos mitos a los que siguen aferrados, además de a la falta de información actualizada accesible a los profesionales (incluidos los médicos y neurólogos)»[71].

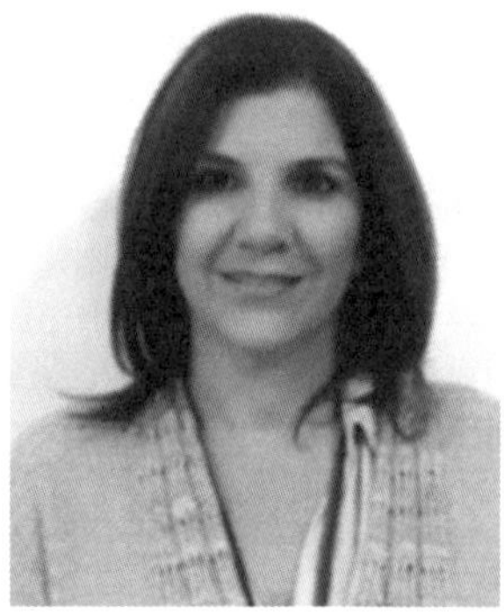

Edna García de Martínez

García de Martínez también me dijo que la iniciativa de difundir información sobre el autismo surgió fundamentalmente de los padres. «Aunque los profesionales no necesariamente culpaban a los padres, con frecuencia sugerían que el autismo podría estar causado por algún deterioro del entorno emocional del niño o la niña, por algún evento familiar o algún trauma que le podría haber afectado en sus primeros años»[72].

¿Qué influencia ha podido tener la situación geográfica de México, encajado como está entre los EE. UU., al norte, y el resto de Latinoamérica, al sur? Dicho de otro modo, ¿podría haber cierta tensión, en el modo en que ha evolucionado el concepto de autismo, entre las ideas más «organicistas» de los Estados Unidos y el viejo enfoque de Bettelheim, aún poderoso en algunos países latinoamericanos? «México adopta todo lo que viene de los Estados Unidos», me dijo García de Martínez. «Es como si se dijera algo así como "si viene de allí, ¡tiene que ser bueno!". A Bettelheim, en general, se lo rechaza por su teoría de una parentalidad fría. No obstante, algunos profesionales mexicanos, sobre todo psicólogos infantiles y algunos psiquiatras, siguen insistiendo en que estamos hablando de esquizofrenia infantil y que es necesario fortalecer el "ego" de esas personas. Es decir, que continúan considerando el autismo como un problema del desarrollo emocional»[73].

Los mayores avances en la comprensión del autismo se han visto en los estados de México con mejor acceso a la información (Nuevo León, Jalisco, Ciudad de México), así como en los que comparten frontera con los EE. UU. (Tamaulipas, Baja California).

García de Martínez enfatizó que habían sido los padres los que habían desempeñado un papel fundamental en el aumento del conocimiento y la comprensión del autismo en México: «Los problemas económicos han hecho que el gobierno no haya sido capaz de generar una estrategia para las personas con autismo en todo el país, por lo que les ha tocado a los padres difundir la información y organizar los servicios»[74]. También recordó que, la primera vez que anunció sus planes para poner en marcha un centro para *autistas*, la gente se confundía y continuamente se referían a *artistas* e incluso a *bautistas*.

Ciudad de México es también la sede de FELAC, que representa los intereses de las personas con autismo de toda Latinoamérica. Puesta en marcha por padres, profesionales e instituciones y asociaciones relacionadas con el autismo, fue creada en el 2000 por la Organización Mundial del Autismo (fundada a su vez en 1988 y con sede en Luxemburgo).

Según García de Martínez, casi todos los países latinoamericanos cuentan con al menos una asociación de autismo, pero México y Argentina son las naciones mejor informadas. Por ejemplo, solo en Monterrey (México) hay tres asociaciones y al menos cinco centros especializados. No obstante, incluso en México el estigma asociado a tener un hijo con autismo sigue siendo fuerte: «Una parte importante de la población vive en la pobreza, sin acceso a la información o la educación, así que se creen todos los mitos. Algunos padres están tan desesperados que aceptan cualquier cosa que se les ofrezca, desde pócimas mágicas a hipnosis. Tenemos incluso un niño que fue llevado a un exorcista», me dijo García de Martínez[75].

En otro lugar de Centroamérica, encontramos una de las asociaciones más jóvenes de autismo de Latinoamérica. La asociación Intégrame fue organizada en abril del 2007 en Guatemala por madres de niños con trastornos del espectro del autismo, con el propósito de proporcionar servicios y aumentar el conocimiento de estos trastornos. Uno de los primeros a los que ayudó esta organización fue un niño de 8 años, Henry, que había sido abandonado por su padre y que actualmente vive con su madre y una hermana de 2 años de edad. La asociación ofreció apoyo financiero y moral a esta familia, así como medicación para reducir las conductas no deseadas de Henry. Sin embargo, hay pocos profesionales capaces de diagnosticar autismo en Guatemala, y pocas plazas que ofrezcan un tratamiento adecuado a precios asequibles. Intégrame está valorando la posibilidad de comprar un terreno para construir un centro que ofrezca un amplio conjunto de intervenciones, así como de abrir un colegio.

En contraste con Intégrame está ASPAUT en Chile, una de las asociaciones latinoamericanas de autismo más veteranas. Nació en 1983 cuando un grupo de padres se unió para intentar crear un centro que atendiera a sus hijos con autismo, a los que hasta entonces no aceptaban en ninguno de los colegios del país, ni públicos ni privados. En el momento en que escribí estas líneas, gestionaban dos colegios específicos, Aspaut San Miguel y Aspaut Maipú, así como un centro especializado llamado Aspaut Cordillera, al que asisten más de 270 niños con autismo.

En Chile sigue habiendo una fuerte estigmatización del autismo, especialmente fuera de Santiago, la capital, por falta de conocimientos. En Temuco (sur de Chile), la madre de un niño con autismo me contó que, cuando salía de casa con su hijo de casa y él hurgaba en los bolsos de los extraños buscando caramelos, los propietarios de los bolsos frecuentemente se levantaban y la acusaban airadamente de entrenar a su hijo para que fuera un ladrón.

En el 2001 quedó patente hasta qué extremos estaban dispuestos a llegar algunos padres chilenos desesperados: Pedro Pinto Cortés, padre de un niño de 11 años con autismo, murió tiroteado en el centro de la capital, Santiago, después de intentar robar un banco para obtener el dinero con el que poder atender a su hijo.

***

Argentina, con su larga tradición psicoanalítica y con tantos profesionales que continúan anclados en el pensamiento de Melanie Klein y Jacques Lacan, es una de las naciones latinoamericanas en las que todavía quedan lugares en los que se culpa a los padres del autismo de sus hijos. Sin embargo, han sido muchas las personas e instituciones que, con su esfuerzo, han hecho posible que esta visión culpabilizadora esté dando paso en el país a otras más acordes con las evidencias científicas, y que cada vez más personas y familias con autismo puedan contar en la actualidad con apoyos adecuados para afrontar el desafío de la vida.

Según nos relató Miguel Ángel García Coto —psiquiatra especializado en autismo y promotor de muchas iniciativas terapéuticas y formativas pioneras en este país—, existen referencias que indican que ya en la década de los cincuenta algunos niños con autismo fueron educados en la zona serrana de Córdoba (Argentina) siguiendo la línea de la pedagogía terapéutica que había comenzado a desarrollar en Austria Rudolf Steiner[76] (y a la que, como vimos en el capítulo 2, se había adscrito el propio Asperger). Sin embargo, fue probablemente la doctora Telma Reca (1904-1979), una de las primeras psiquiatras infantiles del país, quien rompió con la tradición de abordar el tratamiento del autismo desde una perspectiva psicoanalítica ortodoxa y desarrolló un enfoque muy personal, a la vez «genético, dinámico y profundo»[77]. La doctora Reca, que fue profesora en la Universidad de Buenos Aires y creó los primeros servicios de psiquiatría infantil y juvenil, fue muy cuestionada por su organicismo, ya que había osado introducir el «factor cerebro» en la semiología de algunos trastornos del desarrollo de los niños. Publicó *El caso de Ricardo Mendía*, un libro en el que describía paso a paso este tratamiento. García Coto, además, recuerda cómo él pudo ver personalmente en 1974, mediante grabaciones de las sesiones a través de los cristales de la cámara Gesell, «cómo Rebeca seentregaba por completo, se mimetizaba, protegía a Ricardo de sus propias agresiones y lo conducía hacia un desempeño interactivo progresivamente más funcional y afectuoso». En 1966, esta doctora se opuso a la abolición de la reforma universitaria decretada por la dictadura militar, por lo cual fue cesada en sus cargos en la universidad. Fue una luchadora y revolucionaria tanto en el campo social como de la psicopatología.

En la década de 1970, se pusieron en marcha otras iniciativas de atención a personas con autismo en algunos hospitales públicos, con frecuencia, debiendo hacer frente a la muy activa oposición de los psicoanalistas (muchos de los cuales ocupaban los principales puestos de responsabilidad en los servicios sanitarios). Así, según García Coto, ya por aquellos años, en el hospital Pedro de Elizalde (ciudad de Buenos Aires), la doctora Sara Turek diagnosticaba y atendía niños con autismo. En la misma ciudad, en el Hospital Carolina Tobar García, el doctor Carlos Bernad organizó en

1977 un Hospital de Día para niños con autismo, en el que trabajaban los psicólogos Martha Lois, Ruben Di Marco, Norberto Calarame, la terapeuta ocupacional Ana María Papiermeister, la fonoaudióloga Mabel Tapella, la psicopedagoga Martha Egea Lahore, los médicos Adriana Oliva y el propio doctor García Coto. A principios de los noventa, la doctora Flavia Sinigagliesi comenzó a atender un consultorio para niños con autismo en el Hospital Zubizarreta, también en Buenos Aires, de donde surgieron importantes trabajos sobre alteraciones cerebrales en niños con autismo y sobre comorbilidades. En esa misma década, junto a los neurólogos Natalio Fejerman y Victor Ruggieri, García Coto hizo un intento para lograr que algunos profesionales del hospital público se formaran en un programa cognitivo conductual, pero fracasó por rechazo de buena parte de los mismos. El propio García Coto nos contó una anécdota que ilustra bien las dificultades con las que topaban los intentos de romper con la férrea ortodoxia psicoanalítica dominante entre los psiquiatras de aquellos años: «Mientras yo estaba explicando la técnica a un auditorio conformado por la casi totalidad de los profesionales del hospital, incluida una de las directoras del mismo, el jefe de docencia (un psicólogo psicoanalista lacaniano) me pidió el micrófono y no me permitió seguir, pues dijo que él no autorizaba que se hablara de esto. El auditorio se dividió y se produjo una enorme bronca, con insultos y reproches entre los que sí querían seguir escuchando y los que consideraban que mencionar siquiera el ABA era ser autoritario y torturador [...]. Yo ni siquiera estaba proponiendo el ABA, pero para ellos sí era válido medicar a un niño con trastornos de conducta pero no intentar una intervención cognitiva y conductual».

Del mismo modo, en el año 1991, apareció una nota en el diario *Clarín* en donde un profesional decía que el autismo se debía a un «padre ausente» y a una «madre nevera», y que por lo tanto lo único normal que podían hacer «estos niños» era gritar y pegarse, ya que era la única manera en que podían reaccionar ante semejante agresión de sus padres. La doctora Sinigagliesi escribió una carta que fue publicada en la sección Opiniones de ese diario, titulada «Si Freud viviera; ¿cambiaría sus ideas?». En ella refería los nuevos avances en autismo que negaban totalmente las afirmaciones antiguas y propias de épocas en las que las creencias se limitaban a teorías puramente especulativas y reflexionaba: «Qué difícil es para un padre ver que su hijo se lastima a sí mismo y pensar que la culpa es de él» como indicaba el *zeitgeist* de la época. Al leer esa carta, el jefe del servicio en el que ella trabajaba le dijo que no reflejaba la opinión del hospital y le sugirió que se tomara un tiempo de vacaciones. Todavía a principios de la primera década del 2000, también se suspendió por decisión de las autoridades un grupo de asistencia a niños con autismo organizado gracias al doctor Enrique Menzano, que se acompañaba de actividades de capacitación con un grupo esforzado y muy entusiasta de profesionales dentro de un programa neuro-cognitivo y de asistencia a niños y familias, que llevaba funcionando siete años. El programa se trasladó a un centro de salud con un enfoque psicoanalítico. Por suerte, las cosas son algo distintas actualmente, como prueba el hecho de que, por ejemplo, en los hospitales públicos municipales de la ciudad de Buenos Aires se está desarrollando un programa de detección y promoción de tratamientos llamado ProTecTea que está a cargo de la doctora Nora Grañana, neuróloga infantil que trabaja en el ámbito del autismo desde la década de 1990 y ha publicado numerosos trabajos sobre esa temática.

En las décadas de 1970 y 1980, solo unos pocos profesionales —entre ellos, Alba Mustaca— trabajaban con un enfoque basado en el análisis conductual. Sin embargo, diversos profesionales pusieron en marcha por aquellos años iniciativas orientadas a la educación de los niños con autismo, más allá de las terapias individuales que, con una orientación psicoanalítica, se ofertaban aún en la mayoría de los hospitales y consultorios. Fue el caso, entre otros, de Telma Reca y Anny Speier con su Centro de Estudios de la Niñez y Adolescencia (CEAM) en Buenos Aires; de la Ana Méndez, fundadora de una de las primeras escuelas para niños con autismo, también en Buenos Aires; de Adriano Ruffo, fundador de ERNA, una escuela exclusiva para niños con autismo con un enfoque educativo e individualizado; de Lidia Coryat (1928-1980), médica neuropediatra que introdujo la Estimulación Temprana en Argentina y atendía en su centro a niños con autismo y otros trastornos del desarrollo, dándole importancia al desarrollo psicomotriz y a un enfoque interdisciplinar con una perspectiva psicoanalítica; de Rolando Benenzon, psicoanalista que desarrolló la musicoterapia aplicada a niños con autismo con técnicas diseñadas por él mismo, co-dirigió una escuela para niños con autismo junto con Ángela García Ramírez y organizó los denominados Congresos Mundiales del Niño Aislado, y de tantos otros. Entre los neurólogos infantiles, destacaba ya por aquellos años Natalio Fejerman, vinculado al servicio de neurología del Hospital de Pediatría Garrahan en Buenos Aires, quien ha sido compilador y autor de algunos libros sobre el tema y ha organizado también varios congresos de neurología infantil.

Junto con las ofertas terapéuticas de base psicoanalítica (con influencias de Bruno Bettelheim, Frances Tustin, Maud Manoni, Francoise Dolto y un largo etcétera) y los abordajes educativos emergentes, se adoptaron también enfoques procedentes de otras disciplinas que, convergiendo e integrándose con los anteriores, dieron como resultado propuestas de intervención y de servicios para las personas con autismo que eran a la vez eclécticas e idiosincráticas. Así, por ejemplo, sorteando las dificultades que ofrecía el sector público, y con el apoyo de los grupos y asociaciones de padres, muchos profesionales del ámbito médico promovieron en las décadas de 1970 y 1980 la puesta en marcha de hospitales privados de día para niños con autismo y, más tarde, de comunidades terapéuticas para niños con autismo. Según García Coto: «[El hospital de día] rompe con la comodidad del consultorio. Es ir al encuentro del niño al lugar en donde tiene sus dificultades y asistirlo en ellas, involucrarse y jugarse emocionalmente para ayudarlo a salir de su encierro». Por su parte, las comunidades terapéuticas, que fueron creadas con el objetivo de conformar un espacio solidario de interacción y vivencias compartidas entre profesionales, padres y niños, con valor terapéutico y de aprendizaje mutuo, acabaron resultando fallidas en muchos casos, quizá, como reconoce García Coto, uno de sus impulsores, por ser un tanto utópicas.

Por ejemplo, en el ámbito ya mencionado de la musicoterapia, García Coto señala como un hito importante en el desarrollo de estas propuestas eclécticas el retorno al país, en 1994, de Cristina Zaman, que aportó su formación en EE. UU. sobre enfoques de orientación conductual y expresiva y empezó a difundir y aplicar técnicas de integración sensorial a partir de su capacitación con la especialista norteamericana Jane Ayres. Asimismo, señala a Luisa Manzone, quien tradujo al español algunos textos de Eric Schopler y fundó en 1995 un centro educativo terapéutico, así como a María Rosa Nico, terapeuta ocupacional que, tras formarse igualmente en EE. UU., difundió el enfoque de Jane Ayres sobre la integración sensorial, planteó su posible rol en varias de las manifestaciones conductuales de los niños y los adultos y formó a gran cantidad de profesionales.

En los primeros años ochenta, los nuevos modelos de la psicología cognitiva, la teoría de los juegos y la propia neuropsicología transformaron profundamente el modo de entender y atender el autismo de muchos profesionales. Como dijo también García Coto, rememorando su propio cambio de perspectiva en aquellos años: «Estaba frente a un problema cuyo origen no conocía, ni conocía a nadie que lo supiera. Pero sí podía empezar a ver que había variables relacionadas con la neuropsicología que había estudiado pocos años antes con el doctor Juan Azcoaga, que podía revisar a la luz de la psicología cognitiva, y que me estaban abriendo la puerta para entender el autismo de manera diferente y programar ayudas inmediatas y más eficaces. Después, vinieron José Barbosa, Ángel Rivière, José López, Eric Schopler, Uta Frith, Simon Baron-Cohen, Christopher Gillberg, Antonio Damasio, Oliver Sacks y muchos otros. Me encanta aprender de todos ellos (y de los que les siguen) y cuestionarlos para continuar la reformulación permanente de la tarea y las ideas [...] El autismo es toda una aventura para mí»[78].

Las incesantes actividades de formación y difusión promovidas por los especialistas de dentro y fuera del ámbito médico —como los ya señalados Natalio Fejerman, el propio Miguel Ángel García Coto, la doctora

Nora Grañana[79], Victor Ruggieri (presidente de AAPEA, la Asociación Argentina de Profesionales del Espectro Autista constituida en 2015) o Daniel Valdez (discípulo de Ángel Rivière que ha compilado y escrito algunos de los libros más interesantes sobre autismo publicados en Argentina[80])— resultan clave para entender cómo en las últimas décadas ha ido ganando terreno en Argentina la consideración del autismo como un trastorno neuropsicológico que requiere un tratamiento educativo orientado no solo a minimizar, compensar o suprimir los déficits, sino también a desarrollar los recursos de cada persona para afrontar la vida; ayudando de esa forma a desterrar la, durante tanto tiempo, visión dominante sobre el autismo en el país: la visión psicoanalítica, culpabilizadora respecto a los padres, y aquejada, como indica García Coto, de «una especie de reduccionismo conceptual y semiológico: lo que le ocurre a la persona es relacionable con supuestos especulativos considerados como teorías que excluyen todo lo que tenga que ver con el cerebro»[81]. Sin embargo, como en tantos otros países, el mérito de transformar las ideas y los tratamientos sobre el autismo en absoluto se puede atribuir solo a los profesionales. También en Argentina, las asociaciones de padres jugaron un rol fundamental a la hora de promover enfoques contrarios al enfoque psicoanalítico «oficial», incluir en la agenda social y política el tema del autismo y promover la legislación para difundir tanto el problema como su detección y tratamiento.

«Actualmente, sabemos que los aspectos educativos son mucho más importantes que los médicos», me dijo, por ejemplo, el fundador y presidente de la Asociación Argentina de Padres de Autistas APAdeA, Horacio Joffre Galibert, cuyo hijo Ignacio tiene autismo. «El tratamiento de los niños con autismo no debe ser competencia de los médicos, sino de los profesores»[82].

APAdeA se constituyó el 25 de Agosto de 1994 como ONG de padres, impulsando el movimiento asociativo en la Argentina. Fijó tres metas fundacionales: a) demandar al poder público soluciones (legislación) con políticas públicas a través de proyectos de ley sobre temáticas como la discapacidad; b) crear una sana competencia profesional contra el monopolio hegemónico de la salud, incorporando e importando técnicas de probada eficacia, y c) hacer difusión y proporcionar información, asesoramiento y orientación a los padres.

En la Argentina de hace treinta años, según me explicó Joffre Galibert, el escenario para la familia de una persona con autismo era «el del desconcierto, la falta de información y el padecimiento productos del desconocimiento de la temática por parte del sistema de la salud y del sistema educativo, agravándose hasta el punto de que los servicios sociales no contemplaban ningún tipo de atención y desconocían completamente la patología [...] La vivencia y percepción de los padres, producto de este entorno de desconocimiento, era la de sentirse cuestionados y observados casi obsesivamente, mientras que apenas nadie aportaba las explicaciones científicas necesarias para enfrentar el fenómeno y contrarrestar ese oleaje erosionante que afectaba tanto al niño como a su familia».

Ignacio, el hijo de Joffre Galibert, nació en 1982. «Tenía la mirada perdida, tratábamos de jugar con él, pero no reaccionaba. Parecía pertenecer a otro universo, responder a otros códigos, estar instalado en una esfera algo misteriosa a la que nosotros no podíamos acceder. El tiempo transcurría y se agravaban cada vez más sus características [...] Todos tratábamos de entender qué habría en la mente de Nacho y qué misterios escondía detrás de su silencio. Después de algunos periodos de adaptación, sobrevenían sistemáticamente las tormentosas y cada vez más impredecibles conductas de Nacho, las autoagresiones. Se arañaba el pecho y la cara, provocándose serias lastimaduras; daba fuertes golpes con sus pies contra el suelo y con su cabeza se daba contra las paredes, puertas, picaportes, mesas y todo lo que encontraba en su deambular. Ya había cumplido nueve años. Cada vez se pegaba más fuerte, provocándose moratones rojizos en los carrillos y morados en los ojos... A los once años, comenzó otra etapa de crisis muy profunda, que implicó la pérdida del ojo derecho y parte de su dentadura. Preparamos una habitación con amortiguadores y aislantes, reinventando un tipo de auxilio que llegara siempre a tiempo».

Como en otros países, los padres argentinos tenían la esperanza de encontrar el milagroso tratamiento ideal que les devolviera un hijo «convencional». Joffre Galibert me dijo: «Como en otras naciones, se conocieron productos engañosos, ficticios y sin rigor científico de probada eficacia, los cuales eran inaccesibles para la mayoría porque ni las obras sociales, que son seguros médicos a los que los trabajadores se pueden afiliar según el gremio al que pertenecen, ni el sistema público de salud los financiaban. Esto generó una nueva etapa de debate entre padres y profesionales: los padres, en su búsqueda de respuestas a sus interrogantes, comenzaron a informarse y analizar la información de otros países más avanzados en la temática. A partir de la gran ausencia estatal, se organizaron grupos con miras a asociarse a los profesionales y emprender juntos proyectos. Producto de ello, decidieron conformar una organización de padres».

APAdeA organizó en 1996 un Congreso de Autismo en la Universidad Nacional de Río Cuarto (Córdoba), a partir del cual comenzaron a formarse nuevas APAdeA en otras provincias. Esta asociación contribuyó a romper la hegemonía del sistema de salud psicoanalítico en la atención del síndrome y a iniciar una nueva etapa caracterizada por trabajar conjuntamente con la fórmula «padres y profesionales» que viene dando exitosos resultados en todo el mundo.

Como gestora y promotora del movimiento Asociativo de Padres en Argentina, APAdeA fue también co-fundadora de la FELAC (Federación Latinoamericana de Autismo) y constituyó la FAdeA (Federación Argentina de Autismo). Ha acumulado información, experiencias y prácticas y ha transferido todo este bagaje, más la producción del conocimiento sobre la temática, a la acción legislativa nacional, promoviendo el Primer Proyecto de Ley Nacional de Autismo, que fomenta la cohesión de todo el colectivo de la discapacidad en el país frente a la tendencia histórica a que cada patología o tipo de discapacidad aspirara a una legislación autónoma específica.

Como me indicó García Coto, sin embargo, además de APAdeA existen otras asociaciones de padres en Argentina, algunas creadas en décadas anteriores. ASANA (siglas de Asociación de Ayuda al Niño Aislado) era la asociación de padres con la que trabajaba el doctor Benenzon y con quienes organizó los Congresos Mundiales del Niño Aislado. Se trataba de foros a los que concurrían profesionales de distintos países, quienes aportaban sus experiencias y puntos de vista, muchas veces muy distintos a los dominantes en Argentina; en esos foros, se hablaba con casi exclusividad del Autismo. APNA (Asociación Pro-ayuda al Niño Atípico) estaba presidida por Susana Pravaz y formada por personas con gran capacidad para gestionar recursos en función de conseguir tratamientos para sus hijos; con ellos se puso en marcha en Buenos Aires, en 1980, el primer Hospital de Día para niños con autismo. Poco después, en 1982, con APNA-Mendoza, se puso en marcha el segundo. ADIS (siglas de Asistencia, Docencia e Investigación en Salud Mental) constituida en 1983 y mixta (familias y profesionales), estuvo codirigida por María Luisa Quatrocchi y Efrain Wainer entre otros, y puso en pie la primera comunidad terapéutica para niños con autismo. TGDPadres es otra asociación que se formó y expandió en todo el país a través de filiales múltiples, y que trabaja intensamente en la organización de cursos, seminarios, jornadas, etc. para la difusión de aspectos relacionados con el tema. Finalmente, la Asociación Argentina de Asperger, formada por padres de personas con Asperger, viene dedicándose desde hace unos cuantos años a la asistencia y a la difusión del problema, promoviendo la inclusión social de todas las personas.

La intensa actividad desplegada por estos y otros grupos de padres ha servido, entre otras cosas, para organizar actividades de capacitación profesional en enfoques muy alejados del psicoanálisis (como los métodos lovaasianos y las otras formas de terapia cognitiva conductual, el enfoque Sonrise y otros) y también en lugares muy alejados de la ciudad de Buenos

Aires, como es el caso de las comunidades terapéuticas impulsadas por el doctor Guillermo Fernández Dadam en las provincias de San Juan y La Pampa. No obstante, a pesar de los muchos avances conseguidos y de la impresionante cantidad de profesionales de la neurología, la psiquiatría, la psicología y otras disciplinas que ofrecen apoyos hoy en día a las personas con autismo y sus familias, la realidad en Argentina es que aún muchas de estas personas (especialmente, las que tienen menos recursos económicos) carecen de una cobertura mínima para sus necesidades de atención especializada.

La mujer que estuvo detrás de la pionera Ley 13380 del Autismo, que se implantó en la provincia de Buenos Aires en octubre del 2005, es Karina Rocca, entonces diputada por el distrito de La Matanza y madre de un chico con autismo. Rocca me dijo que esta ley fue muy importante: «Es difícil conseguir un tratamiento a la edad adecuada, que es alrededor del año y medio de vida. En este momento, por lo general, los tratamientos comienzan a los 4 o 5 años de edad. Los niños con autismo que viven en familias acomodadas tienen acceso, por lo general, a centros educativos especiales, pero muchos niños viven en zonas más modestas y no reciben absolutamente ningún tipo de atención especial»[83].

En Argentina, como en muchos otros países latinoamericanos, cada vez más grupos de investigadores producen conocimiento nuevo en este campo[84]. Sin embargo, todavía queda mucho trabajo por hacer. Incluso en una fecha tan tardía como agosto del 2008, se celebró allí un congreso sobre autismo y psicosis infantil, como si estas dos condiciones fueran en paralelo o incluso fueran equivalentes.

Las diferencias más llamativas entre los métodos latinoamericanos y europeos fueron señaladas por Theo Peeters quien, durante una visita a Buenos Aires invitado por APAdeA para hablar sobre el método TEACCH, le dijo a sus anfitriones que antes que nada tendría que consultarle a los padres: «Ellos son los expertos. Nunca se me olvidará que una de las madres se echó a llorar cuando le pedimos consejo. Según ella, era la primera vez que un profesional había pedido hablar con el padre o la madre del niño. Eso me resultó extraordinario, porque hablar con los padres debería ser el primer paso»[85].

Respecto a la situación actual de los planteamientos teóricos y técnicos en el país, García Coto me aportó una reflexión original. Según él: «El problema de los tratamientos y de la práctica clínica y educativa en general no es [el de tener que optar por] una teoría [u otra] en particular. Un concepto interesante es el de *parálisis paradigmática* o rigidez excesiva de los profesionales, esto es, la resistencia de los profesionales a flexibilizar sus marcos de referencias y aceptar la posibilidad de construir hipótesis novedosas que puedan aportar mejores soluciones a los problemas que presentan los niños con autismo. Por tanto, el problema no es tener un marco de referencia u otro, sino la incapacidad de aceptar que la falta de resultados no es responsabilidad de los demás, sino tal vez de la insuficiencia de las hipótesis y de los diseños de intervención. No importa si a uno le interesa una teoría u otra, mientras sea capaz de tener una mirada clínica y semiológica ajustada al problema que se le ha presentado para ser resuelto. Es tan potencialmente iatrogénica la rigidez de los psicoanalistas como la de los conductistas, los biologicistas, los cognitivistas o de quienes sea. Los problemas de los niños requieren soluciones rápidas, el tiempo apremia».

***

El bienestar económico, en cualquier caso, no garantiza las mejores condiciones de atención a las personas con autismo. Venezuela ha sido durante un tiempo una de las naciones más prósperas de Latinoamérica gracias a sus reservas de petróleo; sin embargo, pocos de sus recursos se han canalizado hacia el autismo. La asociación de padres más importante se llama Sovenia (Sociedad Venezolana para Niños y Adultos Autistas). Su directora, la doctora Lilia Negrón, me dijo: «Comencé a trabajar en el campo del autismo en 1975. No pude encontrar ninguna ayuda en Venezuela, así que la busqué en EE. UU. Allí conocí a Eric Schopler y al grupo TEACCH, quienes nos apoyaron muchísimo, y también a Bernard Rimland, que fue nuestro guía. Empezamos una batalla quijotesca aquí, en Venezuela, porque muchos neurólogos y psiquiatras no aceptaban lo que hacíamos. Y algunos de los que se consideraban "expertos en autismo" no leían las últimas investigaciones ni iban a congresos, lo que era desastroso para nuestros niños. Añádanse a esto los problemas políticos que teníamos en el país, donde estábamos gobernados por un militar autoritario que nos cerró las puertas y el dinero. Esto hizo nuestra tarea mucho más dura»[86].

La referencia de Negrón a las críticas a su organización es una alusión a quienes no aceptaban el énfasis que ella ponía en los últimos enfoques biomédicos sobre el autismo. Esta pionera de la metodología TEACCH en Venezuela es, según ella misma me dijo: «una creyente ferviente en que los tratamientos biológicos pueden ayudar a nuestros niños. Yo soy médico y, como tal, sé que hay pocas cosas que la medicina pueda curar realmente. Pero hoy día estamos empezando a demostrar científicamente lo que antes solo había estado en la esfera de las anécdotas de los padres»[87].

La historia de la principal asociación de autismo de Brasil, AMA (siglas de Associação de Amigos do Autista—literalmente: Asociación de Amigos del Autista), comenzó en 1983. Por aquel entonces, en Brasil había una ignorancia prácticamente total sobre el autismo. Un grupo de padres decidió crear esa asociación, y un año después tenían un colegio en funcionamiento en el patio trasero de una iglesia baptista gracias a su pastor local, cuyo hijo, César, tenía síndrome de Asperger. AMA ha ganado numerosos premios, incluyendo el Premio a los Derechos Humanos de la Unesco en 1998, que les entregó personalmente el entonces presidente de Brasil Fernando Henrique Cardoso.

Por desgracia, el país en su conjunto tiene importantes deficiencias. En la década pasada, Brasil estuvo a punto de ser condenado internacionalmente por no ofrecer las condiciones mínimas de una atención adecuada a las personas con autismo. El 23 de agosto de 2007 la Institución de Defensa Pública de Río de Janeiro le envió a la Organización de los Estados Americanos (OEA) un documento en el que se criticaba al país.

Sin embargo, los últimos cinco años han sido muy fructíferos en Brasil, habiéndose realizado importantes esfuerzos para desarrollar una red de servicios orientada a adelantar la edad de diagnóstico y a mejorar la atención temprana y escolar que reciben los niños con autismo.

En lo que se refiere al diagnóstico, el abordaje se ha realizado desde el ámbito sanitario, determinando las responsabilidades en el proceso por parte de los distintos servicios sanitarios públicos tanto a nivel local como regional, e involucrando también a departamentos universitarios especializados. Incluso se plantea que, por ley, todos los niños con un diagnóstico de autismo tengan un seguimiento semestral de su evolución, que permita adaptar las intervenciones en marcha. Por otro lado, las competencias estatales que mayor repercusión tienen sobre la vida de la persona con autismo no se limitan al ámbito de la detección y atención tempranas. Así, con la estructura de servicios que actualmente opera en Brasil, la responsabilidad de los apoyos a la familia e incluso del asesoramiento a los centros educativos donde se escolariza a los niños con autismo también recae sobre las instituciones vinculadas al ámbito sanitario. Algunos de los recientes avances en materia educativa[88] y laboral[89] se apoyan en normativa estatal de décadas anteriores. El hecho de que el estado brasileño haya tomado la iniciativa en el desarrollo de servicios permite augurar un futuro mejor para las personas con autismo y sus familias.

Cuba tiene algunos profesores de autismo excelentes. El Centro Especial para Niños con Autismo Dora Alonso fue inaugurado en La Habana por el propio Fidel Castro el 4 de enero de 2002 para conmemorar el cuadragésimo aniversario de la educación especial en la isla. El centro tiene 55 alumnos (44 niños y 11 niñas de entre 2 y 18 años de edad) procedentes de toda La Habana.

Su directora es Imilla Cecilia Campos Valdés, una graduada en educación especial. Campos Valdés me dijo que su centro incluye terapia de lenguaje y musicoterapia, así como una biblioteca y un taller en el que los niños hacen abanicos. Asimismo, añadió que la colaboración de las familias es esencial. Uno de los elementos más originales de este colegio es el llamado círculo de los «pioneros» (u «Hombres del Futuro»). Los pioneros son niños con formación sobre el autismo que velan por sus compañeros después del colegio y les animan a relacionarse con otras personas[90].

En relación con otro lugar del Caribe, Teresina Sieunarine contó en mi boletín internacional sobre autismo *Looking Up* que en 1990 había decidido poner en marcha la Asociación de Autismo de Trinidad y Tobago (ASTT), movida por la sensación de carecer de ayudas cuando a su hijo Kester se le diagnosticó autismo en Florida y, tras volver a Trinidad, se encontró con que la mayoría de los niños con autismo estaban o bien en hospitales psiquiátricos o bien en sus casas. En esa isla, tener un hijo con alguna discapacidad todavía supone un estigma: cuando Kester apareció en el artículo de un periódico, su madre me dijo: «algunas personas me llamaron y me manifestaron su sorpresa porque hubiéramos hecho algo tan inusual [como revelar la existencia de un hijo con autismo]»[91].

***

El proceso de descentralización del poder en el Reino Unido produjo algunos resultados muy positivos en el campo del autismo, en las regiones que se hicieron políticamente más independientes, especialmente en el Gales bilingüe. La Asociación Nacional para el Autismo de Gales Autism Cymru fue creada por la Dama Stephanie Shirley en el 2001 para mejorar en Gales las vidas de las personas con trastornos del espectro del autismo y sus familias.

El director ejecutivo de Autism Cymru, Hugh Morgan, me dijo: «La descentralización del poder en el Reino Unido nos dio una oportunidad de oro en Gales para sugerirle a nuestro gobierno nacional que aceptara hacerse cargo del autismo. Le ofrecimos al gobierno un modo diferente de manejar la situación, mostrándoles cómo las finanzas públicas se habían usado sin orden ni concierto y enfatizando la necesidad de desarrollar políticas específicas para las personas con autismo; les pedimos a los ministros que desarrollaran una estrategia nacional rompedora para el autismo. Asimismo, cortamos con la parte sensiblera que suele haber en las reivindicaciones sobre este tema, y pronto se nos vio como una organización que aportaba mensajes fiables y con la que el gobierno podía trabajar»[92] .

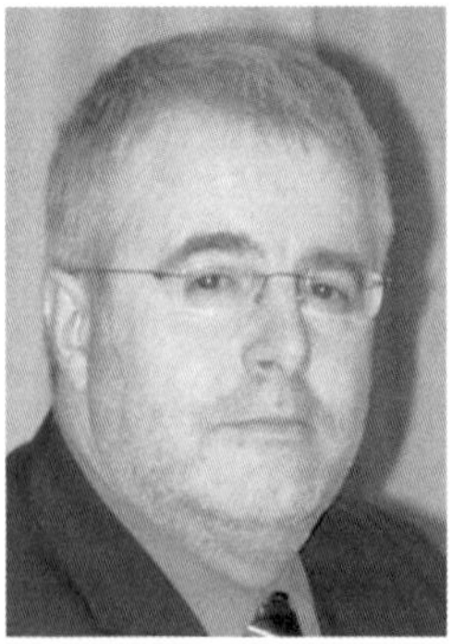

Hugh Morgan (fotografía cortesía de Autism Cymru)

Morgan añadió: «A partir de abril del 2008, en Gales se implantó el primer plan estratégico del mundo desarrollado por el gobierno de un país para los trastornos del espectro del autismo. Este plan se sustenta en lo siguiente: el nombramiento de "Responsables locales de TEA" en cada una de las 22 áreas administrativas que existen a lo largo del país; el compromiso tanto de aportar funcionarios regionales de apoyo a la puesta en marcha del plan regional como de compartir los gastos que se produzcan allí, y en una dirección nacional por parte de la Asamblea del Gobierno de Gales (WAG, por sus siglas en inglés). Esta Asamblea también está trabajando junto a varios grupos en el desarrollo de un amplio conjunto de materiales para mejorar el conocimiento del autismo»[93]. En el 2008, la Asamblea nombró a Morgan responsable de la implementación del plan estratégico para los TEA.

Autism Cymru ha puesto en marcha también de forma pionera una página web bilingüe (www.awares.org) desde la que anualmente organiza un congreso internacional por internet, el más grande de esa clase en el mundo. El congreso, que gestiono yo mismo, atrae a más de 60 expertos destacados de todo el mundo y a miles de delegados. Esta pequeña asociación organizaba también cada dos años el Congreso Internacional de Autismo de Gales, que atrae a ponentes y delegados de todo el mundo. Asimismo, Autism Cymru proporciona formación a centenares de colegios de enseñanza primaria y secundaria en Gales y ha suscrito acuerdos de colaboración con las cuatro fuerzas de policía locales para aumentar la difusión y el conocimiento del autismo.

Morgan me dijo que, en su opinión, los logros más importantes de Autism Cymru fueron los acuerdos a los que llegó con la Universidad de Cardiff y con la rama británica de Autism Speaks, la organización estadounidense del mismo nombre[94]. La colaboración permitió crear una cátedra de investigación en autismo en la Facultad de Psicología de la Universidad de Cardiff. Morgan considera que este plan nacional del gobierno galés sobre el autismo (el primero del mundo) requiere también una capacidad de investigación de altísimo nivel». La primera directora de esa cátedra fue la profesora Susan Leekam, que estaba anteriormente en la Universidad de Durham y que ocupó esta plaza en Cardiff en abril del 2009.

La situación en Irlanda del Norte es prácticamente única, debido a décadas de violencia política y luchas sectarias. Arlene Cassidy, directora ejecutiva de la asociación Autism Northern Ireland (Autismo Irlanda del Norte), me indicó que ya hubo una asociación de autismo en los años setenta. Algunos de sus miembros, como Betty Peters, estuvieron también implicados en la estadounidense NAS (Asociación Nacional de Autismo), en la isla de Gran Bretaña. «Esa asociación fracasó. La nuestra, llamada PAPA (siglas de Parents And Professionals and Autism [literalmente: Padres y Profesionales y Autismo) se formó en 1990)»[95].

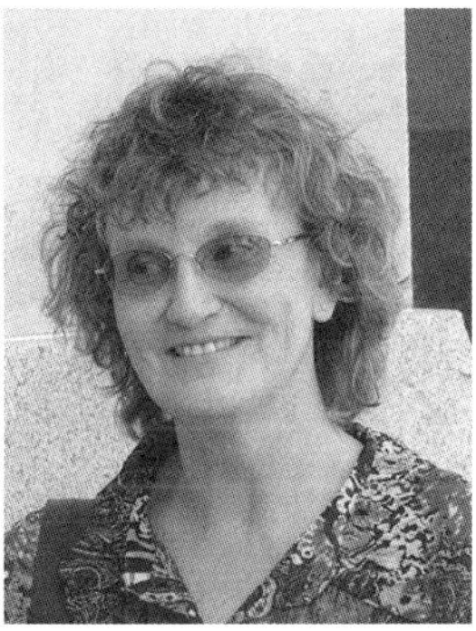

Arlene Cassidy (fotografía cortesía de Autismo Irlanda del Norte)

Por aquel entonces, la situación del autismo en Irlanda del Norte no suscitaba ningún interés ni siquiera al otro lado de la frontera, en la República de Irlanda e Inglaterra. «Pero lo que estaba haciendo el TEACCH en Inglaterra nos pareció impresionante. En aquella época, la terapia del abrazo forzado era el método terapéutico de elección en Irlanda del Norte. De hecho, a principios de los noventa, en las bibliotecas públicas de Irlanda del Norte solo había un libro sobre autismo, y ese libro ¡era el de Niko Tinbergen sobre la terapia del abrazo forzado! Nuestra petición de que ese libro fuera retirado de los anaqueles no tuvo éxito, así que finalmente tuvimos que dedicar el poco dinero que teníamos a donar ejemplares del libro de Baron-Cohen y Bolton *Autism: The facts (Autismo: Una guía para padres)*»[96].

Cassidy coincide en que la prolongada inexistencia de una asociación de padres entre los años setenta y noventa se debió específicamente a los problemas políticos de Irlanda del Norte: «Las comunicaciones, los viajes y la financiación de los servicios sociales estaban restringidos. Hasta la publicación de la Ley de Educación de 1986, los niños con autismo estaban considerados como "no educables". Pero, a pesar de las dificultades, la década de los noventa fue una época creativa. Empezamos a aprender cosas. Nuestro problema era que no nos llegaba mucha información sobre autismo y que nos sentíamos muy aislados. Solo cuando los padres y los profesionales pioneros se unieron mediante un acuerdo de colaboración innovador fue cuando las cosas empezaron a ir bien. Por tanto, es un hecho que, en Irlanda del Norte, lo que provocó el conocimiento y el cambio social en relación con el autismo fue la creación de PAPA. Cuando se fundó esta asociación, el gobierno todavía estaba diciendo que el autismo no existía o que era una condición rara»[97].

Colaboración internacional

La tendencia a la colaboración internacional la ilustran la creación de organizaciones como Autismo-Europa, una red de asociaciones de padres de personas con autismo de 30 países europeos, y la Fundación Latinoamericana de Autismo (2000). Ese mismo espíritu quedó subrayado más tarde con la creación en el 2006 de la Asociación de Ayuda al Autismo de las Naciones Celtas [Celtic Nations Autism Partnership (CNAP)]. Esta asociación, que agrupaba a Autism Cymru, la Asociación de Autismo de Irlanda del Norte, la Asociación Escocesa de Autismo y la Asociación Irlandesa de Autismo, firmó también un Memorando de Entendimiento con el Congreso de los EE. UU. durante una visita a Washington, DC, en septiembre del 2007. La CNAP se ha comprometido a intercambiar información y acciones políticas con las naciones del Reino Unido a las que se otorgaron competencias descentralizadoras, así como con Irlanda.

10

DÓNDE ESTÁ EL FUTURO

10
Dónde está el futuro

En mi viaje de descubrimiento por todo el mundo, he sido testigo de los gritos de desesperación de algunos padres que buscan como sea la curación del autismo de sus hijos, y también de las sonrisas de orgullo de otros que insisten indignados en que no aceptarían una «receta mágica» ni aunque pudiera librar a sus hijos de su condición. Asimismo, he recibido mensajes variados de los profesionales cuando les he pedido que por un instante trataran de imaginar el futuro, ahora que estamos ya en la segunda década del siglo veintiuno. Para algunos, ese futuro es prometedor, lleno de perspectivas optimistas sobre grandes avances en el terreno de la investigación y los tratamientos. Para otros, no hemos avanzado mucho en nuestro conocimiento del autismo desde la década de 1940.

En general, ha habido consenso respecto a que la noción de autismo ha sufrido una importantísima metamorfosis desde que Hans Asperger y Leo Kanner describieran por primera vez sus síntomas en los años treinta y cuarenta del pasado siglo. Lo que en un principio fue considerado un síndrome específico y extremadamente raro se ha convertido en una condición que, con sus distintas manifestaciones, se considera hoy en día uno de los trastornos infantiles más frecuentes. Como hemos visto, Kanner identificó inicialmente las alteraciones afectivas y sociales del autismo, pero no las cognitivas. A partir de los años sesenta, investigadores como Michael Rutter, Beate Hermelin, Neil O'Connor y Uta Frith demostraron que los déficits cognitivos eran importantes. En la actualidad, la cuestión es más bien cómo interactúan las alteraciones afectivas y cognitivas.

Sally Ozonoff, del Instituto MIND de Sacramento (California), releyó detenidamente párrafo por párrafo el artículo original de Kanner de 1943 para un libro que estaba escribiendo y, según me dijo, encontró que «casi todo lo que dijo Kanner es rigurosamente exacto. Su artículo está lleno de importantes intuiciones, anticipándose incluso a los hallazgos relativos al perímetro craneal». Con esto, Ozonoff no quiere decir que no hayamos hecho grandes progresos; ella tiene una enorme confianza en el futuro y acepta que hubo un par de cuestiones sobre las que Kanner se equivocó, especialmente en que no identificó los trastornos cognitivos de los niños[1].

¿Qué es lo que habría dicho el propio Kanner si se le hubiera preguntado por el futuro del autismo? Lo más cerca que podemos estar de esa respuesta procede de su colaborador Leon Eisenberg, quien me dijo: «La imposibilidad de encontrar una única causa que esté presente en todos los niños con autismo sugiere que existen múltiples causas. Estoy seguro de que habrá avances como resultado de los estudios sobre el cerebro con resonancia magnética, y del estudio del haplotipo en el genoma humano. Pero estamos complicando la tarea de los investigadores genetistas, al ampliar cada vez más las características clínicas del trastorno. En los miles de niños que actualmente tienen un diagnóstico de autismo, hay más subtipos distintos de los que habría si tomáramos los primeros 50 pacientes de Kanner y los genetistas trabajaran con ellos; a algunos de estos subtipos, Kanner nunca los habría llamado *autismo*»[2].

A Hans Asperger, por su parte, le habría encantado conocer lo que está ocurriendo hoy en día, o al menos, eso fue lo que me dijo su hija, Maria Asperger Felder: «Mi padre era un hombre muy curioso y habría estado muy interesado en todos los debates e investigaciones que hay actualmente»[3].

La neuróloga afincada en Nueva York Mary Coleman es, como ya vimos, una de las personas que ha ampliado la definición clínica del autismo. Coleman cree que los científicos descubrirán docenas, quizá centenares, de «autismos» (no meros subtipos, sino «enfermedades» biológicas específicas)[4]. Jeremy Turk, que es el psiquiatra infantil que diagnosticó de autismo a mi hijo Johnny en el Hospital St. George de Londres, ha publicado junto a sus colegas un estudio muy reciente sobre el trastorno del espectro del autismo en niños con y sin epilepsia, y ha concluido lo siguiente:

> Nuestros datos se suman a la creciente cantidad de publicaciones que apoyan la idea de que el autismo no es una única condición, sino un amplio conjunto de alteraciones sociales y de la comunicación cuyas formas clínicas están condicionadas por la etiología, el nivel de funcionamiento intelectual, la presencia o ausencia de epilepsia y otros muchos factores que afectan al desarrollo de la socialización y el lenguaje[5].

En contraposición, Ed Ritvo, investigador pionero de la UCLA, me dijo: «Todos los trastornos del espectro del autismo —autismo primario, síndrome de Asperger y trastorno generalizado del desarrollo no especificado (TGD-NE)— tienen síntomas parecidos. Difieren solo en su grado de severidad. Lo que causa los síntomas de estos trastornos son anomalías en los ritmos y secuencias del desarrollo cerebral. A su vez, lo que regula la temporalización y la secuencia del desarrollo cerebral y causa los síntomas clínicos del autismo es un micro ARN (genes no codificantes) anómalo. Este micro ARN anómalo que causa los trastornos del espectro del autismo se transmite genéticamente, pero todavía no comprendemos cuál es el modo exacto de transmisión ni qué cambios provoca en ciertos individuos»[6].

Peter Hobson, del Instituto Tavistock de Londres, declaró lo siguiente:

> ¿Cómo podemos compatibilizar la heterogeneidad del autismo (en el nivel neurológico y genético) y su homogeneidad [clínica] (esa que identificó Kanner)? ¿Qué es lo común en todos los autismos? Podría no haber nada, pero yo considero que hay algo. Para entender cómo se da esa particular constelación de conductas, necesitaremos un enfoque multinivel en el plano psicológico que pueda conectar las alteraciones específicas en las relaciones interpersonales con las conductas repetitivas»[7].

Obviamente, para los padres, la conceptualización teórica del autismo y los debates abstractos (y a veces abstrusos) en torno suyo, pueden resultar totalmente irrelevantes. Lo que quieren ver son investigaciones que orienten sobre tratamientos adecuados y eficaces en el futuro, y que ese futuro sea lo más cercano posible. Algunos investigadores, como Sally Rogers, del Instituto MIND de Sacramento, comparten también esta preocupación y realizan estudios, no solo dirigidos al diagnóstico temprano, sino también a descubrir cuáles son los tratamientos más eficaces para los niños que ya tienen un diagnóstico de autismo.

La psiquiatra de origen alemán Sula Wolff me dijo que podría haber un avance definitivo en la búsqueda de las causas del autismo, aunque hacía una salvedad: «No sé si eso nos ayudaría a prevenir o a tratar el autismo. Los padres se agarran a un clavo ardiendo, y lo realmente preocupante es que puedan ser seducidos por gente que les vende métodos cuya utilidad no está demostrada (dietas, nutrientes, aditivos, etc.)»[8].

Todavía existen métodos para tratar a los niños con autismo que no se han comprobado científicamente pero que proporcionan grandes cantidades de dinero a quienes los practican. Se ha calculado que cada padre o madre estadounidense gasta un promedio de 50 000 $USA en tratamientos para sus hijos con autismo. Algunos de esos tratamientos, como las dietas sin gluten o sin caseína, están siendo ahora objeto de ensayos clínicos controlados, ya que algunas observaciones anecdóticas de los padres resultan muy prometedoras. Otros tratamientos pueden ser peligrosos. Uno es la quelación, que se basa en el supuesto aún no demostrado de que en el organismo de los niños con autismo existe un exceso de metales pesados. El proceso de la quelación implica la administración de un agente diseñado para adherirse a esos metales y facilitar así que sean excretados por el cuerpo. Al menos en dos casos (siendo uno de ellos el de un niño de 5 años de edad llamado Abudakar Tariq Nadama), este proceso resultó fatal durante su realización (ocurriendo el citado caso en Pittsburg, en el 2005). En el 2008, los Institutos Nacionales de Salud de los EE. UU. anunciaron que suspendían el plan de realizar un estudio sobre la seguridad y efectividad de la quelación en el caso específico del autismo.

En el 2009 se publicó un libro en el que Rupert Isaacson, el padre de Rowan, el «chico de los caballos», narra cómo él y la madre del niño, Kristin, lo llevaron a vivir con caballos salvajes y chamanes (curanderos tradicionales) en el norte de Mongolia, uno de los entornos más hostiles que existen, y cómo allí Rowan participó en rituales que incluían ser azotado con correas hechas de piel de reno. El libro en el que se narran esas extrañas aventuras se convirtió en un éxito de ventas[9]. Rupert Isaacson insiste en que las rabietas de Rowan cesaron, que aprendió a hacer sus necesidades en el cuarto de baño, a participar en juegos y a describir objetos en vez de simplemente repetir frases. Después de eso, lo llevaron a ver a los bosquimanos de Namibia, e Isaacson dice ahora que quiere llevar a Rowan a las antípodas, a conocer a los curanderos maoríes aborígenes.

La historia de la secretina resulta particularmente instructiva. Esta hormona gastrointestinal se le administró en 1998 a un niño con autismo de 3 años de edad llamado Parker Beck durante una endoscopia rutinaria para intentar ayudarle a controlar su diarrea crónica. Muy poco después, no solo se normalizaron los movimientos intestinales de este niño sino que mejoraron sus rasgos autistas: hacía contacto ocular con mayor frecuencia y mejoraron el lenguaje y la sociabilidad. La historia se difundió rápidamente (Bernard Rimland, entre otros, declaró estar muy emocionado), y durante unos cuantos años la secretina fue publicitada como la nueva «receta mágica». Padres de todo el mundo pagaron enormes cantidades de dinero, por lo general con pocos resultados. En el 2002, un estudio de las universidades de Washington y Colorado, considerado como el primero en medir la eficacia de la secretina natural (porcina) comparada con la de una forma sintética de la hormona y un placebo, encontró que ninguna de las variedades de secretina reducía los síntomas del autismo en mayor medida de lo que lo hacía el placebo. Geraldine Dawson, coautora de ese estudio y directora por aquel entonces del Centro de Autismo de la Universidad de Washington, me dijo: «En el caso del autismo, sabemos que hay un efecto placebo importante, de forma que hay que demostrar un efecto mucho mayor para poder decir que el tratamiento [con secretina] funciona». Como también me dijo Dawson en esa ocasión: «El efecto placebo, a veces, puede ser realmente sorprendente»[10].

Otro tratamiento bastante curioso, que hace unos años ganó cierta credibilidad gracias a un estudio controlado multicéntrico con grupos de comparación aleatorizados y diseño de doble ciego, es uno que demostró que los niños con autismo que reciben 40 horas de tratamiento en una cámara hiperbárica de oxígeno al cabo de un mes están menos irritables, responden más cuando se les llama, hacen más contacto ocular y son más sociables que los niños que no reciben ese tratamiento[11]. Uno de los coautores del trabajo, Dan Rossignol —un médico de familia del Centro Internacional de Recursos para el Desarrollo Infantil de Melbourne (Florida)— me dijo que la presión que se aplica durante ese tratamiento puede reducir la inflamación que algunos investigadores creen que restringe el flujo sanguíneo de ciertas áreas cerebrales de los niños con autismo. Otros estudios, sin embargo, no han encontrado resultados positivos.

Otro mecanismo biológico que puede conducir al autismo es el que ha propuesto Eric Hollander en la Facultad de Medicina Monte Sinaí de Nueva York. Hollander sugiere que en el autismo podrían estar reducidos los niveles de oxitocina, una hormona que está implicada en diversas conductas, como las relaciones de a dos entre padres e hijos o entre adultos, la memoria social, la cognición social, la reducción de la ansiedad y de las conductas repetitivas. Hollander incluso ha sugerido un tratamiento que consiste en la inyección intravenosa de pitocina, la variedad sintética de la oxitocina. Este autor afirma haber encontrado durante una prueba que esa inyección provocaba una reducción rápida de las conductas repetitivas. Asimismo, ha experimentado con la administración nasal de la pitocina. Pero, aunque afirma que sus hallazgos son prometedores, Hollander se muestra cauto:

> Nuestros hallazgos necesitan ser replicados en estudios con placebos y a gran escala para explorar totalmente el potencial terapéutico. Y, aunque la administración intravenosa y la nasal se han tolerado bien, necesitamos saber más sobre la seguridad de estos posibles tratamientos, especialmente antes de que esos efectos se evalúen en niños con autismo[12].

Curiosamente, podría haber cierta conexión entre la oxitocina y otra hormona, la testosterona. Aunque sin relación con los hallazgos de Simon Baron-Cohen sobre la testosterona (véase el capítulo 8), se sabe que la testosterona regula a la baja los receptores cerebrales de la oxitocina. Esta regulación a la baja, según la hipótesis de Hollander, podría dar lugar a la reducción de la conducta social que se ve en el autismo.

***

Sula Wolff me dijo que, gracias al trabajo de Uta Frith, Simon Baron-Cohen, Francesca Happé y otros, «ahora podemos ser más precisos respecto al funcionamiento psicológico de las personas con autismo. Pero es absolutamente fundamental entender que no se trata de algo generado artificialmente, sino que forma parte de la constitución de las personas»[13].

El mensaje de que las madres no causan el autismo ha sido aceptado finalmente por los profesionales de la mayoría de las partes del mundo, aunque el enfoque psicoanalítico, como hemos visto, sigue siendo fuerte en Francia y en algunas partes de España, Italia y Latinoamérica. Manuel Ventura, padre de un adulto ciego con autismo severo, recordaba en Barcelona que el director de un centro de autismo del sur de Francia había resuelto recientemente que una niña con autismo había desarrollado miedo a las piscinas porque la madre de la niña solía llamarla cariñosamente «mi terroncito de azúcar» (*mon petit sucre*), y la niña tenía miedo de disolverse en el agua[14].

Yo creo que la mayoría de la gente que ha conocido a alguien con autismo encuentra desafortunada la elección que hizo Bettelheim del título de su libro de 1967, *La fortaleza vacía*. No hay nada ni remotamente parecido a una fortaleza (en su acepción de «recinto fortificado») en el autismo, del que con frecuencia se destaca la fragilidad. Y ahora sabemos, a partir de los testimonios de primera mano de personas con autismo como Temple Grandin o Donna Williams, que sus mentes son de todo menos vacías.

Pero mientras la aceptación de una etiología orgánica se ha ido consolidando, ha surgido otro peligro: el convencimiento, entre los padres y algunos profesionales, de que debe haber una solución biológica para lo que se interpreta como un problema médico. Sin duda, desde un punto de vista práctico, resulta muy útil presentar el autismo como una condición médica, porque eso implica que puede incluirse en la cobertura de las aseguradoras médicas (como está haciéndose obligatoriamente en cada vez más estados de los EE. UU.). Sin embargo, aunque se diga lo contrario, todavía no hay marcadores biomédicos de autismo.

Como se comentaba en el capítulo 7, David Amaral, director de investigación del Instituto MIND de Sacramento, es optimista: «Creo que dentro de una década podremos lograrlo con algunas formas de autismo. Al principio, pensamos que podría consistir en un análisis de sangre, pero claramente ese no será el caso. Ciertos factores inmunológicos y de otros tipos, si se consideran conjuntamente, pueden aportar indicadores de que una persona tiene autismo. Lo que a nosotros nos interesa en realidad no es el hecho, en sí mismo, de que el cerebro de una persona con autismo sea grande, sino por qué lo tiene. En nuestro Proyecto Fenoma del Autismo participan actualmente 110 familias. Si analizamos los cerebros grandes, pero también los niveles de citoquinas*, podremos encontrar conexiones... o refutarlas»[15].

Asimismo, existe una campaña cada vez más activa a ambos lados del Atlántico que busca presentar el autismo y el síndrome de Asperger como diferencias positivas en vez de como discapacidades. La asociación Aspies for Freedom (literalmente: «Aspis» por la libertad) celebra un Día del Orgullo Autista cada 18 de junio (como hacen también los movimientos de defensa de los derechos civiles y del colectivo gay). En Europa y EE. UU., sus afiliados organizan encuentros anuales denominados, respectivamente, Autreat** y Autscape***.

Seguramente, la búsqueda de una curación para el autismo no disminuirá, pero se verá dificultada por el hecho de que seguirán siendo desconocidas las causas de la mayoría de los llamados casos «idiopáticos» o «no sindrómicos», en los que no se conoce que haya ninguna condición médica asociada, y que se calcula que constituyen el 90% de los casos. Ejemplos de condiciones médicas asociadas al autismo son el síndrome del cromosoma X frágil, la esclerosis tuberosa y la fenilcetonuria. Pero la búsqueda de curación —y más aún, la prevención— tropieza también con riesgos éticos. No deja de ser irónico que, después de dar (y de ganar) la batalla en muchas partes del mundo para convencer a los gobiernos de que reconozcan al autismo como una discapacidad, muchos defensores de derechos con esa condición reivindiquen ahora que no se considere así.

---

*N.T: Las citoquinas (también denominadas «citocinas») son un grupo de proteínas y glucoproteínas producidas por diversos tipos celulares, que actúan fundamentalmente como reguladores de las respuestas inmunitaria e inflamatoria. Intervienen también como factores de crecimiento de distintas células, entre las cuales destacan las células hematopoyéticas o «células madre» (véase Filella, Molina y Ballesta, 2002).

**N.T.: Autreat (literalmente, «trato o comportamiento autista») es un congreso para personas con autismo, lo que contrasta con otros congresos que típicamente son sobre las personas con autismo pero se dirigen a padres y profesionales. En Autreat, los padres y profesionales son también bien recibidos, pero está específicamente diseñado para las personas con autismo, y ofrece entornos amigables para ellas, libres del bombardeo sensorial. A los asistentes con esta condición no se les presiona para que interactúen socialmente. Se usa un código visual sencillo en forma de una bolsa de colores para indicar quién quiere interactuar con otras personas, quiénes no quieren tratar con personas extrañas y quiénes no quieren tratar con nadie en absoluto.

***N.T. Autscape (literalmente, «panorama o perspectiva autista») es también un congreso diferente. En vez de hablar sobre autismo a una audiencia formada fundamentalmente por personas sin autismo, este congreso se hace sobre todo por y para personas con autismo. En algunos aspectos, ¡ni siquiera trata sobre autismo! Las personas sin autismo son también bienvenidas, pero el entorno y contenido de este congreso están centrados en las necesidades, los intereses y las preocupaciones de las personas autistas. Autscape dura tres días en los que hay talleres, actividades de ocio, oportunidades sociales y otras muchas cosas, todo ello específicamente orientado a las necesidades y preferencias de las personas con autismo.

Sally Ozonoff es extraordinariamente optimista respecto a la prevención y la identificación temprana: «Creo que, no ya en los años que yo viva, sino quizá incluso en la próxima década, seremos capaces de determinar qué bebés tienen riesgo de autismo. Y no creo que sea prometer la luna la posibilidad de usar tratamientos para prevenir el autismo tan tempranamente que después ni siquiera estaremos seguros de que el diagnóstico haya sido correcto. Realmente creo que, si pudiéramos tratar a los niños entre los 9 y los 15 meses, podríamos sacarlos de esa trayectoria evolutiva que lleva al autismo»[16].

No hace tanto tiempo, un equipo de médicos de uno de los hospitales británicos más destacados (el Hospital de la Universidad Colegio de Londres) anunció que estaban preparando una petición de control de la fertilidad en el país que podría permitirles cribar embriones masculinos. Según su razonamiento, puesto que los varones tienen cuatro veces más probabilidad de nacer con autismo que las mujeres, las parejas con antecedentes familiares de esta condición podrían querer asegurarse de que solo tendrían niñas. Aunque seleccionar el sexo de los hijos no está permitido en la actualidad, esta técnica —denominada diagnóstico genético preimplantacional (DGP)— se está utilizando para procrear bebés sin enfermedades que ponen en riesgo la vida, tales como la distrofia muscular de Duchenne y la hemofilia.

Sin duda, cribar embriones para evitar que nazcan niños con autismo puede resultar muy controvertido. Joy Delhanty, profesora de Genética Humana en la Facultad de Medicina de la Universidad Colegio de Londres, fue citada diciendo que [en el futuro] las parejas podrían someterse a tratamiento solo si el autismo había afectado gravemente a la familia: «Normalmente, no nos plantearíamos esto excepto en el caso de que hubiera al menos dos hijos con autismo entre los familiares más cercanos. Podríamos reducir el riesgo de autismo. Las parejas no se tomarán esto a la ligera cuando les expliquemos por lo que tendrían que pasar en caso de seguir adelante»[17]. Pero Simone Aspis, parlamentaria activista en las campañas del Comité Británico de Personas con Discapacidad, me dijo: «Si cribásemos [los embriones con] autismo, eso podría dar pie a sospechar que cualquiera que fuera diferente en algo no sería aceptado. Cribar el autismo daría lugar a una sociedad en la que solo se valoraría la perfección»[18].

Como hemos visto, hay un grupo de presión muy activo de personas con autismo y buenas capacidades cognitivas (al que de manera imprecisa se conoce como «movimiento por la neurodiversidad») que considera que es insultante hablar de curación o prevención, porque eso da a entender que las personas con autismo están dañadas y necesitan ser «arregladas». Estas personas ven su condición como una diferencia y una parte esencial de su identidad, no como una discapacidad, y ven con repugnancia y horror la idea de poder «eliminar» el autismo del mundo. Temple Grandin, la mujer más famosa en el mundo con este trastorno, me dijo: «Pagaríamos un precio terrible si se eliminaran todas las personas con autismo leve y Asperger. No habría ni ciencia ni arte. No creo que la gente social invente nada»[19].

Por su parte, Rita Jordan me dijo que a ella le entristece mucho la idea de «deshacerse» del autismo: «La idea de curar el autismo implica que las personas con autismo están de algún modo más "enfermas" que las personas sin autismo. Pero mi experiencia no es esa»[20].

Sally Ozonoff coincide en parte con quienes afirman que su autismo es una diferencia valiosa, no una discapacidad: «Muchos de ellos son increíblemente interesantes y personas muy divertidas con las que estar. Pero, si no pudiera decirse quiénes van a ser —pongamos— ese 30 o 40%, y sin embargo pudiera evitarse que alguien tenga algo realmente difícil... No estoy hablando de curar el autismo, sino de evitarle a las personas tener variantes realmente discapacitantes. Incluso a una edad tan tardía como a los 3 años de edad, es muy difícil predecir si el tipo de autismo que tendrá un niño será valorado como una contribución importante a la sociedad o como uno de esas formas de autismo que hacen que la vida sea muy dura y que sí son una discapacidad»[21].

Susan Folstein, una de las expertas vivas más importantes en el campo de la genética del autismo, me dijo: «Las pruebas prenatales tienen pros y contras. Si pudiéramos predecir quién va estar gravemente afectado, algunas familias querrían saberlo. Si hubiera un tratamiento eficaz que funcionara solo si se hiciera un determinado diagnóstico (o, mejor aún, si se aplicara tan pronto como se hiciera ese diagnóstico), entonces tendríamos una excelente razón para hacer esas pruebas. Pero dese cuenta de que hay muchos "*síes*"»[22].

La doctora Coleman es también muy franca sobre este asunto: «Si un hallazgo genético pudiera ayudarlos, deberíamos seguir pensando en ellos como formando parte de un continuo médico en vez de estando fuera de él, ¡aun cuando ellos mismos no lo quieran y se sientan insultados! Tenemos que pensar en los niños del futuro»[23].

Simon Baron-Cohen me dijo: «El espectro del autismo implica áreas de discapacidad (las habilidades sociales y la comunicación) pero también, con frecuencia, áreas de capacidad (como, por ejemplo, la atención a los detalles) que en algunas personas se pueden convertir en talentos. Me horroriza la idea de que la investigación biológica pueda usarse para cribar prenatalmente el autismo: corremos el riesgo de eliminar tanto los talentos como las discapacidades. Podríamos discriminar a quienes tienen discapacidad, y con eso estaríamos diciendo implícitamente que las personas con autismo son menos valiosas»[24].

Hallazgos genéticos

En los primeros años del siglo veintiuno, la investigación genética del autismo se ha acelerado a una velocidad extraordinaria y continúa haciéndolo, aunque he encontrado llamamientos a la prudencia prácticamente idénticos en todo el planeta. Como me indicó el gran pionero del autismo francés, Gilbert Lelord: «La genética es una enorme fuente de esperanza. Pero necesitamos mucho más tiempo»[25]. Marian Sigman, de la UCLA, me dijo: «Soy un poco escéptica respecto a que los fenotipos genéticos puedan explicarlo todo… ¡pero no lo diré demasiado fuerte!»[26].

Puede haber docenas de genes implicados en el autismo. Prácticamente, se ha implicado a todos los cromosomas, pero no de un modo convincente. Y todavía se ignora a qué se debe el predominio de los varones sobre las mujeres en el caso del autismo. Algunas investigaciones recientes sugieren que la proporción podría ser menor que la que habitualmente se cita de cuatro varones por cada mujer, debido a que las mujeres están infradiagnosticadas (tienen intereses aparentemente más sociales, por ejemplo). Ese predominio de los varones, sin embargo, no es específico del autismo: se da también en otros trastornos del desarrollo, como el trastorno por déficit de atención con hiperactividad (TDAH), los problemas de lectura y los trastornos del desarrollo del lenguaje. Como me dijo Susan Folstein: «No hay genes candidatos realmente fuertes en el cromosoma X como para sugerir una expresión recesiva ligada a este cromosoma (como sí ocurre en el síndrome del cromosoma X frágil). Podría haber genes en el cromosoma Y o en otros genes cuya expresión esté ligada al sexo»[27].

Se han producido algunos avances recientes muy emocionantes. En febrero del 2008, investigadores norteamericanos identificaron dos alteraciones genéticas diferentes ligadas al autismo, una que causa directamente el trastorno en aproximadamente un 1% de los casos, y otra que puede jugar cierto papel en un porcentaje mucho más alto de personas cuyo autismo parece provocado por su elevada vulnerabilidad a influencias ambientales o genéticas de otro tipo. Los hallazgos permiten abrigar la esperanza de poder identificar a los niños vulnerables y comenzar a intervenir a edades muy tempranas para mitigar el autismo. En el primer estudio, dirigido por Mark J. Daly en el Hospital General de Massachussets, un equipo multicéntrico llamado Autism Consortium informó de que las eliminaciones y duplicaciones de un segmento específico del cromosoma 16 multiplicaban por 100 el riesgo de autismo. Esta alteración genética se encontró en niños con autismo, pero no en sus padres, lo que indica que se trataba de una mutación espontánea que se producía en algún momento posterior a la concepción. El lugar exacto, llamado 16p11.2, en la rama corta del cromosoma 16, es lo que se llama un «punto de hipermutabilidad genética», lo que significa que es inusualmente vulnerable a ese tipo de mutaciones. Las supresiones o repeticiones se encontraron en 24 de 2252 personas de familias en las que había al menos un miembro con autismo, pero solo en 2 de las 18 834 personas de familias sin el trastorno. Actualmente, este equipo de investigación está intentando identificar cuál es el gen específico implicado[28].

La segunda alteración se encontró originalmente en el 2006 en cuatro niños amish. Después, tres grupos independientes de investigadores informaron de que habían encontrado la misma alteración en grupos mucho más amplios de personas. El gen que encontraron se llama CNTNAP2 (siglas en inglés de «proteína-simil 2 asociada a contactina»), que produce una proteína que permite a las células cerebrales comunicarse entre sí. Uno de los investigadores, Daniel Geschwind, de la Facultad de Medicina David Geffen School de la UCLA, me dijo: «Este gen no solo puede predisponer a los niños al autismo. También puede influir en el desarrollo de las estructuras cerebrales implicadas en el lenguaje, lo que proporciona una conexión tangible entre los genes, el cerebro y la conducta»[29].

En el 2007, otro estudio genético muy importante encontró evidencia convincente que sugería que la mayoría de los casos de autismo se podían deber a errores en el ADN humano, azarosos y espontáneos en vez de heredados. Conocidos técnicamente como *variaciones en el número de copias* (*copy number variations* o CNV), estos errores son cambios en el código genético humano (genoma) que implican la pérdida o la adición de secuencias bastante grandes de ADN. Aunque no sea un fenómeno que se haya conocido hace poco, ha sido recientemente cuando los científicos han comenzado a considerar a las CNV como una causa potencial de enfermedad en general. Este nuevo estudio encontró que la pérdida de segmentos de ADN que pueden constar de varios genes puede dar lugar a un incremento del riesgo de autismo en familias sin antecedentes previos del trastorno. El estudio tendría además un alcance más amplio y práctico: puede facilitar que los científicos analicen el genoma humano como un todo y busquen esas CNV que indican regiones inestables que podrían ser factores de riesgo en pacientes sin antecedentes familiares de autismo[30]. Geraldine Dawson, que fue la primera directora del Centro de Autismo de la Universidad de Washington y es ahora directora de investigación de Autism Speaks, me dijo que esos avances podrían facilitar que los profesionales diagnosticasen a los niños con riesgo de autismo y comenzaran a tratarlos a una edad más temprana: «El objetivo es finalmente ser capaces de identificar a los niños con riesgo de autismo cuando nazcan y así comenzar su tratamiento lo antes posible»[31].

Por otra parte, el descubrimiento en el 2007 por parte de científicos escoceses de que los síntomas del síndrome de Rett podrían revertirse en ratones fue también recibido con entusiasmo por los profesionales del campo del autismo, algunos de los cuales consideran que esta condición se sitúa en el espectro del autismo. El síndrome de Rett —que afecta fundamentalmente a niñas, con frecuencia las confina a una silla de ruedas, les impide hablar y les produce dificultades respiratorias— se ha considerado un trastorno neurológico no tratable. Pero equipos de las universidades de Edimburgo y Glasgow consiguieron que los síntomas desaparecieran en ratones cuando se les activó el gen MECP2, cuya inactividad podría provocar que se desarrolle este síndrome. Estos investigadores encontraron que, cuando este gen se activaba en ratones que lo tenían desactivado al nacer, desaparecían algunos síntomas tales como los problemas respiratorios y de movilidad. Durante un periodo de cuatro semanas, esos ratones resultaron indistinguibles de sus coetáneos sanos. Adrian Bird, director del Centro de Biología Celular de la Fundación Wellcome, en la Universidad de Edimburgo, que fue quien dirigió esa investigación y descubrió el gen MECP2 en 1990, me dijo que el hallazgo inesperado de la reversibilidad de esos síntomas «supone un estímulo enorme para la investigación de tratamientos o de una posible curación»[32].

Otro estudio del 2007, realizado por investigadores del Instituto Picower de Aprendizaje y Memoria, en el Instituto Tecnológico de Massachussets, encontró que bloquear ciertos mecanismos clave de la química cerebral puede revertir muchos de los síntomas del síndrome del cromosoma X frágil (una forma de discapacidad intelectual que es la causa genética más frecuente de autismo) en ratones manipulados genéticamente para desarrollar esa enfermedad.

Christopher Gillberg, el colaborador sueco de Mary Coleman, me comentó: «Sabemos ya que los genes juegan un papel importantísimo, pero no creo que podamos predecir el nivel de riesgo de autismo de familias concretas. Va a ser mucho más complicado que eso, porque existen interacciones de los genes entre sí y de los genes con el ambiente. [...] De hecho, se puede decir que nuestro estudio de 1983 sobre optimización demuestra que hay una combinación de factores genéticos y perinatales. Que tengas algo que te predispone a tener problemas perinatales acaba siendo un círculo vicioso. Conocemos familias en las que hay un hijo que tiene autismo y rasgos de Asperger en el padre o la madre»[33].

Gillberg, que elaboró los primeros criterios diagnósticos para el síndrome de Asperger en 1989, cree que más fructífero que buscar un gen para este síndrome sería buscar los diversos factores que contribuyen a sus rasgos autistas: «Creo que lo que se hereda en el síndrome de Asperger es el "estilo" de comunicación social, que es diferente en el sentido de que un individuo con Asperger puede comunicarse con otras personas y tiene ciertas habilidades sociales, pero muy peculiares. Parecen ser menos conscientes de la perspectiva de las otras personas mientras interactúan con ellas, pero después son muy capaces de rememorar lo que ha pasado. Creo que quizá haya solo unos pocos genes que predisponen a la gente a tener este fenotipo, pero que cuando interactúan con otros genes se tiene autismo. En ese sentido, los hallazgos sobre el gen de la neuroligina que obtuvimos en el 2003 junto con Thomas Bourgeron, del Instituto Pasteur de París[34], parecían claros, porque todos los individuos que carecían de ese gen tenían autismo, y los que tenían el gen no tenían autismo*. La conclusión correcta parecía ser que la manipulación de ese gen podía causar el autismo. Pero se ha descubierto que algunos pocos casos pueden tener discapacidad intelectual con rasgos autistas»[35].

Gillberg considera que podría haber genes diferentes implicados en cada uno de los ámbitos de la sintomatología del autismo: «Me inclino a pensar que la conducta repetitiva y ritualizada tiene una base genética. Pero necesitamos estudios para demostrarlo»[36].

Por su parte, Susan Folstein cree que, a medida que los científicos consigan estar más cerca de detectar etiologías específicas, estos casos se investigarán para ver si hay rasgos clínicos concretos que los caractericen: «Unas veces, como con el síndrome de Rett, ampliamos el fenotipo para incluir casos que no cumplían con los criterios originales de autismo. Pero otras, la cosa iba al revés; por ejemplo, los casos con padres de edad avanzada tienen más probabilidad de tener alterado un único gen que es suficiente para causar el autismo. Estos casos podrían constituir un subfenotipo, según el número de genes únicos diferentes que pudieran bastar para provocar el trastorno. Esto, en realidad, se puede repetir muchas veces porque, una vez que tienes un subfenotipo, buscas casos parecidos para ver cuántos tienen la etiología que has descubierto. De esa forma, el concepto de autismo, con el tiempo, se puede ir haciendo más específico en función de la etiología. Mi conjetura es que el autismo de quienes tienen un "retraso mental severo" tiene causas diferentes al de quienes tienen un retraso cognitivo leve»[37].

*N.T. Se refiere al gen de la neuroligina NL1. Ratones modificados genéticamente para carecer del gen NL1, aunque funcionaban normalmente en muchos aspectos, se aseaban en exceso y presentaban problemas de aprendizaje. Estos animales mostraban alteraciones en las señales nerviosas del hipocampo, que participa en el aprendizaje y la memoria y en otras regiones del cerebro.

Factores ambientales

Por lo que respecta a los factores ambientales, un estudio del 2008 dirigido por Irma Hertz-Picciotto en la Universidad de California en Davis, con participantes que procedían del proyecto CHARGE (Childhood Autism Risks from Genetics and Environment [Riesgos genéticos y ambientales al autismo infantil]) y un grupo de comparación muy amplio procedente de California, mostró que las madres de hijos con autismo que informaron de que durante el embarazo habían utilizado champús contra las pulgas o garrapatas de sus mascotas duplicaban a las madres del grupo de comparación.

Otro equipo de la Universidad de California cree que las sustancias químicas llamadas bifenilos policlorados (los PCB, por sus siglas en inglés) dañan el córtex auditivo, una parte del cerebro que está alterada en los niños con autismo. Un tercer equipo de la costa oeste encontró que las mujeres que vivían en California cerca de granjas agrícolas fumigadas con pesticidas organoclorados parecían tener más probabilidad de dar a luz hijos con autismo. Otro equipo de investigadores de California descubrió que los hombres y mujeres que esperaban a ser padres con más edad podían aumentar el riesgo de autismo de sus hijos.

El miedo a que la vacuna triple vírica (sarampión, paperas y rubeola) pueda causar autismo comenzó cuando el gastroenterólogo británico Andrew Wakefield publicó en 1998 un artículo presentando 12 casos (véase la pág. 263) y ha llevado a muchos padres a negarse a vacunar a sus hijos o a administrarles por separado cada una de esas vacunas, lo que ha provocado un grave riesgo de epidemia de sarampión[38]. Asimismo, ha dado lugar a un nuevo «juego de acusaciones». Durante muchos años, Bruno Bettelheim y sus acólitos hicieron que las madres se sintieran culpables por lo que supuestamente le habían hecho a sus hijos; hoy en día, de nuevo, a los padres se les ha hecho sentir responsables de causar el autismo de sus vástagos. A pesar del hecho de que muchos estudios han exonerado desde entonces a la vacuna triple vírica de esa relación, una encuesta realizada en los EE. UU. en el 2008 indicó que uno de cada cuatro estadounidenses sigue creyendo que la triple vírica puede causar autismo.

Otros científicos están investigando las dificultades intestinales que se dice que tienen los niños con autismo. Investigadores de la Universidad Vanderbilt de Nashville (Tennessee) se han centrado en un gen llamado MET, que está implicado en el desarrollo cerebral prenatal y las conexiones neuronales postnatales, así como en el proceso mediante el cual el sistema gastrointestinal se restaura a sí mismo. En marzo del 2009, estos investigadores afirmaron haber descubierto que una variación en este gen estaba asociada tanto al autismo como a los problemas gastrointestinales en 118 de las 214 familias que estudiaron[39]. No obstante, estos investigadores no encontraron relación con esta variación genética en los pacientes con autismo sin problemas gastrointestinales. Este estudio fue recibido por muchos con cautela y escepticismo.

La edad de las madres se ha relacionado también durante mucho tiempo con los problemas del neurodesarrollo de los niños. Un estudio del 2006 indicaba que ser padres con más de 40 años de edad también aumentaba significativamente el riesgo de tener un hijo con autismo. Los responsables de ese estudio, investigadores del Instituto de Psiquiatría de Londres y la Facultad de Medicina Monte Sinaí de Nueva York, analizaron los datos de 132 271 niños de origen judío nacidos en Israel en los años ochenta. A todos los varones y al 75% de las mujeres nacidos en esos años se les evaluó cuando tenían 17 años de edad para comprobar su idoneidad para servir en el ejército israelí, registrándose todos sus posibles problemas. Entre aquellos cuyos padres (varones) tenían entre 15 y 29 años cuando ellos nacieron, la tasa de autismo fue de 6 por 10 000, subiendo a 9 por 10 000 cuando los padres tenían entre 30 y 39 años. En el grupo cuyos padres tenían entre 40 y 49 años, la tasa llegó a 32 por 10 000. La edad de la madre, sorprendentemente, no parecía tener ninguna influencia[40]. Los investigadores sugirieron que podría existir algún defecto genético que fuera más común con la edad, y que lo que afecta a la expresión de los genes podrían ser mutaciones espontáneas en las células productoras del esperma o alteraciones en la «impronta» genética.

Interacción genes-ambiente

Muchos profesionales creen que es probable que algunos tipos de autismo estén causados por una interacción entre la estructura genética y determinados agentes ambientales. Destacan que diferencias sutiles en los factores genéticos puede llevar a que las personas respondan de formas muy distintas a una misma exposición ambiental.

Susan Folstein, por su parte, no está de acuerdo: «No creo que esto vaya a ser muy importante», me dijo. «El autismo es una condición altamente heredable. Cuando miras los datos de los estudios con gemelos, la herencia es del 100%»[41].

Un estudio interesante del 2004 dirigido por Wendy Kates, de la Universidad Médica Septentrional SUNY de Siracusa (Nueva York), indicó que hay diferencias incluso entre gemelos idénticos[42]. También Folstein me dijo: «Cada vez más datos sugieren que, aunque los gemelos monocigóticos sean genéticamente idénticos, el nivel de expresión de cada uno de sus genes puede diferir. Esa es una razón por la que puede haber una variación neuroanatómica que, de forma no sorprendente, correlaciona con la variación clínica»[43].

Investigaciones sobre el cerebro

Los estudios sobre el cerebro son otra vía esperanzadora de investigación, especialmente gracias al desarrollo de sistemas de escaneado cada vez más sofisticados. Pero, de nuevo, los profesionales siguen teniendo reservas. Gilbert Lelord me comentó: «Las exploraciones no invasivas del cerebro nos han permitido hacer grandes progresos. Pero todavía no nos pueden ayudar a determinar el pronóstico, que sigue siendo incierto»[44]. Monica Zilbovocius, una colega de Lelord en la Universidad de Tours, se hace eco de esta cautela en relación con los avances en la comprensión del autismo: «Todavía no sabemos qué pasa neurológicamente en el autismo, que es una condición muy compleja; pero soy optimista respecto a la investigación sobre el cerebro en general. Si te fijas en la cantidad de conocimiento sobre los mecanismos y el funcionamiento cerebral logrado en los últimos treinta años, te das cuenta de que el aumento ha sido enorme. Lo que necesitamos todavía es transferir ese conocimiento sobre el cerebro típico y aplicarlo a quienes tienen cerebros no tan típicos»[45].

Ya desde la década de los ochenta, investigadores como Leslie Brothers, de la UCLA, han intentado localizar el «cerebro social» (y las áreas cerebrales específicamente afectadas en el autismo), en un intento por elaborar un modelo neurológico de los déficits sociales observados en las personas con este trastorno. Las regiones candidatas descritas en las dos décadas siguientes incluyen la amígdala, que procesa las emociones, y el giro fusiforme, que habitualmente se activa al reconocer caras pero es hipoactivo en el autismo.

En el 2008, un estudio con técnicas de neuroimagen realizado en el Instituto de Medicina Baylor de Houston (Texas), que la profesora Uta Frith consideró como «un avance emocionante», mostró que las personas con síndrome de Asperger carecen de una señal cerebral específica vinculada al sentido del propio yo. Los doctores Read Montague, Pearl Chiu y sus colaboradores escanearon los cerebros de adolescentes con síndrome de Asperger mientras jugaban a un juego de confianza interactiva. Encontraron que esos adolescentes jugaban exactamente igual que los que no tenían autismo, pero que carecían de la señal cerebral característica del «yo». Las personas sin autismo carecen de esta señal solo cuando creen que están jugando contra un ordenador, lo que sugiere que las personas con autismo y buenas capacidades cognitivas tratan las interacciones con otras personas de un modo similar a como las personas sin autismo tratan sus interacciones con un ordenador[46]. Montague y sus colaboradores confían ahora en poder desarrollar una prueba diagnóstica a partir de sus resultados con las imágenes cerebrales. Han transformado la señal de la actividad del córtex cingulado en una puntuación numérica simple que, según afirman, correlaciona bien con las medidas clínicas de gravedad en el autismo.

Nancy Minshew y sus colaboradores en la Universidad de Pittsburg han hecho también un importante trabajo que muestra que existen problemas de baja conectividad entre las distintas áreas cerebrales de las personas con autismo[47]. Más recientemente, en el primer estudio de ese tipo, investigadores de Carolina del Norte han descubierto que en las personas con autismo son deficientes las conexiones entre neuronas de la misma área, no solo entre las de áreas distintas[48]. Tony Wilson, investigador jefe y profesor asociado de Neurología en la Facultad de Medicina de la Universidad Wake Forest, me dijo que confiaba en que este estudio pudiera llevar finalmente a un diagnóstico más temprano y a fármacos mejor orientados para el autismo.

La técnica de estudio con neuroimágenes más novedosa, el tensor de difusión de imágenes o TDI (un método de diagnóstico por imagen mediante resonancia magnética que permite medir la difusión restringida de agua en los tejidos para producir imágenes de las vías nerviosas), ha revelado irregularidades estructurales en la sustancia blanca, la parte del cerebro por la que viajan las señales eléctricas de un área a otra[49].

Asimismo, las investigaciones sobre las neuronas espejo siguen suscitando gran interés (véase el capítulo 8). Las neuronas espejo se activan cuando una persona realiza una acción, pero también cuando ve que otra persona la realiza. Los neurocientíficos creen que esta «actividad en espejo» es el mecanismo neural gracias al cual se pueden comprender automáticamente las acciones, intenciones y emociones de los otros. Pero las personas con autismo no pueden apoyarse en este sistema para leer las mentes de otras personas. La sintomatología del autismo incluye niveles muy variables de dificultad en la interacción social, lo que incluye la comunicación verbal y no verbal, la imitación y la empatía. Estos hallazgos refuerzan el creciente cuerpo de evidencias que apuntan a un malfuncionamiento del sistema de neuronas espejo como el mecanismo que subyace a esos síntomas. Sin embargo, Geoff Byrd, del Departamento de Psicología de la Universidad Colegio de Londres, me indicó que los estudios sobre el funcionamiento del sistema de neuronas espejo en los TEA han arrojado resultados inconsistentes[50].

Alteraciones del lenguaje

En el futuro, se seguirá debatiendo sobre si las alteraciones del lenguaje son o no específicas del autismo. Esta cuestión se ha discutido en detalle en capítulos previos. Parece claro que la búsqueda se orientará hacia un posible marcador psicolingüístico. De momento, no existe ninguno. Algunos niños con autismo no hablan nunca. Una pérdida del lenguaje súbita y sin causa aparente en la primera infancia parece ser específica del autismo, pero, hasta la fecha, pocos estudios han intentado analizar cómo era el lenguaje de estos niños antes de que se perdiera. Algunas de las propuestas más detalladas en esa área las ha realizado Mercedes Belinchón en Madrid[51].

Una anécdota reciente digna de mención ha hecho concebir esperanzas a padres y profesionales por igual. Un hombre con autismo de San Luis (Missouri) dijo sus primeras palabras a los 50 años de edad. Esas palabras, según se registró, fueron: «I don't want that. Get away» («No quiero eso, llévatelo»).

Rebecca Landa, en Baltimore, cree que probablemente exista un déficit específico que afecte al procesamiento del lenguaje: «Pero sabemos, a partir del trabajo de Helen Tager-Flusberg, que no todas las personas con autismo tienen una alteración lingüística. Hacer inferencias ¿es una habilidad lingüística o cognitiva?»[52].

Diagnóstico temprano

Como se describió en el capítulo 7, los investigadores de todo el mundo han reducido la edad a la que se puede diagnosticar autismo, acercándose en algunos casos al año de edad. Hay muchos signos que indican alteraciones tempranas del desarrollo. Según un equipo de investigación, entre estos signos se incluyen anomalías al iniciar la comunicación con otros, una capacidad alterada para iniciar y responder a las oportunidades de compartir experiencias con otras personas, peculiaridades en el juego con juguetes, y un repertorio significativamente reducido de sonidos, palabras y gestos usados para comunicarse.

Se debe destacar que todavía no se han publicado criterios diagnósticos para niños de alrededor de un año de edad. El objetivo de Rebecca Landa es desarrollar esos criterios basándose en sus estudios y en otros que se están realizando actualmente en el Instituto Kennedy Krieger de Baltimore.

El síndrome *savant*

Gracias al trabajo de numerosos profesionales (y muy notablemente, al de Darold Treffert en Fond du Lac, Wisconsin), se ha incrementado considerablemente nuestra comprensión de la naturaleza de las habilidades especiales que exhiben las personas con autismo *savant* (habilidades que ya había observado Leo Kanner en su artículo de 1943). Treffert me dijo que él creía que el sistema nervioso central de estas personas está dañado por distintas causas y que el daño del hemisferio izquierdo es compensado por el hemisferio derecho: «Esto no deja de ser una simplificación, aunque no debe haber duda de que existe un cierto grado de especialización en determinadas funciones. Hay también un daño en los circuitos correspondientes a las funciones cognitivas de más alto nivel y a la memoria semántica, que se sustituyen por circuitos de más bajo nivel. Esta, sin embargo, no es exactamente mi hipótesis. Más bien, lo que creo es que hay un daño provocado por las mismas causas en el hemisferio izquierdo y en los circuitos de memoria de más alto nivel, y una compensación por parte de la memoria procedimental, [que es] de más bajo nivel»[53].

Un estudio sorprendente de Pat Howlin en el 2009 indicó que la proporción de *savants* podría ser de hasta el 30% de todas las personas con autismo, muy superior al dato del 10% que normalmente se acepta. Howlin me dijo que realmente no podía explicar los resultados de este estudio suyo, sobre todo porque utilizó una muestra bastante grande y bien seleccionada, y una definición muy restrictiva de habilidades *savant*[54]. Me dijo también: «El reto está en la parte práctica de cómo conseguir que esas personas utilicen esas habilidades. Debemos poner el énfasis en las cosas que sí saben hacer, en vez de en las que no saben»[55].

Treffert también me dijo que lo que había hecho Howlin en su estudio para medir el síndrome *savant* «cognitivo» fue usar las escalas de CI verbal y manipulativo de algunos tests, y no solo las observaciones de los padres u otras personas. «Aunque esta metodología es más sistemática, creo que permite meter en el mismo saco a más gente que la simple observación personal. Para mí, un síndrome *savant* es una habilidad especial (artística, musical, matemática o espacial) asociada a una memoria enorme. En la mayoría de los casos (excepto, quizá, en el de Kim Peek), yo no consideraría la buena memoria como una habilidad *savant* en sí misma. Considerar que alguien que solo tiene una buena memoria tiene una habilidad especial sería agrandar todavía más el saco»[56].

Treffert considera que, de cara a determinar la verdadera prevalencia de las habilidades *savant*, sería necesario establecer algunos criterios de referencia y evaluar después una muestra lo suficientemente grande de personas aplicando esos criterios. «Pat Howlin, en esencia, hizo exactamente eso, pero yo discutiría los criterios que empleó, y especialmente el hecho de que usara subtests de CI solo en algunos casos. No digo que eso necesariamente esté mal hecho, pero podría explicar en parte la diferencia entre las estimaciones del 10 y el 30%. Llegará un momento en que se desarrollarán escalas que definan las habilidades *savant* tanto cuantitativa como cualitativamente. Esas habilidades se distribuyen en un espectro y estaría bien tener criterios menos subjetivos para definir dicho espectro»[57].

Allen Snyder, de Sydney (Australia), cree que todos tenemos habilidades *savant* y que estas, además, se pueden «inducir». Pero Treffert no está del todo convencido: «Snyder se está refiriendo al hecho de que por lo general nuestro funcionamiento se apoya en los circuitos de alto nivel, y a la vez interpreta el autismo como un acceso privilegiado a los circuitos de bajo nivel. Su idea no es tanto inducir habilidades *savant* como facilitar que afloren. Él considera que la estimulación magnética transcraneal repetida inhibe una parte del cerebro para permitir que emerja alguna otra cosa. La idea de que se puede conseguir que habilidades durmientes emerjan a la superficie se ve reforzada por el caso de los *savant*. Donde Allen y yo discrepamos ligeramente es en que Snyder interpreta esto como una cuestión de la circuitería que se mantiene inhibida en la mayoría de nosotros, mientras que yo lo veo como una dependencia compensatoria por parte del hemisferio cerebral izquierdo»[58].

Algunos estudios han apoyado la hipótesis de Treffert de un uso compensatorio de diversos circuitos cerebrales en las personas *savant*. Sin embargo, un estudio muy reciente de Richard Cowan y Chris Frith en Londres, con imágenes de resonancia magnética funcional, ha mostrado que dos personas con autismo *savant*, con habilidades calendáricas, utilizan las mismas regiones cerebrales que emplean los adultos sin autismo cuando realizan cálculos de fechas[59].

En otro estudio muy reciente, un equipo alemán planteó que una mutación que pudiera aumentar el desarrollo de los aspectos positivos de las personas *savant* (por ejemplo, su impresionante capacidad de memoria) «tendría siempre, virtualmente, un efecto nocivo sobre el desarrollo de otros rasgos fenotípicos (por ejemplo, daría lugar a autismo y/o a problemas de coordinación motora)», y que eso explicaría por qué el síndrome *savant* no se ha extendido entre la población general[60].

Recuperación y regresión

Los desconcertantes problemas de la «recuperación» del autismo y la regresión parece que seguirán siendo objeto de una atención considerable por parte de los investigadores en los próximos años y décadas.

Ed Ornitz, un pionero en el campo desde los años sesenta, combina ambos fenómenos en lo que él considera los tres principales subtipos de autismo: «Un grupo tiene un desarrollo aparentemente típico hasta los 30 meses y después una regresión tremenda; un segundo grupo es muy diferente al desarrollo típico desde el nacimiento; finalmente, el tercer grupo tiene todos los síntomas del autismo entre los 2 y los 3 años y medio pero, cuando les he visto de nuevo en el seguimiento a los 7 o los 8 años, ya no cumplen los criterios aunque estoy seguro de no haberme equivocado en mi diagnóstico inicial. Es raro, pero pasa»[61].

Rebecca Landa, en el Instituto Kennedy Krieger de Baltimore, y Cathy Lord, en la Universidad de Michigan en Ann Arbor, también me dijeron que habían visto casos de aparente recuperación del autismo. Sin embargo, la impresión general entre los profesionales es que una recuperación completa es improbable y que, aunque se produzca una mejora inequívoca, se mantienen algunos rasgos.

Uno de los casos más conocidos de personas con autismo que afirman haberse recuperado totalmente tras un diagnóstico temprano de autismo severo es el de Raun Kaufman, quien dirige el Programa Son-Rise en Massachusetts e insiste en que también ha conseguido la recuperación de algunos de sus chicos.

Kaufman me dijo: «Tiendo a evitar la palabra *curación*. Es un término muy politizado, y nosotros no ofrecemos una pócima mágica. En una ocasión, mantuve una conversación muy interesante con Eric Schopler. Los dos participábamos como ponentes en un congreso en Estocolmo y antes charlamos en privado. Él era un tipo muy inteligente, pero me pareció que no era muy receptivo a lo que yo le estaba diciendo (no de una manera malévola, sino porque tenía su propio punto de vista). Me dijo que creía que estábamos generando falsas esperanzas. La gente me dice con frecuencia que a mí me deben quedar restos de autismo o que inicialmente hubo un error en el diagnóstico. Pero yo suelo enfadarme bastante cuando oigo eso. Cuando mis padres intervinieron, yo en realidad estaba empeorando, no mejorando. Yo, realmente, tenía autismo. Y he visto también a otros chicos recuperarse y llegar a funcionar muy bien. ¿Vamos a pensar que en todos esos casos ha habido errores en el diagnóstico? ¿Estamos preparados para aceptar que algunas personas se pueden recuperar del cáncer pero no del autismo? Estamos dando a estos chicos por perdidos antes de tiempo»[62].

Kaufman también me dijo: «En realidad, yo no les prometo a los padres que sus hijos puedan curarse. Algunos lo hacen. Creo que el autismo es reversible, porque eso es lo que me pasó a mí. Pero necesitamos aceptar más el autismo, aceptar a esos niños tal y como son, y ayudarles a tener tanto éxito como puedan»[63].

En cuanto al fenómeno de la regresión, Michael Rutter, en la conferencia que dio en el congreso de Autismo Europa celebrado en Estocolmo en el 2007, señaló que llama la atención la poca investigación que se ha realizado al respecto. Además, este es un tema sobre el que se han hecho relativamente pocos avances para entender tanto los mecanismos implicados como sus consecuencias para el autismo.

Algunos profesionales siguen pensando que la regresión es muy rara. Lorna Wing me dijo: «En la mayoría de los casos, se encuentran evidencias de que ha habido algo raro anteriormente. Lo que pasa es que los patrones de conducta característicos del autismo solo se hacen evidentes más tarde»[64]. Sin embargo, la mayoría de la gente que trabaja en este campo se convenció del fenómeno de la regresión gracias a estudios como los de Geraldine Dawson (por aquel entonces, en la Universidad de Washington en Seattle), que analizaron grabaciones familiares de las fiestas del primer y segundo cumpleaños y pusieron de manifiesto una clara pérdida de habilidades[65].

Aun así, Dawson (que actualmente es la directora científica de Autism Speaks) me dijo: «Nuestras estimaciones actuales indican que la regresión verdaderamente autista (es decir, la que implica un desarrollo típico seguido de una pérdida rápida de habilidades en varios ámbitos) solo se da en realidad en aproximadamente un 10% de los niños con autismo. No creo que exista ningún dato fiable que indique que se está produciendo un aumento de la prevalencia de la regresión propiamente autista»[66].

Sally Ozonoff, una experta reconocida en regresión y autismo, me dijo: «En nuestros estudios con hermanos obtuvimos grabaciones familiares de regresión. Tengo la hipótesis de que, según cómo definas "regresión" (y hasta ahora no hay un acuerdo sobre esa definición), puede ser algo poco frecuente o casi tan común que lo tienen casi todos los niños. En nuestro estudio con hermanos, hicimos un seguimiento de los bebés desde su nacimiento y virtualmente todos los niños eran indistinguibles a los 6 meses. Parecen exactamente iguales a los niños con desarrollo típico: te sonríen, hay contacto ocular, se implican contigo en expresiones faciales exageradas, están contigo en la interacción. Con el tiempo, pierden todo eso, y tenemos datos para demostrarlo. Lo que pierden es el interés por las otras personas: la sonrisa, el contacto ocular, las formas de interacción social propias de un bebé. Tenemos vídeos estupendos que muestran una regresión absolutamente clara. Sin embargo, otros bebés, con 2 meses, no miran nunca a la gente»[67].

Ozonoff tiene la impresión de que, en ese continuo, hay un grupo intermedio de niños que muestran un pequeño descenso en el contacto ocular «y luego se mantienen sin cambios y no llegan a desarrollar otras habilidades. Creo que la regresión clásica, en la que los niños pierden un montón de habilidades, es más rara de lo que pensamos»[68]. Ozonoff y Rebecca Landa llamaron provisionalmente a ese grupo «retraso con regresión» (originalmente: *delays-plus regression*).

Landa me dijo que considera el autismo como un trastorno progresivo: «Los niños empiezan razonablemente bien pero luego sus habilidades disminuyen en frecuencia y diversidad. Algunas personas lo llaman *regresión*. Después, te encuentras con la aparición de comportamientos no deseables, tales como conductas repetitivas y estereotipadas. No sabemos qué implica la regresión desde una perspectiva neurobiológica, pero sabemos que hay algo que empieza a ir terriblemente mal en algún momento entre los 6 y los 36 meses»[69].

¿Es la regresión algo específico del autismo? Según Sally Rogers, colega de Ozonoff en el Instituto MIND, «Es extremadamente infrecuente fuera del autismo. Sin embargo, no creo que sea tampoco una de las características típicas del autismo. La mayoría de los niños con autismo no presentan regresión»[70].

Educación

El conocimiento de las necesidades educativas de los niños con autismo ha mejorado inmensamente; más importante aún es que se haya aceptado que cada niño es único y que hay que atender sus necesidades específicas con una perspectiva individualizada. La idea de un enfoque en el que encajen todos ha sido abandonada hace tiempo en la mayoría de los países ilustrados del mundo.

Todavía, sin embargo, persisten problemas que hay que abordar. La formación de profesores especializados en autismo es todavía algo poco común, incluso en los países en los que el conocimiento general de esta condición es más avanzado. Ruth Sullivan, directora del muy destacable Centro de Servicios al Autismo (que celebró su 30º aniversario en Huntington, Virginia del Este, el 27 de marzo de 2009), me dijo que no había habido ninguna titulación en autismo en ningún lugar de los EE. UU. hasta 2007[71].

En otros lugares del mundo, los servicios para adultos aún son muy escasos. Esto podría deberse, en parte, a la amplia influencia de la vieja y equivocada idea de que el autismo se limita a la infancia. En el 2002, Ruth Sullivan puso en marcha una organización para adultos con autismo. «Veía a muy poca gente desarrollando programas especializados en autismo para adultos. Ya no es tan bonito cuando tienes 22 años y pesas 130 kilos. Sabemos lo difícil que es mantener un equipo y formarlo en cómo trabajar con adultos con autismo. Incluso padres que tienen un montón de dinero tienen problemas para encontrar un lugar al que llevar a sus hijos»[72].

Otro tema que seguirá estando de moda durante mucho tiempo es el asunto de la inclusión. Un colegio ordinario ¿es el mejor entorno educativo para los niños con autismo? Durante mucho tiempo, los gobiernos han considerado que sí, pero por razones tan diversas como la falta de conocimiento que se tiene en las clases ordinarias sobre los problemas sensoriales y las otras dificultades que tienen que afrontar los alumnos con autismo, y muy posiblemente también, por el intento de ahorrar dinero a costa de los centros de educación especial.

Rita Jordan, de la Universidad de Birmingham (en Reino Unido), me dijo: «Siempre hay un cierto tira y afloja, entre proporcionarle al niño con autismo el entorno que le resulte mejor para reducir su estrés y aumentar su atención hacia cosas relevantes (lo que, por lo general, significa un entorno especial o, al menos, con profesionales que sepan de autismo) o proporcionarle los ricos modelos sociales y comunicativos que, como sabemos, necesitan todos los niños (también los niños con trastornos del espectro del autismo). Las investigaciones muestran que los niños con autismo se benefician más estando con iguales sin alteraciones, pero solo cuando la interacción la controla alguien que entiende y que puede organizar formas eficaces de interacción, porque ellos no aprenden simplemente por estar en el mismo sitio que los niños sin alteraciones»[73].

Lo ideal, según Jordan, sería enseñar las habilidades básicas en un entorno adaptado y después hacer una «integración al revés» en el entorno, introduciendo en él a niños de desarrollo típico. «De ese modo, el niño con autismo, que ya sabe cómo actuar en ese entorno, se puede concentrar en aprender cómo actuar con esas personas nuevas (de una en una)»[74].

Desde un punto de vista práctico, se han producido avances muy útiles. El Sistema de Comunicación basado en el Intercambio de Dibujos o PECS (siglas en inglés de Picture Exchange Communication System), diseñado por Lori Frost y Andrew Bondy, permite que chicos con autismo que no han desarrollado el lenguaje verbal, como mi hijo Johnny, comuniquen sus necesidades y que, al hacerlo, su nivel de frustración disminuya. Aunque algunos de estos chicos pueden no tener motivación social, sienten la necesidad de que se entiendan sus peticiones.

Prevalencia

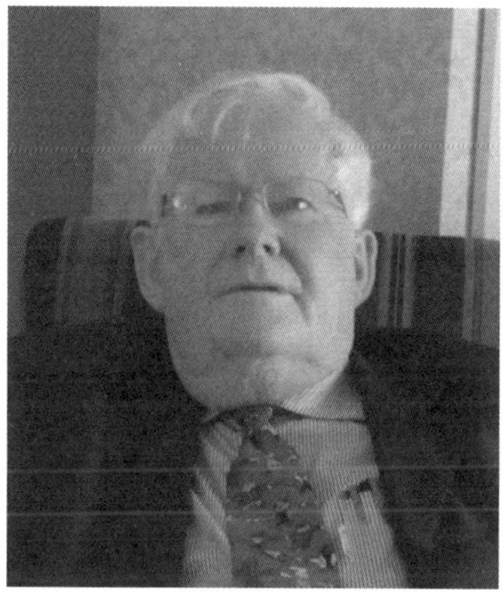

Peter Tanguay

El veterano pionero del autismo Peter Tanguay, que lleva trabajando en este campo desde los años sesenta, me dijo: «Es muy difícil predecir el futuro en relación con el autismo, porque no sabemos qué nuevas tecnologías se desarrollarán que podrían cambiar drásticamente nuestra comprensión de la naturaleza y el tratamiento de este trastorno. Se ha comprobado que la prevalencia del autismo se ha multiplicado por treinta desde los primeros estudios epidemiológicos de Victor Lotter y su colega en 1966. Parte de este aumento se debe a nuestra definición del autismo, que ahora es más amplia, pero yo no creo que eso explique que la prevalencia se haya multiplicado por treinta»[75]. Según los Centros de Control de Enfermedades de Atlanta (EEUU), la prevalencia actual del autismo es de uno de cada sesenta y ocho niños[76].

Tanguay añadió que no hay evidencia de que ninguno de los factores ambientales estudiados hasta ahora pueda explicar este aumento. «¿Qué ocurriría si encontráramos los factores ambientales que causan las malformaciones cerebrales del feto que desembocan en los déficits de comunicación social? Hoy en día, ese sería un avance fundamental»[77].

El consenso general entre los profesionales es que el aumento de diagnósticos de autismo no indica una epidemia, sino que se debe fundamentalmente a la mejora de los instrumentos diagnósticos, la ampliación del espectro y el aumento de la sensibilidad social y del conocimiento del trastorno. Muchos, sin embargo, reconocen que no se puede descartar un detonante ambiental.

Los índices de prevalencia no parecen variar mucho geográficamente. Un estudio de Christopher Gillberg en las Islas Faroe (consideradas como un «islote» genético) exploró todos los colegios buscando niños con trastornos del espectro del autismo, en un esfuerzo por localizar una cohorte representativa de este espectro para futuros estudios genéticos. Sin embargo, tan solo algo más del 0,5% de los niños con edades entre los 8 y los 17 años tenía autismo infantil, síndrome de Asperger o «autismo atípico», un índice de prevalencia muy similar, o incluso algo más bajo, que el publicado en la mayoría de los países occidentales[78]. Gillberg me dijo que entre los habitantes de una de esas islas solo vivía un niño, y que este tenía autismo.

También han aparecido algunos datos extraños o anómalos en los últimos años. En el 2007, investigadores portugueses informaron de una prevalencia de los TEA de 9,2 por 10 000 en el Portugal continental, así como de una prevalencia muy superior (15,6 por 10 000) en las Islas Azores, que pertenecen también a Portugal[79]. Más sorprendente aún es que Eric Fombonne haya afirmado que algunos resultados muy preliminares de su investigación demuestran que no existe ni un solo caso de autismo entre los Inuits de la región canadiense Norte de Quebec[80]. En ambos casos, he contactado con los autores de los estudios, pero no han sido capaces de ofrecer una explicación de sus hallazgos.

Legislación

En la mayor parte del mundo, los gobiernos han creado leyes para proteger a las personas con autismo.

El 9 de mayo de 1996 el Parlamento Europeo aprobó una Declaración Escrita que adoptaba la Carta de Derechos de las Personas con Autismo [presentada por la asociación Autismo Europa en su Congreso de La Haya el 10 de mayo de 1992]. Este texto establece que las personas con autismo «deben compartir los mismos derechos y privilegios disfrutados por toda la población europea, donde sea apropiado y en el mejor interés de la persona con autismo. Estos derechos deben ser resaltados, protegidos y reforzados por una legislación apropiada en cada estado». Entre los derechos se incluyen los siguientes:

- El derecho a vivir vidas independientes y plenas hasta donde les sea posible.
- El derecho a una educación adecuada y accesible.
- El derecho a tener ingresos económicos o un salario suficiente como para disponer de una adecuada alimentación, ropa, vivienda y otras necesidades de la vida.

- El derecho a un empleo significativo y una formación vocacional sin discriminación ni estereotipos.

- El derecho a no ser sometidos al miedo ni a las amenazas de un internamiento injustificado en un hospital psiquiátrico o cualquier otra institución cerrada.

- El derecho a estar libres de abusos o malos usos farmacéuticos.

El 19 de diciembre de 2006, el Presidente George W. Bush firmó la Ley para Combatir el Autismo. Esta ley autorizaba un desembolso de casi 1000 millones de dólares para los siguientes cinco años (empezando en el 2007) para combatir el trastorno autista, el síndrome de Asperger, el síndrome de Rett, el trastorno desintegrativo infantil y el TGD-NE mediante programas de cribado, educación e intervención temprana, y para extraer derivaciones inmediatas y adecuadas para tratamientos y servicios. Esta nueva ley estadounidense fue bien recibida por muchas personas en todo el mundo, aunque algunos activistas de los movimientos en defensa de los derechos del autismo la censuraron por la misma razón por la que habían denunciado a organizaciones como Cure Autism Now (literalmente: Cura el autismo ahora) y Defeat Autism Now (literalmente: Derrota al autismo ahora): porque consideran que su objetivo es eliminar el autismo, en vez de aceptarlo. En el Reino Unido, la Ley sobre el Autismo del 2009 fue promulgada el 12 de noviembre de ese mismo año. Esa ley establece fondos para cubrir las necesidades de los adultos con autismo de Inglaterra.

A un nivel global, en agosto del 2006 se aprobó en Nueva York la Convención de Derechos de las Personas con Discapacidad de Naciones Unidas (que incluye al autismo). Otra iniciativa valiente fue la decisión de Naciones Unidas de fijar a perpetuidad el 2 de abril como Día Mundial para la Concienciación del Autismo, comenzando en el año 2008. Esta acción, que fue una iniciativa promovida por Qatar, fue aprobada unánimemente por la Asamblea General de la ONU el 18 de diciembre de 2007.

El autismo desde dentro

Algunas de las intuiciones más reveladoras sobre el autismo proceden de los escritos de personas con este trastorno. Las limitaciones de espacio no me permiten un análisis detallado de ninguno de estos escritos, cuyos autores son personas con un alto nivel de funcionamiento verbal, tales como Temple Grandin, Donna Williams o Wenn Lawson. Las coincidencias entre los escritos de estas personas son sorprendentes, como lo son también sus diferencias. Estas tres personas describen cómo han afrontado sus importantes dificultades sensoriales. Mientras Grandin es, con mucho, una pensadora visual, Williams claramente no lo es. Sin embargo, Grandin me contó que su primer empleo le había exigido usar palabras, no imágenes: trabajó como periodista para una revista de ganadería.

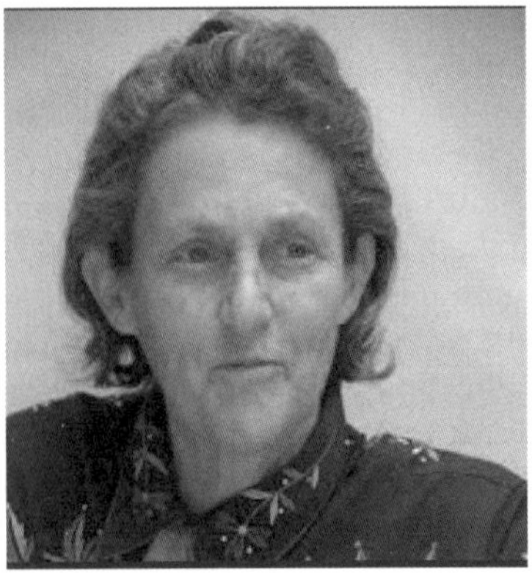

Temple Grandin

Curiosamente, los psicoanalistas franceses consideran de particular interés estos escritos autobiográficos, algo que resulta un poco irónico, ya que Temple Grandin, con frecuencia, describe el enfoque psicoanalítico sobre el autismo como «un sinsentido», y Donna Williams me contó que encontraba «hilarante» la interpretación freudiana de Bruno Bettelheim[81]. Por ejemplo, Jean-Claude Maleval, que trabaja en la Universidad de Rennes en Bretaña, me dijo: «Me parece que el autismo con alto funcionamiento es el mejor camino para comprender la lógica del autismo, pues presenta sus déficits como secundarios»[82].

Donna Williams me contó que ella estuvo «asilvestrada» hasta casi los 9 u 11 años de edad. «Ahora, soy una persona capaz de hablar fluidamente. Pero una parte importante de mí considera ajeno este sistema [el lenguaje], y con frecuencia me aburre. Estoy mucho más interesada en ser y en hacer que en hablar. Esto podría deberse quizá a que empecé a entender el lenguaje bastante tarde... pero podría ser al revés, es decir, que yo tardara en desarrollar un lenguaje funcional porque el sistema semántico-pragmático no fuera de forma natural un área neurológica fuerte en mí. Que yo pueda aprender a hacer el pino sobre mis manos no significa que haya sido diseñada para andar sobre mis manos. Neurológicamente, soy más torpe que los niños en etapas más tempranas del desarrollo, mis pilas se agotan más rápidamente, mis instintos naturales van en otras direcciones, mi alma está equipada con un estilo de procesamiento y de respuesta más animal, y me supone un esfuerzo controlarlo para poder sobrevivir en el mundo no autista»[83].

Williams dice que ella no ve el autismo como un trastorno, sino más bien como «un término paraguas que engloba una colección de "respuestas autistas" que pueden ser: compulsivas o involuntarias, autoestimuladoras, autoprotectoras y distanciadoras, respuestas de malestar, resultado de la adicción a elevadas dosis de sustancias químicas propias, o intentos para relacionar y darle sentido a las propias experiencias cuando los canales habituales están bloqueados física o emocionalmente o por otras razones evolutivas. No hay un solo tipo de autismo, porque el autismo es como una macedonia de frutas... En cada persona diagnosticada de autismo, los ingredientes de esa macedonia pueden ser muchos o pocos, pequeños o grandes, exóticos o vulgares»[84].

Temple Grandin agradece que su madre, la actriz Eustacia Cutler, la obligara intuitivamente a relacionarse con otras personas cuando era una jovencita con un autismo severo, así como que rechazara los consejos de internarla en una institución. «Lo mejor que hizo mi madre fue enviarme al rancho de un tía mía», me dijo Grandin[85]. Actualmente, Grandin diseña la mayoría de los ranchos de ganado de los EE. UU.

Ros Blackburn, una mujer británica con autismo en la que se inspiró el papel interpretado por Sigourney Weaver en la película *Snow cake*, del 2006, me contó que, después de que la diagnosticaran de «autismo severo» al año de edad, sus padres la obligaron a adaptarse a los demás. Ros realmente parece encajar en la imagen que ofrece sobre el autismo la hipótesis del déficit en mentalización: «Me he ido haciendo consciente de que otras personas tienen sentimientos. Pero no puedo imaginar qué es lo que las otras personas están pensando o sintiendo hasta que ellas me lo dicen. Mirando a la gente, no sé si están contentos o tristes, interesados o aburridos»[86].

Blackburn me dijo también que, una vez que vio en un reportaje sobre la guerra una hilera de casas derrumbadas, sintió más «compasión» por esas casas de la que habría sentido si hubiera visto a un niño caerse en la calle. «Me obsesionan los tejados. Me obsesionan las cornisas y los ángulos de los tejados que se ven en el horizonte. Son mi pasión. Si algo te gusta, no quieres verlo dañado»[87].

Cuando le pregunté a Blackburn hasta qué punto se siente «discapacitada» por su autismo, me contestó: «Debido a mi autismo, es como si estuviera paralizada del cuello para abajo y no tuviera a nadie que empujara mi silla de ruedas. No tengo ni la munición social ni la flexibilidad de pensamiento que me harían capaz de apañármelas»[88].

Blackburn, realmente, se ve a sí misma como una persona que tiene autismo, no síndrome de Asperger: «No quiero tener amigos... La gente con síndrome de Asperger sí querría tenerlos y buscar el contacto social. Conozco a un montón de personas con Asperger y todas querrían ser mis amigas. Yo necesito a la gente. Pero eso es una cosa totalmente diferente. Se dice que las personas con autismo están "atrapadas" en su propio mundo. Yo no estoy atrapada en absoluto; yo elijo estar ahí»[89].

Ian Hacking, el filósofo canadiense de la ciencia, critica la publicidad de los libros que ofrecen una visión «desde el interior de la mente autista» como si existiera un solo tipo de mente así[90]. Hacking ha desarrollado un nuevo concepto (el *looping* o efecto bucle), con el que quiere expresar que la etiqueta diagnóstica que recibe un niño puede cambiar a ese niño, y eso a su vez puede cambiar la etiqueta. Douwe Draaisma, de la Universidad de Groningen (Holanda), coincide con esto, y ha advertido sobre la estrecha interacción que se da entre la visión científica del autismo, la forma en que se ha trasladado profusamente a la literatura y el cine, y la realidad de la vida de y con una persona con autismo[91].

DSM-5

La Asociación Estadounidense de Psiquiatría publicó el *DSM-5* (usando por primera vez la numeración arábiga en vez de la romana) en mayo del 2013. En esta edición, los términos «trastorno autista», «trastorno de Asperger», «trastorno desintegrativo infantil» y «trastorno generalizado del desarrollo no especificado» se han sustituido por el genérico *trastorno del espectro del autismo* (en adelante, TEA). Lo que hay detrás de ese cambio es la idea de que todas esas condiciones tienen síntomas tan parecidos que no constituyen categorías independientes, sino que están en un mismo continuo. Por otro lado, el uso previo de tres grupos de alteraciones como criterio para el diagnóstico se ha reducido a dos: la comunicación e interacción social, y los patrones restringidos y repetitivos de comportamiento, intereses o actividades.

El *DSM-5* incluye también una nueva condición denominada «trastorno de la comunicación social» (en adelante, TCS). Esta condición se caracteriza por dificultades en la comunicación verbal y no verbal que no se pueden explicar por una baja capacidad cognitiva. Incluye dificultad para aprender el lenguaje oral y escrito, y respuestas inapropiadas en la conversación. No incluye patrones restringidos y repetitivos de comportamiento, intereses o actividades. Los síntomas del TCS se solapan significativamente con los del ámbito de la comunicación social del TEA, pero ambos trastornos se consideran distintos e independientes el uno del otro. Los criterios del *DSM-5* advierten de que se debe descartar un posible diagnóstico de TEA antes de tomar en consideración el de TCS.

El *DSM-5* ha introducido «aspectos dimensionales». Durante el proceso diagnóstico, el interés ya no estará tanto en ponerle nombre a la condición como en identificar cuáles son las necesidades de la persona y cómo estas afectan sus vidas, a fin de cuantificar el grado de apoyo que necesita cada persona.

Tal como se esperaba (y como me habían indicado algunos de los profesionales que trabajaron en ese documento antes de su publicación), en el *DSM-5* se han incluido por primera vez conductas relacionadas con lo sensorial dentro de los indicadores de «patrones restringidos y repetitivos de comportamiento, intereses o actividades». A Temple Grandin esto le parece bien. Me dijo: «Hay centenares de artículos por ahí sobre la teoría de la mente, que es un área fascinante. Pero los problemas sensoriales son mucho más debilitantes para las personas con autismo. El autismo no es el único trastorno en el que se dan estos problemas, por supuesto. También se encuentran en la dislexia y en el trastorno por déficit de atención con hiperactividad. Me gustaría que se invirtiera más dinero en este tema. ¿Por qué las lentes Irlen funcionan con algunas personas y no con otras?[92]. Tendremos que desarrollar terapias para esto y también para tratar la sensibilidad a los sonidos»[93].

Por otro lado, sin embargo, en ciertos círculos se han expresado recelos hacia el hecho de que, si los problemas sensoriales se consideran como un criterio necesario para el diagnóstico de autismo, entonces las personas que tengan muchos de los otros síntomas del TEA pero no alteraciones sensoriales pueden perder la oportunidad de recibir ese diagnóstico.

Sally Ozonoff y su colega del Instituto MIND Sally Rogers han realizado estudios sobre los problemas sensoriales en las personas con autismo, comparando específicamente dichos problemas con los de niños con síndrome del cromosoma X frágil, que también los tienen. «La reactividad sensorial no es lo mismo que el comportamiento repetitivo», me dijo Rogers. «Tenemos que dar con la terminología adecuada. Hay muchos síntomas diferentes que encajan en esa categoría. Los niños con síndrome del cromosoma X frágil tienen niveles altos de conductas repetitivas y una reactividad sensorial más fuerte que la de los niños con autismo. Este no es un problema restringido al autismo, pero probablemente la experiencia interna es diferente en ambas condiciones; todavía no sabemos lo suficiente sobre este asunto»[94].

Curiosamente, y a diferencia de lo que opina Francesca Happé (que fue un miembro clave del grupo de trabajo que elaboró la nueva definición de autismo en el *DSM-5*, y que ha sugerido que podría ya ser el momento de abandonar las explicaciones unitarias del autismo[95]), Simon Baron-Cohen cree que podría existir un factor común subyacente al talento autista y la hipersensibilidad sensorial en el nivel de la neurobiología molecular. En el 2008, este autor y sus colaboradores publicaron nuevos datos sobre la superior agudeza de los sentidos auditivo, táctil, olfativo y visual en las personas con autismo. El sentido visual casi alcanza en estas personas el nivel del de las aves de presa[96].

Otro de los elementos más significativos del texto del nuevo *DSM-5* es la decisión de eliminar la categoría diagnóstica de Asperger como un trastorno diferente del autismo. Como ha declarado Edwin Cook, investigador de la Universidad de Illinois de Chicago y miembro de los grupos de trabajo de la APA responsables de estos cambios, la nueva categoría de espectro del autismo asume que «los síntomas de estos trastornos conforman un continuo que cuenta con tres niveles de gravedad, en vez de ser problemas distintos»[97].

Lorna Wing, la psiquiatra que acuñó el término *síndrome de Asperger*, me dijo que estaba encantada de que ese término se hubiera eliminado como categoría separada. Sin embargo, insistió: «El espectro del autismo debe listar los nombres de los subgrupos diagnósticos que se están usando actualmente (incluyendo el síndrome de Asperger), pero sin definirlos, porque las personas a las que se les han dado esos diagnósticos necesitan saber que están en ese espectro y que eso les permitirá recibir los servicios que necesitan»[98].

Wing y su colega Judith Gould enviaron a la APA un artículo escrito conjuntamente con el profesor Christopher Gillberg en el que pedían que se hiciera más hincapié en la imaginación social, el diagnóstico en la infancia y la edad adulta, así como en el posible infradiagnóstico de las niñas y mujeres con autismo. Recomendaron que se mantuvieran en el *DSM-5* los nombres de los subgrupos de TEA, incluyendo una descripción del síndrome de Asperger, para que quedara muy claro que este sigue formando parte del espectro del autismo.

Todas las personas que tenían previamente un diagnóstico dentro del espectro del autismo, incluidas las que tenían un diagnóstico de síndrome de Asperger, han conservado su diagnóstico. Ninguna lo «va a perder» como consecuencia de los cambios en el *DSM-5*. Sin embargo, algunos críticos de la nueva definición de TEA han sugerido que incluir definitivamente el Asperger en un diagnóstico de TEA más amplio puede dar lugar a una pérdida de servicios para estas personas. Esos mismos críticos también han expresado su preocupación por el hecho de que algunos de los que habrían recibido un diagnóstico dentro del espectro del autismo con los criterios del *DSM-IV* podrían quedarse fuera con los criterios del *DSM-5* debido a que, por ejemplo, no tienen un nivel de severidad clínica mínimo en síntomas como las conductas repetitivas.

Algunos psiquiatras, psicólogos clínicos y otros profesionales también han puesto en duda que los especialistas sean capaces de utilizar únicamente el nuevo y único término *trastorno del espectro del autismo* a la hora de describir un rango tan amplio de niveles o formas de funcionamiento.

Como dicen estos escépticos, meter todos estos niveles de autismo en un único paraguas diagnóstico podría ocultar las diferencias muy reales que hay entre los distintos subgrupos de autismo.

Un objetivo de la definición revisada del *DSM-5* fue mejorar la especificidad del diagnóstico de TEA (en otras palabras, reducir los casos «falsos positivos»). Sin embargo, hay quienes han expresado su preocupación por la posibilidad de que este aumento de la especificidad haya reducido demasiado la sensibilidad del diagnóstico de TEA, provocando casos «falsos negativos». Por otro lado, el *DSM-5* ha eliminado el criterio de una edad concreta para el diagnóstico de autismo. Los criterios *DSM-IV* exigían que los síntomas comenzaran, como muy tarde, a los tres años de edad, mientras que el nuevo *DSM-5* afirma que los síntomas han de estar presentes en las primeras fases del desarrollo pero «pueden no manifestarse totalmente hasta que la demanda social supera las capacidades limitadas, o pueden estar enmascarados por estrategias aprendidas en fases posteriores de la vida». Desde la publicación del *DSM-5*, ha habido muchas peticiones para que los niños de menos de tres años que muestran síntomas claros de autismo (es decir, alteraciones en la comunicación social o conductas restringidas y repetitivas), aunque no cumplan todos los criterios del TEA, reciban un diagnóstico provisional de TEA que les permita acceder a los servicios de intervención temprana especializados en autismo.

Tony Attwood, una de las principales autoridades sobre el síndrome de Asperger, me dijo desde Australia: «En su conjunto, creo que los criterios diagnósticos del *DSM-5* son bastante razonables y suponen una mejora significativa respecto al *DSM-IV*. Obviamente, lamento que se haya eliminado el término *síndrome de Asperger*. Sin embargo, hoy en día ese término es ya de uso común y no se podrá eliminar ni del lenguaje de los profesionales y el público en general, ni del de los padres y personas con síndrome de Asperger, ni de las conversaciones, descripciones y publicaciones. Por tanto, pienso que el término síndrome de Asperger permanecerá, y debo admitir que esa es una denominación más positiva que la de "trastorno del espectro del autismo de nivel 1", que creo que será la que usarán los profesionales en sus diagnósticos debido al *DSM-5*. Por lo que a mí respecta, hablaré de "trastorno del espectro del autismo de nivel 1 (síndrome de Asperger)". Agradezco la inclusión de una categoría referida a los problemas de sensibilidad sensorial y a algunos otros rasgos que, en el diagnóstico, se pueden ajustar al perfil clínico de los adultos y de las niñas y mujeres con síndrome de Asperger o TEA de nivel 1, pero creo que los niveles de severidad necesitarán clarificarse más. Por otro lado, me ha gustado que en los criterios diagnósticos se mencione también la catatonia. No creo que los nuevos criterios del *DSM-5* cambien realmente la forma en la que realizamos las evaluaciones diagnósticas, dado que los criterios intentan ser un destilado, en pocas frases, de décadas de experiencia clínica. Tampoco creo que yo vaya a diagnosticar a partir de ahora TEA a menos niños o adultos. Sé que todavía algunas investigaciones dan a entender que habrá menos diagnósticos de TEA. Pero creo que lo que es importante es quedarse con el espíritu de la ley, no con su literalidad»[99].

Dorothy Bishop, de la Universidad de Oxford, me dijo: «Me parece que hay muchas dimensiones en las que los niños pueden tener una alteración y que lo que estamos haciendo es crear pequeñas áreas de ese espacio multidimensional y «cosificarlas» al tratarlas como trastornos diferentes. Obviamente, necesitamos etiquetas para muchas cosas, incluida la investigación, pero creo que las etiquetas que se le ponen a la gente son en cierta medida arbitrarias. El debate sobre el estatus del síndrome de Asperger está influido por consideraciones tanto científicas como políticas»[100].

Por su parte, Donna Williams, también desde Australia, me dijo: «Esto no es nada sencillo. La identidad es relevante, es una parte importante de la salud mental, pero la sobreidentificación con un diagnóstico te estanca; erróneamente, presenta el autismo como estático, no dinámico, algo que es una sola cosa en vez de multidimensional; y al hacerlo así nos hace seguir en los tiempos más oscuros. Tengo también la sensación de que las personas que se sobreidentifican con un diagnóstico con frecuencia lo hacen por razones culturales y de "acceso social". El problema de esto es que estas personas cogen una salida fácil en vez de afrontar sus miedos a la sociedad no autista, su miedo a quedarse sin un auténtico sentido de su yo, sin una verdadera individualidad. Así que al complacerles se les hace un flaco favor. El *DSM-5* permite que las personas estén en el espectro del autismo y que al cabo de un tiempo ya no cumplan los criterios diagnósticos. Por mí, no hay problema, puesto que ya tengo una identidad. También nos permite a quienes encajábamos claramente en los criterios en un determinado momento evaluar lo lejos que hemos llegado»[101].

El empleo

A pesar de los avances en la comprensión del autismo a nivel global y de la disminución del estigma, la situación sigue siendo desalentadora. En el Reino Unido, por ejemplo, solo un 15 por ciento de personas en el espectro autista tiene un puesto de trabajo a tiempo completo. Se trata de una cifra escandalosamente baja para un grupo cuya principal alteración consiste en la interacción social y que tiene mucho que ofrecer en un puesto de trabajo: atención a los detalles, honestidad y, según un importante estudio realizado en 2015 por la Universidad de Stirling en Escocia, altos niveles de creatividad.

Hay muchos proyectos nacionales y globales que intentan cambiar este panorama. Thorkil Sonne, fundador en el 2004 de la organización danesa Specialisterne —y padre de un hijo con autismo— contrata a personas con autismo para que ocupen puestos relacionados con la informática en varios países. Su ambición es crear a nivel mundial un millón de esos puestos de trabajo antes de 2026.

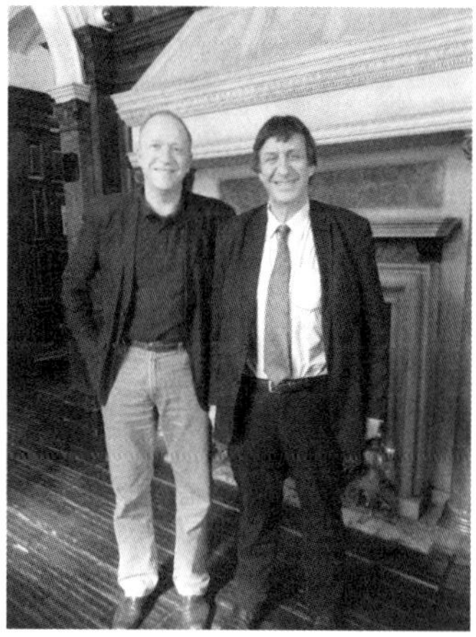

Thorkil Sonne con Adam Feinstein

A Thorkil le gusta usar la analogía del diente de león. Me explicó lo siguiente: «A los niños les encantan los dientes de león. Pero cuando llegas a adulto, ese amor se transforma en odio: el diente de león se convierte en una mala hierba que destruye el jardín, y te quieres deshacer de él. Sin embargo, se trata de la misma flor, y lo que ha cambiado es otra cosa: las normas de la sociedad han sustituido a tus propias normas. Pero ¿qué es una mala hierba? Una flor en un lugar inadecuado. Si plantas el diente de león en un lugar adecuado, se transformará en una planta útil. Lo sé porque visité a un granjero que se ganaba la vida cultivando dientes de león con fines dietéticos. Si los tratas bien, ¡te dan tanto a cambio!. Lo mismo pasa con la gente: si una persona se siente bienvenida, te permite ver sus puntos fuertes. Así pues, lo que intentamos hacer es asegurarnos de que las personas con autismo se sientan bienvenidas en el lugar del trabajo para que las empresas tengan acceso a todos sus valores»[102].

Investigaciones conjuntas

Las investigaciones científicas se comparten cada vez más. El mayor encuentro anual es la Reunión Internacional para la Investigación del Autismo (IMFAR) que se convocó por primera vez en el 2001. Hasta entonces, los especialistas en autismo competían con muchos otros grupos por la oportunidad de compartir sus descubrimientos en congresos que no estaban enfocados específicamente en el autismo.

La ignorancia y las confusiones que continúan

El conocimiento del autismo en todo el mundo ha avanzado enormemente desde los años cuarenta. Pero, como ha demostrado este libro, todavía hay ejemplos sorprendentes de ideas erróneas, y el trastorno sigue sin comprenderse bien incluso en los países más avanzados ahora que estamos en la segunda década del siglo veintiuno. En los EE. UU., un niño con autismo murió mientras le practicaban un «exorcismo» y un famoso (y controvertido) locutor de radio, Michael Savage, declaró:

> Hoy, la enfermedad *de moda* es el autismo. ¿Saben lo que es el autismo? Yo les voy a explicar lo que es el autismo. En el 99% de los casos, es un niño maleducado al que nunca le han dicho que deje de hacer lo que hace. Eso es lo que es el autismo. [...] No tienen cerca un padre que les diga: «No te comportes como un imbécil. Así no llegarás a ningún sitio en la vida. [...] ¡No te quedes sentado ahí gritando y chillando, idiota!»[103].

Incluso un hombre tan inteligente como el escritor y director de cine chileno Alejandro Jodorowsky (que hizo la extraordinaria película *El topo*) declaró ante un entrevistador de la televisión española, Fernando Sánchez Dragó, que muchos niños con autismo no hablan porque ocultan un secreto del pasado familiar tan vergonzoso como el incesto[104].

De igual forma, la estigmatización sigue siendo global. En una estimulante reunión organizada por la asociación Poet in the City (Poetas Urbanos), celebrada en Londres en el 2008, una de las ponentes, la poetisa inglesa Selima Hill, anunció de pronto a una audiencia estupefacta que, por primera vez, revelaba en público que había sido diagnosticada de síndrome de Asperger. Según dijo, ni siquiera se lo había dicho a sus propios hijos, porque se sentía avergonzada[105].

El artículo de Israel Kolvin de 1971 estableció una diferencia clara entre autismo y esquizofrenia. No obstante, más de cuatro décadas después, las personas con síndrome de Asperger siguen encerradas en hospitales psiquiátricos en muchas partes del mundo, con un diagnóstico erróneo de esquizofrenia. Por otra parte, esta cuestión se ha visto enturbiada por varios estudios recientes que indican una posible etiología genética compartida en el autismo y la esquizofrenia. Por ejemplo, Peter Burbach, en Holanda, ha observado que el gen CNTNAP2 está directamente implicado en ambos trastornos. Este estudio y otros similares se refieren a las causas, no a las manifestaciones clínicas. Pero como señala Burbach en su artículo, el hecho de que estas dos condiciones surjan de mecanismos patógenos similares plantea la cuestión de hasta qué punto ambos trastornos comparten también elementos fenotípicos[106].

En contraposición, otros dos investigadores (Bernard Crespi y Christopher Badcock) mantienen la teoría de que el autismo y la esquizofrenia exhiben patrones diametralmente opuestos de rasgos relacionados con el desarrollo del cerebro social, lo que incluye ciertas características de la mirada, la «agentividad», la cognición social, el procesamiento local *versus* global, el lenguaje y la conducta. Según mantienen Crespi y Badcock, la cognición social está subdesarrollada en los trastornos del espectro del autismo e hiperdesarrollada en los del espectro de las psicosis. Además, sugieren que el desarrollo de estos fenotipos diametralmente opuestos está mediatizado, en parte, por alteraciones en la impronta genética: los trastornos del espectro del autismo, según estos autores, parecen implicar cierto incremento del sesgo hacia los efectos de los genes que se expresan por la vía paterna, mientras que la etiología de las condiciones psicóticas implica cierto incremento de los sesgos hacia los efectos de los genes que tienen la impronta de la expresión materna[107].

El autismo continúa siendo un trastorno tan complejo y desconcertante que llegar a un acuerdo sobre su definición es virtualmente imposible y, quizá, carece incluso de sentido. Cuando le pregunté a los dos pioneros de la neurología del autismo Margaret Bauman y Thomas Kemper si el autismo se podría describir como un «daño cerebral», sus respuestas no coincidieron, y, pese a haber trabajado juntos durante un cuarto de siglo, interrumpieron nuestra entrevista durante unos momentos para discutir el asunto entre ellos[108].

***

Vivir con un hijo con autismo sigue siendo un reto inmenso. La desesperación de las madres, porque son habitualmente las madres quienes se han hecho cargo de la vida de sus hijos con autismo y a veces también de la suya propia, ha ejemplificado la falta de servicios que sigue habiendo por todo el mundo. Pero el atractivo de trabajar con niños con autismo sigue siendo extraordinariamente fuerte para los clínicos e investigadores. Howard Buten, un clínico francés que trabaja en Francia, cuya otra ocupación, curiosamente, es trabajar como payaso, me indicó que en los 20 años que lleva trabajando en este campo, no ha conocido nunca a ningún niño con autismo que no le gustara: «[Y además] no me he aburrido nunca con ninguno»[109].

Los medios de comunicación se han sentido igualmente cautivados. Como ya vimos, la película *Rain Man* (1988) llevó el autismo a una amplia audiencia, a pesar de que la película originalmente iba a tratar sobre la discapacidad intelectual, no sobre el autismo (una primera versión del guión, que vio solo uno de los supervisores de la película, Peter Tanguay, representaba incluso a Raymond Babbitt ¡en una motocicleta, huyendo de los partidarios de la supremacía blanca!)[110]. Desde entonces, muchas otras películas han intentado representar el autismo, con distinto éxito. Como ha señalado Stuart Murray, las «películas sobre autismo» se han convertido finalmente en un género en sí mismo, pero, debido a ello, la complejidad del trastorno quizá haya quedado oculta detrás de los estereotipos[111]. En claro contraste, la novela de Mark Haddon *El curioso incidente del perro a medianoche*[112] (2004), que presenta a un narrador con síndrome de Asperger, es una descripción extraordinariamente perspicaz de una condición que muchos (aunque no todos) consideran una forma de autismo «de alto funcionamiento».

Donna Williams es una de esas personas que no creen que se haya progresado demasiado desde 1943. Según ella: «Ahora mismo solo somos los tontos del mañana; no más brillantes que quienes, a los 2 años de edad, recibían diagnósticos de psicosis, daño cerebral o trastorno emocional entre los años 1940 y 1970»[113].

La extraordinaria Tian «Hope» Huiping, en Pekín, comparte el escepticismo de Williams: «Cuanto más sé sobre el autismo, menos ilusiones me hago. Creo que el hecho de que lo conozcamos mejor puede ayudar al conjunto del mundo a comprender a las personas con cualquier tipo de discapacidad. El futuro ideal será aquel en el que las personas con autismo sean respetadas y aceptadas y lleguen a formar realmente parte de nuestras vidas»[114].

Robert Hendren, director ejecutivo del Instituto MIND de Sacramento, en California, considera que nuestro conocimiento del autismo ha aumentado, pero me dijo: «En muchos sentidos, no obstante, este conocimiento es más divergente. Antes se lo veía como un trastorno relativamente simple de explicar. Ahora nos damos cuenta de lo complicado que es. Tenemos algunas buenas teorías sobre los mecanismos que operan en la interacción entre genes y ambiente, o sobre el aumento del tamaño cerebral, pero lo que es importante es encontrar "dianas" terapéuticas»[115].

Hendren también me dijo que unas técnicas más sofisticadas de registro de imágenes cerebrales podrían ayudar a identificar nuevas agrupaciones [diagnósticas] y a hacer intervenciones tempranas preventivas realistas «dentro de, posiblemente, tres o cinco años. No lo vimos antes, porque lo que hacíamos era desarrollar un tratamiento y meter en él a todo el grupo del autismo, con toda su heterogeneidad. Avanzaremos más si utilizamos biomarcadores»[116].

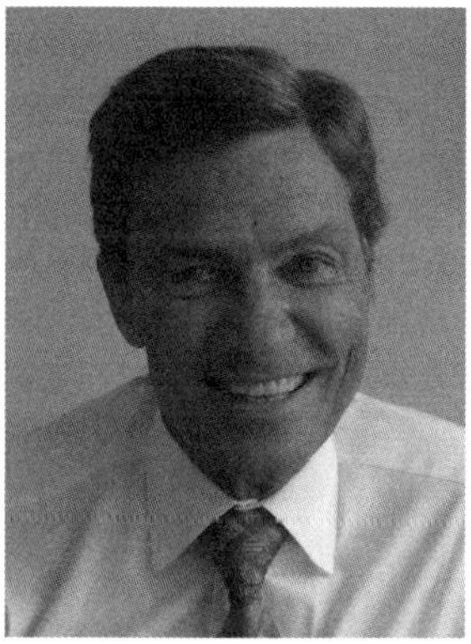

Robert Hendren

Por su parte, Lorna Wing destacó que lo que más importa es «que se presenten los hallazgos de las investigaciones de un modo que sea útil para las personas. Las etiquetas diagnósticas no son una condena, solo hay que usarlas para proporcionar a las personas los servicios que necesitan. Lo que me pone enferma es que algunos se pongan tan nerviosos por una determinada etiqueta diagnóstica»[117].

Las etiquetas pueden llevar a conclusiones erróneas y muchos gobernantes están mal informados. Por ejemplo, bastantes miembros de las administraciones públicas locales del Reino Unido todavía se muestran reacios a crear servicios para las personas con síndrome de Asperger, porque tienen un CI superior «al punto de corte», establecido oficialmente en 70. En ese sentido, este síndrome es una discapacidad «oculta». Sin embargo, muchas personas con Asperger tienen dificultades de aprendizaje, en el sentido de que sus problemas sensoriales y sociales representan obstáculos muy serios para los procesos normales de aprendizaje.

Para Theo Peeters, que vive en Amberes y es uno de los profesionales más empáticos de los que trabajan actualmente en el campo del autismo en todo el mundo, la etiqueta «autismo» sigue provocando en muchos países malentendidos sobre los problemas nucleares implicados en esta condición: «Los trastornos del espectro del autismo conforman una categoría demasiado amplia, especialmente en el extremo alto del espectro, donde puede etiquetarse como "autista" a gente con rasgos peculiares de personalidad. Una sociedad que tiene un concepto tan rígido de lo que es la normalidad y que tiene tantos problemas con la diversidad necesita "terapia"»[118].

Para Peeters, el autismo es una condición tan compleja que «personas excepcionales necesitan profesionales excepcionales» que posean a la vez un conocimiento profundo del trastorno y la capacidad de ser flexibles. «Cuando escuchas a personas con autismo de muy alto funcionamiento, como Jim Sinclair o Claire Sainsbury, ves que con frecuencia utilizan la analogía de [formar parte de] una cultura diferente. A veces, yo he dicho que lo que necesitamos no son más psicólogos, sino más antropólogos que hayan aprendido a mirar sin prejuicios otras culturas. Nos necesitamos los unos a los otros. Las personas con autismo nos necesitan, porque tienen que aprender nuestra cultura y nuestra forma de comportarnos.

Pero si nosotros queremos comprender mejor el autismo, necesitamos una colaboración mucho más estrecha con las personas que comprenden el autismo desde dentro. Creo sinceramente que estamos entrando en una nueva era en la que al menos algunas personas con autismo serán nuestros colaboradores»[119].

Gary Mesibov, que ha sido director de la División TEACCH hasta 2010, ve el futuro del autismo como similar al que tendrán otras discapacidades del desarrollo: «Hace treinta y cinco años, cuando yo empecé en este campo, todo el mundo estaba entusiasmado con la posibilidad de encontrar nuevos síndromes genéticos y crear medicamentos y otras estrategias biológicas para mejorar los logros de las personas con autismo. Creo que la investigación genética, cerebral y farmacológica seguirá siendo útil para los trastornos del espectro del autismo, pero me temo que la mayoría de estos estudios no se podrá trasladar al tipo de mejoras terapéuticas inmediatas o de "curas" que esperan muchos consumidores y que sugieren muchos científicos. En definitiva, me temo que las ilusiones y expectativas de intervenciones biológicas científicas proliferarán durante mucho tiempo, llevándose el tiempo y la energía de muchos que, en este terreno, deberían dedicarse a enfoques más prometedores validados empíricamente»[120].

Mesibov lamentó el hecho de que muchas de las intervenciones educativas y del trabajo con los chicos más mayores, los adolescentes y los adultos (que han traído algunos de los avances más importantes en el campo del autismo) sigan siendo los menos prioritarios: «Como se considera que estas estrategias solo producen los resultados esperados muy lentamente y no ofrecen las mismas promesas de conseguir la anhelada curación, en ese ámbito esas personas siguen siendo ciudadanos de segunda clase. Me gustaría estar equivocado, pero creo que si pusiéramos más dinero y fe en los tratamientos que han conseguido los mejores resultados en las décadas pasadas, el ámbito del autismo avanzaría mucho más rápidamente»[121].

La Dama Stephanie Shirley, que es una de las empresarias británicas que más ha apoyado económicamente la causa del autismo, y que ha patrocinado generosamente este libro, coincide en que sigue habiendo importantes retos que afrontar. Desde que Giles, su hijo con autismo, falleció a los 35 años de edad, Shirley ha destinado decenas de millones de libras de su fortuna personal a la investigación y la educación del autismo. Asimismo, puso en marcha un colegio cerca de Londres (Prior's Court), y fundó la rama británica de Autism Speaks, que se ha dedicado a trabajar junto a la comunidad científica en áreas como la genética del autismo, los estudios sobre el cerebro y la neuroimagen.

Ella cree que «el aumento gradual pero cada vez más rápido de muchas áreas de la investigación genética, neurológica, psicológica y

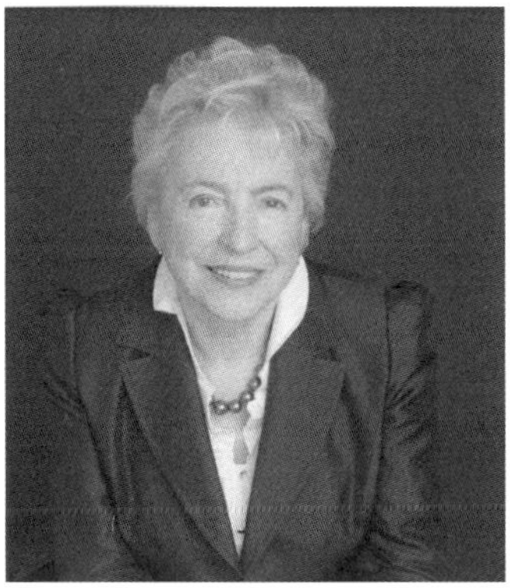

La Dama Stephanie Shirley

biológica, así como los descubrimientos encadenados de un área y otra, es lo que solucionará el rompecabezas del autismo»[122]. Asimismo, ha manifestado: «De un año a otro podría parecer que algunas áreas de la investigación no avanzan tan rápidamente como querríamos. Pero, en realidad, esto refleja el hecho de que, a medida que los hallazgos preliminares se vayan obteniendo, comprobando y explotando, podremos tener más confianza en su interpretación»[123].

La Dama Stephanie Shirley, a quien gusta citar la afirmación de James Joyce de que «Los errores son la puerta de los descubrimientos», urge a los investigadores a no repetir las investigaciones que ya han demostrado ser sólidas, sino a publicar todos los resultados, incluidos los negativos. También dice cuál es su misión personal: «Que en el 2012 se puedan conocer las causas de los distintos autismos y que hacia el 2020 el coste global de los trastornos del espectro del autismo se haya reducido a la mitad»[124].

Sería fantástico poder compartir el optimismo de Simon Baron-Cohen cuando declaró en el periódico *The Times*:

> Nunca ha habido una época mejor para el autismo. ¿Por qué? Porque la mente autista y la era digital encajan extraordinariamente bien. Para estas nuevas generaciones de niños con autismo, preveo que muchos encontrarán el modo de demostrar sus muchas posibilidades, y que utilizarán sus habilidades con la tecnología digital para encontrar empleo, encontrar amigos y, en algunos, casos, para innovar[125].

Por su parte, Michael Rutter escribió en 1999 que sabíamos mucho sobre el autismo, pero relativamente poco sobre cómo se relacionan entre sí los diversos elementos genéticos, neuropatológicos, cognitivos y afectivos[126]. Una década después, le pregunté a Rutter si seguía pensando lo mismo, y me respondió: «Hemos avanzado. Se están realizando buenas investigaciones cognitivas y tenemos buenos estudios de imagen cerebral. Realmente hemos conseguido mucha más información, y eso ha permitido una comprensión del autismo muy importante. Ahora bien, si la pregunta fuera: ¿Se puede poner todo eso junto en una visión unificada y coherente?, te tendría que responder: "No". Ese tiene que ser nuestro objetivo»[127].

ADENDA:

HISTORIA AMPLIADA DEL AUTISMO EN ESPAÑA

Adenda: Historia ampliada del autismo en España

«No recuerdo a quién o cuándo oí por primera vez el término autismo [...] debió de ser hacia segundo de carrera... Pero me llamó la atención el concepto. Lo percibí como misterioso y lleno de una magia que todavía, creo yo, la gente sigue viendo en él»
(Ángel Rivière, en una entrevista de 1986 para el Boletín de la Asociación Española de Profesionales de Autismo, AETAPI).

Como ya comenté en la correspondiente sección del capítulo 4, las primeras iniciativas en España de atención específicamente dirigidas a personas con autismo fueron promovidas por profesionales del ámbito médico en las décadas de 1950 y 1960. Muchas de estas iniciativas pioneras tuvieron una orientación psicodinámica, si bien en la década de 1970 fue ganando terreno la apuesta decidida que hicieron las asociaciones de padres por desarrollar un enfoque educativo y ocupacional de la intervención y por crear servicios que el estado aún no tenía la obligación legal de prestar. En este proceso destacaron algunas personas sensibles a las necesidades de apoyo de las personas con autismo y sus familias; personas que ejercieron (y que, en algunos casos, siguen ejerciendo) un liderazgo técnico, ético y organizativo no siempre planificado ni reconocido, pero determinante del curso de la historia del autismo en este país.

La doctora Jesusa Pertejo (1920-2007) fue quizá la primera de ese grupo de personas sensibles y clave. Pionera de la psiquiatría y psicología clínica infanto-juvenil en España, y cofundadora de la Sociedad Luso-Española de Psicoanálisis, esta singular mujer, que fue también neuropsicóloga experta en los tests de Rorschach, Oseretzky y Rey, además de maestra de educación especial, puso en marcha en 1958, en una pequeña localidad a las afueras de Valencia (El Vedat de Torrente), el primer colegio de educación especial de la región (era el tercero del país, tras los de Madrid y Barcelona, y durante unos primeros años había sido también residencia). En ese centro, llamado Colegio Villa Marta, inició una labor pionera discreta, pero muy dedicada y constante, de educación de niños con discapacidad intelectual, asesoramiento técnico a los padres y madres (siguiendo el modelo de Escuela de Padres que había aprendido durante sus estancias de formación en Suiza) y apoyo a otras muchas iniciativas (p.e., actividades inclusivas de ocio y tiempo libre, programas de atención temprana, psicomotricidad, creación de centros ocupacionales y otros).

Como la propia Pertejo relata en una carta que escribió siendo ya octogenaria*, el proyecto educativo del Colegio Villa Marta, entre cuyos alumnos hubo desde el principio chicos con autismo, chocó con múltiples «obstrucciones» (*sic*). El alcalde del pueblo la instó a trasladar el colegio de lugar porque más de sesenta vecinos habían denunciado que lo que ella estaba haciendo allí era «una industria molesta». Desde la Inspección de Primera Enseñanza, recordaba Pertejo, «también me dieron caña. [Me dijeron que] "no se permitía tener coeducación y más siendo un internado, y más siendo [los alumnos] *subnormales*"; además [me dijeron que] "tendría que vallar con tablas" el entorno para que no se viera a los alumnos desde fuera». Respecto a las autoridades eclesiásticas (cuya autorización era igualmente preceptiva en los centros educativos de la España franquista), Pertejo, que era mujer de carácter, escribió: «Al Sr. Arzobispo [de Valencia] le tuve que soltar un improperio pues me dijo que escogiese para entrar [a] los [alumnos] que no eran talmente *subnormales*, y [que], como aprenderían pronto, eso traería propaganda al Centro. Le contesté que los dos primeros que entrasen serían dos niños que tenía fichados en mi consulta a los que se les llamaba *niños lobo* pues vivían aislados en una habitación rodeados de papeles para romper y les echaban la comida poco menos que por un ventanuco, sin tener contacto con otros niños y los humanos salvo el padre o la madre».

Sobre su particular interés por el autismo, en otro escrito autobiográfico en el que detalla su impresionante trayectoria profesional y de formación por distintas ciudades de España y Europa desde los años cuarenta, la propia Pertejo comenta también cómo, durante una de sus estancias como becaria en Bruselas, conoció los sistemas de tratamiento para personas con discapacidad intelectual, trastornos de conducta y autismo, así como «el funcionamiento de una sección escolar en un Hospital General»[1]. Estas experiencias las trasladó inmediatamente al Servicio de Pediatría del Hospital Clínico y al Centro de Orientación Terapéutica, un servicio dependiente del PANAP* que fundó también en Valencia y dirigió durante doce años.

Tras enviudar en 1969, la doctora Pertejo comenzó a dar clases de psicología en la Facultad de Medicina de la recién creada Universidad

*N.Ed.: Agradecemos muy sinceramente a la hija de la doctora Pertejo (la también psiquiatra infantil Margarita Alcamí Pertejo) que nos haya facilitado esta carta, escrita por su madre en 2003 con ocasión de la inauguración de un centro ocupacional en la localidad valenciana de Silla, así como otros datos inéditos sobre su madre.

Autónoma de Madrid (UAM), así como a colaborar en la organización de los planes de estudios de la nueva Sección de Psicología que iba a crearse en la Facultad de Filosofía y Letras de esa universidad. Poco después, ya instalada en Madrid junto con sus cinco hijos, se incorporó como profesora a esa Sección de Psicología (germen de la actual Facultad de la UAM), llegando a ser directora de la misma desde 1973 a 1977. Ni siquiera tras su jubilación como profesora universitaria en1985 interrumpió la labor de asesoramiento y apoyo a diversos grupos de padres de personas con autismo y otras discapacidades del desarrollo que había comenzado más de tres décadas atrás. Así lo atestigua, por ejemplo, que en abril de 1996, cuando se constituyó la Fundación Valenciana para el Autismo, Pertejo formara parte de su junta directiva con el cargo de vicepresidenta.

En la década de 1960 y a principios de los años setenta, se crearon también en otros puntos del país servicios pioneros específicamente dedicados a la atención de niños con psicosis infantiles o autismo (condiciones estas que por aquel entonces aún no estaban claramente diferenciadas). Algunos de estos primeros servicios y de los profesionales que los dirigían se convirtieron enseguida en lugar de encuentro y nexo de unión de los padres y madres cuyos hijos recibían diagnósticos de autismo o psicosis infantil, constituyendo así el embrión del posterior movimiento asociativo.

El primero de estos servicios específicos se creó en Barcelona en 1969. Fue la denominada Institución Neuro-Psico-Pedagógica Guru, fundada por Joaquín Buñuel —un psiquiatra formado en Suiza con Bleuler— y por su esposa Edwing Staffer, también psiquiatra de orientación dinámica. En Madrid, el doctor Ángel Díez-Cuervo —un neuropediatra que había empezado a ver casos de autismo en el año 1961 en la Clínica de la Concepción y que desde 1966 ejerció como director médico del Hospital para Epilépticos San José de las Piqueñas— impulsó a principios de los años setenta la puesta en marcha de un servicio de atención a niños con autismo que inicialmente fue ambulatorio, pero que poco después dio paso al centro de pedagogía terapéutica TAURE (siglas de Terapia, Autismo y Rehabilitación). TAURE empezó a funcionar a comienzos de 1973, con el asesoramiento técnico del propio Díez-Cuervo y una metodología de trabajo acorde con el perfil profesional de sus responsables (Carmen Martínez Madrid y Manuela Cuéllar, terapeutas ocupacionales, y Graciela Gutiérrez y Graciela «Caty» Cabada, psicólogas argentinas de orientación dinámica). También en 1973, en un área rural de la provincia de Pontevedra, inició sus actividades el Centro Neuro-Psicopedagógico El Pelouro, por iniciativa del psiquiatra catalán Juan Llauder y de Teresa Oubeira; este centro propugnó desde sus inicios una educación centrada en el niño, que partía del supuesto psicodinámico (que se mantiene hoy en día, como refleja su página web) de que las actividades de los niños sobre su entorno propician la «yoización básica y el desarrollo socioindividuado, concienciado y saludable: ser y hacer, con-vivir y aprender».

En 1974, e igualmente en Barcelona, comenzó su andadura el Centro Carrilet, fundado por la pedagoga terapeuta Pilar Sarrias Batista. Este centro estuvo dirigido técnicamente desde sus inicios por Lucía Viloca, una psiquiatra que también había hecho parte de su formación dinámica en Suiza; al centro se incorporó muy pronto también Victoria Subirana, otra psiquiatra infantil con la que Viloca formó un tándem memorable durante décadas. Por otra parte, también en 1974, Luis Molina Campuzano, psiquiatra de la Inspección Médico-Escolar vinculado a la Cátedra de Psiquiatría de la Universidad Complutense de Madrid, publicó en el volumen 8 de la Revista Española de Medicina e Higiene Escolar el que parece ser el primer artículo sobre autismo escrito por un español: «Autismo infantil y conducta autista». A partir de entonces, el número de publicaciones sobre autismo en castellano tuvo un crecimiento exponencial[2].

Uno de aquellos pioneros, el doctor Ángel Díez-Cuervo, me contó cuando le entrevisté en Madrid que, en la España de principios de los sesenta, nadie usaba el término autismo pese al hecho de que el artículo de Kanner se había publicado 20 años antes. Por aquel entonces, según me dijo: «la psiquiatría infantil en España se limitaba al retraso mental y al síndrome de Down. Cuando se empezó a mencionar el autismo, fue para considerarlo como un rasgo de psicosis. Se llamaba autismo a un síntoma de la esquizofrenia»[3]. A él, según me dijo, le ayudó muchísimo el psiquiatra holandés Arn van Krevelen. «Era un hombre extrovertido, dinámico y muy feliz, encantador y muy culto; además, hablaba español bastante bien. Lo conocí en Madrid hacia 1964 y me enseñó mucho sobre el autismo»[4].

Díez-Cuervo, médico especialista en neurología y psiquiatría y también médico puericultor, nunca compartió las tesis solo psicogénicas sobre el autismo ni tampoco los abordajes exclusivamente farmacológicos. Me contó que, cuando él empezó a trabajar en este tema, la gente todavía acusaba a las madres: «Bruno Bettelheim, cuyo libro *La fortaleza vacía* fue uno de los primeros en publicarse en español, hizo más daño que ningún otro autor aquí, en España. Cuando empecé a trabajar, veía que muchos de los padres eran muy simpáticos y cariñosos. En cualquier caso, ¿cómo podrían haber dañado a uno de sus hijos y no a los otros?»[5].

Él recordaba haber asistido en la década de los sesenta a un congreso sobre psiquiatría infantil «en el que se hablaba de las madres diciendo que "no eran suficientemente buenas". Habían hecho un montón de estudios sobre las familias, pero habían llegado a una conclusión errónea porque lo que ocurre es que con frecuencia las madres suelen estar deprimidas. Eso me parecía normal, porque esas madres habían pasado cinco o seis años con un niño o una niña que no les daba ninguna satisfacción, y que quizá incluso las rechazaba. La forma de actuar de esas madres me parecía una consecuencia de la frialdad emocional de los hijos, no su causa. Esta última interpretación me parecía un error tremendo»[6]. Por aquel entonces, como declaró en una entrevista de 1987: «No creía en una teoría puramente psicogénica, porque además me parecía excesivamente fatalista, pero tampoco había unos planteamientos organicistas claros a los que agarrarse. Para mí el autismo infantil era una interrelación entre una mala dotación previa del niño, un bagaje biológico deficiente, y unas exigencias desmesuradas del medio o bien una estimulación insuficiente [...] La similitud del autismo con otros cuadros psiquiátricos donde ya se habían demostrado alteraciones de los neurotransmisores e incluso desregularización de estos mismos neurotransmisores en diferentes momentos de la vida, y el conocimiento de los estudios de neumoencefalografía y de las primeras autopsias de niños autistas que evidenciaron una despoblación neuronal que no podía detectarse por las electroencefalografías, permitían entrever que ahí había una causa biológica. Luego empecé a ver estudios con técnicas de tomografía por planos y mediciones milimétricas que demostraban que hay asimetrías interventriculares, precisamente en las zonas del hipotálamo, en las zonas cercanas al lenguaje... y luego, claro, sobre todo, comencé a comprobar también que los niños autistas empezaban a hacerse epilépticos con el tiempo»[7].

Díez-Cuervo —casi octogenario cuando lo entrevisté, pero todavía muy activo, elegante y con un fino sentido del humor— ha apoyado desde los años sesenta, además de la creación del centro TAURE en Madrid, múltiples iniciativas para la creación de asociaciones de padres y de servicios que ofrezcan una educación lo más temprana posible a las personas con autismo, basándose en su profundo conocimiento sobre el desarrollo neurológico humano, su amplísima experiencia clínica (que él calcula en más de cinco mil casos atendidos en su consulta[8]) y su inmensa bonhomía. Los profesionales y las familias le profesan un respeto y un cariño enormes.

En ocasiones, Díez-Cuervo ha recordado también anécdotas divertidas de aquellos años. Por ejemplo, en una entrevista publicada en 1987[9] en la que rememoraba los pasos previos a la creación de TAURE, dijo: «Después de estar cinco años en La [Clínica de la] Concepción [...], se me propuso trabajar en el campo de la epilepsia, en un hospital de niños epilépticos

[... pero] seguí viendo casos de autismo. [...] Conocí a Carmen Martínez Madrid. Yo atendía a niños con un diagnóstico de autismo infantil y no sabía a dónde mandarlos, porque entonces estaban sobre todo en centros de deficientes mentales. A ella le pareció interesante y empezamos a hacer terapias ambulatorias de una manera realmente curiosa. Por ejemplo, si un niño tenía fobia a los ascensores, ella se metía con el niño en el ascensor de una casa y subía y bajaba, subía y bajaba hasta que les cerraba la portera; entonces se iba a otra casa y volvía a subir y bajar, etc. O, si el niño tenía fobia al tacto, pues se iba a El Corte Inglés y le hacía tocar globos y cosas así hasta que se tenía que ir a otro sitio, y así todo. Estos fueron nuestros primeros centros de autismo infantil: los ascensores, la calle, El Corte Inglés...».

Mercedes Belinchón, profesora de psicología de la Universidad Autónoma de Madrid, visitó TAURE en 1976 como estudiante (por mediación de Díez-Cuervo) y trabajó como terapeuta del lenguaje a tiempo parcial en ese centro entre 1980 y 1984. Me dijo lo siguiente sobre Carmen Martínez Madrid: «En esos tiempos en los que el autismo era considerado por casi todo el mundo una forma de psicosis infantil, Carmen estaba convencida de que no había propiamente locura en estos niños, sino una incapacidad profunda de sentir, entender y actuar en el mundo en los modos en que lo hacían los otros niños. Carmen intuía que esa incapacidad era lo que explicaba sus conductas extrañas, su miedo a los cambios y su evitación de las personas, y que esa incapacidad les provocaba a estos niños y a sus padres un sufrimiento y un desvalimiento que la conmovían en lo más hondo. Intuía que en la base de esa incapacidad había roturas o ausencia de desarrollo de, como decía ella, "estructuras y reflejos muy arcaicos (sensoriales, motores, emocionales)". Y sabía conectar espontáneamente como nadie con esa parte rota o nunca desarrollada de esas y otras personas y ofrecerles, desde un amor absoluto e incondicional por ellas, un soporte terapéutico gracias al cual veías cómo los niños se esforzaban por intentar aprender a hacer las cosas de otro modo, con Carmen marcándoles el camino, acompañándolos y reforzando después con un abrazo inmenso y grandes risas y voces su heroico dejarse llevar por ella a otras cosas que, de otro modo, evitarían radicalmente (otros olores, otras texturas, otros espacios, otros movimientos, otras personas...).

(...) Carmen Martínez fue construyendo un abordaje al autismo y a la relación terapéutica con esos niños y sus padres muy personal y vivencial, y, por tanto, muy difícil de comunicar por los canales científico-técnicos convencionales. Ella, una persona nada convencional, apenas escribió sobre su trabajo*, pero este siempre fue permeable a la influencia de otros profesionales y corrientes, como el análisis transaccional, la terapia lovaasiana o las propuestas neuropsicológicas de los argentinos Bernaldo de Quirós y Orlando Schrager (este último, a finales de los años ochenta, se instaló en España y trabajó también durante un tiempo como asesor técnico en TAURE)» [10].

La propia Carmen Martínez, evocando aquella experiencia pionera, dijo: «La verdad es que desde muy pronto detecté el problema de que los niños autistas no pueden disfrutar del proceso de humanización, del compromiso de ser humanos, del intercambio de emociones con otros... que les faltan claves profundas de lo humano [...] En esa línea, además, es donde yo he centrado siempre mi trabajo con las madres, tratando de que recuperen a sus hijos como miembros de la especie mediante la recuperación de sus emociones básicas[11]. [Por otro lado], las expectativas en TAURE eran algo románticas y emocionales. Sentí una gran responsabilidad, un gran entusiasmo, ilusión, temor y sobre todo mucha compasión hacia niños tan desvalidos. Entendí que el abordaje terapéutico tenía que ser multifactorial, y que tenía que incluir objetivos de integración sensorial, de maternaje y de modificación conductual. Fueron años muy ilusionantes. Recuerdo la experiencia con auténtico amor, una felicidad completa»[12].

En 1976, se crearon formalmente las dos primeras asociaciones específicas de autismo de España: la Asociación de Padres de Niños Autistas (APNA), en Madrid, y Autismo La Garriga (inicialmente Centro Educativo para Niños con Autismo «Cerac» y posteriormente núcleo también de APAFAAC, a la que me referiré más adelante, y de la Fundación Tutelar Congost). Gracias a la encomiable labor realizada por los responsables de estas dos organizaciones, desde finales de los años setenta la atención a las personas con autismo y sus familiares vivió una eclosión impresionante, expandiéndose y consolidándose en pocos años en buena parte del país un modelo de servicios educativos, ocupacionales y más tarde residenciales caracterizado por una actitud respetuosa hacia las personas con autismo, un apoyo firme a los derechos de estas personas y de sus familiares, y un interés genuino por los modelos científicos, técnicos y organizacionales desarrollados exitosamente en otros países (sobre todo, anglosajones) a la hora de crear servicios y abordar la intervención. Desde su creación, tanto APNA como Autismo La Garriga y la Fundación Tutelar Congost impulsaron también la colaboración entre servicios y entidades, tanto a nivel regional

*N.Ed.: Una excepción es la publicación: Belinchón, M. y Martínez Madrid, C. (1981). «Distintas líneas terapéuticas en el tratamiento de niños autistas y psicóticos: La terapia del lenguaje y la intervención con los padres». En J. N. Fernández Muñoz y S. Porta Dávalo (Eds.), *Actas del I Simposio de Terapeutas de Autismo* (pp. 95-113). La Coruña: Aspronaga.

como nacional e internacional. De hecho, sus respectivos presidentes jugaron un papel clave en la puesta en marcha de organizaciones europeas (como Autismo Europa, en 1983), latinoamericanas (como la Federación Latinoamericana de Autismo, FELAC, en el 2000) y de ámbito mundial (como la Organización Mundial de Autismo, OMA, en 1998).

APAFAAC (siglas de Asociación de Padres con Hijos Autistas y Caracteriales de Cataluña) fue también creada en 1976 en Barcelona por Joan Roca Miralles, su esposa y otras familias, con el asesoramiento técnico del doctor Josep Rom i Font, neuropsiquiatra en el Hospital del Mar de la Ciudad Condal, y posteriormente con el de Francesc Cuxart, psicólogo y profesor de la Universidad Autónoma de Barcelona. Como me contó Javier Blecua, terapeuta en el centro Carrilet desde sus comienzos[13], Joan Roca se granjeó enseguida la confianza de la administración y la clase política catalanas, lo que facilitó la puesta en marcha en esa comunidad de una amplia red de entidades y servicios hasta lograr tener en La Garriga (una población situada a 35 Km de Barcelona) una red de servicios pioneros —el llamado Proyecto Autismo La Garriga— que abarcaba todo el ciclo vital de las personas con autismo. Esa red incluía CERAC, que contaba con un Centro de Educación Especial y un servicio diagnóstico homologado en 1984 por la Generalitat de Cataluña para el diagnóstico de autismo en esa comunidad; ASEPAC, que incluía el centro de tratamiento integral para adultos TERLAB y el servicio de respiro STV, y la propia APAFACC, que actualmente gestiona varias residencias terapéuticas temporales. En 1984, APAFACC promovió la creación de la Fundación Tutelar Congost-Autismo para velar por el buen funcionamiento de las entidades sin ánimo de lucro dedicadas al autismo y ejercer la tutela de las personas con esta condición que lo necesiten, así como promover actividades encaminadas a la mejora de estas personas.

Al fundador y presidente de este conglomerado, Joan Roca Miralles (1930-2012), se lo recuerda como un empresario extremadamente culto y afable (encarnación del «seny» o sentido común catalán). Padre de una hija con autismo, Anna, Roca conocía en profundidad el funcionamiento de las administraciones públicas y, apoyado por Lidia Fina, su esposa, impulsó incansablemente iniciativas y alianzas estratégicas a muchas bandas, siendo una de las personas clave para entender la posterior expansión del movimiento asociativo español, su protagonismo como interlocutor privilegiado para las administraciones públicas y también su alineamiento y compromiso con otras asociaciones de dentro y fuera del país (fue miembro del primer consejo de administración de la Asociación Autismo Europa y también presidente de la denominada inicialmente Federación de Asociaciones de Padres Protectoras de Personas Autistas del Estado España Autismo-España, creada en 1994 y cuyo nombre actual es, simplemente, Autismo España).. En 1996, la Fundación Congost-Autismo y la Confederación Autismo España, ambas presididas por Roca, organizaron en Barcelona el V Congreso Internacional de Autismo Europa con el lema «Hope is not a Dream» (literalmente, «la esperanza no es un sueño»)[14].

Por su parte, APNA (siglas inicialmente de Asociación de Padres de Niños Autistas, que cambió en 2004 su denominación por la de Asociación de Personas con Autismo) fue creada en Madrid también en 1976 por un grupo de padres cuyos hijos habían recibido el diagnóstico de autismo o estaban siendo atendidos por el doctor Díez-Cuervo. Algunos de estos niños acudían al centro TAURE cuando se creó la asociación. Díez-Cuervo fue desde sus inicios el consultor médico de APNA, aunque enseguida se incorporó también a la asociación como director técnico un por entonces muy joven profesor universitario de psicología llamado Ángel Rivière, figura destacada en la historia del autismo, a cuya extraordinaria labor nos referiremos más adelante.

Como me dijo Juan Coma, uno de sus fundadores: «Desde sus primeros años de vida, [APNA] sirvió para agrupar a los diversos colectivos de familiares de autistas, desperdigados por todo el país, y para ser su voz ante las autoridades públicas, que ignoraban casi todo del problema»[15]. Movidos por este objetivo fundacional, los responsables de APNA desarrollaron desde los comienzos una infatigable labor de apoyo a la creación de asociaciones de padres en diversos lugares del país (más tarde, también en Latinoamérica), así como a la formación de profesionales en el conocimiento del desarrollo humano y de las distintas estrategias de diagnóstico y de intervención.

Mª Isabel Bayonas, una madre que formaba parte del grupo que fundó APNA y que ha presidido esta asociación durante casi cuatro décadas, fue en buena medida la responsable de la espectacular expansión de esta asociación y el motor indiscutible de innumerables actividades de sensibilización y formación que lograron poner el autismo y las necesidades de las personas con esta condición en el foco de atención de las administraciones y la sociedad española en general, ya en la segunda mitad de la década de 1970.

Bayonas es una mujer extraordinaria, aunque también controvertida. Comenzó siendo una de las pocas mujeres dedicadas al toreo en España. De hecho, en la historia de este país solo ha habido diez mujeres rejoneadoras (los rejoneadores son quienes torean montados a caballo). Bayonas me dijo que el haberse dedicado al rejoneo le había sido muy útil, tanto para manejarse con su hijo David, que tiene autismo, como en sus continuas batallas con las autoridades de España y de otros lugares del mundo (esto último, como presidenta de la Organización Mundial del Autismo).

Las primeras batallas de Bayonas fueron contra la dictadura del general Francisco Franco, pero también contra la enorme ignorancia y los malentendidos existentes sobre el autismo: el libro *La fortaleza vacía*, que escribió Bruno Bettelheim en 1967 y que, como ya vimos, acusaba a los padres, fue el primer libro sobre autismo traducido al español y su influencia siguió sintiéndose durante mucho tiempo. Pero también hubo otros malentendidos más cómicos. Bayonas me enseñó una revista en la que aparecía un reportaje sobre ella en el que se había incluido la foto de una carrera de coches. Me dijo: «Evidentemente, vieron la palabra *autismo* ¡y pensaron que tenía algo que ver con los automóviles!»[16].

David, el hijo de Bayonas, tenía 41 años cuando lo conocí. Es un hombretón extremadamente educado y afable que, según cuenta su madre[17], recuerda las fechas de nacimiento de más de seiscientas personas a las que conoce (¡y también las de algunos de los perros de su barrio!). A David le había diagnosticado autismo a los nueve años el doctor Ángel Díez-Cuervo, cuando ya habían consultado a varios especialistas que les dieron los diagnósticos más extraños. Por aquel entonces, como me dijo Bayonas: «Estaba tan deseosa de que mi hijo dejara de autolesionarse y empezara a hablar, que si un médico me hubiera dicho que lo llevara a medianoche a la madrileña fuente de la Cibeles y que lo metiera en el agua para curarlo, lo habría hecho sin rechistar»[18].

Bayonas tuvo la suerte de que su marido era un comandante de aviación que trabajaba para Iberia, la compañía aérea española, lo que les permitió viajar tanto a Inglaterra como a los EE. UU. y ver a qué servicios podían acceder los niños con autismo en esos países. Bayonas recuerda: «En la época en que se fundó APNA, a muchos de los padres les decían que no comprendían o no querían a sus hijos, y que por eso los niños tenían autismo. Mi hijo David había recibido inicialmente dos diagnósticos, uno de "loco" y otro de "sordo". Un médico me dijo que David estaba bien y que era yo la que estaba loca»[19].

Bayonas dice siempre que APNA estuvo «protegida por los ángeles». Se refería, en primer lugar, a Ángel Díez-Cuervo, quien, como ya he comentado, diagnosticó el autismo de su hijo y fue asesor médico de esa asociación en sus primeros años de funcionamiento; en segundo lugar, a los pilotos compañeros de su marido, que donaron dinero para pagar la formación en Londres de algunos profesionales españoles; y en tercer lugar al profesor Ángel Rivière, asesor también de APNA y profesor e investigador universitario excepcional.

Rivière es una de las figuras más sobresalientes de la historia del autismo en todo el mundo, tanto por su formación como por sus cualidades humanas. Catedrático de psicología cognitiva en la Universidad Autónoma de Madrid tras un breve paso por la Universidad Complutense de esa ciudad, falleció desgraciadamente joven en el 2000, a los 50 años de edad, no sin antes haber escrito numerosos libros muy clarificadores sobre el autismo y el desarrollo humano, y de haber estimulado a los padres con su forma flexible y cercana de abordar el trastorno de sus hijos.

Según me dijeron todas las personas con las que hablé: «Rivière era un genio. Habría tenido éxito en cualquier cosa a la que se hubiera dedicado»[20]. Sin embargo, la humildad con la que valoraba sus méritos era proverbial. Baste como muestra, por ejemplo, la respuesta que dio en una entrevista publicada en 1986[21] cuando le preguntaron por qué había elegido el autismo como campo de trabajo; ante aquella pregunta contestó lo siguiente: «Fue muy coyuntural. Yo había visto a un niño cuyos padres estudiaban, por aquel entonces, crear una asociación que defendiera los intereses de los niños autistas, que tampoco se sabía muy bien qué eran [...], y me pidieron que les ayudara en la formación de esa asociación. Les avisé de que no sabía absolutamente nada de autismo y que no me parecía serio echarles una mano; ellos me dijeron que más bien lo que necesitaban era una persona sensata, y entonces yo en el tema entré como persona sensata y no como psicólogo competente, lo cual, posiblemente, era un error todavía mayor que lo de pensar que era un psicólogo competente».

Mercedes Belinchón, que fue discípula y colaboradora de Rivière desde 1979, me dijo que «fue un excelente investigador, con ideas muy originales sobre el desarrollo y el funcionamiento psicológico. Tuvo una influencia profunda sobre muchas generaciones de investigadores y profesionales, especialmente, en el ámbito hispanoparlante. Ángel, por ejemplo, fue quien introdujo en España, en una primera publicación de 1978, la idea de que el autismo era un trastorno del funcionamiento cognitivo[22]. Ese mismo año —porque tenía una capacidad asombrosa para trabajar en muchas cosas a la vez— analizó el posible origen neurobiológico del trastorno en un estudio pionero hecho en colaboración con Hortensia de la Torre sobre los patrones de las huellas dactilares (los llamados «dermatoglifos») de los niños con autismo. Tradujo al español textos clave de , de Uta Frith y de Peter Hobson y estableció puentes conceptuales entre el constructivismo vygotskiano y el piagetiano. En los años inmediatamente anteriores a su fallecimiento, publicó trabajos que reflejaban una visión muy madura, compacta e integrada sobre el desarrollo humano (tanto normotípico como atípico), así como de su aplicación a los campos de la evaluación e intervención. Uno de estos trabajos —el «Inventario para la evaluación del desarrollo de las personas con trastornos del espectro del autismo IDEA», publicado originalmente en 1997— ha sido una herramienta muy utilizada por los profesionales de dentro y fuera del país»[23].

Belinchón me indicó también que Rivière captó enseguida la importancia para la comprensión del autismo de las primeras evidencias experimentales de déficits en «mentalización», y que realizó el primer estudio en España sobre teoría de la mente en niños con TEA en 1986, en colaboración con José Luis Castellanos, otro discípulo suyo. A partir de entonces, publicó numerosos ensayos e investigaciones sobre esta compleja capacidad (como las tesis doctorales de los también profesores universitarios Encarnación Sarriá, Ricardo Canal, María Sotillo y María Núñez, entre otras de las que fue director). Él, además, insistía mucho en que era esencial que los profesionales que trabajan en el ámbito del autismo tuvieran un conocimiento amplio del desarrollo normotípico[24].

Por otro lado, Belinchón, que escribió junto a Rivière varios trabajos sobre lenguaje y autismo entre 1980 y 1982 y un libro de psicolingüística en 1992, me dijo: «Intelectualmente Ángel era impresionante, pero humanamente también lo era. Tenía una capacidad asombrosa para empatizar con todo el mundo y era un hombre muy interesante en otros muchos aspectos. Tenía una curiosidad intelectual enorme y escribía maravillosamente bien»[25].

En efecto, la calidad de los textos escritos por Rivière era extraordinaria y fue sin duda una de las claves de su enorme impacto. Comentando en una entrevista de 1986 una de sus publicaciones más importantes (su estudio biográfico sobre Vygotsky), Rivière confesó: «La psicología que yo viví de estudiante era la ciencia peor escrita que he conocido [...] un estilo horroroso, lleno de anglicismos, en el que se notaba demasiado [...] el carácter colonial que tenía esa psicología. Para mí, eso ha sido una preocupación desde siempre; a mí me gusta escribir y me parecía penoso que se escribiera tan mal. Porque además, para un psicólogo, creo que es importante el tener en cuenta que cuando escribes ejerces una función de comunicación; de esto es posible que un físico no se dé tanta cuenta, pero [...], se quiera o no, la psicología sigue siendo una ciencia en gran parte verbal, es decir [que] no ha llegado a formalizarse en sistemas simbólicos distintos al lenguaje. El usar bien o mal este lenguaje no es exactamente lo mismo que hacer buena o mala psicología, pero tiene bastante más que ver de lo que la gente se cree. Como lema, yo diría que no necesariamente un buen artículo en psicología tiene que estar mal escrito, y [que] escribir bien es un derecho del que lee y una obligación del que escribe»[26].

La viuda de Rivière, Inés Marichalar, lo recuerda con muchísimo amor, como marido, pero también como profesional. Inés me contó: «Era un profesor muy querido. El primer día de cada curso, solía escribir su número de teléfono en la pizarra. Los alumnos lo adoraban. Y los padres le podían consultar a cualquier hora del día o de la noche»[27].

Rivière era un hombre sensible, lleno de compasión y muy culto. Intérprete aficionado de violín y guitarra, era también un buen poeta y un apasionado de las librerías de segunda mano, las novelas de William Faulkner, la poesía de Vicente Aleixandre y las películas de Buñuel. Pero podía ser muy distraído. «Perdió vuelos de vez en cuando porque estaba pasando un rato con los padres o porque pensaba que el vuelo salía a medianoche en vez de mediodía», me dijo Inés. «Una vez, se dejó su pasaporte en un taxi de camino a Budapest. En su siguiente viaje, a París, me prometió: "No te preocupes, esta vez no olvidaré mi pasaporte" ¡y lo puso dentro de la maleta!».

Hablando ya más seriamente, Inés me contó que Ángel, que escribía e impartía conferencias y cursos sin darse tregua, y que en los últimos años viajaba cada vez con más frecuencia a Latinoamérica para apoyar la creación de servicios y la formación de profesionales en esos países, no se cuidaba, a pesar de padecer diabetes e hipertensión. Una noche sufrió una primera hemorragia cerebral en casa mientras trabajaba en un proyecto de investigación. Apenas un mes y medio después, sufrió una segunda hemorragia, ya fatal. Inés me dijo: «Ángel murió por trabajar tanto, sin duda. Solía ver a algunos niños con autismo en nuestra casa los fines de semana, de 4 a 7 de la tarde. ¡Creo que sé más del autismo que la mayoría de los profesionales, porque yo cuidaba a los niños mientras Ángel estaba hablando con los padres!».

Javier Tamarit, otra persona clave en la historia del autismo en España, y de quien hablaremos más adelante, me dijo[28]: «Ángel Rivière lanzó a los cuatro vientos, y sin atisbo de duda, la proclama esperanzadora y balsámica de que las familias no eran las causantes con sus actos y sus sentimientos de la condición que atenazaba las vidas de sus hijos con autismo. El autismo es una alteración de etiología biológica, hoy pensamos que en una gran proporción genética. Pero esta segunda huella tuvo un mayor alcance. No solo los padres no eran culpables, sino que esencialmente podían ser, debían ser, actores esenciales en el desarrollo y la educación de sus hijos [...] Ángel siempre supuso un colchón de seguridad para las familias y para los profesionales de buena fe, quienes esperaban sus palabras y sus opiniones para alumbrar el duro camino que recorre la esperanza de la mano de la realidad. Su vasto conocimiento de la psicología y del estado de la ciencia acerca del autismo, junto con su juicio experto y su sensatez humana, eran el garante absoluto para seguir la senda adecuada. Así los padres avanzaban y recuperaban el orgullo, y se hacían fuertes en su caminar».

Rivière produjo un impacto personal enorme en las familias a las que ayudó, e incluso en gente que no lo conoció personalmente. Otra discípula suya, Carmen Nieto (también profesora de Psicología en la Universidad Autónoma de Madrid y colaboradora en el servicio diagnóstico de APNA), recordaba: «Algunas personas que nunca lo habían tratado de forma directa lloraron abiertamente cuando conocieron la noticia de su fallecimiento»[29].

Simon Baron-Cohen, el experto británico en autismo, me dijo sobre él: «El profesor Ángel Rivière fue un psicólogo experto en el desarrollo, muy respetado a nivel internacional. Tuve el placer de colaborar con él a principio de los años noventa, en un estudio especialmente memorable por cómo se nos ocurrió. Rivière me había llevado a visitar el Museo del Prado en Madrid. Estábamos los dos mirando un precioso cuadro de Velázquez cuando caímos en la cuenta de que, a pesar de nuestras diferencias culturales, ambos estábamos "leyendo" las mismas emociones que estaban plasmadas en un cuadro pintado por un artista que había vivido más de trescientos años antes. Diseñamos un experimento para comprobar si la "capacidad de leer la mente" era mucho más transversal en el tiempo y la cultura de lo que había sugerido el psicólogo Paul Ekman cuando afirmó que solo las emociones "básicas" eran universales. Nosotros refutamos la hipótesis de Ekman al encontrar que también algunas emociones "complejas" podían ser leídas idénticamente, con independencia del siglo o la cultura a la que perteneciera el observador. Un alumno de doctorado de Ángel en aquellos años, Juan Carlos Gómez, enriqueció también nuestro trabajo conjunto al aplicar pruebas a crías de gorilas del zoo de Madrid usando protocolos que mis colaboradores y yo estábamos usando con niños con y sin autismo para estudiar desde una perspectiva evolucionista cómo se desarrolla o se altera la comunicación en las personas con autismo. Ángel era muy apreciado, no solo por su encantadora personalidad, su amplia y profunda perspectiva intelectual y su contribución a la puesta en marcha de servicios para el autismo en España, sino también por su magisterio inspirador y por cómo difuminaba la línea de separación entre trabajo y familia, lo que muchos fines de semana le llevaba a recibir en su casa a sus alumnos y a las personas con autismo. Su fallecimiento trágicamente prematuro fue una gran pérdida para su familia, sus alumnos, sus colegas y para el mundo del autismo en general»[30].

***

En 1977 tres miembros de la Junta Directiva de APNA (Mª Mª Isabel Bayonas, Juan Coma y Benito Junoy) viajaron a Portugal para asistir al Simposio Internacional de Autismo que se celebró en Lisboa. Regresaron a España con la idea de organizar un evento similar e invitar a muchas de las autoridades científicas que habían asistido a dicho simposio. Entre el 3 y el 5 de mayo de 1978, con el apoyo del SEREM (siglas del Servicio de Recuperación y Rehabilitación de Minusválidos Físicos y Psíquicos, dependiente del Ministerio de Sanidad), APNA organizó el I Simposio Internacional del Autismo, un hito importantísimo en la historia del autismo de España. Benito Junoy, a quien me referiré de nuevo más adelante, asumió la presidencia del comité organizador de ese simposio, que se celebró en el Palacio de Congresos de Madrid bajo el lema «Ayúdame a saber quién soy». Este encuentro, dirigido a profesionales, padres, poderes públicos y sociedad en general, tuvo un gran impacto mediático, en todo el territorio español. Como recordó Juan Coma: «Se puede asegurar que para el conocimiento en España del problema del autismo hay un antes y un después de la celebración de ese Simposio. A partir de él, la administración consideró al autismo como un problema ante el cual había que luchar, situándolo dentro del cuadro de enfermedades reconocido por la Seguridad Social. Al mismo tiempo, la sociedad española se concienciaba que estaba ante una nueva grave enfermedad, hasta entonces desconocida, a la que había que hacer frente»[31]. Por su parte, los padres se reafirmaron en la necesidad de estar presentes en cuantos planteamientos se elaboraran sobre autismo y se atrevieron a exigir a las personas implicadas —médicos, psicólogos, asistentes sociales, pedagogos, terapeutas en general y administración pública— que compartiesen la responsabilidad de luchar por la mejora de la atención a las personas con autismo y sus familias.

Según la reseña publicada en el periódico *El País*, a este rutilante evento asistieron 1500 personas y en él intervinieron, asistiendo o enviando comunicaciones, muchas de las autoridades científicas que en el mundo se ocupaban en ese momento del autismo, entre ellas Ivar Lovaas, William Brady, Betty Peters, Robert Jensen y muchos otros. Allí, Bernard Rimland bosquejó su trabajo acerca de lo que él defendía que eran efectos beneficiosos de las vitaminas como tratamiento para los niños con autismo. Ivar Lovaas, en su ponencia, destacó la naturaleza neurológica del autismo, lo que provocó que algunos de los otros ponentes, que tenían una orientación psicodinámica, expresaran su desacuerdo provocando un pequeño tumulto entre el público. La situación la desactivó con gran calma el moderador de la sesión, Ángel Rivière, diciendo: «En ciencia, la controversia no solo no es desagradable: es necesaria».

Apenas terminado el Simposio de 1978, el Ministerio de Sanidad español concedió a APNA una subvención con la que se compró un edificio, en una zona residencial de Madrid, donde se instaló el colegio Leo Kanner. El colegio inició su funcionamiento con un reducido grupo de niños con autismo. Otro de los resultados importantes del Simposio fue la creación de un Comité compuesto por padres de nueve nacionalidades diferentes (Irlanda, Portugal, España, Noruega, Suecia, Alemania, Francia, Holanda y Australia) para la organización de la Oficina de Coordinación Internacional para Padres de Niños y Adultos Autistas, con el objeto de alcanzar el reconocimiento de que cada persona con autismo necesita una educación, un tratamiento y cuidados especializados e individualizados; tiene derecho a desarrollar al máximo su potencial como ser humano y a tener un lugar digno en la sociedad. Algunos años después, APNA inauguró una residencia para adultos que lleva el nombre de Mª Mª Isabel Bayonas.

APNA puso en marcha también muy pronto un servicio de diagnóstico especializado en autismo. En noviembre de 1979, Rivière, que dirigía y atendía personalmente ese servicio, impartió un primer seminario monográfico sobre diagnóstico del autismo infantil al que asistieron casi una treintena de profesionales, de Madrid y de otras provincias. Como recordaba Mercedes Belinchón: «La anécdota de ese seminario fue que, durante su celebración, Ángel tuvo que ausentarse precipitadamente porque le avisaron de que Inés, su mujer, acababa de dar a luz. Después de visitarla en el hospital, Ángel continuó con el programa del seminario con toda naturalidad».

El servicio diagnóstico de APNA, al que en años sucesivos se incorporaron otros psicólogos de gran valía como Juan Martos, Rosa Ventoso, María Llorente o Carmen Nieto, fue durante décadas (como lo siguió siendo también la consulta del doctor Díez-Cuervo) el lugar de referencia en el que familias de todo el país buscaban clarificar la situación de sus hijos. El peregrinaje de padres y de profesionales a Madrid buscando la opinión de Rivière o de Díez-Cuervo (al igual que el de Rivière, Díez-Cuervo y después Martos a todos lados dando formación), no dejó de aumentar hasta el fallecimiento de Rivière en abril del 2000, a pesar de que, en esas fechas, existía ya una red de servicios amplia y descentralizada con profesionales especializados en casi todas las regiones del país. El juicio clínico y las orientaciones de los dos «ángeles» pioneros parecían seguir resultando imprescindibles incluso para las familias que ya disponían de informes diagnósticos y apoyos de otros profesionales (también de fuera de España).

En los últimos años de la década de 1970, surgieron también otros muchos proyectos y recursos específicamente dirigidos a personas con autismo (unos, como resultado de la expansión territorial de APNA, pero otros no). Así, en 1978, Pilar Sarrias, desvinculada ya del centro Carrilet, fundó un nuevo centro en Barcelona, el Centro Bellaire, también de orientación psicodinámica. Ese mismo año, en la provincia levantina de Castellón, un grupo de profesionales (Juan Rodríguez Abellán, Higinio Sales Miralles y Monserrat Segarra) montó el Centro El CAU, ante la necesidad de dar a las personas con autismo de esa región unos cuidados específicos y de alta cualificación profesional. El CAU, que tenía sus raíces en la experiencia que parte del equipo fundador había mantenido durante cuatro años en una comunidad agrícola valenciana de educación especial inspirada en los principios de la pedagogía Montessori, fue un centro pionero también en España en cuanto a la aplicación de técnicas de modificación de conducta a la enseñanza de habilidades para la autonomía personal y el lenguaje, así como en su combinación con técnicas de reeducación psicomotriz, relajación, técnicas de maternaje y otras. Paralelamente, en el Hospital Central de la Cruz Roja de Madrid, el psiquiatra de origen chileno Gonzalo Morandé Lavín comenzó a dirigir una sección de psicopatología infantil a la que se adscribieron también las doctoras Marta Peral, Elena Sánchez y Celina Díaz, así como las psicólogas Monserrat Jiménez y Trinidad López Román, quienes poco tiempo después fundaron un centro educativo en Madrid llamado Magunas. El equipo de Morandé en la Cruz Roja consideraba que el autismo era fundamentalmente un trastorno del apego, pero, pese a su orientación dinámica, atendió con mimo a las familias y entabló también una relación muy fructífera de colaboración con los profesionales que trabajaban en los diferentes centros psicopedagógicos para niños con autismo de Madrid. Esta actitud, que mostraba por aquel entonces un muy reducido número de psiquiatras (en el que se encontraba la doctora Mª Jesús Mardomingo, en el entonces llamado Hospital General Francisco Franco de Madrid, hoy Hospital General Universitario Gregorio Marañón) contrastaba con los juicios acusadores que algunos profesionales del ámbito médico seguían trasladando a las familias en sus consultas (p. e., en los servicios de psiquiatría del Hospital del Niño Jesús y del Hospital La Paz de Madrid).

También en 1978, en el País Vasco, se creó la Asociación Guipuzcoana de Autismo (Gautena), una organización cuyo primer presidente fue José Antonio Zubía y que dirigió técnicamente desde sus inicios el psiquiatra infantil Joaquín Fuentes-Biggi[32]. Fuentes, al igual que Lydia Mendizábal, Cristina Odriozola, Agustín Illera y otros profesionales que han trabajado o siguen trabajando en Gautena, está considerado un referente indiscutible de la buena práctica profesional en España y ha desempeñado también un papel muy destacado tanto en la asociación Autismo Europa como en otros foros internacionales sobre autismo. Durante todo este tiempo, ha dado numerosas muestras de su compromiso con la investigación y la formación de los profesionales y familias del país, impartiendo centenares de conferencias y cursos y traduciendo al castellano documentos generados por las organizaciones de vanguardia en el ámbito del autismo como la

NAS o Autism Speaks. En la actualidad, Gautena proporciona servicios a unas setecientas familias y cuenta también con una importante área de investigación.

Por su parte, Javier Tamarit, otro de los pioneros del autismo en España más influyentes, me contó cuando le entrevisté en Londres[33] que en mayo de 1977 él todavía no había terminado sus estudios de Psicología en la Universidad Autónoma de Madrid pero que ya entonces empezó a colaborar en un gabinete psicológico llamado CEPRI (siglas de Centro de Psicología y Rehabilitación Infantil). En las consultas de ese gabinete, que había sido fundado por dos psicólogos llamados Alfonso Barchino y José Ramón de la Vega, se trataba de forma muy innovadora con técnicas de modificación de conducta a niños con diversas discapacidades, incluido el autismo. Javier Tamarit me dijo: «Yo no sabía nada del autismo en aquella época. No nos habían hablado del tema en la universidad». Como recordó también[34], en 1978, CEPRI abrió una unidad para que los chicos con autismo con problemáticas más graves pudieran ser atendidos y permanecer allí también durante las mañanas.

En 1981, Tamarit y otros dos colegas (Juan Pedro «JuanPe» García-Cernuda e Isabel Pérez Salcedo) pusieron en marcha un colegio para niños con graves problemas de conducta (con y sin autismo) y fundaron la denominada Asociación CEPRI para la Investigación y el Estudio de la Deficiencia Mental (*sic*), una asociación mixta de profesionales y padres que rompió con el modelo imperante hasta aquel momento de centros educativos para niños con autismo gestionados por asociaciones solo de padres. Prácticamente desde su creación, CEPRI se convirtió también en una referencia para los profesionales del país por sus innovadoras prácticas de intervención, que combinaban creativamente las técnicas de modificación de conducta y *biofeedback*, los sistemas alternativos y aumentativos de comunicación (por aquel entonces, prácticamente desconocidos en España) y su apuesta decidida por una intervención abierta a la comunidad y respetuosa con las preferencias de las propias personas con autismo y sus familiares. CEPRI, además, organizó desde su creación actividades de formación abiertas a otros profesionales en las que se contó con la participación de especialistas de la talla de Chris Kiernan y Benson Schaeffer (pioneros del uso de sistemas alternativos de comunicación) y, más adelante, de Robert Schalock (pionero del influyente enfoque de Calidad de Vida en la atención a personas con discapacidad).

Javier Tamarit desde finales de los años noventa dirige el área de Calidad de Vida de la Confederación Plena Inclusión, creada con el nombre de FEAPS en la década de 1950 como asociación para la defensa de las personas con discapacidad intelectual y sus familias, pero abierta también en los últimos años a otras discapacidades como el autismo. Como él mismo me comentó: «A finales de los años setenta y principios de los ochenta, solo los niños con discapacidad intelectual leve o ligera tenían acceso a los centros de educación especial. Los otros, los llamados *severos* y *profundos*, y muchos con la etiqueta de *moderados*, pasaban sus días en sus casas, o en salas amplias de instituciones en las que apenas tenía cabida la palabra *educación*. Se decía que no eran educables. Pienso que, en esa época, la modificación de conducta nos hizo cómplices en la distancia a Ángel Rivière y a mí. Allá donde hablábamos de que los comportamientos que presentaban algunos niños podían modificarse, y de que existían procedimientos para que aprendieran no solo a aminorar determinadas conductas inadecuadas sino también a aumentar las positivas o crear otras inexistentes, se encendían fuertes debates generalmente enfrentando a las posiciones psicoanalíticas con las que nosotros manteníamos»[35].

En esos mismos años, la situación del autismo en otras regiones del país no era menos dinámica. En Andalucía, Rosa Álvarez Pérez, psicóloga de la Federación Autismo Andalucía y profesora en la Universidad de Sevilla, subraya que las asociaciones andaluzas fueron también pioneras en toda España. En 1979 surgió Autismo Cádiz como parte de la Asociación de Padres de Niños Autistas de Andalucía Occidental y como consecuencia de la unión de siete familias cuyos hijos, afectados de autismo o trastornos similares, no encontraban una respuesta educativa adecuada a sus necesidades y características. El asesor técnico de esa asociación, Salvador Repeto, impulsó muy activamente la realización de actividades de formación en la región ya desde aquellos primeros años, convirtiéndose también, como Javier Tamarit, en un puntal importante (y uno de los presidentes) de la organización de la Asociación Española de Profesionales del Autismo (AETAPI), de la que hablaremos más adelante. También en Andalucía, la Asociación de Padres de Niños Autistas de Granada (que hoy se denomina Autismo Granada) se inscribió en el Registro Provincial de Asociaciones en septiembre de 1979. Respecto a Autismo Málaga, el 2 de mayo de 1979 se constituyó su antecedente más directo, la Asociación de Padres de Niños Autistas de Andalucía Oriental, pasando el 13 de marzo de 1993 a crearse en Málaga la actual asociación. La Asociación de Padres de Niños Autistas de Sevilla (hoy Autismo Sevilla) se constituyó el 16 de marzo de 1978 como una Asociación sin ánimo de lucro y, tras un periodo de tiempo de actividad limitada, resurgió en la década de los noventa. Como me indicó también Álvarez: «En Andalucía, las asociaciones prestadoras de servicios las han puesto en marcha familiares de personas con TEA, y aunque se han profesionalizado bastante, sus órganos directivos están compuestos principalmente por padres y madres. Solo en los últimos años han empezado a crearse organizaciones prestadoras de servicios promovidas por profesionales»[36].

En Castilla y León, la primera asociación de personas con autismo se creó en Valladolid, también en 1978, y se llamó Asociación Vallisoletana de Protección del Autismo (AVPA). Sin embargo, esta asociación durante muchos años no puso en funcionamiento ningún recurso y, por eso, es la asociación Autismo Valladolid —constituida en marzo de 1982 al abrirse el centro concertado de Educación Especial El Corro— la que se considera la pionera en Castilla y León. Esta iniciativa fue posible gracias al trabajo de un grupo de padres que recibieron el asesoramiento técnico de profesionales entre los que se encontraba el psicólogo José-Sixto Olivar Parra, profesor también de psicopedagogía en la Universidad de Valladolid.

En Galicia, por esos mismos años, se crearon el centro Menela de Vigo (dirigido por Cipriano Luis Jiménez), la Asociación BATA (fundada por los psicólogos Carmen Márquez y Fausto García Rey junto con otros profesionales y familiares de personas con autismo) y la Asociación ASPANAES de La Coruña*, consiguiéndose así en poco tiempo que hubiera también cierta oferta de servicios específicos para las personas con autismo en esa región española[37]. Los servicios gallegos creados por esas fechas presentaban entre sí importantes diferencias en cuanto a su orientación teórica y sus métodos de trabajo, y algunos de ellos mantenían una orientación psicodinámica. Fuera de esa región, el Centro de Autismo de Perleta, en Elche (Levante), o el de Las Boqueras en Murcia (también en Levante) fueron otros recursos específicos creados en aquel tiempo.

En 1979 tuvo lugar un cúmulo de circunstancias que llevaron al nacimiento de la Asociación Nuevo Horizonte. Benito Junoy, capitán de la marina mercante, después empresario, padre de una hija con autismo y en aquel momento miembro de la junta directiva de APNA, pensó y trabajó en un proyecto integral al que llamó «Núcleo Especial Nuevo Horizonte» que pretendía abordar la creación de servicios para las diferentes etapas del ciclo vital, ya que en aquel momento APNA tenía un potente servicio de diagnóstico y apenas estaba comenzando la andadura del colegio. Junoy llevó este proyecto a la Asamblea General de APNA de 1979, que «no vio conveniente el proyecto y no le dio el plácet»[38] por lo que salió de allí convencido de que llevaría adelante el proyecto, pero sin contar con APNA. Así, Junoy junto con otros tres padres decidió crear Nuevo Horizonte, una asociación que en el momento de escribir estas líneas presta servicios a más de cuarenta personas afectadas por el autismo y a sus familias. Junoy, todavía hoy, considera que esa decisión fue la mejor de su vida[39]. Junto con otros padres y madres consiguió poner en marcha, en primer lugar, un centro escolar que garantizara una educación de calidad para

* N.Ed.: Para facilitar su reconocimiento por parte de los lectores hispanoparlantes no españoles y agilizar la lectura, en este capítulo hemos optado por utilizar siempre el nombre de la población tal y como se la conoce en castellano.

ellos. La Asociación Nuevo Horizonte se fundó oficialmente el 16 de marzo de 1980. Contó durante años como asesor técnico con Jorge Pena —que se había formado con Ivar Lovaas en la UCLA— y con Koro Iparraguirre, discípula de Pena, como directora del colegio; estos dos excelentes profesionales también contribuyeron decisivamente a dar a conocer entre los profesionales españoles los métodos de intervención conductual aplicados a personas con autismo a principios de los años ochenta. Tras la salida de la asociación de Pena y de Iparraguirre (esta, más de una década después), Nuevo Horizonte mantuvo su orientación conductual y contó como asesor técnico con Domingo García-Villamisar, profesor de psicología en la Universidad Complutense de Madrid, y como directora del centro educativo con Carmen Muela, que en la actualidad ostenta la dirección técnica de todos los servicios de Nuevo Horizonte.

La creación tan rápida de nuevos servicios, a finales de los años setenta y principios de los ochenta, planteaba a los padres y profesionales un sinfín de dificultades, entre las que las económicas eran quizá las más importantes pero no las únicas. El personal en esos centros específicos era insuficiente, contaba inicialmente con una formación autodidacta y carecía de estabilidad laboral. Entre estos profesionales se fue generando un movimiento espontáneo de intercambio y colaboración que dio lugar a distintos encuentros monográficos y, finalmente, a la organización del I Simposium de Terapeutas de Autismo, una reunión celebrada entre el 24 y el 26 de septiembre de 1981 en el municipio gallego de Pazo de Mariñán de Bergondo (La Coruña). A esta reunión asistieron 150 profesionales, entre psicólogos, maestros, terapeutas ocupacionales y también psiquiatras y neurólogos infantiles.

Los trabajos que se presentaron en ese I Simposium de Terapeutas se publicaron en una edición no venal, impresa en los talleres de un centro laboral para personas con discapacidad intelectual, y reflejan muy fielmente la diversidad de puntos de vista y la efervescencia de aquellos años en los servicios relacionados con el autismo en España. Algunas ponencias mantenían una orientación psicodinámica (como las presentadas por los psiquiatras infantiles Gonzalo Morandé y su equipo del Hospital Infantil de Cruz Roja de Madrid, Lucía Viloca y Victoria Subirana, del Centro Carrilet de Barcelona, Inmaculada Cid, del centro Bellaire, Cipriano Luis Jiménez Casas y su equipo del Centro Menela de Vigo, Carlos Cobo Medina, psiquiatra del Hospital La Paz de Madrid, o Javier Santaolalla, médico psiquiatra del Colegio de Educación Especial El Cariño de Zaragoza). Sin embargo, otras presentaciones proponían ya procedimientos de evaluación e intervención psicopedagógica que incorporaban en mayor o menor medida técnicas de intervención conductual y de trabajo en colaboración con los padres (p. ej., los trabajos presentados por los profesionales del centro Azkárate-Enea, dependiente de la asociación Gautena, los presentados desde los centros TAURE de Madrid y El CAU de Castellón, o la ponencia sobre la fundamentación teórica de las intervenciones en el área del lenguaje, la comunicación y el desarrollo simbólico que presentó Ángel Rivière).

La reunión de 1981 en el Pazo de Mariñán fue el germen a partir del cual se fundó dos años después AETAPI, Asociación Española de Profesionales del Autismo cuyas siglas correspondían inicialmente a Asociación Española de Terapeutas de Autismo y Psicosis Infantiles. AETAPI, que en la actualidad cuenta con más de 700 socios, celebró su asamblea constituyente en marzo de 1983 durante el II Simposio Nacional sobre Autismo celebrado en Castellón. Su primer presidente fue Juan Rodríguez Abellán, miembro del equipo fundador de El CAU, y en sus primeras juntas directivas se integraron personas de todas las orientaciones teóricas, como Marta Peral, del equipo del Hospital Central de la Cruz Roja, Javier Tamarit de CEPRI, Carmen Martínez Madrid, de TAURE, Javier Blecua del Centro Carrilet de Barcelona, Salvador Repeto de APNA-Cádiz, José Sixto Olivar de El Corro de Valladolid, Mercedes Belinchón, ya profesora en la Universidad Autónoma de Madrid y Ángel Rivière. Muy poco tiempo después, algunos de los miembros catalanes de esta asociación promovieron, junto con otros profesionales, la fundación de ACTTAPI (siglas de Associació Catalana de Tècnics i Terapeutes de L'Autisme i les Psicosis Infantils), una entidad que ha seguido organizando desde entonces algunas actividades de formación[40].

Javier Tamarit, que fue presidente de AETAPI desde 1988 a 1998, me contó que, al principio, Esta organización pretendía funcionar como una especie de grupo de presión o *lobby* ante las asociaciones de familiares con autismo que ostentaban el control de la mayoría de los centros y servicios, pero que sobre todo ha servido para elaborar una visión compartida sobre la naturaleza del autismo y las buenas prácticas en su atención: «Cada dos años, AETAPI reunía en un congreso a todos los profesionales asociados, y allí nos peleábamos dialécticamente. En AETAPI vimos por primera vez la lucha entre lo psicodinámico y lo cognitivo-conductual. No solían ir médicos, a excepción de unos pocos, como Ángel Díez-Cuervo —que iba a todos los congresos— o, más ocasionalmente, los doctores Morandé y Peral, del servicio de psiquiatría del Hospital Central de Cruz Roja o Jaime Campos Castelló, del servicio de neurología infantil del Hospital Clínico Universitario San Carlos de Madrid. El doctor Campos Castelló, que falleció en noviembre del 2015, también fue siempre muy afable y colaborador con las familias y los Profesionales, y presentó sus primeros datos sobre el síndrome de Rett en el III Congreso de AETAPI que se celebró en Madrid, en el salón de actos del mítico Consejo Superior de Investigaciones Científicas, en 1985. En aquellos congresos de AETAPI éramos casi todos psicólogos, y se decía: "El autismo es biológico." Pero nuestra lucha era acerca de la manera de intervenir. Nosotros les decíamos a los padres: "no sois los responsables"»[41].

Tamarit me dijo también: «Una de las grandes ventajas de AETAPI es que ha creado un núcleo donde hay que buscar lo que se sabe sobre el autismo, y donde hay debate sobre el autismo. Es un referente de buenas prácticas. AETAPI hace cada vez más posicionamientos en contra de terapias milagrosas y planteamientos inadecuados»[42]. Según Marcos Zamora (actual presidente de AETAPI y psicólogo en Autismo Sevilla), AETAPI, en la actualidad, suma fuerzas con Autismo España para denunciar los tratamientos e intervenciones alejados de la evidencia científica. Según Zamora, AETAPI pretende ser entidad difusora del conocimiento basado en la evidencia científica y aportar a los profesionales, tanto asociados como no asociados, formación y elementos que mejoren su práctica diaria.

Asimismo, AETAPI convoca bienalmente los denominados Premios Ángel Rivière, en dos modalidades: a las Buenas Prácticas Profesionales y a la Investigación. Con estos premios, creados el mismo año en que falleció Rivière (el año 2000), la asociación evoca y rinde homenaje al compromiso que este pionero mantenía simultáneamente con la investigación, el apoyo directo a las personas con autismo y la formación rigurosa de los profesionales.

Rivière, a este respecto, era muy consciente de lo difícil, pero también de lo necesario, que resulta el acercamiento entre profesionales de la teoría y de la práctica. En una entrevista publicada en 1986 (precisamente en el número 0 del Boletín de AETAPI), dijo: «Yo creo que [...] es muy frecuente en Psicología, concretamente, y en Pedagogía, que la vocación práctica se acompañe, no ya de una falta de vocación teórica, sino en algunos casos de verdaderos sarpullidos ante la palabra *investigación* o la palabra *teoría*; y eso es un error gravísimo. Hay un artículo que habla de que la mejor práctica es una buena teoría, y eso es cierto: una buena práctica solo se hace con una buena teoría. Luego, desde el punto de vista de la teoría, el problema está en las metodologías de trabajo. Lo académico domina en el campo de la investigación. Lo académico suele estar muy desvinculado de la vida real [...]. Los criterios que se exigen a la práctica para llegar a justificarse son demasiado rigurosos para la práctica, por una parte, y poco rigurosos para la teoría. Yo dirijo una revista de psicología[43] y cuando llega un trabajo de tipo práctico me echo a temblar porque, de entrada, no sé si va a ser fácilmente admisible, porque la justificación metodológica para poder hacer ciertas afirmaciones sobre la práctica es muy compleja»[44].

Más allá de su perspicaz visión sobre la difícil relación entre investigación y práctica profesional, Rivière aportó a esta tarea lo que mejor sabía hacer: espacios nuevos para la reflexión, el diálogo y el trabajo compartidos. Al poco de ser nombrado asesor técnico de APNA y de incorporarse como profesor a la Universidad Autónoma de Madrid, Rivière ya había dado pasos que mostraban con claridad cuál era, a su juicio, el camino a seguir para intentar integrar esos ámbitos de actividad: desde 1978, reunió periódicamente, en una especie de seminario permanente informal y sin sede fija, a exalumnos universitarios suyos y a profesionales de algunos de los servicios pioneros de atención al autismo, con el fin de compartir observaciones y publicaciones, debatir los nuevos enfoques conceptuales y las nuevas estrategias de intervención que se iban conociendo, y explorar posibles nuevas ideas y propuestas. Desde este seminario (del que formaron parte inicialmente Trinidad López Román y Monserrat Jiménez, fundadoras del centro Magunas; Arabella Villalobos, Rosa Mozota y Carmen «Mina» Solano, terapeutas entonces en el centro TAURE; Amalia Espinosa, psicóloga en el colegio Santo Ángel de la Guarda de Madrid; Amparo Calpe, psicóloga del Hospital La Fe de Valencia; Maribel Morueco, que marchó en 1979 a Palma de Mallorca, en las Islas Baleares, para asesorar técnicamente la creación allí de una nueva asociación de APNA —la Asociación Gaspar Hauser—; Maite Cascallana, Emilia Huerta, Mercedes Belinchón, Amalia Pfeiffer, Encarnación Sarriá y otras personas), se impartió formación a otros profesionales (p. ej., sobre las técnicas lovaasianas y la terapia de lenguaje) y se desarrollaron proyectos muy innovadores, tales como la elaboración de una prueba para la evaluación del desarrollo infantil denominada TEDEPE (siglas de Test de Evaluación del Desarrollo Preescolar), compuesta de 414 ítems, o la elaboración de una Escala de Observación para el Diagnóstico del Autismo[45]. Asimismo, desde ese mismo seminario permanente se impulsaron diversas iniciativas profesionales, como la atención domiciliaria a los hijos con autismo de quienes estaban poniendo en marcha la asociación de padres en Santander (Cantabria) en 1980, o la puesta en marcha en 1983, en la calle Ayala de Madrid, de un gabinete llamado ITAE (siglas de Investigación y Tratamiento de las Alteraciones Evolutivas) por parte de las exalumnas de Rivière Mercedes Belinchón, Amalia Pfeiffer, Encarnación Sarriá, Merche Babío, Marian Feu y Paloma Álvarez. En aquellos años, muchos de los profesionales que se contrataron para trabajar en los nuevos servicios para personas con autismo que se iban creando dentro y fuera de Madrid pasaron también en algún momento por ese seminario de Rivière o por algunos de los múltiples cursos que ya él había comenzado a impartir por todo el país[46].

Según recuerda también Belinchón: «[Los últimos años de la década de 1970 y los primeros de la década de 1980] fueron además un periodo absolutamente clave en la historia del autismo en España, por otras razones. Una fundamental es que a las librerías empezaron a llegar algunos libros no psicodinámicos sobre autismo en español, como la versión en castellano del libro de Lovaas *El niño autista* en 1981, o la del libro de Lorna Wing y Peggy Everard sobre las bases biológicas y la educación de los niños con autismo en 1982. También en 1982 se publicó un libro de Aquilino Polaino-Lorente, catedrático de Psicopatología en la Universidad Complutense de Madrid, titulado *Introducción al estudio científico del autismo infantil*, que resumía los avances más recientes en la Investigación- Poco después, en 1984, apareció otro de Jesús Garanto Alós, catedrático de Educación Especial de la Universidad de Barcelona (y también fallecido muy joven en el 2002) titulado *El autismo: aproximación nosográfico descriptiva y apuntes psicopedagógicos*. En la labor de visibilizar el autismo desde otros abordajes, y de nutrir de textos en castellano y en inglés a la cada vez mayor cantidad de estudiantes, profesionales y familias que comenzaban a interesarse por el autismo, jugó un papel fundamental José Juan «Checho» Lasa, exalumno de Rivière en la Universidad Autónoma de Madrid (y también padrino de su boda). En 1979, tras completar sus estudios de Psicología, Checho montó una librería en Madrid —la librería Paradox— que desde su inauguración hasta su cierre en el 2014[47] fue lugar de visita obligada por quienes querían adquirir las últimas novedades sobre el autismo aprovechando sus viajes a Madrid»[48]. También, a través de las reseñas de libros y artículos que se publicaban en los boletines editados por la asociación AETAPI, los profesionales asociados podían conocer las novedades bibliográficas que iban apareciendo en el ámbito del autismo por aquellos años, tan decisivos para romper la hegemonía de las teorías psicodinámicas sobre el autismo y desarrollar estrategias más objetivas de evaluación, diagnóstico e intervención basadas en las nuevas evidencias de investigación.

Otro de los cambios que se produjo en los años ochenta, uno de los más significativos, afectó a la legislación educativa del país. En 1986 el gobierno español introdujo los llamados «conciertos educativos» que regulaban la educación especial. Según comentaba Tamarit: «Eso les permitió a CEPRI y a las otras asociaciones trabajar con el Ministerio de Educación para que las unidades de autismo tuvieran más recursos que las aulas de niños con discapacidades generales [...] Los niños con autismo empezaban a tener sus propias escuelas, y la mirada de Ángel Rivière se había centrado en los estudios sobre el desarrollo cognitivo de estos chicos y en aquellos que demostraban que las técnicas de modificación de conducta servían para que aprendieran [...] Ángel, que era también socio fundador de AETAPI, ejerció una primera influencia crucial para apuntalar las propuestas conductuales en las prácticas de los profesionales que perseguíamos la educación de niños con autismo, aun cuando hubo otros grupos de profesionales que tomaron otros caminos. En los primeros encuentros de profesionales del autismo y de las llamadas entonces *psicosis infantiles*, se producían fortísimos debates y desencuentros, teñidos de emoción e incluso de impulsividad, entre los partidarios de una y otra corriente. Pero la idea central estaba sembrada: el aprendizaje era posible, estaba trazado el objetivo de enseñar y, por lo tanto, urgían estructuras organizativas que aseguraran esta misión y que potenciaran mediante profesionales formados los recursos personales necesarios para llevarla a cabo. Además, abría una fuente de esperanza en las familias, a veces muy culpabilizadas, y se perfilaba así ya un segundo paso esencial en esta aventura»[49].

Juana María Hernández, actual directora del Equipo Específico de Alteraciones Graves del Desarrollo, dependiente de la Consejería de Educación de la Comunidad de Madrid, vivió en primera persona —y desde entonces es una figura clave en él— ese gran cambio en la política educativa del país, que impulsó el gobierno socialista de Felipe González, y que abrió, a mediados de los años ochenta, la vía de la actual inclusión educativa del alumnado con autismo.

Como me contó Juana María[50]: «Álvaro Marchesi, un psicólogo experto en el estudio de los niños con sordera que había sido profesor en la Universidad Autónoma de Madrid durante unos años y fue nombrado en 1984 subdirector general de Educación Especial, le encargó a Ángel Rivière un análisis de las necesidades más inmediatas de atención a la población con autismo. Ese análisis, al que contribuyeron profesionales de distintos servicios de Madrid y técnicos del Ministerio, puso de manifiesto que el sistema de educación pública, que implica un compromiso directo por parte de la administración, se hallaba prácticamente ausente de este campo. La atención educativa de este alumnado recaía completamente en el sistema privado, en los centros específicos vinculados a las asociaciones...

[...] Las asociaciones de padres asumían la responsabilidad de la atención educativa y lo hacían muy bien, ya que los padres estaban convencidos de que la mejor respuesta para sus hijos era la educación y no las terapias dinámicas. Pero esta delegación de responsabilidad educativa traía algunas consecuencias negativas como, por ejemplo, que la administración carecía de información directa sobre los problemas, necesidades y aspectos específicos de la atención educativa para las personas con autismo y delegaba completamente la responsabilidad educativa en la iniciativa privada, que en este caso no cumplía la función de complementar un servicio público, sino que sustituía por completo a la administración a la hora de proporcionar a los niños con autismo los recursos necesarios para cubrir su derecho a ser educados. Además, el sistema de atención educativa a los alumnos con autismo permanecía relativamente aislado del sistema educativo general, de la educación pública. Y se hacía excesivamente frágil, porque dependía exclusivamente de los vaivenes de la iniciativa privada y de los cambios en esta. De hecho, en las comunidades autónomas en las que no había asociación de familias, la detección y atención a las necesidades de las personas con autismo era inexistente».

Juana María me dijo también que, en 1987, el Centro Nacional de Recursos para la Educación Especial —creado por el Ministerio para apoyar técnicamente la reforma de la educación especial— creó un departamento para la educación de los alumnos con autismo, y que fue entonces cuando ella empezó a trabajar al servicio de las personas con esa condición y sus familias: «Fue mi primera oportunidad, mi primer conocimiento de las necesidades, principios y valores de los alumnos con autismo, y también de la necesidad de preparación y formación de los profesores. Recuerdo con mucho cariño ese periodo de trabajo con Ángel Rivière, Mercedes Belinchón, Javier Tamarit, Ángel Diez-Cuervo y un largo equipo de grandes profesionales, que culminó con una primera publicación del Ministerio de Educación en 1988: un material titulado "La Respuesta Educativa ante el alumnado con autismo", que contenía documentos y videos sobre qué y cómo evaluar e intervenir. Este módulo, coloquialmente conocido como "la caja amarilla", se distribuyó gratuitamente a todos los centros públicos y concertados de educación especial de España, al tiempo que se desarrolló un plan de formación específica para los profesores especialistas en educación especial, logopedas y orientadores. Este programa de formación, coordinado también por el Centro Nacional de Recursos para la Educación Especial, se llevó a cabo a nivel nacional durante cuatro cursos escolares».

La puesta en marcha de ese proyecto dio origen a la creación de equipos de orientación educativa y psicopedagógica específicos de autismo y trastornos graves del desarrollo, poniéndose en marcha en 1988 el primer equipo específico para la provincia de Madrid, encargado de realizar tareas de detección, evaluación y seguimiento del alumnado con autismo. Como también me dijo Juana María: «El gran avance posterior ha sido la inclusión [...] En 1985 se desplegó la cultura y el programa de integración, lo que permitió que un porcentaje —pequeño pero significativo— de alumnos con autismo y con buen nivel cognitivo se escolarizase en centros ordinarios de integración. El desarrollo de este programa implicó que los esfuerzos y el punto de mira se dirigieran a lograr una mayor calidad en la intervención educativa. Con el cambio de siglo, la integración se ha reorientado hacia la educación inclusiva, enfatizándose la necesidad de que no se trata de llevar a los alumnos con autismo a los centros ordinarios, que nada cambie y que las personas se adapten a lo que hay allí, sino que el centro tiene que cambiar para dar respuesta a las necesidades del alumno y teniendo presente que esto va a mejorar al centro. Los apoyos deben dirigirse no solo a las personas con autismo, sino también a los contextos para eliminar las barreras y hacerlos accesibles. Por tanto, en el 2001 se crearon los denominados "centros públicos de escolarización preferente para los alumnos con autismo" que han consolidado el compromiso de la educación pública con las necesidades y derechos de estas personas». Actualmente, en la Comunidad de Madrid, hay más de 200 centros de todas las etapas (infantil, primaria, secundaria y bachillerato) en la red de centros de escolarización preferente de alumnado con TEA. En muchas otras regiones del estado español, cuando se les transfirieron las competencias en Educación a mediados de la década de 1990, se crearon también equipos específicos de orientación para la escolarización del alumnado con autismo, a veces con otras denominaciones.

***

Tras la profunda reforma educativa de la década de los ochenta, las asociaciones se centraron en ampliar su oferta educativa y en abrir nuevos servicios que llegaran cada vez a más localidades y también a los usuarios con autismo de mayor edad, que seguían sin tener más cobertura que la que les ofrecían algunas asociaciones de padres cuando superaban la edad de escolarización obligatoria (al llegar a los 18-21 años). Las nuevas asociaciones que se fueron creando por aquellos años trabajaron también entusiastamente por estos objetivos, reforzando la estrategia y aunando esfuerzos con las entidades más veteranas.

En abril de 1984, por ejemplo, se creó en Burgos la Asociación Autismo Burgos, con otra «madre coraje» extraordinaria, Simona Palacios, como presidenta. Según José Luis Cuesta (pedagogo durante más de dos décadas en esa entidad y actualmente profesor en la Universidad de Burgos), lo primero que se propuso esta asociación fue la instauración de un centro educativo donde poder iniciar una intervención con sus hijos e hijas. Esta iniciativa les llevó a plantearse la necesidad de formarse, por lo que organizaron ese mismo año y en colaboración con el Inserso (entonces, Instituto Nacional de Servicios Sociales, y en la actualidad IMSERSO, Instituto de Mayores y Servicios Sociales) unas I Jornadas sobre Autismo a las que acudió, por mediación de APNA, Ángel Rivière. Como me dijo Cuesta: «La presencia de Rivière tuvo gran repercusión, tanto entre los padres como entre los profesionales que empezaban a interesarse por el autismo. Rivière proponía nuevos planteamientos explicativos y de intervención, perspectivas diferentes y modos de trabajar cercanos, centrados en el niño, sin olvidar a las familias y a los profesionales. De esta manera, Ángel Rivière se convirtió en una figura fundamental también en la evolución de la asociación Autismo Burgos»[51].

En 1987, la asociación consiguió que el Ministerio de Educación les concediese dos profesores, lo cual les impulsó para lograr un colegio concertado que les permitiera tener un recurso estable. Es así como, en ese mismo año, surgió el centro educativo El Alba. También en 1987, la Asociación de Padres de Personas con Autismo de Burgos se propuso hacer realidad el proyecto de crear una vivienda. Después de muchos trámites, en 1991 se inauguraron las viviendas para niños y jóvenes con autismo. En mayo de 1997 se inauguró el Centro de Día para adultos con autismo. Finalmente, en el 2009 se inauguraron en Burgos las primeras aulas estables para alumnos con TEA en un centro ordinario.

Igualmente, en la región de Castilla y León, en septiembre del 2000 y siguiendo la iniciativa de Gerardo Herrera —hermano de una mujer con autismo y ya entonces investigador de la Universidad de Valencia— tres familias decidieron asociarse con la finalidad de mejorar la atención a las personas con autismo de esta provincia y crear la Asociación Autismo Ávila. En la actualidad, esta presta servicios a 45 personas con TEA, la mayoría de ellas en edad escolar, y cuenta con un centro de atención temprana, numerosos servicios educativos, un muy extendido servicio de asistentes personales especializados en autismo, un centro de día y dos viviendas. Esta asociación, además, ha puesto en marcha una editorial especializada en la publicación en español relevantes para la comprensión del autismo y la atención a personas con diferentes capacidades dentro del espectro de esta condición (¡y a la que debo la edición española del presente libro!).

En la década de los noventa, el ritmo vertiginoso de creación de nuevas asociaciones y servicios, la escisión de algunas de ellas y la necesidad de converger en los objetivos y reivindicaciones ante las administraciones a nivel estatal, autonómico y municipal (que también se estaba multiplicando, tras la descentralización política y económica del país), dio lugar a una reorganización significativa del movimiento asociativo, por lo que se crearon las primeras federaciones regionales y confederaciones estatales del autismo.

El 23 de enero de 1994 se fundó la Federación Autismo España en Las Rozas de Madrid, en los locales de Nuevo Horizonte. En 1997, se convirtió en confederación para poder agrupar a las federaciones de las diferentes comunidades autónomas. En 2014, en un acto en la sede del Ministerio de Sanidad, Asuntos Sociales e Igualdad para celebrar el XX aniversario de la Confederación, Benito Junoy, uno de los fundadores de la asociación Nuevo Horizonte, y miembro también de la dirección ejecutiva de Autismo España, recordaba: «Joan Roca, nuestro primer presidente, gustaba referirse al que luego sería el grupo fundador, como un "Club de Amigos", y así estuvimos reuniéndonos y en contacto varias familias de Cataluña, País Vasco,

Castilla y León y Madrid durante al menos un par de años. Nos reuníamos normalmente en Madrid y casi siempre en la Asociación Nuevo Horizonte, ya que, por aquel entonces —finales de los años ochenta y principios de los noventa— todavía no se habían transferido a las comunidades autónomas muchas de las competencias en materias de educación, sanidad y servicios sociales, y estas continuaban centralizadas en Madrid...

[...] En el año 1994, en esa federación solamente éramos unas pocas entidades, pero muy pujantes y representativas: el grupo catalán, capitaneado por Joan Roca, infatigable promotor y trabajador al que sin dudarlo nombramos presidente; la asociación gallega Aspanaes, que, a través de José María Pedreira, vinculado profesionalmente a la banca, ocupó el cargo de tesorero; la experta y también infatigable Simona Palacios, fundadora y presidenta de Autismo Burgos, que desempeñó muy eficazmente la secretaría general, y yo mismo, como vicepresidente. Las asociaciones APNABI de Vizcaya y Gautena de Guipúzcoa, si bien no pudieron firmar el documento del acto fundacional de Madrid en enero de 1994 por razones de aprobación de sus respectivas organizaciones, fueron consideradas desde el primer momento como socias»[52].

Por su parte, las asociaciones creadas originalmente al amparo de APNA, constituyeron en abril de 1994 FESPAU, la Federación de Padres de Autistas que tuvo a Mª Mª Isabel Bayonas como primera presidenta. En 2014, ya con Pedro Ugarte Vera como presidente, cambió sus estatutos para convertirse también en confederación y modificó también su primera denominación social, pasando a llamarse Confederación Española de Asociaciones de Padres y/o Tutores de Personas con Autismo.

En la actualidad, FESPAU y Autismo España aglutinan a más de un centenar de asociaciones de toda España. Algunas de ellas están también adscritas a la Confederación FEAPS, creada en los años cincuenta para dar apoyo a las personas con discapacidad intelectual y sus familias, pero que en las últimas décadas ha sido fuente importante de recursos y propuestas técnicas para la atención y la mejora de la calidad de vida de personas con cualquier discapacidad. Una tercera federación, la Federación Asperger España, se constituyó formalmente en el 2005 a partir de la Asociación Asperger España, creada en el 2002 para visibilizar las necesidades singulares de las personas con TEA sin discapacidad intelectual.

En el momento de redactar estas líneas, 76 entidades forman Autismo España. Por su parte, FESPAU cuenta con 24 entidades, mientras que son 31 las que conforman la Federación Asperger España. Todas y cada una estas organizaciones trabajan por el objetivo común de conseguir el pleno cumplimiento de los derechos de las personas con autismo en las diferentes áreas del territorio español en las que prestan sus servicios. No obstante, y durante años, las tres confederaciones nacionales que las agrupan no transitaron su andadura de la mano.

A los profesionales, las divisiones en el movimiento asociativo les preocupan. Javier Tamarit, siendo ya directivo de FEAPS (actualmente Plena Inclusión), me dijo en el año 2010: «Nuevo Horizonte surgió de las discrepancias con APNA y APNA creó FESPAU pocos meses después de que Nuevo Horizonte y otros crearan la confederación Autismo España. En la actualidad, sigue la división, aunque ambas federaciones participan en foros transversales que agrupan todas las formas de discapacidad tales como el CERMI (Comité Español de Representantes de Personas con Discapacidad, antes "minusválidos") o la Fundación ONCE (creada por la poderosa Organización Nacional de Ciegos Españoles para apoyar tanto la realización de programas de integración laboral, formación y empleo para personas con discapacidad, como la creación de entornos, productos y servicios globalmente accesibles). La división no ayuda nada. No hay una historia fuerte y única. Podría haber más acercamientos para colaborar. Ahora hay además una Federación Asperger que es independiente de los dos grupos pioneros y que tiene todavía poca historia»[53].

Benito Junoy recuerda: «allá por el año 1977, Paulino Azúa, por aquel entonces gerente de FEAPS, nos dijo personalmente en sus oficinas a María Mª Isabel Bayonas y a mí mismo, que el "autismo" no era una de las entidades que entraban en la "Federación Española de Asociaciones Protectoras de Subnormales" —que eso era entonces FEAPS—, así que APNA entonces y más tarde Nuevo Horizonte y todas las que nos fuimos creando en esos años, quedábamos en principio excluidos. Consideraban que nuestro síndrome era muy específico y muy minoritario»[54]. Junoy agradece, en cambio, el apoyo recibido por la ONCE: «[Un apoyo] sin el cual hoy [las asociaciones de autismo] no estaríamos ni en los CERMI autonómicos ni en el estatal. En el caso de Madrid fue una batalla lenta pero muy eficaz del entonces presidente regional de la ONCE, Miguel Paraíso. Se consiguió vencer la reticencia de muchas entidades con solera en el movimiento asociativo y reformar los estatutos del CERMI para que el autismo pudiera tener cabida. También hay que hacer mención a que en los últimos años de la década de los noventa y los primeros años de este siglo la ONCE impulsó la creación de los tripartitos (Autismo, Parálisis Cerebral y Síndrome de Down) para que entraran en el CERMI estatal».

Mercedes Belinchón, que entre los años 2002 y 2008 coordinó desde la Universidad Autónoma de Madrid un estudio financiado precisamente por la Fundación ONCE y las tres federaciones estatales para identificar las necesidades aún no atendidas de las personas con síndrome de

Asperger en el país[55], me comentó al respecto de esto: «La creación de la Asociación Asperger España, como en su momento ocurrió con FESPAU y Autismo España, ha propiciado la puesta en marcha o la reorganización de asociaciones provinciales y regionales de Asperger, algunas de las cuales han sufrido ya disensiones y escisiones en apenas década y media de existencia. Creo que la razón por la que se crearon estas asociaciones respondió inicialmente, por un lado, a la insatisfacción de estos padres con los apoyos que les ofrecían muchas de las asociaciones de autismo más veteranas, cada vez más volcadas en crear servicios de apoyo al empleo o viviendas para los hijos ya adultos de los socios más mayores o con mayores necesidades de apoyo, pero no tanto a los hijos aún pequeños de los socios más jóvenes o a los chicos con alto funcionamiento; por otro lado, había también en esos años entre algunos de los padres y madres más activos una actitud inicial bastante refractaria a la identificación entre síndrome de Asperger y autismo. Con el paso del tiempo y una mayor información, la situación se ha normalizado bastante. En la actualidad, la mayoría de las asociaciones "veteranas" de autismo cuenta también con programas específicamente dirigidos a las personas con alto funcionamiento. La Federación Asperger España mantiene ahora una relación de colaboración con las confederaciones Autismo España y FESPAU, como se ha visto en su trabajo conjunto para conseguir la aprobación de una estrategia nacional de autismo»[56].

Sin lugar a dudas, la colaboración interasociativa entre Autismo España, FESPAU y Asperger España está siendo la tónica en la década actual. Ya en el año 2009 las tres entidades se pusieron de acuerdo para realizar una propuesta conjunta al Senado, solicitando la creación de un "Plan Nacional de Autismo". Fue un primer intento tras el que las tres entidades intensificaron su colaboración y trabajo, tanto entre ellas como con el Ministerio de Sanidad Servicios Sociales e Igualdad (MSSSI), en lo que ha supuesto la etapa más cohesionada y fructífera de la historia del movimiento asociativo del autismo en España, que ha llevado a la aprobación reciente de la primera Estrategia Española en Trastornos del Espectro del Autismo (ETEA), un hito realmente histórico del que hablaré más adelante.

Otra cuestión que preocupa en las federaciones, y también a los profesionales de AETAPI, es el predominio aún, en distintos lugares del país, de teorías sobre el autismo que no ponen el foco en la necesidad de asegurar la inclusión educativa o la calidad de vida de las personas con autismo y sus familias durante todo el ciclo vital. Como me confirmó Belinchón: «En las últimas dos décadas, por ejemplo, han proliferado en España centros-franquicia de la metodología ABA, que proponen tratamientos intensivos de hasta 40 horas semanales en el propio domicilio de los niños; en algunos casos, estos centros han llevado a los tribunales su reivindicación de que se acepten en los centros educativos lo que llaman "terapeutas-sombra"»[57].

De manera muy especial, preocupa el fuerte arraigo que sigue teniendo la orientación psicodinámica en algunas comunidades autónomas. Como me dijo Rosa Álvarez: «En Andalucía, la principal corriente de intervención ha sido siempre la cognitivo-conductual. Últimamente, aparecen cada vez más profesionales que trabajan con metodología ABA, pero en los centros de nuestra federación principalmente se usan metodologías como el TEACCH, intervención en teoría de la mente, apoyo conductual positivo, etc. Afortunadamente, las teorías psicodinámicas de intervención en TEA nunca han tenido implantación en esta región». Asimismo, José Luis Cuesta me dijo: «En Burgos no ha habido profesionales con un enfoque psicoanalítico. Desde el inicio de la asociación, se potenció la educación integral de las personas como el mejor instrumento de desarrollo, favoreciendo la inclusión en la comunidad y el desarrollo de habilidades funcionales y la calidad de vida». Respecto al País Vasco, Joaquín Fuentes me comentó: «En esta comunidad,se ha seguido una línea —yo diría que imperante solamente en Guipúzcoa— alineada con los planteamientos desarrollados por la NAS y las organizaciones europeas y norteamericanas, pero en Vizcaya y Álava, se han seguido líneas diferentes. En realidad, en algunas de estas dos provincias no se trataba propiamente del modelo de la "madre nevera" pero sí una consideración (quizás más antes que ahora) del autismo en el mundo de las psicosis de la infancia y un interés por aplicar modelos psicoterapéuticos de tratamiento, en conjunción —decían— con modelos educativos»[58].

Curiosamente, Cataluña, una de las regiones más ricas y cosmopolitas de España, todavía es una de las áreas en las que el psicoanálisis tiene mayor influencia. Allí se ha creado recientemente una asociación de padres y profesionales llamada TEAdir (Associació de pares, mares i familiars de persones amb Trastorn de L'Espectre Autista –Autismes i Síndrome d'Asperger)— que, entre otras cosas, intenta romper la vinculación que históricamente se ha establecido entre psicoanálisis y tesis sobre el autismo culpabilizadoras para los padres. Sin embargo, hay algunos círculos de profesionales que creen aún en la teoría tan dañina de la «madre nevera». De hecho, Francesc Sistach, director general de Specialisterne España, cuya hija, Sara, tiene autismo, me dijo: «En Cataluña sigue habiendo muchos profesionales y muchos centros de educación especial con un enfoque psicodinámico. Este enfoque también es el que predomina en muchos centros públicos de asistencia a los niños muy pequeños»[59].

Sistach me contó también lo siguiente: «Yo, al igual que muchos padres, pasé hace unos ocho años por las típicas preguntas que buscaban encontrar algún trauma que hubiera tenido nuestra hija o alguna cosa que explicara su comportamiento. Más tarde, cuando buscaba una escuela de educación especial para mi hija, tras varios años de terapia privada conductual, en una de las escuelas, que resultó ser psicodinámica, me dijeron que fuera con cuidado con la metodología ABA, "porque es un sistema de entrenamiento para perros [...]". En el resto de España, prácticamente no se creen que en Cataluña aún estemos así. Poco a poco, el enfoque cognitivo-conductual va ganando peso, pero la transición es lenta».

En cuanto a los logros principales en la comprensión del autismo en Cataluña y los problemas que persisten, Sistach me dijo: «Intento ser imparcial, pero mi sensación es que en esta comunidad las administraciones públicas han avanzado muy poco. Sí que hay escuelas con métodos modernos (destaco la Escuela Fàsia, donde todos los alumnos acuden cada día con su iPad, y el empleo de estos dispositivos forma parte integral del sistema educativo), pero en Cataluña obtener un diagnóstico todavía es un calvario. Los pediatras no tienen formación sobre este tema; la cantidad de horas de terapia que recibe un niño pequeño a cargo del gobierno catalán es de 33 horas (al año, no al mes ni a la semana); las escuelas de educación especial o las unidades especializadas en TEA dentro de escuelas ordinarias están saturadas y muchos niños quedan fuera. Quedan muchos profesionales y centros psicodinámicos. El propio gobierno catalán no acepta las estadísticas internacionales de 1 de cada 88 o 1 de cada 68 y, por poner un ejemplo, ponen trabas para que se creen centros de trabajo para adultos especializados en autismo, con la excusa de que ya hay muchos centros especiales de empleo para personas con autismo y que no hacen falta más (en realidad, solo hay uno, la Fundación Mas Casadevall, donde trabajan 38 personas)».

Yo visité la Fundación Mas Casadevall, creada en 1988 por algunos de los padres cuyos hijos habían sido atendidos años atrás en centros como Carrilet y Bellaire, y situada a unos 160 kilómetros de Barcelona, en dirección a la frontera francesa, a solo unos pocos kilómetros de distancia de Bañolas (Gerona). Me pareció admirable. Su centro combina residencia y granja ecológica, y fue pionera en el empleo para adultos con TEA en Cataluña. El entorno de este centro es impresionante. A lo lejos se ven los Pirineos, hay colinas cerca, y no muy lejos está Figueras, el lugar donde nació el pintor surrealista Salvador Dalí. Se han visto jabalíes salvajes acercarse al edificio principal del centro: ¡han aprendido que ese es el único lugar donde no es probable que les disparen! El centro fue creado gracias a la iniciativa de un grupo de padres que estaban horrorizados por los escasos recursos que los adultos con autismo tenían a su disposición en

Cataluña y en las demás regiones de España. Este grupo de padres incluía a Manuel Ventura, cuyo hijo treintañero vive en ese centro y tiene a la vez autismo y ceguera.

Durante mi visita, me enseñaron sus impresionantes talleres, en los que los residentes hacen papel, velas y objetos de cerámica realmente preciosos. Sin embargo, estos objetos no son solo para ser vistos: todas las semanas, los residentes participan en el mercado de Bañolas y venden sus productos. Asimismo, hay una tienda en el propio centro a la que acuden artistas profesionales para comprar el papel que fabrican allí.

Cuando yo visité Mas Casadevall, su director era Francesc Pelach i Busom. Como él mismo me confesó, su formación era psicoanalítica. Hace unos pocos años, Pelach publicó un artículo en *L'aixada*, la revista del centro (cuyo nombre traducido literalmente sería "La azada"), en el que sintió la necesidad de escribir lo siguiente: «A la luz de la investigaciones y evidencias que se han acumulado hasta ahora, no es posible seguir manteniendo la idea de que las madres son culpables de causar el autismo de sus hijos». Aun así, no pude dejar de darme cuenta de que el nombre completo de la fundación que gestiona el centro es Fundación de Padres de Autistas y Psicóticos.

Una perspectiva algo más optimista sobre la situación catalana la ofrece Amaia Hervás, una psiquiatra infantil que realizó sus estudios en el Maudsley en Londres con el profesor Michael Rutter y que es ahora directora de la Unidad de Salud Mental Infanto-juvenil del Hospital Universitario Mutua de Terrassa, en Barcelona. Hervás, que ofrece también regularmente cursos de formación para el diagnóstico de autismo mediante herramientas como el ADOS-G, me comentó: «En Cataluña tenemos un sistema diferente al de Madrid. Tenemos 79 centros de atención precoz comunitaria. Cuentan con psicólogos, neurólogos, psicomotricistas, logopedas. La gran mayoría tiene una orientación psicoanalítica. Pero en los últimos diez años se ha producido un cambio. La Asociación Asperger en Cataluña, creada en el 2003, tiene ahora 1300 afiliados. Hace unos cinco años, la asociación Aprenem [literalmente: Aprendemos], creada en el 2006, fue al Parlamento catalán, y el resultado de las discusiones fue la publicación, en el 2014, de un documento de buenas prácticas. Muchos de los profesionales se han flexibilizado. Se han actualizado muchísimo en lo que es el diagnóstico»[60].

Ciertamente, en las últimas tres décadas, España ha conocido e incorporado de forma muy rápida a la mayoría de sus servicios los principales avances en la comprensión del autismo, aunque, a la vista de los datos recogidos en este capítulo, es obvio que la situación no es en absoluto homogénea. Mª Isabel Bayonas me insistió en que, actualmente, este país es uno de los líderes europeos en cuanto al tratamiento de los niños con autismo, pero que el problema más serio sigue siendo el destino de los adultos con autismo y la falta de financiación para investigación[61]. Hasta el momento, de hecho, no ha habido ningún plan específico para la investigación del autismo, ni por parte de las administraciones ni tampoco por parte de las entidades, desbordadas en su mayoría ante la magnitud y diversidad de los servicios que sigue siendo necesario crear en muchos lugares. Solo en años muy recientes, parece que esta situación está empezando a cambiar.

Joaquín Fuentes, el psiquiatra que ha ejercido como director médico de Gautena desde 1978, coordinó junto con Manuel Posada de la Paz de un Grupo de Estudios de los Trastornos del Espectro Autista (GETEA) en el Instituto de Salud Carlos III (dependiente del Ministerio de Sanidad y Consumo). Este Grupo elaboró informes de ámbito nacional sobre el proceso diagnóstico y la disposición de las familias a colaborar en investigaciones, y también publicó varias guías de consenso sobre las buenas prácticas en la detección, diagnóstico, tratamiento e investigación del autismo. Cuando conversé con él en el año 2008 en San Sebastián, mencionó el 14º Congreso Nacional de la Asociación Española de Profesionales del Autismo (AETAPI), la asociación que ese mismo año celebraba su 25º aniversario, y me habló de la posibilidad de que investigadores españoles comenzaran a participar pronto en un importante proyecto europeo sobre la detección temprana del autismo. Asimismo, Fuentes me dijo que desde finales de los años noventa se habían producido «avances increíbles» en la eliminación de barreras sociales para los niños con autismo. Como me comentó, se había producido un cambio de orientación fundamental, pasándose de tratar a estos niños como enfermos a considerarlos como ciudadanos con derecho a tener la misma calidad de vida que cualquier otra persona. Fuentes añadió también que los retos más importantes los plantea ahora la vida adulta, porque hay muchos adultos que nunca recibieron un diagnóstico o a los que se etiquetó con el nombre de otras discapacidades[62].

Mercedes Belinchón, que formó parte igualmente del GETEA (junto a Ángel Díez-Cuervo, Javier Tamarit, Juana María Hernández, Juan Martos, Amaia Hervás, Josep Artigas-Pallarés, Ricardo Canal, Manuel Posada de la Paz y otros especialistas), y que organizó en el 2010, en la Universidad Autónoma de Madrid, el (hasta ahora único) I Encuentro Nacional de Investigadores de los TEA, gracias a una financiación del Ministerio español de Ciencia e Innovación[63], comparte también la impresión de que actualmente la sociedad española es mucho más sensible y está más concienciada respecto al autismo y a los otros trastornos y discapacidades del desarrollo. Sin embargo, me dijo: «Quizá ya no haya tanta estigmatización, pero todavía persisten muchas ideas erróneas sobre el autismo en España. Por ejemplo, que es una enfermedad que con el tratamiento adecuado se podría curar; que los niños con autismo no tienen emociones, que solo quieren mantenerse aislados... El cliché del niño encerrado en sí mismo. Estas ideas y clichés solo se erradicarán definitivamente con más formación dentro y fuera de las universidades, una inclusión real de las personas con autismo en los distintos contextos y entornos, más colaboración entre los profesionales (especialmente, los del ámbito educativo y sanitario) y un compromiso mayor de las administraciones»[64].

Terminaré esta Adenda sobre España refiriéndome a la reciente aprobación de la Estrategia Española en Trastornos del Espectro del Autismo, que aporta un atisbo de esperanza al futuro de la atención y la investigación del autismo en un país en el que los drásticos recortes aplicados a las políticas públicas de la mayoría de las comunidades autónomas han vuelto a convertir a las asociaciones de familiares y profesionales en piezas clave de la atención a las personas con autismo.

Han sido, precisamente, las tres entidades de autismo de ámbito nacional las principales artífices de la consecución de este logro. Habían transcurrido cinco años desde que se presentó al Senado en el 2009 la propuesta del Plan Nacional de Autismo, cuando Autismo España compareció, el 7 de mayo de 2014, en la Comisión para las Políticas Integrales de la Discapacidad a petición del grupo socialista y pidió de nuevo la creación de una Estrategia Nacional de Autismo. Según Miguel de Casas Rodríguez, actual presidente de Autismo España: «Tras esa comparecencia, la entonces presidenta de esta Comisión, Lourdes Méndez, y la diputada del grupo popular [conservador] Amparo Ferrando se pusieron en contacto con Autismo España, FESPAU y Asperger España con la intención de presentar una Proposición No de Ley (PNL) al Pleno del Congreso. Esta PNL fue aprobada de forma unánime por todos los grupos parlamentarios el 18 de noviembre de ese mismo año, instando al gobierno a elaborar una Estrategia Nacional específica para Personas con Trastorno del Espectro del Autismo que contemplara protocolos de atención en el ámbito de la sanidad, la educación, el empleo, la vida adulta, la vivienda, y la calidad y sostenibilidad de los servicios en el plazo de un año»[65].

Fue así como los tres presidentes de las entidades de autismo (Miguel de Casas Rodríguez, por Autismo España, Pedro Ugarte Vera, por FESPAU y Paloma Martínez Ruiz, por Asperger España) decidieron aunar esfuerzos ante la clara oportunidad que se les presentaba. Después de esa comparecencia, siguió un año de trabajo intenso entre las tres entidades, contando con el valiosísimo apoyo de importantes asociaciones de autismo de ámbito autonómico y provincial, y en estrecha colaboración con el Ministerio de Sanidad, Servicios Sociales e Igualdad. Entre todos, se consensuaron aportaciones para cada una de las 4 líneas transversales y 11 líneas específicas que hoy componen la Estrategia Española en Trastornos del Espectro del Autismo, y se consiguió también el visto bueno y la aprobación del resto de organismos implicados directamente: Ministerio de Sanidad, Ministerio de Justicia, Ministerio de Empleo y Seguridad Social, Ministerio de Educación, Cultura y Deporte y Ministerio de Hacienda, las comunidades autónomas, la Federación Española de Municipios (FEMP), el Consejo Nacional de la Discapacidad (CND) y el CERMI. Es decir, dicha estrategia ha contado con el más amplio consenso social y político que cabía esperar. Finalmente, dando cumplimiento al mandato de la Cámara Baja, el 6 de noviembre de 2015, el Consejo de Ministros aprobó La Estrategia Nacional en Trastornos del Espectro del Autismo.

Según Miguel de Casas: «Este amplio consenso no solo ha servido para que este trabajo sea considerado como un hito histórico general y ejemplo de buenas prácticas en incidencia política y colaboración entre las administraciones públicas y organizaciones sociales en desarrollo legislativos, sino que además ha ayudado a construir un ecosistema fértil de colaboración y cooperación entre las tres grandes organizaciones de carácter estatal representantes de las personas con TEA y sus familias en nuestro país, el cual debe seguir dando sus frutos en todos los ámbitos del trabajo asociativo»[66].

Notas del autor

Introducción

1. Véase la entrevista de Ros Blackburn con el autor en el boletín *Looking Up* del año 2000, vol. 2, n.º 1, p. 19.
2. Se pueden encontrar en otros lugares descripciones de probables casos de autismo anteriores a Kanner; por ejemplo, véase Frith (2003).
3. Véase Challis y Dewey (1974).
4. Véase Frith y Houston (2000).
5. Véase Jørgensen (2002).
6. Véase Waltz y Shattock (2004).
7. Véase Treffert (2006).
8. Artículo de Mark Twain en el periódico *Alta California* de San Francisco. 1 de agosto de 1869.
9. Véase Nadesan (2005).
10. Véase Frith (Ed.).(1991).
11. Lorna Wing en conversación con el autor en Hartfield (Reino Unido); 15 de agosto de 2007.
12. Véase Witmer (1919-22).
13. He decidido utilizar esta transcripción del nombre ruso a sugerencia de Olga Bogdashina, a quien le doy las gracias. Aparece de forma inexacta como Ssucharewa en la traducción alemana y en la de Sula Wolff.
14. Véase Sukhareva (1926).
15. Véase Wolff (1996).
16. Véase Sterba (1936). Mi agradecimiento a Anthony Gordon por dirigir mi atención hacia este artículo.
17. Véase Potter (1933).
18. Véase Earl (1934).
19. Véanse Wing y Shah (2000 y 2006).
20. Le estoy muy agradecido a la Doctora Ina van Berckelaer-Onnes, de la Universidad de Leiden, por indicarme este uso pionero del término autista. Véase *Looking Up*, 2000.
21. Maria Asperger Felder en conversación con el autor en Zúrich; 5 de diciembre de 2008.
22. Sir Michael Rutter en conversación con el autor en el Instituto de Psiquiatría de Londres; 27 de enero de 2009.
23. Lorna Wing en conversación con el autor.
24. Simon Baron-Cohen en conversación con el autor en el Centro de Investigación del Autismo en Cambridge (Reino Unido); 29 de enero de 2009. Véase también el capítulo 8, pp. 249-251 para leer una discusión sobre la hipótesis del déficit en la teoría de la mente.

Capítulo 1

1. Fred Stone, conversación con el autor en su casa de Glasgow, 18 de julio de 2007.
2. Ibíd.
3. Albert Kanner, conversación con el autor en Madison (Wisconsin), 1 de octubre de 2007.
4. *Baltimore Sun*, 13 de julio de 1969.
5. Lorna Wing, conversación con el autor en Hartfield (Reino Unido), 15 de agosto de 2007.
6. Véase Kanner (1943).
7. Véase Asperger (1944).
8. Véase Asperger (1938).
9. Maria Asperger Felder, conversación con el autor.
10. Véase Asperger Felder (2008).
11. Ibíd.
12. Michael Fitzgerald, conversación con el autor.
13. Christopher Gillberg, conversación con el autor en Londres, 4 de septiembre de 2007.
14. Ibíd.
15. Leon Eisenberg, conversación con el autor en la Facultad de Medicina de la Universidad de Harvard (Cambridge, Massachusetts), 7 de junio de 2007.
16. Lorna Wing, conversación con el autor.
17. Isabelle Rapin, conversación con el autor en la Facultad de Medicina Albert Einstein de Nueva York, 5 de junio de 2007.
18. Gerhard Bosch, conversación telefónica con el autor desde Frankfurt, 13 de marzo de 2009.
19. Crítica de Kugelmass (1970) por Kanner (1971a).
20. Véase Silberman (2015).
21. Véase Donvan y Zucker (2016).
22. Véase Robinson (2016).
23. Véase Frankl (1933).
24. Maria Asperger Felder, conversación con el autor.
25. Ibíd.
26. Elizabeth Wurst, conversación con el autor en Viena, 15 de julio de 2008.
27. Ibíd.
28. Maria Theresia Schubert, conversación con el autor en Viena, 15 de julio de 2008.
29. Ibíd.
30. Elizabeth Wurst, conversación con el autor.
31. Maria Theresia Schubert, conversación con el autor.
32. Entrevista a Hans Asperger en la radio austriaca, en el programa *Geschichte und Geschichten* (Historia e historias), 24 de diciembre de 1974.
33. Franz Hamburger, cita publicada en el *Journal of the American Medical Association*, 1939.
34. Lorna Wing, conversación con el autor.
35. Reich Minister of the Interior 1939 (véase Klee 2010, pp. 673–676)
36. Véase Benzenhöfer (2000).
37. Decreto n.°. 572, 1946. Véase Czech (2014).
38. Marc Bush, conversación con el autor en Londres. Mi agradecimiento a Bush, que estaba finalizando su tesis doctoral en la Universidad de Surrey, por las muchas discusiones agradables y estimulantes que mantuvimos acerca de los escritos de Asperger.
39. Elizabeth Wurst, conversación con el autor.
40. Véase Asperger (1938).
41. Ibíd.
42. Ibíd.
43. Elizabeth Wurst, conversación con el autor.
44. Maria Asperger Felder, conversación con el autor.

45. Entrevista a Asperger en la radio, 24 de diciembre de 1974.
46. Maria Asperger Felder, conversación con el autor.
47. Véase Czech (2014a).
48. Véase Czech (2014b y 2016.)
49. Véase Harris (2016).
50. Véase Donvan y Zucker (2016).
51. Comentarios de Uta Frith a Adam Feinstein, en un mensaje de correo electrónico.
52. Mi agradecimiento al doctor Tokio Uchiyama, uno de los psiquiatras infantiles y de los expertos en autismo más destacados de Japón, por indicarme este y otros muchos aspectos de la historia del autismo en ese país.
53. Maria Asperger Felder, conversación con el autor.
54. Ibíd.
55. Gilbert Lelord, conversación con el autor.
56. Maria Theresia Schubert, conversación con el autor.
57. Albert Kanner, conversación con el autor.
58. Leon Eisenberg, conversación con el autor.
59. Véase Bierman y McClain (s.f.).
60. Ibídem
61. *Baltimore Sun*, 16 de febrero de 1978.
62. Véase Kanner (s.f.).
63. Véase Neumärker (2003).
64. Leo Kanner entrevistado por los doctores Stafford Ackerly y Gary May en Louisville (Kentucky), 15 de Mayo de 1972. Archivos de la Universidad Johns Hopkins.
65. Ibíd.
66. Véase Eisenberg (1981).
67. Véase concretamente una carta de Leo Kanner a Adolf Meyer, de 25 de octubre de 1943. Archivos de la Universidad Johns Hopkins.
68. Véase Kanner (1935).
69. Véase Kanner (1941).
70. Leo Kanner entrevistado por los doctores Stafford Ackerly y Gary May en Louisville.
71. Leo Kanner entrevistado por Tom Sayvetz y Robert Bradsber en septiembre de 1976. Archivos de la Universidad Johns Hopkins.
72. Un año antes, el 4 de septiembre de 1937, Kanner estuvo a punto de morir al caer al agua desde un puente ferroviario cuando visitaba el puerto de Halifax, en Nueva Escocia (Canadá). No sabía nadar, pero fue rescatado por la tripulación de un tren que pasaba por allí. ¡Qué diferente habría sido la historia del autismo si Kanner no hubiera salvado su vida aquel día!
73. Leon Eisenberg, conversación con el autor.
74. Ibíd.
75. Ibíd.
76. Michael Rutter, conversación con el autor.
77. Lorna Wing, conversación con el autor.
78. Leon Eisenberg, conversación con el autor.
79. Michael Rutter, conversación con el autor.
80. Amy Klin, conversación con el autor durante un congreso en Baltimore, el 5 de octubre de 2007. Véanse Scheerer, Rothman y Goldstein (1945); Wing y Gould (1979).
81. Albert Kanner, conversación con el autor.
82. Christopher Gillberg, conversación con el autor.
83. Véase Bender (1959).
84. Véase Rimland (1964), p.27.
85. Lorna Wing, conversación con el autor.
86. Ibíd.
87. Véase Kanner (1949).
88. Véase Asperger (1938).
89. Véase Asperger (1944).
90. Véase Kanner (1965).
91. Ibíd.
92. Ibíd.
93. Véase van Krevelen (1971).
94. Citado en Ribas (2006), p.9.
95. Kathrin Hippler, conversación

con el autor.
96. Elizabeth Wurst, conversación con el autor.
97. Citado en: *Ribas. Autism: Debates and testimonies*, p.8.
98. Maria Asperger Felder, conversación con el autor.
99. Elizabeth Wurst, conversación con el autor.
100. Ibíd.
101. Janz (1995).
102. Sula Wolff, conversación con el autor en Edimburgo, 20 de julio de 2007.
103. Simon Baron-Cohen, conversación con el autor. Efectivamente, Jeremy Turk, un psiquiatra que evaluó a McKinnon, declaró que el suicidio era «una posibilidad casi inevitable» si le enviaban a la cárcel en EE. UU. El 17 de enero de 2010, un juez del Tribunal Supremo dictaminó que Alan Johnson, ministro del interior británico, había actuado ilegalmente al no impedir la extradición de McKinnon a los EE. UU. y ordenó una revisión judicial completa del caso.
104. Simon Baron-Cohen, conversación con el autor.
105. Sula Wolff, conversación con el autor.
106. Ibíd.
107. Véase Wing (1981).
108. Ibíd.
109. Elizabeth Wurst, conversación con el autor.
110. Maria Theresia Schubert, conversación con el autor.
111. Kathrin Hippler, conversación con el autor.
112. Ibíd.
113. Elizabeth Wurst, conversación con el autor.
114. Ibíd.
115. Revista *Time*, 25 de julio de 1960.
116. Michael Rutter, conversación con el autor.
117. Véase Folstein y Rutter (1977).
118. Véase Kennedy (1942).
119. Leo Kanner en su discurso de apertura del primer congreso anual de la National Society for Autistic Children. Washington, DC, julio de 1969.
120. Leon Eisenberg, conversación con el autor.
121. Véase Stepansky (1988), p. 112-113
122. Véase Kanner (1935).
123. Véase Kanner (1973).
124. Ibíd.
125. Véase Kanner (1972).
126. Leo Kanner, entrevistado por los doctores Stafford Ackerly y Gary May en Louisville.
127. Ibíd.

Capítulo 2

1. Véase Van Krevelen (1952).
2. Gerhard Bosch, conversación telefónica con el autor.
3. Peter Tanguay, conversación con el autor en Louisville (Kentucky), 30 de septiembre de 2007.
4. Véase Kanner (1943).
5. Véase Kanner (1949).
6. Véase Daniels, Forssen, y cols. (2008).
7. Véase Kanner y Eisenberg (1956).
8. Ibíd..
9. Véase Eisenberg (1956).
10. Leon Eisenberg, conversación con el autor en Boston, 5 de junio de 2007. Esta sugerencia de que los 5 años de edad suponen un punto de referencia para el pronóstico ha seguido siendo controvertida desde que Eisenberg la propuso en 1956.
11. Véase Eisenberg (1957).
12. Véase Rimland (1964), p. 14.
13. Ibíd..
14. Michael Rutter, conversación con el autor.

15. Véase Kanner (1949).
16. Véase Despert (1947).
17. Peter Tanguay, conversación con el autor; véase también Kolvin (1971).
18. Ed Ornitz, conversación con el autor en la UCLA (Los Ángeles), 24 de junio de 2008.
19. Véase Nesnidalova y Fiala (1961).
20. Véase Rimland (1964), p. 68.
21. Véase Kanner (1965).
22. Ibíd.
23. Ibíd.
24. Ibíd.
25. Ibíd.
26. Véase Rimland (1964), p. 68.
27. Cris Bolduc, comunicación por e-mail con el autor, 17 de febrero de 2010.
28. Christopher Gillberg, comunicación con el autor. Véase en el capítulo 8, pp. 249-251 una discusión de la hipótesis del déficit de mentalización.
29. Sula Wolff, conversación con el autor.
30. Leon Eisenberg, conversación con el autor.
31. Ibíd.
32. Fred Stone, conversación con el autor.
33. Ibíd.
34. Ibíd.
35. Véase Bender (1959), p. 81
36. Ibíd., p. 84.
37. Ibíd., p. 85.
38. Ibíd..
39. Ibíd.; véase también Chess (1971).
40. Véase Bender (1959), p. 85.
41. Ibíd.
42. Citado en Seaman (2003).
43. Ibíd.
44. Temple Grandin, conversación con el autor, 23 de mayo de 2008.
45. Ibíd.
46. Ibíd.
47. Véase Rimland (1964), p. 18.
48. Leon Eisenberg, conversación con el autor.
49. Helen Tager-Flusberg, conversación con el autor en la Facultad de Medicina de la Universidad de Boston, 3 de octubre de 2007.
50. Michael Rutter, conversación con el autor.
51. Leon Eisenberg, conversación con el autor.
52. Gerhard Bosch, conversación telefónica con el autor.
53. James Watson, hablando sobre ADN y cerebro, 4 de abril de 2006; serie Authors@Google. Watson declaró después al diario británico The Guardian que Rosalind Franklin, de quien muchos piensan que jugó un papel clave en el descubrimiento del ADN, «era un poco autista». Watson añadió: «Yo nunca había pensado que los científicos pudieran tener autismo, hasta que surgió todo este asunto del autismo y la alta inteligencia. Probablemente, no hay otra explicación mejor que esta sobre el comportamiento de Rosalind» (The Guardian, 16 de octubre de 2007).
54. Rimland (1964), p. 57.
55. Véase Lewis (1954).
56. Véase Schain y Yannet (1960).
57. Véase Bergman y Escalona (1949).
58. Véase Eveloff (1960) y también Goldfarb (1959).
59. Véase Mahler (1952).
60. Ed Ornitz, conversación con el autor.
61. Véase Kanner (1954).
62. Véase Simons y Oishi (1987).
63. Citado en el periódico *The Washington Post*, en su obituario de Jeanne Simons, 12 de marzo de 2005, que a su vez cita una entrevista con el *Baltimore Sun*. Ve: http://www.washingtonpost.com/wp-dyn/articles/A28626-2005Mar11.html
64. Ibíd.
65. Ibíd.
66. Ibíd.

67. Véase Kanner (1973).
68. Ibíd.
69. Tomado de la transcripción de las discusiones de una mesa redonda del Primer Coloquio Leo Kanner sobre el Desarrollo Infantil, sus Desviaciones y Tratamientos, que tuvo lugar en Chapel Hill (Carolina del Norte) en 1973. Mi agradecimiento a la doctora Brenda Denzler, de la División TEACCH, por enviarme esta transcripción.
70. Ibíd.
71. Ibíd.
72. Demetrious Haracapos, conversación con el autor, 5 de marzo de 2009.
73. Ibíd.

Capítulo 3

1. Sally Ozonoff, conversación con el autor en el Instituto MIND de Sacramento (California), 23 de junio de 2008.
2. Según Bent Vandborg Sørensen, conversación con el autor en Dortmund (Alemania), 14 de octubre de 2008.
3. Véase Bettelheim (1967) , p. 57 de la versión original.
4. Ibíd.
5. Véase Pollack (1997), p. 21.
6. Ibíd, p. 15.
7. Ibíd, p. 78.
8. Véase Bettelheim (1943).
9. Véase Pollack (1997), p. 10.
10. Ibíd.
11. *The New Yorker Review of Books*, 20 de noviembre de 2003.
12. Véase Silverman (2005). www.cwru.edu/affil/sce/Texts_2005/Autism%20and%20Representation%20Silverman.htm.
13. Véase Pollack (1997), p. 138.
14. Eric Schopler, entrevista con su colega del TEACCH Brenda Denzler, 17 de diciembre de 2001.
15. Ibíd.
16. Jacquelyn Seevak Sanders, conversación con el autor, 10 de junio de 2007.
17. Ibíd.
18. Erik Erikson (1950), p. 181, citado por la primera colaboradora de Bettelheim, Karen Zelan. Véase Zelan (1993).
19. Véase Zelan (1993).
20. Ibíd.
21. Leon Eisenberg, conversación con el autor.
22. Véase Pollack, p. 147.
23. Jacquelyn Sanders, conversación con el autor.
24. Ibíd.
25. *The New Yorker Review of Books*, 20 de noviembre de 2003.
26. Jacquelyn Sanders, conversación con el autor.
27. Ibíd.
28. Citado en Pollack, p. 270.
29. Mary Coleman, conversación con el autor en Nueva York, 2 de octubre de 2007.
30. Véase Silverman (2005).
31. Jacquelyn Sanders, conversación con el autor.
32. Gillbert Lelord, conversación con el autor.
33. Ibíd.
34. Ibíd.
35. Lee Marcus, conversación con el autor en Chapel Hill (Carolina del Norte), 28 de septiembre de 2007.
36. Ibíd.
37. Véase documental *Refrigerator mothers*. 2002.
38. Donata Vivanti, conversación con el autor en Oslo (Noruega), 31 de agosto de 2007.
39. Jacquelyn Sanders, conversación con el autor.
40. Ibíd.
41. Véase Bettelheim y Karlin (1975).

42. Ibíd, pp. 127-128.
43. Véase Claiborne Park (1967).
44. David Park, conversación con el autor por correo electrónico, 12 de diciembre de 2008.
45. Véanse Axline (1971) y también Fisher (2005).
46. Véase Fisher (2005).
47. Ibíd.
48. Ibíd.
49. Jacquelyn Sanders, conversación con el autor.
50. Véase Bettelheim y Karlin (1975), pp. 116-117.
51. Véase Bettelheim (1967), p. 406 de la versión original.
52. Leon Eisenberg, conversación con el autor.
53. Véase Kidd (2005).
54. Véase DeMyer y cols. (1972).
55. Michael Rutter, conversación con el autor.
56. Jacquelyn Sanders, conversación con el autor.
57. Véase Bettelheim, Kanner, Rimland y otros. En Bettelheim (1967), pp. 425-433 de la versión original.
58. Ibíd.
59. Jacquelyn Sanders, conversación con el autor.
60. Carta de Bruno Bettelheim a Bernard Rimland. 29 de abril de 1966. Bettelheim Papers, Colección de Manuscritos y Archivos de la Universidad de Chicago. Véase Silverman (2005).
61. Ibíd.
62. Carta de Bruno Bettelheim a Bernard Rimland. 29 de abril de 1966. Bettelheim Papers, Colección de Manuscritos y Archivos de la Universidad de Chicago.
63. Véase Donnellan (1985).
64. Véase Bettelheim (1959).
65. Anne Donnellan, comunicación con el autor por correo electrónico, 7 de abril de 2008.
66. Francesca Happé, comunicación con el autor en el Instituto de Psiquiatría de Londres, 26 de noviembre de 2008.
67. Citado en el *New York Times*, 4 de noviembre de 1990.
68. Ibíd.
69. Véase el obituario «Bruno Bettelheim dies at 86; Psychoanalist of vast impact» *New York Times*, 14 de marzo de 1990.
70. Véase el artículo «Friends pondering Bettelheim death». *New York Times*, 15 de marzo de 1990.
71. Jacquelyn Sanders, conversación con el autor.
72. Laura Schreibman, conversación con el autor en Londres, 16 de mayo de 2008.
73. Véase Meltzer (1975).
74. Véase Tustin (1972).
75. Véase Tustin (1971).
76. Dama Stephanie Shirley en conversación con el autor, 6 de marzo de 2009.
77. Declaración de la IACAPAP, Venecia, 1998.
78. Correspondencia por correo electrónico.
79. Roger Misès en conversación con el autor en su casa de París, 13 de mayo de 2008.
80. David Amaral en conversación con el autor en el Instituto MIND de Sacramento (California).
81. Véase la Introducción de este libro.
82. Simon Baron-Cohen en conversación con el autor.
83. Michael Rutter en conversación con el autor.

Capítulo 4

1. Lorna Wing. *Forty years on: Memories on an NAS founder member*. Nota biográfica; archivos de la National Autistic Society, sin paginar.
2. Ibíd.
3. Ibíd.
4. Véase Rutter (1965 y 1966).
5. Véase Bosch (1962). Para versión en inglés véase Bosch (1970).
6. Véase Bosch (1970), p. 119.
7. Ibíd.
8. Ibíd.
9. Gerhard Bosch, conversación telefónica con el autor.
10. Véase Bosch (1970), pp. 137, 139.
11. Gerhard Bosch, conversación telefónica con el autor.
12. Véase Bölte y Bosch (2004).
13. Véase Lotter (1967).
14. Lorna Wing, conversación con el autor.
15. Michael Rutter, conversación con el autor.
16. Véase J. K. Wing (1966)
17. Véase L. Wing (1971).
18. Véase Ornitz, Atwell, Kaplan y Westlake (1985)
19. Ed Ornitz, conversación con el autor.
20. Véase Dick (1964).
21. Véase Copeland (1973).
22. Véase Junker (1961).
23. Véase Junker (1964).
24. Véase Goldin (2006).
25. Ibíd.
26. Ibíd.
27. Lorna Wing, correspondencia por correo electrónico con el autor, 26 de abril de 2009.
28. Lorna Wing, conversación con el autor.
29. Ibíd.
30. Entrevista de 1999 a Peggy Everard. Archivos de la National Autistic Society, Londres.
31. Michael Baron, conversación con el autor; Londres (Reino Unido), 29 de noviembre de 2008.
32. Ibíd.
33. Ibíd.
34. Véase Goldin (2006).
35. Ibíd.
36. Ibíd.
37. Lorna Wing, conversación con el autor.
38. Entrevista a Helen Allison de Cindy Andrews. 14 de noviembre de 1998. Archivos de la National Autistic Society, Londres.
39. Lorna Wing, conversación con el autor.
40. Entrevista a Helen Allison de Cindy Andrews.
41. Ibíd.
42. Michael Baron, conversación con el autor.
43. Gerald de Groot, conversación con el autor en Londres, 10 de diciembre de 2008.
44. Richard Mills, conversación por correo electrónico con el autor, 7 de mayo, 2009.
45. Hugh Morgan, conversación con el autor en Londres, 8 de diciembre de 2008.
46. Ibíd.
47. Wendy Brown, conversación por correo electrónico con el autor.
48. Gerald de Groot, conversación con el autor.
49. Ibíd.
50. Ibíd.
51. Véase Tomlinson (1990), p. 168.
52. Gerald de Groot, conversación con el autor.
53. Lorna Wing, conversación con el autor.
54. Michael Rutter, conversación con el autor.
55. Ibíd.
56. Ibíd.
57. Phil Christie, conversación con el autor, 6 de febrero de 2009.
58. Ibíd.
59. Paul Tréhin, un destacado activista francés y padre de

un artista con autismo *savant* (Gilles Tréhin), ha planteado la hipótesis de que algunos artistas prehistóricos podrían haber tenido autismo, dada su atención a los detalles y su habilidad para recordar y pintar aspectos muy concretos de los animales mucho después de haberlos visto. Esa habilidad es similar a la del artista británico con autismo *savant* Stephen Wiltshire, que es capaz de reproducir de memoria en sus dibujos, con toda precisión, las ventanas de edificios que ha visto incluso meses atrás.

60. Phil Christie, conversación con el autor.
61. Lorna Wing, conversación con el autor.
62. Bent Vandborg Sørensen, conversación con el autor, Dortmund (Alemania), 14 de octubre, 2008.
63. Ibíd.
64. Demetrious Haracapos, conversación con el autor.
65. Bent Vandborg Sørensen, conversación con el autor.
66. Ibíd.
67. Ibíd.
68. Ibíd.
69. Ibíd.
70. Ibíd.
71. Fred Stone, conversación con el autor
72. Véase Frankland (1995), p. 113.
73. Marian Critchley, conversación con el autor en Edimburgo, 20 de julio de 2007.
74. Ibíd.
75. Bob e Yvonne Phillips, conversación con el autor en Edimburgo, 20 de julio de 2007.
76. Marian Critchley, conversación con el autor.
77. Chris y Jane Butler-Cole, conversación con el autor en Edimburgo, 20 de julio de 2007.
78. Ibíd.
79. Ruth Hampton, conversación con el autor en Edimburgo, 20 de julio de 2007.
80. Ibíd.
81. Jim Taylor, conversación con el autor en Nuevo Struan, Alloa (Escocia), 19 de julio de 2007.
82. Ibíd.
83. Ibíd.
84. Ibíd. El Currículum for Excellence, implantado en el 2004, es el principal programa de reformas en el ámbito educativo del gobierno escocés. Comienza en las escuelas infantiles y se aplica en los colegios, los institutos y después.
85. Andrew Lester, conversación con el autor en Edimburgo, 20 de julio de 2007.
86. Ruth Sullivan, conversación con el autor en Huntington (Virginia Occidental), 8 de junio de 2007.
87. Ibíd.
88. Ibíd.
89. David Park, conversación por correo electrónico con el autor, 18 de diciembre de 2008.
90. Ed Ritvo, conversación con el autor en Los Ángeles, 24 de junio de 2008.
91. Ibíd.
92. Ruth Sullivan, conversación con el autor.
93. Ibíd.
94. Gilbert Lelord, conversación con el autor.
95. Ibíd.
96. Véase Chamak (2003 y 2008).
97. Véase Delion (2003).
98. Theo Peeters, conversación con el autor en Amberes (Bélgica), 3 de junio de 2008.
99. Gilbert Lelord, conversación con el autor.
100. Mercedes Belinchón, en conversación con el autor. 11 de Abril de 2008.
101. Mª Isabel Bayonas, en conversación con el autor. 11 de Abril de 2008
102. Donata Vivanti, conversación con el autor en Oslo (Noruega),

31 de agosto de 2007.
103. Ibíd.
104. Ibíd.
105. Donata Vivanti, conversación con el autor.
106. Ibíd.
107. Ibíd.
108. Marie-Jeanne Accietto, citada en la edición digital del diario suizo *Le Courrier*, 22 de julio de 2006.
109. Theo Peeters, conversación con el autor
110. Ibíd.
111. Hilde De Clerq, conversación con el autor en Amberes (Bélgica), 3 de junio de 2008.
112. Véase Lenfant (2004).
113. Irène Knodt-Lenfant, conversación con el autor en Bruselas (Bélgica), 4 de junio de 2008.
114. Ibíd.
115. Ibíd.
116. Ami Klin, conversación con el autor.

Capítulo 5

1. Eric Schopler, entrevistado por Brenda Denzler en diciembre del 2001. Archivos TEACCH, Chapel Hill (Carolina del Norte).
2. Betsy Schopler, conversación con el autor en la sede del TEACCH en Chapel Hill (Carolina del Norte), 28 de septiembre de 2007.
3. Susy Schopler, conversación con el autor en la sede del TEACCH en Chapel Hill (Carolina del Norte), 28 de septiembre de 2007.
4. Eric Schopler, entrevistado por Gary Mesibov, 18 de junio de 1998. Archivos TEACCH, Chapel Hill (Carolina del Norte).
5. Robert Reichler, conversación con el autor en su casa de Lake Washington en Seattle (EE. UU.), 21 de junio de 2008.
6. Véase Pitfield y Oppenheim (1964).
7. Véase Schopler y Loftin (1969).
8. Esto lo reveló la revista *Vanity Fair* en su número de septiembre del 2007.
9. Ibíd.
10. Por ejemplo, Bartak, Rutter y Cox (1975) y Cantwell, Baker y Rutter (1979).
11. Ibíd.
12. Lee Marcus, conversación con el autor.
13. Ibíd.
14. Robert Reichler, conversación con el autor.
15. Ibíd.
16. Mary Lou Warren, conversación con el autor en Chapel Hill (Carolina del Norte), 28 de septiembre de 2007.
17. Ibíd.
18. Ibíd.
19. Ibíd.
20. Betty Camp, conversación con el autor en Chapel Hill (Carolina del Norte), 28 de septiembre de 2007.
21. Robert Reichler, conversación con el autor.
22. Ibíd.
23. Gary Mesibov, conversación con el autor en la sede del TEACCH en Chapel Hill (Carolina del Norte), 28 de septiembre de 2007.
24. Ibíd.
25. http://ericschopler.blogspot.com/
26. Brenda Denzler, conversación con el autor en la sede del TEACCH en Chapel Hill (Carolina del Norte), 28 de septiembre de 2007.
27. http://ericschopler.blogspot.com/
28. Ruth Sullivan, conversación con el autor.
29. Michael Rutter, conversación con el autor.
30. Ribas (2006), p. 4
31. Gilbert Lelord, conversación con

el autor.
32. Revista *Life* (7 de mayo de 1965).« Screams, slaps, and love: A surprising, shocking treatment helps far-gone mental cripples». http://neurodiversity.com/library_screams_1965.html
33. Véase Ferster y DeMyer (1961).
34. Ibíd.
35. *Life*, 7 de mayo de 1965.
36. Citado en la revista *Los Ángeles*, 1 de abril de 2004.
37. Ruth Sullivan, conversación con el autor.
38. Ibíd.
39. Ibíd.
40. Laura Schreibman, conversación con el autor en Londres, 15 de mayo de 2008.
41. Ibíd.
42. Cathy Lord, conversación con el autor en Oslo (Noruega), 31 de agosto de 2007. El ABA, o análisis conductual aplicado (siglas en inglés de «Applied Behavioral Analysis»), se deriva del trabajo que desarrolló originalmente Lovaas en la UCLA en los años sesenta y es un programa que implica enseñar habilidades lingüísticas, cognitivas, sociales y de autonomía en los diferentes entornos, fraccionando estas habilidades en pequeñas tareas que deben ordenarse de un modo muy estructurado y jerárquico. Su núcleo consiste en reforzar las conductas deseadas e ignorar, redirigir o intentar disminuir las conductas inapropiadas. En la intervención basada en ensayos discretos (en inglés, *discrete trial training* o DTT), que con frecuencia se usa como parte de programas más amplios basados en el enfoque ABA, se aplican una a una varias series de lecciones o de ensayos diferentes. Cada ensayo consta de una demanda o petición de que se haga una acción, una conducta o respuesta por parte de la persona, y una consecuencia o reacción por parte del terapeuta, dependiendo de la respuesta de la persona. Los refuerzos positivos se seleccionan evaluando las preferencias del individuo.
43. Paul Chance (enero de 1974). Conversación con Ivar Lovaas sobre los niños que se autolesionan y cómo los padres lo hacen que esto empeore. *Psychology Today*, 76. http://www.neurodiversity.com/library_chance_1974.html
44. Suzie, Bobby y Tom Schopler, conversación con el autor en la sede del TEACCH en Chapel Hill (Carolina del Norte), 28 de septiembre de 2007.
45. Véase Lovaas (1981).
46. Citado en la revista *Los Angeles*, 1 de abril de 2004.
47. Gary Mesibov, conversación con el autor.
48. Michael Rutter, conversación con el autor.
49. Cathy Lord, conversación con el autor.
50. Ed Ritvo, conversación con el autor en Los Ángeles, 24 de junio de 2008.
51. Peter Tanguay, conversación con el autor.
52. Véase Lovaas (1987).
53. Véase McEachin, Smith y Lovaas, 1993.
54. Véase Shea, 2004, p.351.
55. Laura Schreibman, conversación con el autor.
56. Véase Maurice (1993).
57. Gary Mesibov, conversación con el autor.
58. Gary Mesibov, entrevistado por el autor en *Looking Up* (2001), 2(10), p. 20.
59. Ibíd.
60. Lorna Wing, conversación con el autor.
61. Ibíd.
62. Ibíd.

63. Peter Tanguay, conversación con el autor.
64. Véase Wong, Odom, Hume, Cox, Fettig ... y Schultz (2015) y Odom, Collet-Klingenberg, Rogers y Hatton (2010).
65. Véase Odom, Boyd, Hall y Hume (2010) .
66. Helen Tager-Flusberg, conversación con el autor.
67. Véase la entrevista de Rita Jordan con el autor en *Looking Up* (2006), 4(1), p. 22.

Capítulo 6

1. Véase Clancy, Dungdale y Rendle-Short (1969).
2. Sally Ozonoff, conversación con el autor en el Instituto MIND de Sacramento (California), 23 de junio de 2008.
3. *British Medical Journal*, 1 (1970), p. 627.
4. Véase Hermelin y O'Connor. *Psychological experiments with autistic children*. 1970.
5. Michael Rutter, conversación con el autor.
6. Véase Rutter y Bartak (1971), p. 22.
7. Ibíd., p. 23
8. Ibíd., p. 24
9. Ibíd., p. 25
10. Véase Rutter (1972).
11. Véase Rutter, Greenfield y Lockyer (1967).
12. Véase Rutter (1968).
13. Véase Rutter y Bartak (1971), p. 27.
14. Ibíd.
15. Ibíd., p. 29
16. Véase Chess (1971).
17. Leon Eisenberg, conversación con el autor.
18. Christopher Gillberg, conversación con el autor
19. Véase Kolvin (1971).
20. Kanner (1973)
21. Véase Ornitz y Ritvo (1968).
22. Ed Ornitz, conversación por correo electrónico con el autor, 2 de febrero de 2009.
23. No a todos los profesionales les convenció la idea de Kolvin de que el autismo y la esquizofrenia eran trastornos diferentes. La psiquiatra sueca Lena Nylander, que ha realizado una importante cantidad de investigaciones sobre este tema, me comentó durante el «Meeting Minds Autism Conference (literalmente: Congreso de autismo Encuentro entre mentes).», celebrado en Herning (Dinamarca) en febrero del 2009, que un catalizador adicional para la separación de ambos trastornos fue el hecho de que, mientras en los años ochenta había un reconocimiento general de que el autismo no estaba causado por una parentalidad pobre, en el caso de la esquizofrenia se seguía culpando ampliamente a los padres. Véase también el capítulo 7.
24. Véase Kolvin, Garside, Nicol, MacMillan, Woltsenholme y Leitch (1981).
25. Ann Le Couteur, conversación con el autor, 17 de febrero de 2009.
26. Véase Kanner (1971).
27. Ibíd., p. 125
28. Ibíd., p. 129
29. Ibíd., p. 141
30. Ibíd.
31. Richard Perry, conversación con el autor en Nueva York, 27 de septiembre de 2007.
32. Ibíd.
33. DeMyer (1974)
34. Ibíd.
35. Ibíd., p. 98

36. Véase Coleman (1976).
37. Mary Coleman, conversación con el autor en Nueva York, 2 de octubre de 2007.
38. Folstein y Rutter (1977).
39. Michael Rutter, conversación con el autor.
40. Susan Folstein, conversación con el autor en Baltimore, 5 de octubre de 2007.
41. Ibíd.
42. Ibíd.
43. Michael Rutter, conversación por correo electrónico con el autor, 26 de febrero de 2009.
44. Susan Folstein, conversación con el autor.
45. Ibíd.
46. Ibíd.
47. Ibíd.
48. Ibíd.
49. Véase Rutter (1983), p. 589 de la edición original.
50. Susan Folstein, conversación con el autor, 27 de octubre de 2008.
51. Wing y Gould (1979).
52. Lorna Wing, conversación con el autor, 15 de agosto de 2007.
53. Ibíd.
54. Ibíd.
55. Lorna Wing, conversación con el autor.
56. Judith Gould, conversación con el autor en Elliot House (centro diagnóstico de la National Autistic Society en Bromley, Kent), 12 de octubre de 2007.
57. Lorna Wing, conversación con el autor.
58. Ibíd.
59. Judith Gould, conversación con el autor.
60. Lorna Wing, conversación por correo electrónico con el autor, 26 de abril de 2009.
61. Ibíd.
62. Theodore Shapiro, conversación con el autor en la Universidad de Cornell (Ítaca, Nueva York), 27 de septiembre de 2007.
63. Kanner (1965).
64. Fred Volkmar, conversación con el autor en el Yale Child Study Center (New Haven, Connecticut), 27 de septiembre de 2007.
65. Ed Ornitz, conversación por correo electrónico con el autor, 15 de mayo de 2009.
66. Ibíd.
67. Véase Ornitz, Guthrie y Farley (1978).
68. Véase Ornitz (1988).
69. Ed Ornitz, conversación por correo electrónico con el autor, 15 de mayo de 2009.
70. Véase DeMyer, Barton, Alpern, Kimberlin, Allen, Yang y Steele (1974).
71. Véase Bartak, Rutter y Cox (1975).
72. Véase la entrevista de Lawrence Bartak con el autor en Melbourne (Australia), *Looking Up*, 3(6) (2003), 34.
73. Uta Frith, conversación con el autor en el Institute of Cognitive Neuroscience de Londres, 12 de agosto de 2008.
74. Ibíd.
75. Francesca Happé, conversación con el autor.
76. Ibíd.
77. Ibíd.
78. Véase Bishop (2008).
79. Entrevista online con Simon Mitton en http://www.in-cites.com/scientists/UtaFrith.html.
80. Uta Frith, conversación con el autor.
81. Entrevista online con Simon Mitton.
82. Uta Frith, conversación con el autor.
83. Ibíd.
84. Ibíd.

85. Véase Tinbergen (1973).
86. Ibíd.
87. Ibíd.
88. Tinbergen y Tinbergen (1973).
89. Michele Zapella, conversación con el autor.
90. Ibíd.
91. Véase Sainsbury (2000) y también Jolliffe, Lansdowne y Robinson (1992).
92. Véase Delacato (1974).
93. Gerald de Groot, conversación con el autor.
94. Ibíd.
95. Ibíd.
96. Véase Tomlinson (1990), p. 197.
97. Hugh Morgan, conversación con el autor en Londres, 8 de diciembre de 2008.
98. Véase Golding (2006).
99. Ibíd.
100. *The Advocate*, 7(3) (1975), p. 1
101. Ibíd., p. 2

Capítulo 7

1. Véase Wing (1997).
2. American Psychiatric Association (1952).
3. Véase Petty, Ornitz, Michelman y Zimmerman (1984).
4. Véase Rumsey, Rapoport y Andreasen (1986).
5. Véase Volkmar (1987).
6. Citado en Kanner (1965).
7. Citado en Kanner y Eisenberg (1956).
8. Fred Stone, conversación con el autor.
9. Véase Polan y Spencer (1959).
10. Véase Rutter y Lockyer (1965).
11. Lotter (1967).
12. Véase Brask (1972).
13. Véase Treffert (1970).
14. Darold Treffert, conversación con el autor en Milwaukee, 9 de junio de 2007.
15. Ibíd.
16. Clancy, Dugdale y Rendle-Short (1969).
17. Véase DeMyer, Churchill, Pontius y Gilkey (1971).
18. Ibíd.
19. Véase Rutter (1978).
20. Ibíd.
21. Michael Rutter, conversación por correo electrónico con el autor, 26 de febrero de 2009.
22. Véase Rutter y Schopler (1978).
23. Michael Rutter, conversación por correo electrónico con el autor.
24. Ibíd.
25. Ibíd.
26. Véase Wing y Gould (1979).
27. Véase Wing (1993).
28. Ibíd.
29. Ibíd.
30. World Health Organization (1987).
31. Véase Freeman, Schroth, Ritvo, Guthrie y Wake (1980).
32. Véase Krug, Arick y Almond (1980).
33. Robert Reichler, conversación con el autor.
34. Véase Schopler, Reichler, Devellis y Daly (1980).
35. Gary Mesibov, conversación con el autor.
36. Robert Reichler, conversación con el autor.
37. Gary Mesibov, conversación con el autor.
38. Theodore Shapiro, conversación con el autor.
39. Véase Cialdella y Mamelle (1989).
40. Véase Wing (1981).
41. Phil Christie (2006).
42. Lorna Wing, comunicación por correo electrónico con el autor, 19 de febrero de 2009.
43. Véase Ishii y Takahashi (1983).
44. Véase Freeman, Ritvo, Yokota y Ritvo (1986).
45. Ed Ritvo, conversación con el autor.
46. Véase Gillberg y Gillberg (1989),

y también Szatmari, Bremner y Nagy (1989).
47. Christopher Gillberg, conversación con el autor.
48. Véase Asperger (1944).
49. Ami Klin, conversación con el autor.
50. Citado en la publicación mensual de la Asociación Estadounidense de Psiquiatría *APA Monitor* (1998), 29(11).
51. Véase Le Couteur, Rutter, Lord, Rios, Robertson, Holdgrafer y McLennan (1989), y también Lord, Rutter, Goode, Heemsbergern, Jordan, Mawhood y Schopler (1989).
52. Ann Le Couteur, conversación con el autor.
53. Ibíd.
54. Susan Folstein, conversación con el autor.
55. Michael Rutter, conversación con el autor.
56. Cathy Lord, conversación con el autor.
57. Dorothy Bishop, conversación por correo electrónico con el autor, 16 de octubre de 2008.
58. Ibíd.
59. Ibíd.
60. Ibíd.
61. Michael Rutter, conversación con el autor.
62. Roger Misès, conversación con el autor.
63. Denys Ribas, conversación con el autor en París, 10 de mayo de 2008.
64. Véase Baron-Cohen (1987 y 1989).
65. Simon Baron-Cohen, conversación con el autor.
66. Véase Baron-Cohen, Allen y Gillberg (1992).
67. Véase Baron-Cohen, Cox, Baird, Swettenham, Nightingale, Morgan…y Charman (1996).
68. Ibíd.
69. Allison, Baron-Cohen, Wheelwright, Charman, Richler y Brayne (2008)
70. Sally Ozonoff, conversación con el autor.
71. Judith Gould, conversación con el autor.
72. Ibíd.
73. Véase Massie (1978).
74. Véase Rosenthal, Massie y Wulff (1980).
75. Véase Teitelbaum, Teitelbaum, Nye, Fryman y Maurer (1998), y también Damasio y Maurer (1978).
76. Colwyn Trevarthen, en un artículo enviado a la conferencia internacional en línea sobre autismo Awares del 2006. www.awares.org/conferences.
77. Ibíd.
78. Ibíd.
79. Colwyn Trevarthen en respuesta al autor, en la conferencia internacional en línea sobre autismo Awares, el 4 de octubre de 2006. www.awares.org/conferences.
80. Véase Courchesne, Carper y Akshoomoff (2003).
81. Véase la entrevista de Eric Courchesne con el autor en Melbourne, *Looking Up*, 3(6) (2003), p. 36
82. Resultados preliminares de un estudio prospectivo del High-Risk Baby Siblings Research Consortium [Consorcio de Investigación de bebés hermanos con alto riesgo]
83. Rebecca Landa, conversación con el autor en Baltimore, 5 de octubre de 2007.
84. Véase Rogers, Young, Cook, Giolzetti y Ozonoff (2008).
85. Sally Rogers, conversación con el autor.
86. Sally Ozonoff, conversación con el autor.
87. Cathy Lord, conversación con el autor.
88. Véase Miles, Takahashi, Bagby, Sahota, Vaslow, Wang… y Farmer (2005).
89. Véase Bishop, Whitehouse, Watt

y Line (2008).
90. Ibíd.
91. Mary Coleman, conversación con el autor.
92. Isabelle Rapin, conversación con el autor.
93. Ibíd.
94. David Amaral, conversación con el autor.
95. Judith Gould, conversación con el autor.
96. Christopher Gillberg, conversación con el autor.
97. Patricia Howlin, conversación con el autor en el Instituto de Psiquiatría de Londres, 15 de diciembre de 2008.
98. Fred Volkmar, conversación con el autor.
99. Ibíd.
100. Ver entrevista de Tony Attwood con el autor en Melbourne, *Looking Up*, 3(6) (2003), p. 28.
101. Ibíd.
102. Ibíd.
103. Sally Rogers, conversación con el autor.
104. Véase Ozonoff, Pennington y Rogers (1991).
105. Sally Rogers, conversación con el autor.
106. Francesca Happé, conversación con el autor.
107. Michael Fitzgerald, conversación con el autor.
108. Leon Eisenberg, conversación con el autor.
109. Helen Tager-Flusberg, conversación con el autor.
110. Ibíd.
111. Medical Research Council: *Review of autism research: Epidemiology and causes*. 2001 [en línea]. https://www.mrc.ac.uk/publications/browse/autism-research-review/
112. Christopher Gillberg, conversación con el autor.
113. Véase Happé y Ronald (2008).
114. Francesca Happé, conversación con el autor.
115. Happé y Ronald (2008).
116. Ibíd.
117. Ibíd.

Capítulo 8

1. Maria Asperger Felder, conversación con el autor.
2. Véase Wurst (1980).
3. Elizabeth Wurst, conversación con el autor.
4. Lorna Wing, conversación con el autor.
5. Judith Gould, conversación con el autor.
6. Entrevista con Leo Kanner, 30 de junio de 1969, archivos de la Universidad Johns Hopkins.
7. Véase Eisenberg (1981).
8. Kanner (s.f.).
9. Albert Kanner, conversación con el autor.
10. Christopher Gillberg, conversación con el autor.
11. Véase. Bauman y Kemper (1985).
12. Margaret Bauman, conversación con el autor en la Facultad de Medicina de la Universidad de Boston, 3 de octubre de 2007.
13. Thomas Kemper, conversación con el autor en la Facultad de Medicina de la Universidad de Boston, 3 de octubre de 2007.
14. Margaret Bauman, conversación con el autor.
15. Véase Stromland, Nordin, Miller, Akerstrom y Gillberg (1994).
16. Véase Bailey, Luthert, Dean, Harding, Janota, Montgomery... y Lantos (1998).
17. Courchesne, Carper y Akshoomoff (2003).
18. Véase Casanova, Kooten van, Switala, Engeland van, Heinsen, Steinbusch, Hof...y Schmitz (2006).

19. Manuel Casanova, conversación con el autor en Louisville (Kentucky), 29 de septiembre de 2007.
20. Véanse, por ejemplo, los estudios de Gene Blatt y Jane Yip en la Facultad de Medicina de la Universidad de Boston: Yip, Soghomonian y Blatt (2008 y 2009).
21. Thomas Kemper, conversación con el autor.
22. Margaret Bauman, conversación con el autor.
23. Ibíd.
24. Uta Frith, conversación con el autor.
25. Entrevista online con Simon Mitton en http://www.in-cites.com/scientists/UtaFrith.html.
26. Véase Baron-Cohen, Leslie y Frith (1985).
27. Uta Frith, conversación con el autor.
28. Véase Premack y Woodruff (1978).
29. Simon Baron-Cohen, conversación con el autor.
30. Se puede encontrar una introducción útil a la teoría de la mente en Baron-Cohen y Bolton (1993).
31. Véase Saxe y Kanwisher (2003), y también Sommer, Dohnet, Sodian, Meinhardt, Thoermer y Hajaka (2007).
32. Véase Shah y Frith (1993).
33. Uta Frith, conversación con el autor.
34. Simon Baron-Cohen, conversación con el autor.
35. Véase Kanner (1943).
36. Véase Ozonoff, Pennington y Rogers (1991).
37. Rebecca Landa, conversación con el autor.
38. Michael Rutter, conversación con el autor.
39. Jordan (2006).
40. Ibíd.
41. Simon Baron-Cohen, conversación con el autor.
42. Ibíd.
43. Se la conoce tanto por sus iniciales que una vez que me referí a B. J. Freeman por su nombre completo en una conversación con Lorna Wing, y Lorna exclamó de pronto: «¿Qué? ¡Es una mujer!»
44. Marian Sigman, conversación con el autor en Los Ángeles, 24 de junio de 2008.
45. Ibíd.
46. Ibíd.; véase también Sigman y Ungerer (1984).
47. Sally Rogers, conversación con el autor.
48. Ibíd.
49. Sally Ozonoff, conversación con el autor.
50. Marian Sigman, conversación con el autor.
51. Simon Baron-Cohen, conversación con el autor.
52. Véase Lutchmaya, Baron-Cohen y Raggatt (2002), y también Auyeung, Baron-Cohen, Chapman, Knickmeyer, Taylor y Hackett (2009).
53. Simon Baron-Cohen, conversación con el autor. John Manning, de la Universidad del Centro de Lancashire (Reino Unido), ha retomado los datos sobre la testosterona y ha formulado la teoría de que cuanto mayor es la diferencia entre la longitud de los dedos índice y anular, mayor es la exposición a la testosterona en el vientre materno y, en consecuencia, según la hipótesis de Baron-Cohen, mayor es la probabilidad de que un individuo tenga rasgos propios del autismo.
54. Carol Gray, conversación con el autor en Baltimore, 5 de octubre de 2007. Una «historia social» es una descripción breve de una situación, un acontecimiento o una actividad concretos, que incluye información específica

sobre lo que se espera que ocurra en esa situación y por qué. Cumple varias funciones. A una persona con trastorno del espectro del autismo le permite hacerse una idea de cómo pueden responder los demás ante una determinada situación, proporcionándole de ese modo un marco de referencia de lo que sería una conducta adecuada. Asimismo, puede facilitar que otras personas vean una situación desde la perspectiva del individuo con autismo, ayudándoles a entender por qué es posible que parezca que esa persona responde o se comporta de un modo peculiar.

55. Véase la entrevista de Simon Baron-Cohen con el autor, *Looking Up*, 4(6) (2003), p. 28.
56. Isabelle Rapin, conversación con el autor.
57. Ibíd.
58. Véase Rapin y Allen (1983).
59. Véase Baltaxe (1977).
60. Véase Kjelgaard y Tager-Flusberg (2001).
61. Ibíd.
62. Véase Rutter, Andersen-Wood, Beckett, Bredenkamp, Castle, Groothues...y O'Connor (1999).
63. Véase Rutter, Krepner, O'Connor and the English and Romanian Adoptees (ERA) study team (2001).
64. Michael Rutter, conversación con el autor.
65. Ibíd.
66. Christopher Gillberg, conversación con el autor.
67. Ibíd.
68. Véase Gillberg y Coleman (2000).
69. Véase Rutter, Bayley, Bolton Y Le Couteur (1994).
70. Ibíd.
71. Sally Rogers, conversación con el autor.
72. Véase Bishop (1989).
73. Robert DeLong, conversación con el autor en Chapel Hill (Carolina del Norte), 28 de septiembre de 2007.
74. Véanse: Tanoue, Oda, Asano y Kawashima (1988); Bohman, Bohman, Björck y Sjöholm (1983); Gillberg (1984); McCarthy, Fitzgerald y Smith (1984); Cialdella y Mamelle (1989); Ritvo, Freeman, Pingree, Mason-Brothers, Jorde, Jenson...y Ritvo (1989).
75. Véase King y Bearman (2009).
76. Christopher Gillberg, conversación con el autor.
77. Véase Ritvo, Freeman, Pingree, Mason-Brothers, Jorde, Jenson...y Ritvo (1989).
78. Ed Ritvo, conversación por correo electrónico con el autor, 19 de marzo de 2009.
79. Véase Farley, McMahon, Fombonne, Jenson, Miller, Gardner...y Coon (2009).
80. Ed Ritvo, conversación por correo electrónico con el autor, 19 de marzo de 2009.
81. Véase Wakefield, Murch, HAnthony, Linnell, Casson, Malik...y Walker-Smith (1998).
82. Véase Peltola, Patja, Leinikki, Valle, Davidkin y Paunio (1998).
83. Véase Singh y Jensen (2003).
84. Michael Rutter, conversación con el autor.
85. Richard Horton citado en *The Times*, 21 de febrero de 2004.
86. *The Daily Telegraph*, 29 de enero de 2010.
87. *The Times*, 14 de febrero de 2009.
88. Ibíd.
89. Ibíd.
90. Associated Press, 13 de febrero de 2009.
91. Véase Crossley y McDonald (1982).
92. Véase Biklen (2005).
93. Véase Tetzchner von y Martinsen (2000).
94. Véase Tetzchner von (1997).
95. Véase Sellin (1993).

96. Klaus Brause, conversación con el autor en Dortmund (Alemania), 10 de octubre de 2008.
97. Darold Treffert, comunicación por correo electrónico con el autor, 1 de diciembre de 2008.
98. Ibíd.

Capítulo 9

1. Sanua (1984).
2. Citado en la página web de la Simons Foundation Autism Research Initiative (http://sfari.org/), 17 de septiembre de 2008.
3. Citado en su brillante libro por Lelord (1998).
4. Jia Meixiang, conversación con el autor en Pekín, 29 de enero de 2008.
5. Ibíd.
6. Guo Yanqing, conversación con el autor en Pekín, 29 de enero de 2008.
7. Ibíd.
8. Ibíd.
9. Ibíd.
10. Sun Menglin, conversación con el autor en Pekín, 24 de enero de 2008.
11. Ibíd.
12. Griffin Wang, conversación con el autor en Pekín, 24 de enero de 2008.
13. Guo Yanqing, conversación con el autor.
14. Ibíd.
15. Tian Huiping, conversación con el autor.
16. Guo Yanqing, conversación con el autor.
17. Jia Meixiang, conversación con el autor.
18. Liu Jing, conversación con el autor.
19. Sun Dunke, conversación con el autor en Pekín, 25 de enero de 2008.
20. Ibíd.
21. Véase la investigación de Tamara Daley sobre el artículo de Ronald: T.C. Daley. «The first reference to autism in the Indian literature?», en la página web de Action for Autism: http://www.autism-india.org/research-autism-india.php
22. Merry Barua, conversación con el autor en Nueva Delhi, 18 de enero de 2008.
23. Ibíd.
24. Ibíd.
25. Merry Barua, conversación con el autor.
26. Ibíd.
27. Qazi Fazli Azeem, conversación con el autor en Nueva Delhi, 17 de enero de 2008.
28. Ibíd.
29. Citado en el Chicago Tribune del 21 de febrero de 2001.
30. Anwar Hossain, conversación con el autor en Nueva Delhi, 17 de enero de 2008.
31. Ibíd.
32. Ibíd.
33. Artículo de Margot Prior en la página web de la Academy of Social Sciences (Academia de Ciencias Sociales) de Australia. http://www.assa.edu.au/
34. Ibíd.
35. Vietnam News, 2 de enero de 2007.
36. Ibíd.
37. Tokio Uchiyama, conversación con el autor en Elliot House, Reino Unido.
38. Véase Grinker (2008).
39. Véase Lotter (1978).
40. Zemi Yenus, comunicación por correo electrónico con el autor, 24 de septiembre de 2009 y http://allafrica.com/

stories/200603290229.html
41. Ibíd.
42. Citado en el boletín de la US National Society for Autistic Children, *The Advocate*, 8(2), 1976.
43. Edna Mishori, comunicación por correo electrónico con el autor, 20 de diciembre de 2009.
44. Ibíd.
45. Ibíd.
46. Ibíd.
47. Ver *Looking Up*, 2(8), 2001, p. 22
48. Talat al-Wazna, conversación con el autor en Londres, 21 de agosto de 2007.
49. Ibíd.
50. Ibíd.
51. Ibíd.
52. Informe de novedades online IRIN, 24 de junio de 2004. http://www.irinnews.org/report.aspx?reportid=23757.
53. Véase Milicic, Bujas Petkovic y Bozikov (2003).
54. Liuba Iacoblev, comunicación por correo electrónico con el autor, 11 de abril de 2008.
55. Ibíd.
56. Sergey Morozov y Svetlana Morozova, entrevistados por el autor en la sede de Dobro en Moscú. *Looking Up*, 3(9) (2004), p. 20.
57. Ibíd.
58. Ibíd., p. 21.
59. Ibíd., p. 22.
60. Ibíd., p. 22.
61. Ibíd., p. 23.
62. Ibíd.
63. Rozagy, comunicación con el autor en Londres, 6 de octubre de 2008.
64. Olga Bogdashina citada en la página web de la Asociación Ucraniana de Autismo (http://freewebs.com/autismukraine) en 1995.
65. Olga Bogdashina, comunicación por correo electrónico con el autor, 7 de marzo de 2009.
66. Ami Klin, en conversación con el autor.
67. Información de la Autism Support Network. Véase http://www.autismsupportnetwork.com/news/violated-having-autism-776782
68. Ibíd.
69. Judith Martínez de Vaillard, comunicación con el autor en Ciudad de México, 20 de junio de 2008.
70. Edna García de Martínez, comunicación con el autor, 28 de septiembre de 2008.
71. Ibíd.
72. Ibíd.
73. Ibíd.
74. Ibíd.
75. Ibíd.
76. Esta referencia aparece citada por Fernando Pagés Larraya (Director del Programa de Epidemiología Psiquiátrica del Consejo Nacional de Investigaciones Científicas y Técnicas (CONICET)) en el prólogo al documento de trabajo que recoge el primer estudio epidemiológico sobre el autismo en Argentina. Este documento, titulado *Autismo, un estudio epidemiológico*, fue publicado por Miguel Ángel García Coto (Buenos Aires, Argentina: CONICET, serie Documenta Laboris, 1986). Según el autor de este informe: «Cuando vimos que las cifras de prevalencia encontradas por nosotros eran de 4.9 por mil, pensamos que debíamos haber cometido algún error (era una cifra demasiado alta); nos pusimos a revisar todo de nuevo ya que en esa época los estudios existentes estaban entre el 2 y el 4 por mil».
77. Conversación por email con Gerardo Herrera el 8 de septiembre de 2016.
78. Ibíd.
79. Ver Grañana (comp), 2014.
80. Ver Valdez y Ruggieri (comp),

2011.
81. Ibíd.
82. ADAM: fecha y lugar de la entrevista con Horacio Joffre Galibert
83. ADAM: fecha y lugar de la entrevista con Karina Rocca
84. En septiembre del 2016, se celebró un Simposio Latinoamericano de Investigación en Condiciones del Espectro Autista, organizado por el Programa Argentino para Niños, Adolescentes y Adultos con Condiciones del Espectro Autista (PANAACEA, creado en 2012), la Universidad Católica Argentina (UCA) y Autism Speaks Latino-América.
85. ADAM: fecha y lugar de la entrevista con Theo Peeters, o indicar la fuente de esta frase.
86. Lilia Negrón, comunicación por correo electrónico con el autor, 25 de julio de 2007.
87. Ibíd.
88. Leyes estatales 12764/2012, 8069/1990 y 8213/1991 en Brasil
89. Ley estatal 7583 de 24 de Octubre de 1989 en Brasil
90. Véase *People's Weekly World Newspaper*, 3 de julio de 2004.
91. Ver *Looking Up*, 4(5) (2006), p. 21
92. Hugh Morgan, conversación con el autor en Londres, 8 de diciembre de 2008.
93. Ibíd.
94. Esta organización benéfica británica, fundada en el 2004 por la Dama Stephanie Shirley para servir como catalizador del aumento de fondos disponibles para la investigación biomédica sobre el autismo en Reino Unido, cambió su nombre por el de Autistica en enero del 2010.
95. Arlene Cassidy, conversación con el autor en Londres, 8 de diciembre de 2008.
96. Ibíd.
97. Ibíd.

Capítulo 10

1. Sally Ozonoff, conversación con el autor. El libro que estaba escribiendo (junto con Sally Rogers y Robert Hendren) era *Autism spectrum disorders: A research review for practitioners*,2003.
2. Leon Eisenberg, conversación con el autor.
3. Maria Asperger Felder, conversación con el autor.
4. Mary Coleman, conversación con el autor.
5. Véase Turk, Bax, Williams, Amin, Eriksson y Gillberg (2009).
6. Ed Ritvo, conversación con el autor.
7. Peter Hobson, ponencia en el congreso de la Open University «Autism Research: From Diagnosis to Intervention» ["Investigación en Autismo: Del Diagnóstico a la Intervención»]. Milton Keynes (Reino Unido), 11-12 de mayo de 2007.
8. Sula Wolff, conversación con el autor.
9. Véase Isaacson (2009).
10. Véase *Looking Up*, 3(6) (2003), p. 7.
11. Véase Rossignol, Rossignol, Smith, Schneider, Logerquist, Usman, Neubrander...y Mumper (2009).
12. Eric Hollander, comentarios al congreso anual del American College of Neuropsychopharmacology [Colegio Estadounidense de Neuropsicofarmacología] de diciembre del 2006. Hollander

publicó sus datos en 2007: véase Hollander, Bartz, Chaplin, Phillips, Sumner, Soorya y Wasserman (2007).
13. Sula Wolff, conversación con el autor.
14. Manuel Ventura, conversación con el autor en Mas Casadevall (España) en el 2001.
15. David Amaral, conversación con el autor.
16. Sally Ozonoff, conversación con el autor.
17. Ver *The Times*, Londres, 18 de junio de 2006.
18. Ibíd.
19. Temple Grandin, conversación con el autor.
20. Rita Jordan entrevistada por el autor, *Looking Up*, 4(1), (2006), p. 22.
21. Sally Ozonoff, conversación con el autor.
22. Susan Folstein, conversación con el autor.
23. Mary Coleman, conversación con el autor.
24. Simon Baron-Cohen, conversación con el autor.
25. Gilbert Lelord, conversación con el autor.
26. Marian Sigman, conversación con el autor.
27. Susan Folstein, conversación por correo electrónico con el autor.
28. Véase Daly, Weiss, Yiping, Korn, Arking, Miller...y Wu (2008).
29. Véase Alarcón, Abrahams, Stone, Duvall, Perederly, Bomar...y Geschwind (2008).
30. Véase Sebat, Lakshmi, Malhotra, Troge, Lese-Martin, Walsh...y Wigler (2007).
31. http://www.seattlepi.com/local/307699_geneautism16.html.
32. Véase Bird, Guy, gan, Selfridge y Cobb (2007).
33. Christopher Gillberg, conversación con el autor.
34. Véase Jamain, Quach, Betancour, Râstam, Colineaux, Gillberg. . . y Paris Autism Research International (2003).
35. Christopher Gillberg, conversación con el autor.
36. Ibíd.
37. Susan Folstein, conversación con el autor.
38. Véase Wakefield, Murch, HAnthony, Linnell, Casson, Malik...y Walker-Smith (1998).
39. Véase Campbell, Bule, Winter, Bauman, Sutcliffe, Perrin y Levitt (2009).
40. Véase Reichenberg, Gross, Wiser, Bresnahan, Silverman, Harlap...y Susser (2006).
41. Susan Folstein, conversación con el autor.
42. Véase Kates, Burnette, Eliez, Strunge, Kaplan, Landa...y Pearlson (2004).
43. Susan Folstein, conversación por correo electrónico con el autor; 21 de febrero de 2009.
44. Gilbert Lelord, conversación con el autor.
45. Monica Zilbovicius, conversación con el autor en Oslo (Noruega), 31 de agosto de 2007.
46. Véase Chiu, Kayali, Kishida, Tomlin, Klinger, Klinger y Montague (2008).
47. Véase Kana, Keller, Minshew y Just (2007).
48. Véase Wilson, Rojas, Reite, Teale y Rogers (2007).
49. Véase Sundaram, Kumar, Makki, Behen, Chugani y Chugani (2008).
50. Comentarios en la sesión de trabajo de Londres organizada por Uta Frit (16 de abril de 2007).
51. Véase, por ejemplo, Belinchón (2001).
52. Rebecca Landa, conversación con el autor.
53. Darold Trefffert, conversación por correo electrónico con el autor; 16 de febrero de 2009.
54. Véase Howlin, Goode, Hutton y Rutter (2009).

55. Patricia Howlin, conversación con el autor.
56. Darold Trefffert, conversación por correo electrónico con el autor; 16 de febrero de 2009.
57. Ibíd.
58. Ibíd.
59. Véase Cowan y Frith (2009).
60. Véase Ploeger, vand der Maas, Raijmakers y Galis (2009).
61. Ed Ornitz, conversación con el autor.
62. Raun Kaufman, conversación con el autor en Londres.
63. Ibíd.
64. Lorna Wing, conversación con el autor.
65. Véase Werner y Dawson (2005).
66. Véase *Looking Up*, 2(10) (2001), p. 31
67. Sally Ozonoff, conversación con el autor.
68. Ibíd.
69. Rebecca Landa, conversación con el autor.
70. Sally Rogers, conversación con el autor.
71. Ruth Sullivan, conversación con el autor.
72. Ibíd.
73. Entrevista con Rita Jordan, *Looking Up*, 4(1) (2006), p. 22
74. Ibíd.
75. Peter Tanguay, conversación con el autor.
76. ver Centers for Disease Control and Prevention (2014).
77. Ibíd.
78. Véase Ellefsen, Kampmann, Billstedt, Gillberg y Gillberg (2007).
79. Véase Oliveira, Ataide, Marques, Miguel, Margarida Coutinho, Mota-Vieira...y Moura Vicente (2007).
80. Véase comunicación de Fombonne, Morel y Macarthur (2006).
81. Donna Williams, conversación por correo electrónico con el autor; 4 de abril de 2008.
82. Jean-Claude Maleval, conversación por correo electrónico con el autor; 25 de marzo de 2008.
83. Donna Williams, conversación por correo electrónico con el autor; 4 de abril de 2008.
84. Donna Williams, conversación por correo electrónico con el autor; 7 de octubre de 2007.
85. Temple Grandin, conversación con el autor.
86. Ros Blackburn entrevistada por el autor, *Looking Up*, 2(1) (2000), p. 18.
87. Ibíd.
88. Ibíd., p. 19.
89. Ibíd., p. 20.
90. Ian Hacking, conferencia en el congreso «Autismo y Talento» de la Royal Society; Londres, 29-30 de septiembre de 2008.
91. Douwe Draaisma, conferencia en el congreso «Autismo y Talento» de la Royal Society. Londres, 29-30 de septiembre de 2008.
92. Las lentes de colores Irlen están diseñadas para corregir la sobrecarga y las distorsiones sensoperceptivas que pueden afectar, entre otras, a las personas con trastornos del espectro del autismo.
93. Temple Grandin, conversación con el autor.
94. Sally Ozonoff, conversación con el autor.
95. Véase Happé, Ronald y Plomin (2006).
96. Véase Ashwin, Ashwin, Rhydderch, Howells y Baron-Cohen (2008).
97. Associated Press, 11 de febrero de 2010.
98. Lorna Wing, conversación con el autor en Manchester; 16 de marzo de 2010.
99. Tony Attwood, conversación por correo electrónico con el autor. 24 de enero de 2014.
100. Dorothy Bishop, conversación por correo electrónico con el autor, 16 de enero de 2014.

101. Donna Williams, conversación por correo electrónico con el autor, 17 de enero de 2014.
102. Michael Savage, hablando en el programa de redifusión de la Talk Radio Network The Savage nation (literalmente, un juego de palabras: «La nación salvaje» o «La nación de Savage»), el 16 de julio de 2008.
103. Alejandro Jodorowsky, entrevistado por Fernando Sánchez Dragó en Diario de la Noche, Telemadrid, 2 de junio de 2005.
104. Stigma, Londres, 29 de abril de 2008.
105. Véase Burbach y Van der Zwang (2009).
106. Véase Crespi y Badcock (2008).
107. Margaret Bauman, conversación con el autor.
108. Véase Buten (2003).
109. Mi agradecimiento a Peter Tanguay por compartir esta información conmigo.
110. Véase Murray (2008).
111. Véase Haddon (2004).
112. Donna Williams, conversación por correo electrónico con el autor; 15 de septiembre de 2008.
113. Tian Huiping, conversación con el autor.
114. Robert Hendren, conversación con el autor en el Instituto MIND de Sacramento (California); 23 de junio de 2007.
115. Ibíd.
116. Lorna Wing, conversación con el autor.
117. Theo Peeters, conversación por correo electrónico con el autor; 3 de octubre de 2008.
118. Theo Peeters entrevistado por el autor en Melbourne (Australia). *Looking Up*, 3(6) (2003), p. 31.
119. Gary Mesibov, conversación por correo electrónico con el autor; 13 de octubre de 2008.
120. Ibíd.
121. Citado en el Informe Anual de Autism Speaks 2008. https://www.autismspeaks.org/sites/default/files/documents/autism_speaks_annual_report_2008.pdf
122. Ibíd.
123. Ibíd.
124. *The Times*, 1 de enero de 2007.
125. Véase Rutter (1999).
126. Michael Rutter, conversación con el autor.

Adenda

1. Véase Pertejo (2002)
2. Véase Belinchón, Boada, García de Andrés, Fuentes-Biggi y Posada de la Paz (2010).
3. Ángel Díez Cuervo, conversación con el autor en Madrid, 10 de abril de 2008.
4. Ibíd.
5. Ibíd.
6. Ibíd.
7. Entrevista con Ángel Díez Cuervo. *Boletín de la Asociación Española de Terapeutas de Autismo y Psicosis Infantiles*, 1987, n.º 1, p. 15.
8. Ángel Díez Cuervo, conversación telefónica con Mercedes Belinchón, 20 de mayo de 2016.
9. Entrevista con Ángel Díez Cuervo. *Boletín de la Asociación Española de Terapeutas de Autismo y Psicosis Infantiles*, 1987, n.º 1, p. 11.
10. Mercedes Belinchón, conversación por correo electrónico con el autor, 11 de noviembre de 2015.
11. Entrevista con Carmen Martínez Madrid. *Boletín de la Asociación Española de Terapeutas de Autismo y Psicosis Infantiles*, 1990, n.º 6, pp. 11-18.

12. Carmen Martínez Madrid, conversación con Mercedes Belinchón en Madrid, 19 de febrero de 2015.
13. Javier Blecua, conversación telefónica con Mercedes Belinchón, 11 de junio de 2016.
14. Una versión traducida al castellano de las actas de este congreso, al que asistieron más de 1700 delegados de 49 países, se publicó en 2 volúmenes en 1998, gracias al apoyo de la Fundación ONCE. Véase VV AA (1998).
15. Juan Coma, conversación por e-mail con el autor, 2 de Septiembre de 2015
16. Mª Isabel Bayonas, conversación con el autor en Madrid, 11 de abril de 2008.
17. Mª Isabel Bayonas, conversación telefónica con Mercedes Belinchón, 12 de agosto de 2016.
18. Ibíd.
19. Ibíd.
20. Ibíd.
21. Entrevista con Ángel Rivière. *Boletín de la Asociación Española de Terapeutas de Autismo y Psicosis Infantiles*, 1986, n.º 0, p. 11.
22. Véase Rivière (1978).
23. Mercedes Belinchón, conversación con el autor en Madrid, 11 de abril de 2008. Para una versión completa del IDEA, véase Rivière (1997a y 1997b).
24. Ibíd. Véanse también las páginas [211-212 de la V. O]. para una discusión sobre la hipótesis del déficit en teoría de la mente.
25. Ibíd.
26. Entrevista con Ángel Rivière. *Boletín de la Asociación Española de Terapeutas de Autismo y Psicosis Infantiles*, 1986, n.º 0, p. 14.
27. Inés Marichalar, conversación con el autor en Madrid, España, 25 de Abril de 2013
28. Javier Tamarit Cuadrado: Huellas en el silencio. Legado épico de un genial explorador de la mente humana: Ángel Rivière, en *Revista Siglo Cero*, nº 32, pp 15-20, 2001. Especial sobre Ángel Rivière.
29. Carmen Nieto, conversación con el autor en Madrid, 11 de abril de 2008.
30. Simon Baron-Cohen, texto enviado por correo electrónico el 29 de junio de 2016.
31. Juan Coma, conversación por e-mail con el autor, 2 de Septiembre de 2015.
32. Agustín Illera, conversación telefónica con Mercedes Belinchón, 13 de junio de 2016.
33. Javier Tamarit, entrevista con el autor en Londres, Inglaterra, 21 de Febrero de 2014
34. Javier Tamarit, conversación telefónica con Mercedes Belinchón, 29 de abril de 2016.
35. Véase nota 28.
36. Rosa Álvarez Pérez, entrevista por email con el autor, 7 de enero de 2015.
37. Fausto García Rey, entrevista con Mercedes Belinchón en Madrid, 1 de julio de 2016.
38. Benito Junoy, conversación con el autor en Madrid, España, 25 de Abril de 2013.
39. Ibídem.
40. Javier Blecua, conversación telefónica con Mercedes Belinchón, 11 de junio de 2016.
41. Javier Tamarit, entrevista con el autor en Londres, Inglaterra, 21 de Febrero de 2014.
42. Ibíd.
43. Se refiere a la revista *Estudios de Psicología*, que inició su andadura en 1980 bajo la dirección de Ángel Rivière y auspiciada por el grupo editorial Infancia y Aprendizaje (luego, Visor). Actualmente, esta revista la coeditan la Fundación Infancia y Aprendizaje y el grupo

Taylor & Francis.
44. Entrevista con Ángel Rivière. *Boletín de la Asociación Española de Terapeutas de Autismo y Psicosis Infantiles*, 1986, nº. 0, p. 14.
45. Estos dos proyectos estuvieron financiados por el Ministerio de Educación a través de su Centro de Investigación y Documentación Educativa (CIDE), pero lamentablemente nunca se llegaron a comercializar.
46. Mercedes Belinchón, conversación por correo electrónico con el autor, 11 de noviembre de 2015.
47. Lo único que ha quedado en pie tras la desaparición de Paradox ha sido su línea de distribución de libros especializados en autismo. Bajo el nombre de *Kano Libros*, esta distribuidora se encuentra ahora en manos de Luis F. García Díaz, quien fuera trabajador de Paradox hasta el mismo día de su cierre.
48. Mercedes Belinchón, conversación por correo electrónico con el autor, 13 de agosto de 2016.
49. Véase nota 28.
50. Juana Mª Hernández, conversación por correo electrónico, 20 de diciembre de 2015.
51. José Luis Cuesta, conversación por e-mail con el autor, 22 de Diciembre de 2014.
52. Palabras de Benito Junoy durante el XX aniversario de la Confederación Autismo España, 12 de Diciembre de 2014.
53. Javier Tamarit, entrevista con el autor en Londres, Inglaterra, 21 de Febrero de 2014
54. Benito Junoy, conversación por correo electrónico con Gerardo Herrera en 2010.
55. En el marco de este estudio, se elaboró la denominada *Escala Autónoma para la Detección del Síndrome de Asperger y el Autismo de Alto Funcionamiento*; hasta el momento, la única redactada originalmente en castellano y validada con población española. A la fecha de impresión de este libro, está disponible en *https://www.uam.es/centros/psicologia/paginas/cpa/paginas/doc/.../escalaautonoma.pdf*
56. Mercedes Belinchón, conversación por correo electrónico, 13 de agosto de 2016.
57. Ibíd.
58. Rosa Álvarez Pérez, entrevista por email con el autor, 7 de Enero de 2015.
59. Francesc Sistach, entrevista por email con el autor, 7 de Enero de 2015.
60. Amaia Hervás, entrevista con el autor en Barcelona, España, 28 de Diciembre de 2014
61. Mª Isabel Bayonas, conversación con el autor.
62. Joaquín Fuentes, citado en la edición en línea del periódico español *EcoDiario*, del 13 de noviembre de 2008. A la fecha de impresión de este libro, disponible en: http://ecodiario.eleconomista.es/salud/noticias/860664/11/08/AETAPI-apuesta-por-el-desafio-de-eliminar-las-barreras-a-las-que-se-enfrentan-los-adultos-que-padecen-autismo-html
63. Este I Encuentro Nacional de Investigadores de los TEA se celebró en la Residencia «La Cristalera» de la Universidad Autónoma de Madrid, en Miraflores de la Sierra (Madrid), en marzo del 2008. Los trabajos presentados allí, firmados por más de 100 autores de 8 países diferentes, se publicaron en 2010 en un volumen financiado también por el Ministerio de Ciencia e Innovación.

64. Mercedes Belinchón, conversación con el autor en Madrid, 11 de abril de 2008.
65. Miguel de Casas Rodríguez, en conversación por correo electrónico con Gerardo Herrera el 21 de septiembre de 2016
66. Ibíd.

Bibliografía

Libros y Artículos

Aunque éste es el primer libro que presenta entrevistas con los pioneros en el campo que se remontan a los colegas y familiares de Leo Kanner y Hans Asperger, la literatura sobre el autismo es enorme. A continuación se muestra un listado con todas las referencias bibliográficas incluidas en el texto junto con algunos de los libros que he consultado mientras escribía este volumen.

Adrien, J. L., Ornitz, E., Barthélémy, C., Sauvage, D., y Lelord, G. (1987). The presence or absence of certain behaviors associated with infantile autism in severely retarded autistic and non-autistic retarded children and very young normal children. *Journal of Autism and Developmental Disorders, 17*(3), 407-416.

Alarcón, M., Abrahams, B. S., Stone, J. L., Duvall, J. A., Perederiy, J. V., Bomar, J. M..... y Geschwind, D. H. (2008). Linkage, association, and gene- expression analyses identify CNTNAP2 as an autism-susceptibility gene. *American Journal of Human Genetics, 82*(1), 150-159.

Alexander, F. G., y Selesnick, S. T. (1968). *The history of psychiatry.* Nueva York, NY: Mentor.

Allison, C., Baron-Cohen, S., Wheelwright, S., Charman, T., Richler, J., y Brayne, C. (2008). The Quantitative Checklist for Autism in Toddlers (Q-CHAT): Psychometric Properties. *Journal of Autism and Developmental Disorders, 38*, 1414-1425.

Álvarez A. (1992). *Live company: Psychoanalytic psychotherapy with autistic, borderline, deprived and abused children (1ª ed.). Londres, UK: Routledge.*

Álvarez, A., y Reid, S. (1999). *Autism and personality: Findings from the Tavistock Autism Workshop* (1ª ed.). Londres, UK: Routledge.

American Psychiatric Association (1952). *Diagnostic and Statistical Manual of Mental Disorders.* Washington, DC: American Psychiatric Association.

American Psychiatric Association. (1968). Diagnostic and statistical manual of mental disorders (2nd ed.). Washington, DC: American Psychiatric Association.

American Psychiatric Association. (1980). Diagnostic and statistical manual of mental disorders (3rd ed.). Arlington, VA: Author. [Trad. Cast.: *Manual Diagnóstico y Estadístico de los Trastornos Mentales (DSM-III) (3ª ed.).* Barcelona: Masson, 1980]

American Psychiatric Association. (2000). Diagnostic and statistical manual of mental disorders (4th ed., text rev.). Arlington, VA: Author. [Trad. Cast: *Manual Diagnóstico y Estadístico de los Trastornos Mentales (DSM-IV-TR) (4ª ed. texto revisado).* Barcelona: Masson, 2002]

American Psychiatric Association. (2013). Diagnostic and statistical manual of mental disorders (5th ed.). Arlington, VA: American Psychiatric Publishing. [Trad. Cast.: *Manual Diagnóstico y Estadístico de los Trastornos Mentales (DSM-5) (5ª ed.).* Madrid: Editorial Médica Panamericana, 2014]

Anthony, J. (1958). An experimental approach to the psychopathology of childhood: Autism. *British Journal of Medical Psychology, 31,* 211-225.

Asarnow, R. F., Tanguay, P. E., Bon, L., y Freeman, B. J. (1987). Patterns of intellectual functioning in non-retarded autistic and schizophrenic children. *Journal of Child Psychology and Psychiatry, 28*(2), 273-280.

Ashwin, E., Ashwin, C., Rhydderch, D., Howells, J., y Baron-Cohen, S. (2008). Eagle-eyed visual acuity: An experimental investigation of enhanced perception in autism. *Biological Psychiatry, 65*(1), 17-21.

Asperger Felder, M. (2008). Hans Asperger, 1906-1980: Leben und Werk. In Rolf Castell (Ed.), *Hundert Jahre Kinder- und Jugendpsychiatrie* (pp. 99-117). Gotinga, Alemania: V. y R. Unipress.

Asperger, H. (1938). Das psychisch abnorme Kind. *Wiener Klinischen Wochenzeitschrift, 51,* 1314-1317.

Asperger, H. (1944). Die "autistischen Psychopathen" im Kindesalter. *Archiv für Psychiatrie und Nervenkrankheiten, 117,* 76-136. [Autistic psychopathy in childhood. Traducción al inglés de Uta Frith. En U. Frith (Ed.) (1991), *Autism and Asperger syndrome* (pp. 37-92). Cambridge, UK: Cambridge University Press].

Asperger, H. (1968). *Heilpadagogik* (2ª ed.). Viena, Austria: Springer-Verlag.

Attwood, M. (2004). *Oryx and Crake.* Londres, UK: Virago Press.

Attwood, T. (1998). *Asperger's syndrome: A guide for parents and professionals.* Londres: Jessica Kingsley Publishers. [Trad. Cast.: *El síndrome de Asperger: Una guía para la familia.* Barcelona, España: Paidós Ibérica, 2010]

Auyeung, B., Baron-Cohen, S., Chapman, E., Knickmeyer, R., Taylor, K., y Hackett, G. (2009). Foetal testosterone and autistic traits. *British Journal of Psychology, 100,* 1-22.

Axline, V. M. (1971). *Dibs: In search of self: Personality development in play therapy. Londres: Penguin Books.* [Trad. Cast.: *Dibs en busca del sí mismo: Desarrollo de la personalidad en la terapia del juego.* Valencia, España: Publicaciones de la Universidad de Valencia, 2014]

Badcock, Ch. (2009). *The imprinted brain: How genes set the balance between autism and psychosis.* Londres, UK: Jessica Kingsley Publishers.

Bailey, A., Luthert, P., Dean, A., Harding, B., Janota, I., Montgomery, M., . . . y Lantos, P. (1998). A clinicopathological study of autism. *Brain, 121,* 889-905.

Baltaxe, C. A. M. (1977). Pragmatic deficits in the language of autistic adolescents. *Journal of Pediatric Psychology, 2*(4), 176-180.

Barack, J. A., Charman, T., Yirmiya, N., y Zelazo, P. R. (Eds.) (2001). *The development of autism: Perspectives from theory and research.* Mahwah, NJ: Lawrence Erlbaum Associates.

Baron-Cohen, S. (1987). Autism and symbolic play. *British Journal of Developmental Psychology, 5*(2), 139-148.

Baron-Cohen, S. (1989). Perceptual role taking and protodeclarative pointing in autism. *British Journal of Developmental Psychology, 7*(2), 113-127.

Baron-Cohen, S. (2002). The extreme male brain theory of autism. *Trends in Cognitive Sciences, 6,* 248-254.

Baron-Cohen, S. (2003). *The essential difference: The truth about the male and female brain.* Nueva York, NY: Perseus Books. [Trad. Cast.: *La gran diferencia: Cómo son realmente los cerebros de hombres y mujeres.* Barcelona, España: Amat, 2005]

Baron-Cohen, S. (2008). *Autism and Asperger syndrome: The facts.* Oxford, UK: Oxford University Press. [Trad. Cast.: *Autismo y Síndrome de Asperger.* Madrid, España: Alianza Editorial].

Baron-Cohen, S., Allen, J., y Gillberg, C. (1992). Can autism be detected at 18 months? The needle, the haystack, and the CHAT. *British Journal of Psychiatry, 161,* 839-843.

Baron-Cohen, S., y Bolton, P. (1993). *Autism: The facts.* Oxford, UK: Oxford University Press. [Trad. Cast.: *Autismo: Una guía para padres.* Madrid, España: Alianza Editorial, 1998].

Baron-Cohen, S., Cosmides, L., y Tooby, J. (1997). *Mindblindness: An essay on autism and the theory of mind.* Boston, MA: MIT Press.

Baron-Cohen, S., Cox, A., Baird, G., Swettenham, J., Nightingale, N., Morgan, K., . . . y Charman, T. (1996). Psychological markers in the detection of autism in infancy in a large population. *British Journal of Psychiatry, 168,* 158-163.

Baron-Cohen, S., Wheelwright, S., Cox, A., Baird, G., Charman, T., Swettenham, J., . . . y Doehring, P. (2000). The early identification of autism: The Checklist for Autism in Toddlers (CHAT). *Journal of the Royal Society of Medicine, 98,* 521-525.

Baron-Cohen, S., Wheelwright, S., Skinner, R., Martin, J., y Clubley, E. (2001). The Autism-Spectrum Quotient: Evidence from Asperger syndrome/high-functioning autism, males and females, scientists, and mathematicians. *Journal of Autism and Developmental Disorders, 31,* 5-17.

Barron, J., y Barron, S. (2002). *There's a boy in here: Emerging from the bonds of autism.* Arlington, TX: Future Horizons.

Bartak, L., Rutter, M. y Cox, A. (1975). A comparative study of infantile autism and specific developmental receptive language disorder. *British Journal of Psychiatry, 126,* 127-145.

Barthélémy, C. y Lelord, G. (1987). Autism and psychoses in children. Treatment and practical measures. *Soins Psychiatriques, 82-83,* 18-19.

Bates, G. (2010). Autism in fiction and autobiography. *Advances in Psychiatric Treatment, 16,* 47-52.

Bauman, M.,y Kemper, T. L. (1985). Histoanatomic observations of the brain in early infantile autism. *Neurology, 35,* 866-874.

Bauman, M. L., y Kemper, T. L. (Eds.) (1997). *The neurobiology of autism.* Baltimore, MD: Johns Hopkins University Press.

Belinchón, M. (2001). Lenguaje y autismo: Hacia una explicación ontogenética. En J. Martos y A. Rivière (Eds.), *Autismo: Comprensión y explicación actual* (pp. 155-204). Madrid, España: APNA.

Belinchón, M. (Ed) (2010). *Investigaciones sobre autismo en español: Problemas y perspectivas.* Madrid: Centro de Psicología Aplicada de la Universidad Autónoma de Madrid (edición no venal).

Belinchón, M., Boada, L., García de Andrés, E., Fuentes, J. y Posada de la Paz, M. (2010). Evolución de los estudios sobre autismo en España: publicaciones y redes de coautoría entre 1974 y 2007. *Psicothema, 22*(2), 242-249.

Bender, L. (1959). Autism in children with mental deficiency. *American Journal of Mental Deficiency, 64*(1), 81-86.

Benzenhöfer, U. (2000). *«Kinderfachabteilungen» und NS-Kindereuthanasie. Wetzlar,* Alemania: GWAB.

Berger, D. S. (2002). *Music therapy, sensory integration and the autistic child.* Londres, UK: Jessica Kingsley Publishers.

Bergman, P. y Escalona, S.K. (1949). Unusual sensitivities in very young children. *Psychoanalytic Study of the Child, 3-4,* 333-352.

Berney, T. P. (2000). Autism—an evolving concept. *British Journal of Psychiatry, 176*(1), 20-25.

*Berquez, G. (1983). L'autisme infantile: Introduction a une clinique relationelle selon Kanner. París, Francia: Presses Universitaires de France.*Bettelheim, B. (1943). Individual and mass behavior in extreme situations. *Journal of Abnormal and Social Psychology, 38,* 417-452. [Trad. Cast. en H. Proshansky y B. Seidenberg (1973). Estudios básicos de Psicología social [pp. 767-779]. Madrid: Ed. Tecnos]

Bettelheim, B. (1959). Joey: A mechanical boy. *Scientific American, 200,* 117-126.

Bettelheim, B. (1967). *The empty fortress.* Nueva York, NY: The Free Press. [Trad. Cast.: *La fortaleza vacía: Autismo infantil y el nacimiento del yo.* Barcelona: Ed. Laia, 1972 y Barcelona: Paidós Ibérica, 2001].

Bettelheim, B., y Karlin, K. (1975). *Un autre regard sur la folie.* París: Editions Stock. [Trad. Cast.: *Hacia una nueva comprensión de la locura.* Barcelona: Ed. Crítica, 1981].

Bierman, J. S., y McClain, W. H. (s.f.). *An introduction to Leo Kanner the poet.* Archives of Johns Hopkins University, Baltimore, MD.

Biklen, D. (Ed.) (2005). *Autism and the myth of the person alone.* Nueva York, NY: Nueva York University Press.

Bird, A., Guy, J., Gan, J., Selfridge, J., y Cobb, S. (2007). Reversal of neurological defects in a mouse model of Rett syndrome. *Science, 315*(5815), 1143-1147.

Bishop, D. (1989). Autism, Asperger's syndrome and semantic-pragmatic disorder: Where are the boundaries? *British Journal of Disorders of Communication, 24,* 107-121.

Bishop, D. (2008). Forty years on: Uta Frith's contribution to research on autism and dyslexia, 1966-2006. *Quarterly Journal of Experimental Psychology, 6*(1), 16-26.

Bishop, D., Whitehouse, A. J. O., Watt, H. J., y Line, E. A. (2008). Autism and diagnostic substitution: Evidence from a study of adults with a history of developmental language disorder. *Developmental Medicine and Child Neurology, 50*(5), 341-345.

Blackman, L. (1999). *Lucy's story: Autism and other adventures.* Brisbane, Australia: Book in Hand.

Blastland, M. (2006). The only boy in the world: A father explores the mysteries of autism. Nueva York, NY: Marlowe y Company.

Bleuler E. (1911). Dementia Praecox oder Gruppe der Schizophrenien. Leipzig, Alemania: Deuticke [Trad. Cast.: *Demencia precoz: El grupo de las esquizofrenias.* Capital Federal,

Argentina: Ed. Hormé, 1960].

Bogdashina, O. (2003). *Communication issues in autism and Asperger syndrome.* Londres, UK: Jessica Kingsley Publishers.

Bogdashina, O. (2003). *Sensory perceptual issues in autism and Asperger syndrome: Different sensory experiences - different perceptual worlds.* Londres: Jessica Kingsley Publishers. [Trad. Cast.: *Problemas de percepción sensorial en el autismo y síndrome de Asperger: Diferentes experiencias sensoriales, diferentes mundos perceptivos.* Ávila, España: Asociación Autismo Ávila, 2007].

Bogdashina, O. (2005). *Theory of mind and the triad of perspectives on autism and Asperger syndrome: A view from the bridge.* Londres, UK: Jessica Kingsley Publishers.

Bohman, M., Bohman, I., Björck, P., y Sjöholm, E. (1983). Childhood psychosis in a northern Swedish county: Some preliminary findings from an epidemiological survey. En M. Schmidt y H. Remschmidt (Eds.), *Epidemiological Approaches in Child Psychiatry II* (pp. 164-173). Nueva York, NY: Thieme-Stratton.

Bölte, S., y Bosch, G. (2004). Bosch's cases: A 40-year follow-up of patients with infantile autism and Asperger syndrome. *German Journal of Psychiatry, 7,* 10-13.

Bosch, G. (1962). *Der fruhkindliche Autismus.* Monographien aus dem Gesamt- debiete der Neurologie und Psychiatrie, nº 96. Berlín, Alemania: Springer-Verlag [Trad. Ingl.: *Infantile autism: A clinical and phenomenological-anthropological investigation taking language as the guide.* Nueva York, NY: Springer-Verlag, 1970].

Boucher, J. (1976). Is autism primarily a language disorder? *International Journal of Language and Communication Disorders, 11*(2), 135-143.

Boucher, J., y Bowler, D. (2008). *Memory in autism: Theory and evidence.* Cambridge, UK: Cambridge University Press.

Brask, B. H. (1972). A prevalence investigation of childhood psychoses. In *Nordic Symposium on the Comprehensive Care of the Psychotic Children* (pp. 145-153). Oslo, Noruega: Barnepsykiatrisk Forening-Norge.

Brauner, A., y Brauner, F. (1993). *L'enfant dereel.* París, Francia: Privat. [Trad. Cast.: *Vivir con un niño autístico.* Barcelona, España: Paidós Ibérica, 1996].

Brock, J., Brown, C. C., Boucher, J., y Rippon, G. (2002). The temporal binding deficit hypothesis of autism. *Development and Psychopathology, 14*(2), 209-224.

Brownlow, C. (2010). Presenting the self: Negotiating a label of autism. *Journal of Intellectual and Developmental Disability, 55*(1), 14-21.

Burbach, P. H., y van der Zwang, B. (2009). Contact in the genetics of autism and schizophrenia. *Trends in Neuroscience, 32,* 69-72.

Buten, H. (2003). *Il y a quelqu'un lá-dedans: Des autismes.* París, Francia: Odile Jacob.

Buten, H. (2005). *Through the glass wall: A therapist's lifelong journey to reach the children of autism.* Londres, UK: Bantam.

Campbell, D. B., Buie, T. M., Winter, H., Bauman, M., Sutcliffe, J. S., Perrin, J. M., y Levitt, P. (2009). Distinct genetic risk based on association of MET in families with co-occurring autism and gastrointestinal conditions. *Pediatrics, 123*(3), 1018-1024.

Cantor, S. (1988). *Childhood schizophrenia.* Nueva York, NY: Guilford Press.

Cantwell, D. P., Baker, L., y Rutter, M. (1979). Families of autistic and dysphasic children. I. Family life and interaction patterns, *Archives of General Psychiatry, 36*(6), 682-687.

Carruthers, P., y Smith, P. K. (1996). *Theories of theories of mind.* Cambridge, UK: Cambridge University Press.

Casanova, M. F., Kooten, I. A. J. van, Switala, A. E., Engeland, H. van, Heinsen, H., Steinbusch, H. W. M., Hof, P. R.,. . . y Schmitz, C. (2006). Minicolumnar abnormalities in autism. *Acta Neuropathologica; 112*(3), 287-303.

Castelli, F., Frith, C., Happé, F., y Frith, U. (2002). Autism, Asperger syndrome and brain mechanisms for the attribution of mental states to animated shapes. *Brain, 125*(8), 1839-1849.

Centers for Disease Control and Prevention. (2014). Prevalence of Autism Spectrum Disorder Among Children Aged 8 Years — Autism and Developmental Disabilities Monitoring Network, 11 Sites, United States, 2010. *MMWR Morb Mortal Wkly Rep, 63*(2), 1-21.

Challis, N. y Dewey, H.W. (1974). The blessed fools of old Russia. *Jahrbücher für Geschichte Osteuropas, 20,* 1-11.

Chamak, B. (2003). L'autisme: Vers une nécessaire revolution culturelle. *Médecine ¡Sciences, 19,* 1152-1159.

Chamak, B. (2008). Autism and social movements: French parents' associations and international autistic individuals' organizations. *Sociology of Health and Illness, 50,* 76-96.

Chance, P. (1974, Enero). A conversation with Ivar Lovaas about self- mutilating children and how their parents make it worse. *Psychology Today.* http://www.neurodiversity.com/library_chance_1974.html

Charman, T., y Clare, P. (2004). *Mapping autism research: Identifying UK priorities for the future.* Londres, UK: National Autistic Society.

Cheng, E. (2007). *Autism and self improvement: My journey to accept planet earth.* Ciudad de Singapur, Singapur: Eric Chen Yixiong.

Chess, S. (1969). *An introduction to child psychiatry.* Nueva York, NY: Grune & Stratton.

Chess, S. (1971). Autism in children with congenital rubella. *Journal of Autism and Childhood Schizophrenia, 1*(1), 33-47.

Chilvers, R. (2007). *The hidden world of autism: Writing and art by children with high-functioning autism.* Londres, UK: Jessica Kingsley Publishers.

Chiu, P. H., Kayali, M. A., Kishida, K. T., Tomlin, D., Klinger, L. G., Klinger, M. R., y Montague, P. R. (2008). Self-responses along cingulate cortex reveal quantitative neural phenotype for high-functioning autism. *Neuron, 57*(3), 463-473.

Christie, P. (2006, Octubre). *The distinctive clinical and educational needs of children with pathological demand avoidance syndrome: Guidelines for good practice.* Comunicación presentada en el 2º World Autism Congress, Ciudad del Cabo, Sudáfrica.

Cialdella, P., y Mamelle, N. (1989). An epidemiological study of infantile autism in a French Department (Rhone): A research note. *Journal of Child Psychology and Psychiatry, 30,* 165-176.

Clancy, H., Dugdale, A., y Rendle-Short, J. (1969). The diagnosis of infantile autism. *Developmental Medicine and Child Neurology, 11(*4), 432-442.

Cohen, D. J. (2006). *Life is with others: Selected writings on child psychiatry.* New Haven, CT: Yale University Press.

Cohen, D. J., y Volkmar, F. R. (Eds.) (1997). *Handbook of autism and pervasive developmental disorders* (2ª ed.). Nueva York, NY: John Wiley & Sons.

Cohen, S. (1998). *Targeting autism.* Berkeley, CA: University of California Press.

Coleman, M. (Ed.) (1976). *The autistic syndromes.* Amsterdam, Holanda: North-Holland Publishing.

Coleman, M. (Ed.) (2005). *The neurology of autism.* Nueva York, NY: Oxford University Press.

Collins, P. (2004). *Not even wrong: Adventures in autism.* Londres, UK: Bloomsbury.

Copeland, J. (1973). *For the love of Ann: The true story of an autistic child.* Londres, UK: Arrow Books.

Courchesne, E., Carper, R., y Akshoomoff, N. (2003). Evidence of brain overgrowth in the 1st year of life in autism. *Journal of the American Medical Association, 290*(3), 337-344.

Cowan, R., y Frith, C. (2009). Do calendrical savants use calculation to answer date questions? A functional magnetic resonance imaging study. *Philosophical Transactions of the Royal Society B: Biological Sciences.* doi:10.1098/rstb.2008.0323 65.

Cox, A., Rutter, M., Newman, S., y Bartak, L. (1975). A comparative study of infantile autism and specific developmental receptive language disorder. II. Parental characteristics. *British Journal of Psychiatry, 126,* 146-159.

Creak, M. (1963). Childhood psychosis: A review of 100 cases. *British Journal of Psychiatry, 109,* 84-89.

Crespi, B., y Badcock, C. (2008). Psychosis and autism as diametrical disorders of the social brain. *Behavioral and Brain Sciences, 31*(3), 241-261.

Crossley, R., y McDonald, A. (1982). *Annie's coming out.* Londres, UK: Penguin.

Cruthers, B. (1912/2007). *Psychology and psychiatry in pediatrics.* Whitefish, MT: Kessinger Publishing.

Cutler, E. (2005). *A thorn in my pocket: Temple Gran din's mother tells the family story.* Arlington, TX: Future Horizons.

Czech, H. (2014a). Abusive Medical Practices on «Euthanasia» Victims in Austria during and after World War II. En Rubenfeld, S. y Benedict, S. (2014) (Eds.) *Human Subjects Research after the Holocaust.* Suiza: Springer International Publishing.

Czech, H. (2014b). Der Spiegelgrund-Komplex. Kinderheilkunde, Heilpädagogik, Psychiatrie und Jugendfürsorge im Nationalsozialismus. *Austrian Journal of Historical Studies.* Innsbruck: Studien Verlag.

Czech (2016). «The Child Must Be an Unbearable Burden to Her Mother»: Hans Asperger, National Socialism, and «Race Hygiene» in World War II Vienna. Artículo sin publicar, enviado en el 2016 a *Molecular Autism.* Decreto n.º. 572. (1946). *Wiener Stadt- und Landesarchiv (WStLA), 1.3.2.209.A1.* Archivos Municipales y Provinciales de Viena.

Daly, M., Weiss, L. A., Yiping, S., Korn, J. M., Arking, D. E., Miller, D. T., . . . y Wu, B.-L. (2008). Association between microdeletion and microduplication at 16p 11.2 and autism. *New England Journal of Medicine, 358,* 667-675.

Damasio, A. R., y Maurer, R. G. (1978). A neurological model for childhood autism. *Archives of Neurology, 55*(12), 777-786.

Daniels, J. L., Forssen, U., Hultman, C. M., Cnattingius, S., Savitz, D. A., Feychting, M., y Sparen, P. (2008). Parental psychiatric disorders associated with autism spectrum disorders in the offspring. *Pediatrics, 121*(5), 1357-1362.

Dawson, G., Estes, A., Munson, J., Schellenberg, G., Bernier, R. y Abbott, R. (2007). Quantitative assessment of autism symptom-related traits in probands and parents: broader phenotype autism symptom scale. *Journal of Autism and Developmental Disorders, 37,* 523-536.

Dawson, J. (2004). *Wild boy.* Londres, UK: Sceptre.

De Clercq, H. (2003). *Mum,is that a human being or an animal?* Londres, UK: Paul Chapman Educational Publishing. [Trad. Cast.: *Mamá, ¿eso es un ser humano o un animal? Sobre hiperselectividad y autismo.* Kungsängen, Suecia: Intermedia Books, 2006]

De Clercq, H. (2006). *Autism from within: A unique handbook.* Kungsängen, Suecia: Intermedia Books. [Trad. Cast.: *El autismo desde dentro: Una guía.* Ávila, España: Autismo Ávila, 2012]

Debray-Ritzen, P. (1998). *La psychanalyse, cette imposture.* París, Francia: Livre de Poche.

Delacato, C. H. (1974). *The ultimate stranger: The autistic child.* Nueva York, NY: Doubleday. [Trad. Cast.: *El niño autista.* Barcelona, España: Tusquets Eds., 1984]

Delion, P. (2003). *Le packing avec les enfants autistes et psychotiques.* París, Francia: Erès.

DeMyer, M. (1974). *Psychopathology and child development: Research and treatment.* Proceedings of the 1ª International Kanner Colloquium on Child Development, Deviations and Treatment. Chapel Hill, 30 Octubre-2 Noviembre, 1973, *pp. 93-94.* Nueva York, NY: Plenum Press.

DeMyer, M. K., Barton, S., Alpem, G. D., Kimberlin, C., Allen, J., Yang, E., y Steele, R. (1974). The measured intelligence of autistic children. *Journal of Autism and Childhood Schizophrenia, 4,* 42-60.

DeMyer, M. K., Churchill, D. W., Pontius, W., y Gilkey, K. M. (1971). A comparison of five diagnostic systems for childhood schizophrenia and childhood autism. *Journal of Autism and Childhood Schizophrenia, 1,* 175-189.

DeMyer, M. K., Pontius, W., Norton, J. A., Barton, S., Allen, J., y Steele, R. (1972). Parental practices and innate activity in normal, autistic and brain-damaged infants. *Journal of Autism and Childhood Schizophrenia, 2,* 49-66.

Despert, J. L. (1965). *The emotionally disturbed child: Then and now.* Nueva York, NY: Robert Brunner.

Despert, L. J. (1947). Psychotherapy in child schizophrenia. *American Journal of Psychiatry, 104,* 36-43.

Dick, P. K. (1964). *Martian time-slip.* Nueva York, NY: Ballantine Books. [Trad. Cast.: *Tiempo de Marte.* Barcelona, España: Ed. Minotauro, 2002]

Dietz, C. (2007). *The early screening of autistic spectrum disorders.* Enschede, Países Bajos: Gildeprint.

Donnellan, A. M. (Ed.) (1985). *Classic readings in autism.* Nueva York, NY: Teachers College

Press.

Donvan J. y Zucker, C. (2016). *In a Different Key: The Story of Autism*. Nueva York: Crown Publishing.

Durig, A. (1996). *Autism and the crisis of meaning*. Nueva York, NY: State University of Nueva York Press.

Earl, C. J. (1934). The primitive catatonic psychosis of idiocy. *British Journal of Medical Psychology, 14,* 230.

Eisenberg, L. (1956). The autistic child in adolescence. *American Journal of Psychiatry, 112*(8), 607-612.

Eisenberg, L. (1957). The fathers of autistic children. *American Journal of Orthopsychiatry, 27,* 715-724.

Eisenberg, L. (1981). In memoriam: Leo Kanner MD 1894-1981. *American Journal of Psychiatry, 138*(8), 1122-1125.

El-Fishawy, P., y State, M. W. (2010). The genetics of autism: Key issues, recent findings, and clinical implications. *Psychiatric Clinics of North America, 33*(1), 83-105.

Ellefsen, A., Kampmann, H., Billstedt, E., Gillberg, C., y Gillberg, C. (2007). Autism in the Faroe Islands: An epidemiological study. *Journal of Autism and Developmental Disorders, 37*(3), 437-444.

Eveloff, H. H. (1960). The autistic child. American Medical Association Archive of General Psychiatry, 3, 66-81.

Farley, M. A., McMahon, W. M., Fombonne, E., Jenson, W. R., Miller, J., Gardner, M., . . . y Coon, H. (2009). Twenty-year outcome for individuals with autism and average or near-average cognitive abilities. *Autism Research, 2*(2), 109-118.

Ferrari, P. (2004). *L'autisme infantile*. París, Francia: Livre de Poche. [Trad. Cast.: *El autismo infantil*. Madrid, España: Biblioteca Nueva, 2015]

Ferster, C. B. (1961). Positive reinforcement and behavioural deficits of autistic children. *Child Development, 32,* 437-456.

Ferster, C. B., y DeMyer, M. K. (1961). The development of performances in autistic children in an automatically controlled environment. *Journal of Chronic Diseases, 13,* 312-314.

Filella, X., Molina, R., y Ballesta, A. M. (2002). Formación continuada del médico práctico: Estructura y función de las citocinas. *Medicina integral: Medicina preventiva y asistencial en atención primaria de la salud, 39*(2), 63-71.

Fisher, J. T. (2005). *No search no subject? Autism and the American conversion narrative.* Comunicación presentada en el Congreso "Autism and Representation: Writing, Cognition, Disability", 28-30 de Octubre, 2005, Cleveland, Ohio. www.cwru.edu/affil/sce/Texts_2005/ Autism and Representation fisher.htm.

Fisher, J. T. (2008). No search no subject? Autism and the American conversion narrative. En M. Osteen (Ed.), *Autism and Representation* (pp. 51-64). Londres, UK: Routledge.

Fitzgerald, M. (2003). *Autism and creativity: Is there a link between autism in men and exceptional ability?* Londres, UK: Routledge.

Fitzgerald, M. (2005). *Genesis of artistic creativity: Asperger's syndrome and the arts.* Londres,

UK: Jessica Kingsley Publishers.

Fitzpatrick, M. (2004). *MMR and autism: What parents need to know*. Londres, UK: Routledge.

Fitzpatrick, M. (2008). *Defeating autism: A damaging delusion*. Londres, UK: Routledge.

Folstein, M. F., Folstein, S. E., y McHugh, P. R. (1975). "Mini-mental state": A practical method for grading the cognitive state of patients for the clinician. *Journal of Psychiatric Research, 12*(3), 189-198.

Folstein, S., y Rutter, M. (1977). Infantile autism: A genetic study of 21 twin pairs. *Journal of Child Psychology and Psychiatry, 18,* 297-321.

Fombonne, E. (2005). The changing epidemiology of autism. *Journal of Applied Research in Intellectual Disabilities, 18*(4), 281-304.

Fombonne, E., du Mazaubrun, C., Cans, C., y Grandjean, H. (1997). Autism and associated medical disorders in a French epidemiological survey. *Journal of the American Academy of Child and Adolescent Psychiatry, 36*(11), 1561-1569.

Fombonne, E., Morel, J., y Macarthur, J. (2006, Junio). *No autism amongst Inuits from northern Quebec?* Comunicación presentada en IMFAR (International Meeting for Autism Research), en Montreal, Canadá.

Frankl G (1933). Ordering and obeying. *Zeitschrift fur Kinderforschung,* 42: 464.

Frankland, M. (1995). *Freddie the weaver: The boy who fought to join the world*. Londres, UK: Sinclair-Stevenson.

Freeman, B. J., Ritvo, E. R., Yokota, A., y Ritvo, A. (1986). A scale for rating symptoms of patients with the syndrome of autism in real life settings. *Journal of the American Academy of Child and Adolescent Psychiatry, 25*(1), 130-136.

Freeman, B. J., Schroth, P., Ritvo, E., Guthrie, D., y Wake, L. (1980). The Behavior Observation Scale for autism (BOS): Initial results of factor analyses. *Journal of Autism and Developmental Disorders, 10*(3), 343-346.

Frith, U. (2003). *Autism: Explaining the enigma* (2ª ed.). Oxford, UK: Wiley-Blackwell. [Trad. Cast.: *Autismo: Hacia una explicación del enigma*. Madrid, España: Alianza, 2011]

Frith, U. (2008). *Autism: A very short introduction*. Oxford, UK: Oxford University Press.

Frith, U. (Ed.) (1991). *Autism and Asperger syndrome*. Cambridge, UK: Cambridge University Press.

Frith, U., Leslie, A., y Baron-Cohen, S. (1985). Does the autistic child have a "theory of mind"? *Cognition, 21,* 37-46.

Frith, U., y Houston, R. (2000). *Autism in history: The case of Hugh Blair of Borgue,* Oxford, UK: Wiley-Blackwell.

Frith. U., y Hill, E. (Eds.) (2004). *Autism: Mind and brain*. Oxford, UK: Oxford University Press.

Gardner, N. (2008). *A friend like Henry*. Londres, UK: Hodder y Stoughton. [Trad. Cast.: *Un amigo como Henry: la impactante historia de un niño autista y su perro. Un relato de superación*. La Coruña, España: Kns Ediciones, 2011]

Garreau, B., Barthélémy, C., Sauvage, D., Leddet, I., y Lelord, G. (1984). A comparison of autistic syndromes with and without associated neurological problems. *Journal of Autism and Developmental Disorders, 14*(1), 105-111.

Garreau, B., Tanguay, P., Roux, S., y Lelord, G. (1984). Brain stem auditory evoked potentials in the normal and autistic child. *Revue d'électroencéphalographie et de neurophysiologie clinique, 14*(1), 25-31.

Gazzaniga, M. S. (Ed.) (2002). *Cognitive neuroscience: The biology of the mind* (2ª ed. revisada). Nueva York, NY: W. W. Norton & Co Ltd.

Gerlach, E. K. (2004). Just this side of normal: Glimpses into life with autism. Arlington, TX: Future Horizons.

Gerland, G. (1997). *A real person.* Londres, UK: Souvenir Press.

Ghaziuddın, M. (2002). Asperger syndrome: Associated psychiatrie and medical conditions. *Focus on Autism and Other Developmental Disabilities, 17*(3), 138-144.

Ghaziuddin, M. (2005). *Mental health aspects of autism and Asperger syndrome.* Londres, UK: Jessica Kingsley Publishers.

Ghaziuddin, M., y Mountain-Kimchi, K. (2004). Defining the intellectual profile of Asperger syndrome: Comparison with high-functioning autism. *Journal of Autism and Developmental Disorders, 34*(3), 279-84.

Gillberg, C. (1984). Infantile autism and other childhood psychoses in a Swedish urban region: Epidemiological aspects. *Journal of Child Psychology and Psychiatry, 25*, 35-43.

Gillberg, C., y Coleman, M. (2000). *The biology of the autistic syndromes.* Londres, UK: Mac Keith Press (2ª ed.). Cambridge, UK: Cambridge University Press. [Trad. Cast. de la 1ª ed: Coleman, M. y Gillberg, C. *El autismo: Bases biológicas.* Madrid, España: Ediciones Martínez-Roca, 1989].

Gillberg, I. C., y Gillberg, C. (1989). Asperger syndrome—some epidemiological considerations: A research note. *Journal of Child Psychology and Psychiatry, 30(*4), 631-638.

Glessner, J. T., Wang, K., Cai, G., Korvatska, O., Kim, C. E., Wood, S., . . . y Hakonarson, H. (2009). Autism genome-wide copy number variation reveals ubiquitin and neuronal genes. *Nature, 459*(7246), 569-573.

Goldfarb, W. (1956). Receptor preferences in schizophrenic children. *American Medical Association Archives of Neurology and Psychiatry, 76*, 643-652.

Golding, M. (2006, Octubre). *The hitch hiker's guide to autism: An educator's unique account of the history of autism and the development of a relevant and empowering curriculum 1959-2005.* Ponencia presentada en el 2º World Autism Congress, Ciudad del Cabo, Sudáfrica.

Grandin, T. (1996). *Thinking in pictures and other reports from my life with autism.* Nueva York, NY: Vintage Books. [Trad.cast.: *Pensar en imágenes: Mi vida con el autismo.* Barcelona, España: Alba Editorial, 2006]

Grandin, T. (2006). *Animals in translation.* Londres, UK: Bloomsbury Publishing. *[Trad. cast.: Interpretar a los animales. Barcelona, España: RBA Libros, 2006]*

Grandin, T. (2008). *The way I see it: A personal look at autism and Asperger's.* Arlington, TX: Future Horizons.

Grañana , N. (Comp.) (2014). *Manual de intervención para trastornos del desarrollo en el espectro autista.* Buenos Aires, Argentina: Paidós.

Gray, C. (2001). *My Social Stories book.* Londres, UK: Jessica Kingsley Publishers.

Gray, C. (2004). Social Stories 10.0: The new defining criteria. *Jenison Autism Journal, 75,* 1-21.

Grinker, R. (2008). *Unstrange minds: Remapping the world of autism.* Nueva York, NY: Basic Books.

Gutstein, S. E. (2000). *Autism Aspergers, Solving the Relationship puzzle: A New Developmental Program that Opens the Door to Lifelong Social and Emotional Growth.* Arlington, TX: Future Horizons.

Hacking, I. (2009). Humans, aliens and autism. *Daedalus, 755*(3), 44-59.

Haddon, M. (2004). *The curious incident of the dog in the night-time.* Londres, UK: Vintage. [Trad.cast.: *El curioso incidente del perro a medianoche.* Barcelona: Publicaciones y Ediciones Salamandra, 2004]

Hanau, C., y Mariani Cerati, D. (2003). *II nostro autismo quotidano: Storie di genitori e figli,* Gardolo, Italia: Edizioni Erickson.

Happé, F. (1994). *Autism: An introduction to psychological theory.* Londres, UK: UCL Press. [Trad.cast.: *Introducción al autismo. Madrid,* España: Alianza Editorial, 1998]

Happé, F., Ronald, A., y Plomin, R. (2006). Time to give up on a single explanation for autism. *Nature Neuroscience,* 9, 1218-1220.

Happé, F., y Ronald, A. (2008). The "fractionable autism triad": A review of evidence from behavioral, genetic, cognitive and neural research. *Neuropsychology Review, 75*(4), 287-304.

Happé, F. (2010). *Autism and talent.* Oxford: Oxford University Press.

Harris, J.C. (2016). Book Forum. *Journal of the american academy of child & adolescent psychiatry, 55(8)*

Hermelin, B. (2001). *Bright splinters of the mind: A personal story of research with autistic savants.* Londres, UK: Jessica Kingsley Publishers.

Hermelin, B., y O'Connor, N. (1970). *Psychological experiments with autistic children.* Oxford, UK: Pergamon.

Hesmondhalgh, M. (2006). *Autism, access and inclusion on the front line: Confessions of an autism anorak.* Londres, UK: Jessica Kingsley Publishers.

Hinshelwood, R. D. (2006). *Introducing Melanie Klein. Londres, UK: Icon Books.*

Hippler, K. y Klicpera, C. (2004). A retrospective analysis of the clinical case records of "autistic psychopaths" diagnosed by Hans Asperger and his teaching at the University Children's Hospital, Vienna. En U. Frith y E. Hill (Eds.), *Autism: Mind and Brain* (pp. 21-42). Oxford, UK: Oxford University Press.

Hobson, P. (2002). *The cradle of thought: Challenging the origins of thinking.* Londres, UK: Macmillan.

Hochmann, J. (1997). *Pour soigner l'enfant autiste.* París, Francia: Odile Jacob.

Hochmann, J. (2004). *Histoire de la psychiatrie.* París, Francia: Presses Universitaires de France.

Hochmann, J. (2009). *Histoire de L'autisme: De l'enfant sauvage aux troubles envahissants du développement.* París, Francia: Odile Jacob.

Hollander, E., Bartz, J., Chaplin, W., Phillips, A., Sumner, J., Soorya, L., . . . y Wasserman, S. (2007). Oxytocin increases retention of social cognition in autism. *Biological Psychiatry, 67*(4), 498-503.

Howlin, P. (1997). *Autism: Preparing for adulthood.* Hove, UK: Routledge.

Howlin, P. (1998). *Children with autism and Asperger syndrome.* Oxford, UK: Wiley-Blackwell.

Howlin, P. (2000). Outcome in adult life for moreable individuals with autism or Asperger syndrome. *Autism*, *4*(1), 63-83.

Howlin, P., Goode, S., Hutton, J., y Rutter, M. (2009). Savant skills in autism: Psychometric approaches and parental reports. *Philosophical Transactions of the Royal Society B: Biological Sciences, 564*(1522), 1359-1367.

Howlin, P., y Rutter, M. (1987). *Treatment of autistic children.* Chichester, UK: John Wiley y Sons.

Isaacson, R. (2009). *The horse boy: A father's miraculous journey to heal his son.* Londres: Viking. [Trad. Cast.: *El niño de los caballos: La búsqueda de un padre para sanar a su hijo. Barcelona,* España: Ed. Urano, 2009].

Ishii, T., y Takahashi, O. (1983). The epidemiology of autistic children in Toyota, Japan: Prevalence. *Japanese Journal of Child and Adolescent Psychiatry, 24,* 311-321.

Iversen, P. (2006). *Strange sons: Two mothers, two sons and the quest to unlock the hidden world of autism.* Nueva York, NY: Riverhead Books.

Jackson, L. J. (2002). *Freaks, geeks and Asperger syndrome: A user guide to adolescence.* Londres, UK: Jessica Kingsley Publishing.

Jamain, S., Quach, H., Betancur, C., Râstam, M., Colineaux, C., Gillberg, I. C.,. . . y Paris Autism Research International (2003). Mutations of the X- linked genes encoding neuroligins NLGN3 and NLGN4 are associated with autism. *Nature Genetics, 54*(1), 27-29.

Janz, M. (1995). *Elfriede Jelinek.* Stuttgart, Alemania: J. B. Metzler

Jarrold, C., y Boucher, J. (1997). Language profiles in children with autism: Theoretical and methodological implications. *Autism, 7*(1), 57-76.

Jolliffe, T., Lansdowne, R., y Robinson, C. (1992). Autism: A personal account. *Communication, 26*(3).

Jones, G. (2002). *Educational provision for children with autism and Asperger syndrome.* Londres, UK: David Fulton.

Jordan, R. (2001). *Autism with severe learning difficulty.* Londres, UK: Souvenir Press. *[Trad. Cast.: Autismo con discapacidad intelectual grave. Guía para padres y educadores. Ávila, España: Ed. Autismo Ávila, 2012].*

Jordan, R. (2006, Noviembre). *International conceptualizations, theories and treatments: New and valuable*? Ponencia presentada en el 2º World Autism Congress, Ciudad del Cabo, Sudáfrica.

Jordan, R. y Powell, S. (1995). *Understanding and teaching children with autism.* Chichester, UK: John Wiley & Sons Ltd.

Jorgensen, O. S. (2002). *Asperger: Syndrom zwischen Autismus und Normalitat: Diagnostik und Heilungschancen*. Weinheim, Alemania: Beltz Verlag.

Junker, K. S. (1961). *De ensamma*. Estocolmo: Natur och Kultur.

Junker, K. S. (1964). *The child in the glass ball: A courageous mother's story of hope for retarded children*. Nashville, TN: Abingdon Press.

Kana, R. K., Keller, T. A., Cherkassky, V. L., Minshew, N. J., y Just, M. A. (2009). Atypical frontal-posterior synchronization of theory of mind regions in autism during mental state attribution. *Society for Neuroscience, 4*(2), 135-152.

Kana, R. K., Keller, T. A., Minshew, N. J., y Just, M. A. (2007). Inhibitory control in high-functioning autism: Decreased activation and underconnectivity in inhibition networks. *Biological Psychiatry, 62*(3), 198-206.

Kanner, L. (1935). *Child psychiatry*. Springfield, IL: C. C. Thomas Publishing. [Trad.Cast.: *Psiquiatría infantil*. Buenos Aires, Siglo XX, 1972].

Kanner, L. (1941). *In defense of mothers*. Springfield, IL: C. C. Thomas Publishing. [Trad. Cast.: *En defensa de las madres. Cómo criar hijos a pesar de los más "fervientes" psicólogos*. Buenos Aires, Argentina: Ed. Hormé, 1974].

Kanner, L. (1942). Exoneration of the feeble-minded. *American Journal of Psychiatry, 99*, 17-22.

Kanner, L. (1943). Autistic disturbances of affective contact. *Nervous Child, 2*, 217-250. [Trad. Cast. de Teresa Sanz Vicario: Trastornos Autistas del contacto afectivo. *Siglo Cero*, 1993, *149*, 5-25).

Kanner, L. (1949). Problems of nosology and psychodynamics in early childhood autism. *American Journal of Orthopsychiatry, 19*(3), 416-426.

Kanner, L. (1954). General concept of schizophrenia at different ages. *Proceedings of the Association for Research into Nervous and Mental Diseases, 33, 451-453.*

Kanner, L. (1965). *Infantile autism and the schizophrenias*. Conferencia presentada en el Congreso de la American Psychiatric Association, Nueva York, 4 de Mayo de 1965, publicada en *Behavioral Science, 10*(4), 412-420.

Kanner, L. (1971a). The autistic child. Book review. *Journal of Nervous and Mental Disease, 152*(5), 370-371.

Kanner, L. (1971b). Follow-up study of eleven autistic children originally reported in 1943. *Journal of Autism and Childhood Schizophrenia, 1*(2), 119-145.

Kanner, L. (1972). How far can autistic children go in matters of social adaptation? *Journal of Autism and Childhood Schizophrenia, 2*(1), 9-33.

Kanner, L. (1973). *Childhood psychosis: Initial studies and new insights*. Washington, DC: Winston.

Kanner, L. (1973). Linwood Children's Center: Evaluations and follow-up of 34 psychotic children. En L. Kanner, *Childhood psychosis: Initial studies and new insights* (pp. 223-283). Washington, DC: V. H. Winston & Sons.

Kanner, L. (s.f.). *Freedom from within* [autobiografía no publicada]. American Psychiatric Association library, Arlington, Virginia, USA.

Kanner, L., y Eisenberg, L. (1956). Early infantile autism, 1943-55. *American Journal of Orthopsychiatry, 26*(3), 556-566.

Kates, W. R., Burnette, C. P., Eliez, S., Strunge, L. A., Kaplan, D., Landa, R.,. . . y Pearlson, G. D. (2004). Neuroanatomic variation in monozygotic twin pairs discordant for the narrow phenotype for autism. *American Journal of Psychiatry, 161,* 539-546.

Kaufman, B. N. (1994). *Son-rise: The miracle continues.* Tiburon, CA: H. J. Kramer.

Kennedy, A. (2008). *Not stupid: The story of one mother's fight to rescue the lives of her children from autism.* Londres, UK: John Blake Publishing Ltd.

Kennedy, F. (1942). The problem of social control of the congenital defective: education, sterilization, euthanasia, *American Journal of Psychiatry, 99,* 13-16.

Kessick, R. (2009). *Autism and diet: What you need to know.* Londres, UK: Jessica Kingsley Publishers.

Kidd, K. B. (2005). Bruno Bettelheim and the psychoanalytic feral tale. *American Imago, 62*(1), 75-99.

King, M., y Bearman, P. (2009). Diagnostic change and the increased prevalence of autism. *International Journal of Epidemiology, 38(*5), 1224-1234.

Kjelgaard, M., y Tager-Flusberg, H. (2001). An investigation of language impairment in autism: Implications for genetic subgroups. *Language and Cognitive Processes, 16*(2-3*),* 287-308.

Klee, E. (2001). Sichten und vernichten. En Freidl, W., Kernbauer, A. y Noack, R. (Eds.) *Medizin und Nationalsozialismus in der Steiermark,* pp. 10–26. Innsbruck: Studien Verlag — 2010. «Euthanasie» im Dritten Reich. Die «Vernichtung lebensunwerten Lebens». Frankfurt: Fischer Taschenbuch.

Knodt-Lenfant, I. (2004). *Claudin, classé X chez les dinormos.* Brue Auriac, Francia: Envol Publications.

Koegel, R. L., y Koegel, L. K. (1996). Teaching children with autism: Strategies for initiating positive interactions and improving learning opportunities. Baltimore, MD: Brookes Publishing.

Kolvin, I., Ounsted, C., Humphrey, M., y McNay, A. (1971). Studies in the childhood psychoses. *British Journal of Psychiatry, 118,* 381-419.

Kolvin, I., Garside, R. F., Nicol, A. R., Macmillan, A., Woltsenholme, F., y Leitch, I. M. (1981). *Help starts here: The maladjusted child in the ordinary school.* Londres, UK: Tavistock.

Krug, D. A., Arick, J., y Almond, P. (1980). Behavior checklist for identifying severely handicapped individuals with high levels of autistic behavior. *Journal of Child Psychology and Psychiatry, 21(*3), 221-229.

Kugelmass, I.N. (1970). *The autistic child.* Illinois: Charles C Thomas Pub Ltd.

Laffont, F., Jusseaume, P., Bruneau, N., Dubost, P., y Lelord, G. (1975). Conditioning of evoked potentials in normal, mentally retarded and autistic children. *Revue d'électroencéphalographie et de neurophysiologie clinique,* 5(4), 369-74.

Lawson, W. (1998). *Life behind glass: A personal account of autism spectrum disorder.* Lismore, Australia: Southern Cross University Press.

Lawson, W. (2001). *Understanding and working with the spectrum of autism.* Londres, UK: Jessica Kingsley Publishers.

Lawson, W. (2008). *Concepts of normality: The autistic and typical spectrum.* Londresm UK: Jessica Kingsley Publishers.

Le Couteur, A., Rutter, M., Lord, C., Rios, P., Robertson, S., Holdgrafer, P., y McLennan, J. (1989). Autism diagnostic interview: A standardized investigator-based instrument. *Journal of Autism and Developmental Disorders, 19*(3), 363-387.

Leboyer, M., Osherson. D. N., Nosten, M., y Roubertoux, P. (1988). Is autism associated with anomalous dominance? *Journal of Autism and Developmental Disorders, 18(*4), 539-551.

Lefort, R., y Lefort, R. (2003). *La distinction de l'autisme.* París, Francia: Editions du Seuil.

Leimbach, M. (2006). *Daniel isn't talking.* Londres, UK: Fourth Estate. [Trad. Cast.: *Daniel no habla.* Córdoba, España: Ed. Almuzara, 2007]

Lelord, G. (1998). *L'exploration de l'autisme: Le médecin, l'enfant et sa maman.* París, Francia: Grasset.

Lelord, G., Barthélemy, C., Sauvage, D., y Ragazzoni, A. (1978). Autism, inhibition, electrophysiology and biochemistry. *Encéphale, 4*(5) [Suppl.], 489-501.

Lelord, G., Garreau, B., Barthélemy, C., Bruneau, N., y Sauvage, D. (1986). Neurological aspects of infantile autism. *Encéphale, 12*(2), 71-76.

Lelord, G., Muh, J.-P., Sauvage, D., y Hérault, J. (1996). Neurobiologie des syndromes autistiques de l'enfant. *Médecine Sciences, 12,* 715-722.

Lewis, N. (1954). In discussion, *Proceedings of the Association for Research into Nervous and Mental Diseases, 33, 364.*

Life magazine (1965, 7 de Mayo). Screams, slaps, and love: A surprising, shocking treatment helps far-gone mental cripples.

Lind, S. E., y Bowler, D. M. (2009). Language and theory of mind in autism spectrum disorder: The relationship between complement syntax and false belief task performance. *Journal of Autism and Developmental Disorders, 39*(6), 929-937.

Lord, C., Rutter, M., Goode, S., Heemsbergen, J., Jordan, H., Mawhood, L., y Schopler, E. (1989). Autism diagnostic observation schedule: A standardized observation of communicative and social behavior. *Journal of Autism and Developmental Disorders, 79*(2), 185-212.

Lotter, V. (1967). Epidemiology of autistic conditions in young children: Some characteristics of the parents and children. *Social Psychiatry 1,* 163-173.

Lotter, V. (1978). Childhood autism in Africa. *Journal of Child Psychology and Psychiatry, 193,* 231-244.

Loucas, T., Charman, T., Pickles, A., Simonoff, E., Chandler, S., Meldrum, D., y Baird, G. J. (2008). Autistic symptomatology and language ability in autism spectrum disorder and specific language impairment. *Child Psychology and Psychiatry, 49*(11), 1184-1192.

Lovaas, O. I. (1977). *The autistic child: Language development through behaviur modification.* Nueva York, NY: Irvington Publishers. [Trad. Cast.: *El niño autista.* Madrid, España: Ed. Debate, 1981]

Lovaas, O. I. (1981). *Teaching developmentally disabled children: The ME book. Nerang,* Australia: Pro-Ed Books.

Lovaas, O. I. (1987). *Behavioral treatment and normal educational and intellectual functioning in young autistic children. Journal of consulting and clinical psychology, 55(1), 3-9.*

Lutchmaya, S., Baron-Cohen, S., y Raggatt, P. (2002). Foetal testosterone and eye contact in 12-month-old infants. *Infant Behaviour and Development, 25*, 327-335.

Lutz, J. (1961). *Kinder Pyschiatrie* (2ª ed.). Zurich, Suiza: Rotapfel Verlag. [Trad. Cast.: *Enseñanza de niños con trastornos del desarrollo*. Barcelona, España: Ediciones Martínez Roca, 1990].

Lyons, V. y Fitzgerald, M. (2005). *Asperger syndrome: A gift or a curse?* Nueva York, NY: Nova Science Publishers.

Mahler, M. S. (1952). On child psychosis and schizophrenia: Autistic and symbiotic infantile psychoses. *Psychoanalytic Study of the Child, 7*, 286-305.

Maleval, J.-C. (2009). *L'autiste et sa voix*. París, Francia: Seuil.

Maleval, J.-C. (2009). *L'autiste, son double et ses objets*. Rennes, Francia: Presses Universitaires de Rennes.

Martineau, J., Garreau. B., Barthélemy, C., Callaway, E., y Lelord, G. (1981). Effects of vitamin B6 on averaged evoked potentials in infantile autism. *Biological Psychiatry, 16*(7), 627-641.

Martos, J. y Rivière, A. (Eds.) (2001). *Autismo: Comprensión y explicación actual*. Madrid, España: Ministerio de Trabajo y Asuntos Sociales y APNA.

Massie, H. N. (1978). The early natural history of childhood psychosis. Ten cases studied by analysis of family home movies of the infancies of the children. *Journal of the American Academy of Child and Adolescent Psychiatry, 77*(1), 29-45.

Matson, J. L., Wilkins, J., y Fodstad, J. C. (2010). Children with autism spectrum disorders: A comparison of those who regress versus those who do not. *Developmental Neurorehabilitation, 72*(1), 37 45.

Maurice, C. (1993). Let me hear your voice: A family's triumph over autism. Nueva York, NY: Fawcett Columbia.

May, J. (1958). *A physician looks at psychiatry*. Nueva York, NY: The John Day Company.

McCarthy, J. (2008). Mother warriors: A nation of parents healing autism against all odds. Nueva York, NY: Dutton Books.

McCarthy, P., Fitzgerald, M. y Smith, M. (1984). Prevalence of childhood autism in Ireland. *Irish Medical Journal, 77*, 129-130.

McEachin, J. J., Smith, T., & Lovaas, O.I. (1993). Long-term outcome for children with autism who received early intensive behavioral treatment. *American Journal of Mental Retardation, 97*(4), 359-359.

McGovern, C. (2006). *Eye contact*. Londres, UK: Viking.

McGregor, E., Núñez, M., Cebula, K., y Gómez, J. C. (2008). *Autism: An integrated view from neurocognitive, clinical and intervention research*. Oxford, UK: Blackwell Publishing.

Medical Research Council (2001). *Review of autism research: Epidemiology and causes*. http://www.mrc.ac.uk/Utilities/Documentrecord/index.htm?d= MRC002394.

Meltzer, D., Bremner, J., Hoxter, S., Weddell, D., y Wittenberg, I. (1975). *Explorations in autism: A psychoanalytic study*. Strathtay, UK: Clunie Press. [Trad. Cast.: *Exploración del autismo: Un estudio psicoanalítico*. Buenos Aires, Argentina: Ed. Paidós, 1979]

Mesibov, G. B., Shea, V., y Schopler, E. (2004). *The TEACCH approach to autism spectrum disorders*. Nueva York, NY: Plenum Publishing.

Minkowski, E. (1927). *La schizophrénie. Psychopathologie des schizoïdes et des schizophrènes*. París: Payot. [Trad. Cast.: *La esquizofrenia*. Barcelona, España: Ediciones Paidós Ibérica, 1984].

Miles, J. H., Takahashi, T. N., Bagby, S., Sahota, P. K., Vaslow, D. F., Wang, C. H., . . . y Farmer, J. E. (2005). Essential versus complex autism: Definition of fundamental prognostic subtypes. *American Journal of Medical Genetics, 135*(2), 171-180.

Milicic, J., Bujas Petkovic, Z., y Bozikov, J. (2003). Dermatoglyphs of digito- palmar complex in autistic disorder: Family analysis. *Croatian Medical Journal, 44*(4), 469-476.

Mistura, S. (2006). *Autismo: L'Umanitá nascosta*. Turín, Italia: Einaudi.

Mitchell, P. (2000). Introduction to Theory of mind: Children, autism and apes. Londres, UK: Hodder Arnold.

Mnukhin, S. S., Isaev, D. N., y O'Tuama, L. (1975). On the organic nature of some forms of schizoid or autistic psychopathy. *Journal of Autism and Developmental Disorders, 5*(2), 99-108.

Moon, E. (2002). *Speed of dark*. Londres, UK: Orbit. [Trad. Cast.: *La velocidad de la oscuridad*. Barcelona, España: Ediciones B, 2005]

Moore, C. (2005). *George and Sam*. Londres, UK: Penguin Books.

Mor, C. (2007). *A blessing and a curse: Autism and me*. Londres, UK: Jessica Kingsley Publishers.

Morgan, H. (1996). *Adults with autism: A guide to theory and practice*. Cambridge, UK: Cambridge University Press.

Mukhopadhyay, T. R. (2000). *Beyond the silence: My life, the world and autism*. Londres, UK: National Autistic Society.

Murray, D. (Ed.) (2005). *Coming out Asperger: Diagnosis, disclosure and self- confidence*. Londres, UK: Jessica Kingsley Publishers.

Murray, S. (2008). *Representing autism: Culture, narrative, fascination*. Liverpool, UK: Liverpool University Press.

Nadesan, M. H. (2005). *Constructing autism: Unravelling the "truth" and understanding the social*. Londres, UK: Routledge.

Napear, P. (1974). *Brain child: A mother's child*. Nueva York, NY: Harper & Row.

Nazeer, K. (2006). *Send in the idiots*. Londres, UK: Bloomsbury.

Nesnidalova, R. y Fiala, V. K. (1961). On the question of Kanner's early infantile autism. *Ceskoslovenska Psychiatrie, 57*, 76-84.

Neumärker, K.-J. (2003). Leo Kanner: His years in Berlin, 1906-24. The roots of autistic disorder, *History of Psychiatry, 14(*2), 205-218.

Odom, S.L., Boyd, B.A., Hall, L.J. y Hume, K. (2010) Evaluation of comprehensive treatment models for individuals with autism spectrum disorders. *Journal of Autism and Developmental Disorders, 40*(4):425-436.

Odom, S. L., Collet-Klingenberg, L., Rogers, S. J., y Hatton, D. D. (2010). Evidence-based practices in interventions for children and youth with autism spectrum disorders. *Preventing school failure: Alternative education for children and youth, 54*(4), 275-282.

Oliveira, G., Ataide, A., Marques, C., Miguel, T. S., Margarida Coutinho, A., Mota-Vieira, L., . . . y Moura Vicente, A. (2007). Epidemiology of autism spectrum disorder in Portugal: Prevalence, clinical characterization, and medical conditions. *Developmental Medicine and Child Neurology, 49*(10), 726-733.

Ornitz, E. M. (1969). Disorders of perception common to early infantile autism and schizophrenia. *Comprehensive Psychiatry, 10*(4), 259-274.

Ornitz, E. M. (1988). Autism: A disorder of directed attention. *Brain Dysfunction*, 7, 309-322.

Ornitz, E. M., Atwell, C. W., Kaplan, A. R., y Westlake, J. (1985). Brain-stem dysfunction in autism. Results of vestibular stimulation, *Archives of General Psychiatry, 42*(10), 1018-1025.

Ornitz, E. M., Guthrie, D., y Farley, A. J. (1978). The early symptoms of autism. En G. Serban (Ed.), *Cognitive defects in the development of mental illness* (pp. 24-42). Nueva York, NY: Bruner/Mazel.

Ornitz, E. M., Ritvo, E. R., y Walter, R. D. (1965). Dreaming sleep in autistic and schizophrenic children. *American Journal of Psychiatry, 122*(4), 419-424.

Ornitz, E. M., y Ritvo, E. R. (1968). Perceptual inconstancy in early infantile autism. *Archives of General Psychiatry, 18*, 76-98.

Ornitz, E. M., y Ritvo, E. R. (1976). The syndrome of autism: A critical review, *American Journal of Psychiatry, 133*(6), 609-621.

Osteen, M. (2007). *Autism and representation.* Londres, UK: Routledge.

Ozonoff, S., Pennington, B. F., y Rogers, S. J. (1991). Executive function deficits in high-functioning autistic individuals: Relationship to theory of mind. *Journal of Child Psychology and Psychiatry, 32*(1), 1081-1105.

Ozonoff, S., Rogers, S., y Hendren, R. (2003). *Autism spectrum disorders: A research review for practitioners.* Arlington, TX: American Psychiatric Publishing.

Park, C. C. (1967). *The siege.* Nueva York, NY: Harcourt, Brace and World, Inc. [Trad. Cast.: *Ciudadela sitiada.* Madrid, España: Fondo de Cultura Económica, 1980].

Park, C. C. (2001). *Exiting Nirvana: A daughter's life with autism.* Londres, UK: Aurum Press Ltd.

Peeters, T. (1997). *Autism: From theoretical understanding to educational intervention.* Londres, UK: Whurr Publishers. [Trad. Cast.: *Autismo: De la explicación teórica a la intervención educativa.* Ávila, España: Asociación Autismo Ávila, 2008]

Peeters, T., y Gillberg, C. (1999). *Autism: Medical and educational aspects.* Oxford, UK: Wiley-Blackwell.

Peltola, H., Patja, A., Leinikki, P., Valle, M., Davidkin, I., y Paunio, M. (1998). No evidence for measles, mumps, and rubella vaccine-associated inflammatory bowel disease or autism in a 14-year prospective study. *The Lancet, 351* (9112), 1327-1328.

Pennington, B. F., y Ozonoff, S. (1996). Executive functions and developmental psychopathology. *Journal of Child Psychology and Psychiatry, 37,* 51-87.

Perron, R., y Ribas, D. (1997). *Autismes de l'enfance.* París, France: Presses Universitaires de France.

Pertejo, J. (2002) Una historia personal. Relato de mi formación en Psicología clínica, *Revista de Pscología General y Aplicada, 55,* 4, 501-513.

Petty, L., Omitz, E., Michelman, J., y Zimmerman, E. (1984). Autistic children who become schizophrenic. *Archives of General Psychiatry, 41,* 129-135

Piaget, J. (1962). *Dreams, play and imitation in childhood.* Londres, UK: Routledge and Kegan Paul. [Trad. Cast.: *La formación del símbolo en el niño. Imitación, juego y sueño.* Madrid: Fondo de Cultura Económica, 2004].

Pitfield, M., y Oppenheim, A. N. (1964). Child rearing attitudes of mothers of psychotic children. *Journal of Child Psychology and Psychiatry, 5*(1), 51-57.

Ploeger, A., van der Maas, H. L., Raijmakers, M. E., y Galis, F. (2009). Why did the savant syndrome not spread in the population? A psychiatric example of a developmental constraint, *Psychiatry Research, 166*(1), 85-90.

Polan, C. G., y Spencer, B. L. (1959). A checklist of symptoms of autism of early life. *West Virginia Medical Journal, 55,* 198-204.

Poliak, R. (1997). *The creation of Doctor B: A biography of Bruno Bettelheim.* Nueva York, NY: Simon & Schuster.

Potter, H. W. (1933). Schizophrenia in children. *American Journal of Psychiatry, 89,* 1253-1270.

Premack, D., y Woodruff, G. (1978). Does the chimpanzee have a theory of mind? *Behavioral and Brain Sciences, 4,* 515-526.

Rapin, I., y Allen, D. A. (1983). Developmental language disorders: Nosological considerations. En U. Kirk (Ed.), *Neuropsychology of language, reading and spelling* (pp. 174-175). Nueva York, NY: Academic Press.

Reichelt, K. L., y Knivsberg, A. M. (2003). Can the pathophysiology of autism be explained by the nature of the discovered urine peptides? *Nutritional Neuroscience, 6*(1), 19-28.

Reichenberg, A., Gross, R., Weiser, M., Bresnahan, M., Silverman, J., Harlap, S., . . . y Susser, E. (2006). Advancing paternal age and autism. *Archives of General Psychiatry, 65*(9), 1026-1032.

Rey-Flaud, H. (2008). *L'enfant qui s'est arrêté au seuil du langage: Comprendre l'autisme.* París, Francia: Editions Flammarion.

Ribas, D. (2004). *Controverses sur l'autisme et témoignages.* París, Francia: Presses Universitaires de France.

Ribas, D. (2006). *Autism: Debates and testimonies.* Londres, UK: Free Association Books.

Rimland, B. (1964). *Infantile autism.* Englewood Cliffs, NJ: Prentice Hall.

Rimland, B. (1971). The differentiation of childhood psychoses: An analysis of checklists for 2,218 psychotic children. *Journal of Autism and Childhood Schizophrenia, 1*(2), 161-174.

Ritvo, E. R. (2006). Understanding the nature of autism and Asperger's disorder: Forty years of clinical practice and pioneering research. Londres, UK: Jessica Kingsley Publishers.

Ritvo, E. R., Freeman, B. J., Pingree, C., Mason-Brothers, A., Jorde, L., Jenson, W. R., . . . y Ritvo, A. (1989). The UCLA-University of Utah epidemiological study of autism: Prevalence. *American Journal of Psychiatry, 146*, 194-245.

Ritvo, E. R., Yuwiler, A., Geller, E., Ornitz, E. M., Saeger, K., y Plotkin, S. (1970). Increased blood serotonin and platelets in early infantile autism. *Archives of General Psychiatry, 25*(6), 566-572.

Rivière, Á. (1978). Minusvalía del lenguaje y de las funciones perceptivas. *Revista Minusval, 26* (reeditado en Ángel *Rivière, Obras Escogidas* Vol. II, pp. 1-5. Madrid: Ed. Médica-Panamericana, 2003).

Rivière, Á (1997a) Tratamiento y definición del espectro autista I: relaciones sociales y comunicación. En Á. Rivière; J. Martos (comps.): *El tratamiento del autismo. Nuevas perspectivas*. Madrid: Ministerio de Trabajo y Asuntos Sociales.

Rivière, Á (1997b) Tratamiento y definición del espectro autista II: anticipación, flexibilidad y capacidades simbólicas. En Á. Rivière; J. Martos (comps.): *El tratamiento del autismo. Nuevas perspectivas*. Madrid: Ministerio de Trabajo y Asuntos Sociales.

Rivière, A. (2001). *Autismo: Orientaciones para la intervención educativa. Madrid, España: Ed. Trotta.*

Rivière, Á., y Belinchón, M. (1981). Reflexiones sobre el lenguaje autista. I. Análisis descriptivos y diferencias con la disfasia receptiva. *Infancia y Aprendizaje, 4*(13), 89-120.

Robison, J.E. (2016). Kanner, Asperger and Frankl: A third man at the genesis of the autism diagnosis. *Autism*, 1-10.

Rogers, S. J. (2004). Developmental regression in autism spectrum disorders. *Mental Retardation and Developmental Disabilities Research Reviews, 10*(2), 139-143.

Rogers, S. J., y Dawson, G. (2010). *Early start Denver model for young children with autism: Promoting language, learning, and engagement*. Nueva York, NY: Guilford Press [Trad. Cast.: *Modelo Denver de atención temprana para niños pequeños con autismo*. Ávila, España: Autismo Ávila, 2015].

Rogers, S. J., Young, G. S., Cook, I., Giolzetti, A., y Ozonoff, S. (2008). Deferred and immediate imitation in regressive and early onset autism. *Journal of Child Psychology and Psychiatry, 49*(4), 449-457.

Rosenthal, J., Massie, H. N., y Wulff, K. (1980). A comparison of cognitive development in normal and psychotic children in the first two years of life from home movies. *Journal of Autism and Developmental Disorders, 10*, 433-443.

Rossignol, D. A., Rossignol, L. W., Smith, S., Schneider, C., Logerquist, S., Usman, A., Neubrander, J., . . . y Mumper, E.A. (2009). Hyperbaric treatment for children with autism: A multicenter, randomised, double-blind, controlled trial. *BMC Pediatrics, 9*(21). doi:10.1186/1471-2431-9-21.

Roth, I. (Ed.) (2007). *Imaginative minds: Concepts, controversies and themes*. Oxford y Londres, UK: Oxford University Press & the British Academy.

Rumsey, J., Rapoport, J., y Andreasen, N. (1986). Thought, language, communication and affective flattening in autistic adults. *Archives of General Psychiatry, 43,* 771-777.

Rumsey, J.M., Andreasen, N.C., Rapoport, J.L. (1986). Thought, language, communication and affective flattening in autistic adults. *Arch Gen Psychiatry. 43*(8), 771-777.

Rutter, M. (1965). The influence of organic and emotional factors on the origins, nature and outcome of childhood psychosis. *Developmental Medicine and Child Neurology, 7,* 518-528.

Rutter, M. (1966). Behavioural and cognitive characteristics of a series of psychotic children. En J. K. Wing (Ed.), *Childhood Autism: Clinical, Educational and Social Aspects.* Londres: Pergamon Press.

Rutter, M. (1968). Concepts of autism: A review of research. *Journal of Child Psychology and Psychiatry, 9*(1), 1-25.

Rutter, M. (1972). Childhood schizophrenia reconsidered. *Journal of Autism and Childhood Schizophrenia, 2*(4), 315-337.

Rutter, M. (1972). *Maternal deprivation reassessed.* Londres, UK: Penguin. [Trad. Cast.: *La deprivación maternal.* Madrid, España: Ed. Morata, 1990].

Rutter, M. (1978). Diagnosis and definition of childhood autism. En M. Rutter y E. Schopler (Eds.), *Autism: A reappraisal of concepts and treatment.* Nueva York, NY: Plenum Publishing [Trad. Cast.: *Autismo: Reevaluación de los conceptos y los tratamientos.* Madrid, España: Ed. Alhambra, 1984].

Rutter, M. (1999). Autism: Two-way interplay between research and clinical work. *Journal of Child Psychology and Child Psychiatry, 40,* 169-188.

Rutter, M. (2011). A selected scientific history of autism. En E. Hollander, A. Kolevzon, y J. Coyle (Eds.), *Textbook of autism spectrum disorders.* Arlington, VA: American Psychiatric Association.

Rutter, M. (Ed.) (1983). *Developmental neuropsychiatry.* Londres, UK: Guilford Publications. [Trad. Cast.: *Fundamentos científicos de psiquiatría del desarrollo.* Barcelona, España: Salvat Editores, 1985].

Rutter, M., Andersen-Wood, L., Beckett, C., Bredenkamp, D., Castle, J., Groothues, C., . . . y O'Connor, T. G. (1999). Quasi-autistic patterns following severe early global privation. *Journal of Child Psychology and Psychiatry, 40*(4), 537-549.

Rutter, M., Bailey, A., Bolton, P., y Le Couteur, A. (1994). Autism and known medical conditions: Myth and substance. *Journal of Child Psychology and Psychiatry, 35*(2), 311-322.

Rutter, M., Greenfield, D., y Lockyer, L. (1967). A five- to fifteen-year follow-up study of infantile psychosis. II. Social and behavioral outcome. *British Journal of Psychiatry, 113,* 1183-1199.

Rutter, M., Kreppner, J., O'Connor, T. G. and the English and Romanian Adoptees (ERA) study team (2001). Specificity and heterogeneity in children's responses to profound institutional deprivation, *British Journal of Psychiatry, 179,* 97-103.

Rutter, M., y Bartak, L. (1971). Causes of infantile autism: Some considerations from recent research. *Journal of Autism and Childhood Schizophrenia, 1*(1), 20-32.

Rutter, M., y Lockyer, L. (1965). A five- to fifteen-year follow-up of infantile psychosis: I.

Description of sample. *British Journal of Psychiatry British Journal of Psychiatry, 113,* 1169-1182.

Rutter, M., y Schopler, E. (Eds.) (1978). *Autism: A reappraisal of concepts and treatment.* Nueva York, NY: Plenum Publishing. [Trad. Cast.: *Autismo: Reevaluación de los conceptos y los tratamientos.* Madrid, España: Ed. Alhambra, 1984].

Sacks, O. (1995). *An anthropologist on Mars*, Londres, UK: Picador. [Trad. Cast.: *Un antropólogo en Marte: Siete relatos paradójicos.* Barcelona, España: Ed. Anagrama, 2006]

Sainsbury, C. (2000). *Holding therapy: An autistic perspective.* http://www.nas.org.uk/ nas/ jsp/polopoly. jsp?a=217 9yd=364.

Sainsbury, C. (2000). *Martian in the playground: Understanding the schoolchild with Asperger's syndrome.* Bristol, UK: Lucky Duck Publishing.

Sanders, J. S. (1989). *A greenhouse for the mind.* Chicago, IL: University of Chicago Press.

Sanua, V. (1984). Is infantile autism a universal phenomenon? An open question. *International Journal of Social Psychiatry, 30*(3), 163-177.

Saxe, R., y Kanwisher, N. (2003). People thinking about thinking people: The role of the temporo-parietal junction in theory of mind. *Neuroimage, 19*(4), 1835-1842.

Schain, R. J., y Yannet, H. (1960). Infantile autism: An analysis of 50 cases and a consideration of certain neurophysiologic concepts. *Journal of Pediatrics, 57,* 560-567.

Scheerer, M., Rothman, E., y Goldstein, K. (1945). A case of "idiot savant": An experimental study of personality organization. *Psychological Monographs, 55*(4), 1-63.

Schopler, E., Chess, S., y Eisenberg (1981). Our memorial to Leo Kanner. *Journal of Autism and Developmental Disorders, 11(*3), 257-269.

Schopler, E., Reichler, R. J., DeVellis, R. F., y Daly, K. (1980). Toward objective classification of childhood autism: Childhood Autism Rating Scale (CARS). *Journal of Autism and Developmental Disorders, 10,* 91-103.

Schopler, E., y Loftin, J. (1969). Thought disorders in parents of psychotic children: A function of test anxiety. *Archives of General Psychiatry, 20,* 174-181.

Schopler, E., y Mesibov, G. B. (Eds.) (1987). *Neurobiological issues in autism.* Nueva York, NY: Springer Publishing.

Schopler, E., y Mesibov, G. B. (Eds.) (1988). *Diagnosis and assessment in autism.* Nueva York, NY: Springer Publishing.

Schopler, E., Yirmiya, N., Shulman, C., y Marcus, L. M. (2001). *The research basis for autism intervention.* Nueva York, NY: Springer Publishing.

Schreibman, L. (1988). *Autism.* Newbury Park, CA: Sage Publications.

Schreibman, L. (2007). *The science and fiction of autism.* Cambridge, MA: Harvard University Press.

Sebat, J., Lakshmi, B., Malhotra, D., Troge, J., Lese-Martin, C., Walsh. T., . . . y Wigler, M. (2007). Strong association of de novo copy number mutations with autism. *Science, 516(5823*), 445-449.

Sellin, B. (1993). *Ich will kein inmich mehr sein: Botschaften aus einem autistischen Kerker.* Cologne, Alemania: Verlag Kiepenheuer y Witsch. [Trad. Cast.: *Quiero dejar de ser un dentrodemí: Mensajes desde una cárcel autista.* Barcelona, España: Galaxia Gutenberg, 1998]

Serruys, M. (2005). *Aan de rand in het midden.* Amberes, Bélgica: Fontys.

Shah, A., y Frith, U. (1993). Why do autistic individuals show superior performance on the block design task? *Journal of Child Psychology and Psychiatry and Allied Disciplines, 54(8)*, 1351-1364.

Shattock, P., y Savery, D. (1997). *Autism as a metabolic disorder.* Sunderland, UK: Sunderland University, Autism Research Unit.

Shea, V. (2004). A perspective on the research literature related to early intensive behavioral intervention (Lovaas) for young children with autism. *Autism, 8*(4), 349-367.

Shore, S. M. (2003). Beyond the wall: Personal experiences with autism and Asperger syndrome. Shawnee Mission, KS: Autism Asperger Publishing Co.

Sicile-Kira, C. (2003). *Autism spectrum disorders: The complete guide.* Londres, UK: Vermilion.

Siegel, B. (1996). *The world of the autistic child: Understanding and treating autism spectrum disorders.* Nueva York, NY: Oxford University Press.

Sigman, M. y Capps, L. (1997). *Children with autism: A developmental perspective.* Cambridge, MA: Harvard University Press. [Trad. Cast.: *Niños y niñas autistas: Una perspectiva evolutiva.* Madrid, España: Ed. Morata, 2000].

Sigman, M., y Ungerer, J. A. (1984). Attachment behaviors in autistic children. *Journal of Autism and Developmental Disorders, 14*(3), 231-244.

Silani, G., Bird, G., Brindley, R., Singer, T., Frith, C., y Frith, U. (2008). Levels of emotional awareness and autism: An fMRI study. *Society for Neuroscience, 5*(2), 97-112.

Silberman S..(2015). *NeuroTribes: A Legacy of Autism and the Future of Neurodiversity.* Nueva York: Penguin Random House. [Trad. cast.: Una tribu propia. Barcelona: Ariel, 2016]

Silverman, C. (2005). *From disorders of affect to mindblindness: Framing the history of autism spectrum disorders.* Comunicación presentada en el Congreso "Autism and Representation: Writing, Cognition, Disability". 28-30 de Octubre de 2005, Cleveland, Ohio. www.cwru.edu/affil/sce/Texts_2005/Autism%20and% 20Representation% 20Silverman.htm.

Simmons, K. L. (2008). Official autism 101 manual: Everything you need to know about autism from experts who know and care. *Autism Today.* http://www.autism 101 manual.com/

Simons, J. y Oishi, S. (1987). *The hidden child: The Linwood Method for reaching the autistic child.* Bethesda, MD: Woodbine House.

Singh, V. K., y Jensen, R. L. (2002). Elevated levels of measles antibodies in children with autism. *Pediatric Neurology, 25*(4), 292-294.

Singh, V.K., Jensen, R.L. (2003) Elevated levels of measles antibodies in children with autism. *Pediatric Neurology, 28*(4), 292-294.

Smalley, S., Smith, M., y Tanguay, P. (1991). Autism and psychiatric disorders in tuberous sclerosis, *Annals of the Nueva York Academy of Sciences, 615*, 382-383.

Sommer, M., Dohnel, K., Sodian, B., Meinhardt, J., Thoermer, C., y Hajaka, G. (2007). Neural correlates of true and false belief reasoning. *Neuroimage, 55*(3), 1378-1384.

Stehli, A. (1991). *The sound of a miracle: A child's triumph over autism.* Nueva York, NY: Doubleday.

Stepansky, P.E. (1988) (Ed.). *The Memoirs of Margaret S. Mahler.* Londres, UK: Routledge

Sterba, E. (1936). An abnormal child. *Psychoanalytic Quarterly, 5,* 560-600.

Stevens, C., y Stevens, N. (2008). *A real boy: How autism shattered our lives -and made a family from the pieces.* Londres, UK: Michael O'Mara Books.

Stromland, K., Nordin, V., Miller, M., Akerstrom, B., y Gillberg, C. (1994). Autism in thalidomide embryopathy: A population study. *Developmental Medicine and Child Neurology, 56*(4), 351-356.

Sukhareva, G. E. (1926). Die schizoiden Psychopathien in Kindesalter. *Monatschrift fur Psychiatrie und Neurologies 60,* 235-261 [Schizoid psychopathies in childhood. *European Neurology, 60*(3-4), 235-247]

Sundaram, S. K., Kumar, A., Makki, M. I., Behen, M. E., Chugani, H. T., y Chugani, D. C. (2008). Diffusion tensor imaging of frontal lobe in autism spectrum disorder. *Cerebral Cortex, 18*(11), 2659-2665.

Szatmari, P. (2004). *A mind apart: Understanding children with autism and Asperger syndrome.* Londres, UK: Guilford Press. [Trad. Cast.: *Una mente diferente: Comprender a los niños con autismo y síndrome de Asperger.* Barcelona, España: Ed. Paidós Ibérica, 2006]

Szatmari, P., Bremner, R., y Nagy, J. (1989). Asperger's syndrome: A review of clinical features. *Canadian Journal of Psychiatry I Revue Canadienne de Psychiatries, 34*(6), 554-560.

Szurek, S. A. (1956). Childhood schizophrenia; Symposium, 1955. IV. Psychotic episodes and psychotic maldevelopment. *American Journal of Orthopsychiatry, 26*(3), 519-543.

Tager-Flusberg, H. (2000). Understanding the language and communicative impairments in autism. En L. M. Glidden (Ed.), *Autism* (pp. 185-205). San Diego, CA: Academic Press.

Tammet, D. (2006). *Bom on a blue day: A memoir of Asperger's and an extraordinary mind.* Londres, UK: Hodder and Stoughton. [Trad. Cast.: *Nacido en un día azul. Un viaje por el interior dela mente y la vida de un genio autista.* Málaga, España: Ed. Sirio, 2007].

Tammet, D. (2009). *Embracing the wide sky: The enormous potential of your mind.* Londres, UK: Hodder and Stoughton.

Tanguay, P. E., Edwards, R. M., Buchwald, J., Schwafel. J., y Allen, V. (1982). Auditory brainstem-evoked responses in autistic children. *Archives of General Psychiatry, 29*(2), 174-180.

Tanoue, Y., Oda, S., Asano, F., y Kawashima, K. (1988). Epidemiology of infantile autism in the Southern Ibaraki, Japan. *Journal of Autism and Developmental Disorders, 18,* 155-167.

Tantam, D. (2009). *Can the world afford autistic spectrum disorder? Nonverbal communication, Asperger syndrome and the interbrain.* Londres, UK: Jessica Kingsley Publishers.

Tardif, C., y Gepner, B. (2007). *L'autisme.* París, Francia: Armand Colin.

Teitelbaum, P., Teitelbaum, O., Nye. J., Fryman, J., y Maurer, R.G. (1998). Movement analysis in infancy may be useful for early diagnosis of autism. *Proceedings of the National Academy of Sciences, 95*(23), 13982-13987.

Tetzchner, S. von, y Martinsen, H. (2000). *Introduction to Augmentative and Alternative Communication.* Oxford, UK: Wiley-Blackwell.

Tinbergen, N. (1973, 12 de Diciembre). *Ethology and stress diseases.* Conferencia, Premio Nobel. http://nobelprize.org/nobel_prizes/medicine/laureates/1973/tinbergen- lecture.pdf.

Tinbergen, N. y Tinbergen, E.A. (1973). *«Autistic» children: new hope for cure.* Londres, Inglaterra: Allen & Urwin. Revisado por Uta Frith. *Psychological Medicine*, 1984, *14*, 461-463. [Trad. Cast.: *Niños autistas: nuevas esperanzas de curación.* Madrid: Alianza Editorial (1987)].

Tomlinson, D. (1990). *Luckier than most: An autobiography.* Londres, UK: Hodder and Stoughton.

Treffert, D. (1970). Epidemiology of infantile autism. *Archives of General Psychiatry,* 22s, 431-438.

Treffert, D. (2006). *Extraordinary people: Understanding savant syndrome.* Nueva York, NY: Backinprint.com.

Trehin, G. (2006). *Urville.* Londres, UK: Jessica Kingsley Publishers.

Trevarthen, C., Aitken, K., Papoudi, D., y Roberts, J. (1996). *Children with autism: Diagnosis and interventions to meet their needs.* Londres, UK: Jessica Kingsley Publishers.

Tuchman, R., y Rapin, I. (Eds.) (2006). *Autism: A neurological disorder of early brain development international review of child neurology.* Londres, UK: MacKeith Press.

Turk, J., Bax, M., Williams, C., Amin, P., Eriksson, M., y Gillberg, C. (2009). Autism spectrum disorder in children with and without epilepsy: Impact on social functioning and communication. *Acta Paediatrica, 98*, 675-681.

Tustin, F. (1972). *Autism and childhood psychosis.* Londres, UK: Hogarth. *[Trad. Cast.: Autismo y psicosis infantiles. Barcelona, España: Ed. Paidós Ibérica, 2005].*

Tustin, F. (1981). *Autistic states in children.* Londres, UK: Routledge. *[Trad. Cast.: Estados autísticos en los niños. Barcelona, España: Ed. Paidós Ibérica, 2008].*

Tustin, F. (1986). *Autistic barriers in neurotic patients.* Londres, UK: Kamac Books.

Tustin, F. (1991). Revised understandings of psychogenic autism. *International Journal of Psycho-Analysis, 72*(4), 585-591.

VV AA (1998). *La esperanza no es un sueño (Hope is not a dream). Actas del V Congreso Internacional Autismo-Europa.* Madrid: Escuela Libre Editorial (2 vols.).

Valdez, D. y Ruggieri, V. (Comp.) (2011). *Autismo. Del diagnóstico al tratamiento.* Buenos Aires, Argentina: Paidós

van Krevelen, D. A. (1952). Early infantile autism. *Zeitung fur Kinderpsychiatries 19s,* 91-97.

van Krevelen, D. A. (1952). Een geval van early infantile autism. *Nederlands Tijdschrift voor Geneeskunde, 96*, 202-205.

van Krevelen, D. A. (1971). Early infantile autism and autistic psychopathy. *Journal of Autism and Childhood Schizophrenia, 7*(1), 82-86.

Volkmar, F. R. (1987). Annotation: Diagnostic issues in the pervasive developmental disorders. *Journal of Child Psychology and Psychiatrys 28*(3), 365-369.

von Tetzchner, S. (1997). Historical issues in intervention research: Hidden knowledge and facilitating techniques in Denmark. *European Journal of Disorders of Communication, 32(*1), 1-18.

Wakefield, A. J., Murch, S. HAnthony, A., Linnell, J., Casson, D. M., Malik, M., . . . y Walker-Smith, J. E. (1998). Ileal-lymphoid-nodular hyperplasia, non-specific colitis, and pervasive developmental disorder in children. *The Lancet, 351*(9103), 637-641. *[The Lancet* retiró este artículo en Febrero de 2010; *The Lancet, 375*(9713), 445].

Waltz, M., y Shattock, P. (2004). Autistic disorder in nineteenth-century London: Three case reports. *Autism, 8*(1), 7-20.

Wang, K., Zhang, H., Ma, D., Bucan, M., Glessner, J. T., Abrahams, B. S., . . . y Hakonarson, H. D. (2009). Common genetic variants on 5pl4.1 associate with autism spectrum disorders. *Nature, 459*(7246), 528-533.

Waterhouse, S. (1999). *A positive approach to autism.* Londres, UK: Jessica Kingsley Publishers.

Weiss AB (1935). Qualitative intelligence testing as a means of diagnosis in the examination of psychopathic children. *American Journal of Orthopsychiatry*, 5(2): 154–179.

Werner, E., y Dawson, G. (2005). Validation of the phenomenon of autistic regression using home videotapes. *Archives of General Psychiatry, 62*(8), 889-895.

Whitman, T. L. (2004). *The development of autism: A self-regulatory perspective.* Londres, UK: Jessica Kingsley Publishers.

Wieder, S., y Greenspan, S. I. (2008). *Engaging autism: Using the Floortime approach to help children relate, communicate and think.* Nueva York, NY: Perseus Books. [Trad.cast.: *Comprender el autismo.* Barcelona, España: RBA Libros, 2008].

Williams, D. (1996). *Autism: An inside out approach. An innovative look at the mechanics of autism and its developmental cousins.* Londres, UK: Jessica Kingsley Publishers.

Williams, D. (1998). *Autism and sensing: The unlost instinct.* Londres, UK: Jessica Kingsley Publishers.

Williams, D. (1998). *Like colour to the blind: Soul searching and soul finding.* Londres, UK: Jessica Kingsley Publishers.

Williams, D. (1998). *Nobody nowhere: The remarkable autobiography of an autistic girl.* Londres, UK: Jessica Kingsley Publishers. [Trad. Cast.: *Nadie en ningún lugar: La historia extraordinaria de una autista desde su infancia hasta su juventud.* Barcelona: Ned Ediciones, 2015].

Williams, D. (1998). *Somebody somewhere: Breaking free from the world of autism.* Londres, UK: Jessica Kingsley Publishers.

Williams, D. (2002). *Exposure anxiety: The invisible cage: An exploration of self-protection responses in the autism spectrum and beyond.* Londres, UK: Jessica Kingsley Publishers.

Williams, D. (2004). *Everyday heaven: Journeys beyond the stereotypes of autism.* Londres, UK: Jessica Kingsley Publishers.

Williams, D. (2005). *The jumbled jigsaw: An insider's approach to the treatment of autistic spectrum fruit salads.* Londres, UK: Jessica Kingsley Publishers.

Wilson, T. W., Rojas, D. C., Reite, M. L., Teale, P. D., y Rogers, S. J. (2007). Children and adolescents with autism exhibit reduced MEG steady-state gamma responses. *Biological Psychiatry, 62*(3), 192-197.

Wiltshire, S. (1987). *Drawings.* Tokio, Japón: Suemori Books.

Wiltshire, S. (1989). *Cities.* Tokio, Japón: Suemori Books.

Wiltshire, S. (1991). *Floating cities.* Londres, UK: Michael Joseph.

Wing, J. K. (Ed.) (1965). Childhood autism. Londres, UK: Pergamon Press.

Wing, L. (1971). *Autistic children: A guide for parents.* Londres, UK: Constable. [Trad. Cast.: *La educación del niño autista: Guía para los padres y maestros.* Buenos Aires: Paidós, 1974].

Wing, L. (1981). Asperger's syndrome: A clinical account. *Psychological Medicine, 11*(1), 115-130.

Wing, L. (1993). The definition and prevalence of autism: A review. *European Child and Adolescent Psychiatry, 2*(2), 61-74.

Wing, L. (1996]. *The autistic spectrum: A guide for parents and professionals* [Trad. Cast.: *El autismo en niños y adultos. Una guía para la familia.* Barcelona: Paidós Ibérica, 1998].

Wing, L. (1997). The history of ideas on autism: Legends, myths and reality. *Autism, 7*(1), 13-23.

Wing, L., y Everard, M. (Dirs.) (1982). Autismo infantil: Aspectos médicos y educativos. Madrid, España: Ed. Santillana [Incluye la versión española de Wing (1976), Early childhood autism. Oxford, Inglaterra: Pergamon Press, y los capítulos 2-7 de Everard (1976), An approach to teaching autistic children. Oxford, Inglaterra: Pergamon Press & National Society for Autistic Children].

Wing, L., y Gould, J. (1979). Severe impairments of social interaction and associated abnormalities in children: Epidemiology and classification. *Journal of Autism and Developmental Disorders, 9*, 11-29.

Wing, L., y Shah, A. (2000). Catatonia in autism. *British Journal of Psychiatry, 176*, 157-162.

Wing, L., y Shah, A. (2006). Psychological approaches to chronic catatonia-like deterioration in autism spectrum disorders. *International Review of Neurobiology, 72*, 245-264.

Witmer, L. (1919-22). Orthogenic cases, XIV-Don: A curable case of arrested development to a fear psychosis the result of shock in a three-year-old infant. *The Psychological Clinic, 13*, 97-111.

Wolff, S. (1995). *Loners: The life path of unusual children.* Londres, UK: Routledge.

Wolff, S. (1996). The 1st account of the syndrome Asperger described? *European Child and Adolescent Psychiatry, 5*, 119-132.

Wong, C., Odom, S.L., Hume, K.A., Cox, A.W., Fettig, A., Kucharczyk, S., Brock, M.E., Plavnick, J.B,, Fleury, V.P. y Schultz, T.R. (2015) Evidence-Based Practices for Children, Youth, and Young Adults with Autism Spectrum Disorder: A Comprehensive Review. *Journal of Autism and Developmental Disorders, 45*(7):1951-1966.

World Health Organization (1987). *The ICD-9 classification of mental and behavioural disorders*. Ginebra, Suiza: World Health Organization (1ª ed., 1977). [Trad. Cast.: Organización Mundial de la Salud: *CIE-9. Novena edición de la Clasificación Internacional de los Trastornos Mentales y del Comportamiento*. Madrid, España: Meditor]

Wurst, F. (1980). In memoriam: Univ.-Prof Dr Hans Asperger. *Heilpadagogik*, *5*, 130-133.

Yip, J., Soghomonian, J. J., y Blatt, G. J. (2008). Increased GAD67 mRNA expression in cerebellar interneurons in autism: Implications for Purkinje cell dysfunction. *Journal of Neuroscience Research, 86*(3), 525-530.

Yip, J., Soghomonian, J. J., y Blatt, G. J. (2009). Decreased GAD65 mRNA levels in select subpopulations of neurons in the cerebellar dentate nuclei in autism: An *in situ* hybridization study. *Autism Research*, *2*(1), 50-59

Zappella, M. (2006). *Autismo infantile* (2ª ed.). Roma, Italia: Carocci. [Trad. Cast.: *No veo, no oigo, no hablo: El autismo infantil*. Barcelona: Ediciones Paidós Ibérica, 1992].

Zelan, K. (1993). Bruno Bettelheim (1903-1990). *Prospects*, *22*(1/2), 85-100.

Zelan, K. (2003). Between their world and ours: Breakthroughs with autistic children. Nueva York, NY: St. Martin's Press.

Zilbovicius, M., Garreau, B., Tzourio, N., Mazoyer, B., Bruck, B., Martinot, J. L., ... y Lelord, G. (1992). Regional cerebral blood flow in childhood autism: a SPECT study. *American Journal of Psychiatry, 149*(7), 924-930.

Zunshine, L. (2006). *Why we read fiction: Theory of mind and the novel (Theory and interpretation of narrative)*. Columbus: Ohio State University Press.

Zwaigenbaum, L. (2010). Unique developmental differences associated with ASD. *Autism, 14*(1), 5-7.

DVDs

(Las fechas se refieren al año de publicación de estas obras en formato de DVD)

A is for autism (2004), director Tim Webb, BFI Video.

After Thomas (2007), director Simon Shore, 2 Entertain Video.

The autism puzzle (2003), director Saskia Baron, BBC Television.

Ben X (2008), director Nic Balthazar, Momentum Pictures.

Black balloon (2009), director Elissa Down, Icon Home Entertainment.

Cube (2000), director Vincenzo Natali, 1ª Independent Video.

Elle s'appelle Sabine (2008), director Sandrine Bonnaire, lea Films.

Mercury rising (2008), director Harold Becker, Uca.

Mozart and the whale (2006), director Petter Naess, Bridge Entertainment.

Rain man (1989), director Barry Levinson, MGM.

Refrigerator mothers (2002), director David. E. Simpson, Kartemquin Films.

Silent fall (2000), director Bruce Beresford, Warner Home Video.

Snow cake (2007), director Marc Evans, Cinema Club.

Sitios Web

AutismConnect, www.autismconnect.org.uk

Awares, www.awares.org

Looking Up, revista internacional sobre autismo (mensual), www. lookingupautism. org

Índice alfabético